全国高职高专药学类专业规划教材（第二轮）

中药鉴定技术

（第 2 版）

（供药学类、中药学类专业使用）

主　编　陈育青　李建民
副主编　王月珍　吕立铭　戚秀萍
编　委（以姓氏笔画为序）
卜训生（北京卫生职业学院）
马　春（北京卫生职业学院）
马千里（长春医学高等专科学校）
王月珍（长春医学高等专科学校）
吕立铭（惠州卫生职业技术学院）
李　梅（山东医药技师学院）
李建民（北京卫生职业学院）
李婷婷（宁夏医科大学）
杨　毅（漳州卫生职业学院）
杨雨春（吉林省林业科学研究院）
吴丽萍（漳州卫生职业学院）
汪　岩（长春医学高等专科学校）
张旺山（漳州市药品检验所）
陈育青（漳州卫生职业学院）
林汉钦（漳州市中医院）
戚秀萍（山东医药技师学院）
傅　伟（山东医药技师学院）

中国健康传媒集团
中国医药科技出版社

内容提要

本教材为“全国高职高专药学类专业规划教材（第二轮）”之一。全书共分三篇，第一篇为中药鉴定技术基本知识与基本技能，第二篇为常用中药鉴别，第三篇为中药鉴定技能实训。全书共收载354种中药，选编大量药材彩图和部分伪品图片，彩色印刷，使教材直观、实用。同时在书中以黑体字标注药材的鉴别要点，每章后设目标检测，使学生易于自学与巩固。

本教材参照《中华人民共和国药典》（2015年版）、《国家执业中药师资格考试大纲》、《中药士（师）卫生专业技术资格考试大纲》，以及中药相关职业岗位标准设计教学内容。本教材为书网融合教材，即纸质教材有机融合电子教材、教学配套资源（PPT、微课、视频、图片等）、题库系统、数字化教学服务（在线教学、在线作业、在线考试）。可作为高等职业院校、成人高校中药学、药学、药品经营与管理、中药制剂、药物制剂、中药质量检测等相关专业的教学用书，也适用于中职相关专业，并可作为社会从业人员的业务参考书及培训教材。

图书在版编目（CIP）数据

中药鉴定技术/陈育青，李建民主编．—2版．—北京：中国医药科技出版社，2019.7
全国高职高专药学类专业规划教材（第二轮）
ISBN 978-7-5214-0950-5

Ⅰ.①中…　Ⅱ.①陈…②李…　Ⅲ.①中药鉴定学-高等职业教育-教材　Ⅳ.①R282.5

中国版本图书馆CIP数据核字（2019）第115885号

美术编辑　陈君杞
版式设计　易维鑫

出版　**中国健康传媒集团**｜中国医药科技出版社
地址　北京市海淀区文慧园北路甲22号
邮编　100082
电话　发行：010-62227427　邮购：010-62236938
网址　www.cmstp.com
规格　889×1194mm 1/16
印张　29½
字数　643千字
初版　2015年8月第1版
版次　2019年7月第2版
印次　2021年9月第2次印刷
印刷　三河市万龙印装有限公司
经销　全国各地新华书店
书号　ISBN 978-7-5214-0950-5
定价　108.00元

获取新书信息、投稿、为图书纠错，请扫码联系我们。

数字化教材编委会

主　编　陈育青　王月珍

副主编　马千里　汪　岩　吕立铭

编　委（以姓氏笔画为序）

卜训生（北京卫生职业学院）

马　春（北京卫生职业学院）

马千里（长春医学高等专科学校）

王月珍（长春医学高等专科学校）

吕立铭（惠州卫生职业技术学院）

李建民（北京卫生职业学院）

李婷婷（宁夏医科大学）

陈育青（漳州卫生职业学院）

汪　岩（长春医学高等专科学校）

傅　伟（山东医药技师学院）

出版说明

"全国高职高专药学类专业规划教材"于2015年8月由中国医药科技出版社出版，自出版以来得到了各院校的广泛好评。为了进一步提升教材质量、优化教材品种，使教材更好地服务于院校教学，同时为了更好地贯彻落实《国务院关于加快发展现代职业教育的决定》及《现代职业教育体系建设规划（2014—2020年）》等文件精神，在教育部、国家药品监督管理局的领导下，在上一版教材的基础上，中国医药科技出版社组织修订编写"全国高职高专药学类专业规划教材（第二轮）"。

本轮教材编写，坚持以药学类专业人才培养目标为依据，以岗位需求为导向，以技能培养为核心，以职业能力培养为根本，体现高职高专教育特色，力求满足专业岗位需要、教学需要和社会需要，着力提高药学类专业学生的实践操作能力。在坚持"三基、五性"原则基础上，强调教材的针对性、实用性、先进性和条理性。坚持理论知识"必需、够用"为度，强调基本技能的培养；体现教考结合，密切联系药学卫生专业技术资格考试（药士、药师、主管药师）和执业药师资格考试的要求；重视吸收行业发展的新知识、新技术、新方法，体现学科发展前沿，并适当拓展知识面，为学生后续发展奠定必要的基础。本轮教材建设对课程体系进行科学设计，整体优化；对上版教材中不合理的内容框架进行适当调整，内容上吐故纳新；建设书网融合教材，配套丰富的数字化教学资源。

本套规划教材（27种），其中24种为新修订教材（第2版），适合全国高职高专药学类、中药学类及其相关专业使用，也可供医药行业从业人员继续教育和培训使用。本轮教材的主要特色如下。

1. 理论适度，强化技能 教材体现高等教育的属性，使学生需要有一定的理论基础和可持续发展能力。教材内容做到理论知识"必需、够用"，强化技能培养。给学生学习和掌握技能奠定必要的、足够的理论基础，不过分强调理论知识的系统性和完整性。教材中融入足够的实训内容，将实验实训类内容与主干教材贯穿一起，体现"理实"一体。

2. 对接岗位，教考融合 本套教材体现专业培养目标，同时吸取高职教育改革成果，满足岗位需求，内容对接岗位，注重实践技能的培养。充分结合学生考取相关职业（药士、药师）资格证书和参加国家执业药师资格考试的需要，教材内容和实训项目的选取涵盖了相关的考试内容，满足考试的要求，做到教考、课证融合。

3. 工学结合，突出案例 每门教材尤其是专业技能课教材，在由教学一线经验丰富的老师组成编写团队的基础上，吸纳了部分具有丰富实践经验的企业人员参与编写，确保工作岗位上先进技术和实际案例操作内容写入教材，更加体现职业教育的职业性、实践性和开放性。本套教材通过从药品生产到药品流通、使用等各环节引入的实际案例，使其内容更加贴近岗位，让学生了解实际岗位的知识和技能需求，做到学以致用。

4. 优化模块，易教易学 教材编写模块生动、活泼，在保持教材主体框架的基础上，通过模块设计增加教材的信息量和可读性、趣味性。其中，既包含有利于教学的互动内容，也有便于学生了解相关知识背景和应用的知识链接。适当介绍新技术、新设备以及科技发展新趋势，为学生后续发展奠定必要的基础。将现代职业发展相关知识，作为知识拓展内容。

5. 书网融合，增值服务 全套教材为书网融合教材，即纸质教材与数字教材、配套教学资源、题库系统、数字化教学服务有机融合。通过“一书一码”的强关联，为读者提供全免费增值服务。按教材封底的提示激活教材后，读者可通过PC、手机阅读电子教材和配套课程资源（PPT、微课、视频、动画、图片、文本等），并可在线进行同步练习，实时反馈答案和解析。同时，读者也可以直接扫描书中二维码，阅读与教材内容关联的课程资源（“扫码学一学”，轻松学习PPT课件；“扫码看一看”，即刻浏览微课、视频等教学资源；“扫码练一练”，随时做题检测学习效果），从而丰富学习体验，使学习更便捷。教师可通过PC在线创建课程，与学生互动，开展在线课程内容定制、布置和批改作业、在线组织考试、讨论与答疑等教学活动，学生通过PC、手机均可实现在线作业、在线考试，提升学习效率，使教与学更轻松。此外，平台尚有数据分析、教学诊断等功能，可为教学研究与管理提供技术和数据支撑。

编写出版本套高质量的规划教材，得到了药学专家的精心指导，以及全国各有关院校领导和编者的大力支持，在此一并表示衷心感谢。希望本套教材的出版，对促进我国高职高专药学类专业教育教学改革和药学类专业人才培养做出积极贡献。希望广大师生在教学中积极使用本套教材，并提出宝贵意见，以便修订完善，共同打造精品教材。

中国医药科技出版社

2019年6月

杨元娟（重庆医药高等专科学校）
杨文章（山东医药技师学院）
杨丽珠（漳州卫生职业学院）
何　丹（四川中医药高等专科学校）
张　虹（长春医学高等专科学校）
张　清（山东医药技师学院）
张　晶（山东医药技师学院）
张　瑜（山东医药技师学院）
张建海（重庆三峡医药高等专科学校）
张承玉（天津医学高等专科学校）
张炳盛（山东中医药高等专科学校）
张淑芳（长春医学高等专科学校）
张琳琳（山东中医药高等专科学校）
陈　文（惠州卫生职业技术学院）
陈育青（漳州卫生职业学院）
陈美燕（漳州卫生职业学院）
林美珍（漳州卫生职业学院）
郑小吉（广东江门中医药职业学院）
单松波（漳州卫生职业学院）
侯　沧（山东医药技师学院）
贾　雷（淄博职业学院）
徐传庚（山东中医药高等专科学校）
黄金敏（荆州职业技术学院）
商传宝（淄博职业学院）
彭裕红（雅安职业技术学院）
靳丹虹（长春医学高等专科学校）
魏启玉（四川中医药高等专科学校）
魏国栋（山东中医药高等专科学校）

前言 / PREFACE

为深入贯彻落实《国务院关于加快发展现代职业教育的决定》精神（国发【2014】19号）和教育部有关高等职业教育的新要求，积极推动教育教学改革，加快建设优质教学资源，促进教学质量和人才培养质量的不断提高，在全国食品药品职业教育教学指导委员会支持下，成立全国高职高专药学类专业规划教材建设指导委员会，并在其统一指导下，针对高职高专教育及学生的特点，体现医药职业教育特色，强化职业能力、技能训练和素质教育而编写了本教材。本教材参照《中华人民共和国药典》（2015 年版）、《国家执业中药师资格考试大纲》、《中药士（师）卫生专业技术资格考试大纲》，以及中药相关职业岗位标准，设计教学内容，并配套课程网络数字平台，可作为高等职业院校、成人高校中药、药学、药品经营与管理、中药制剂、药物制剂、中药质量检测等相关专业的教学用书。

中药鉴定技术的学习不同于一般的理论课程，不能靠纸上谈兵，要成为能熟练应用药品标准、准确判定中药商品真伪优劣的鉴定能手，就必须经常对中药材进行观察比较，做到“见药知名，见名知药”，才能达到学习目标。因此，在编写过程中，我们遵照实践导向的课程体系，按“教、学、做”合一的思路，充分利用一体化教室、中药标本馆、药用植物园、数码互动实验室等教学资源，实现开放式教学。在教材内容选择上，做到理论“以必须够用为度”，实践“以会做熟练为准”，突出教材的实用性和应用性。由于本门教材考点较多，为便于学生学习与自学，在教材中统一以黑体字标注药材的鉴别要点。

在岗位调研和职业分析基础上，本教材体现以下特色：①职业特色：本教材由高职院校教师及药物检验所、医疗机构、林业研究所专家合作编写，侧重于对中药的性状鉴别和简便的显微理化鉴定，并增加了常见市场伪品的鉴定，保证了人才培养与岗位需求的直接接轨。②辅以与执业中药师、中药士（师）资格考试接轨的目标测试题，便于学生自学和复习，提高学习的积极性和主动性。③图文并茂，彩色印刷，并增设学习目标、知识链接等模块，突出教材的直观性和人文特色。④本教材为书网融合教材，即纸质教材有机融合电子教材、教学配套资源（PPT、微课、视频、图片等）、题库系统、数字化教学服务（在线教学、在线作业、在线考试）。

本教材共分三篇，第一篇为中药鉴定技术的基本知识与技能，第二篇为各类中药的鉴定，第三篇为技能实训。全书共收载中药品种 354 种。全书彩色图片由马春、李建民提供，杨毅处理。伪品部分由漳州市药品检验所张旺山负责审定。

本教材在编写过程中，得到了各编者所在单位，特别是漳州卫生职业学院、北京卫生职业学院、长春医学高等专科学校、山东医药技师学院、惠州卫生职业技术学院的大力支持与帮助，谨此表示诚挚的感谢。

本教材在传承的基础上进行了一定程度的改革与创新，由于编写时间仓促，编者水平有限，不足之处在所难免，恳请各位专家与广大师生批评指正，以便进一步修订与完善。

编　者

2019 年 5 月

目　录 CONTENTS

第一篇　中药鉴定基本知识与中药鉴定技术基本技能

第一篇

中药鉴定基本知识与中药鉴定技术基本技能

第一章

中药鉴定基本知识

学习目标

知识目标

1. 掌握中药鉴定的定义、任务。
2. 熟悉中药的采收、加工与贮藏。
3. 了解中药鉴定技术的发展概况和中药的资源。

技能目标

1. 会解释中药鉴定的定义和任务。
2. 学会识别中药贮藏中常见的变质现象；学会中药贮藏的常用方法和毒性中药的保管。

第一节　中药鉴定的基本概念和任务

一、中药鉴定的基本概念

中药是指在中医药理论指导下用于临床防治疾病的药物，包括中药材、饮片和中成药。中药材是生产饮片和中成药的原料，我国幅员辽阔，中药材品种繁多，并且时有伪劣品出现在药材商品市场中。因此，学习和掌握中药鉴定知识是十分重要的。

扫码“学一学”

中药鉴定就是依据《中华人民共和国药典》等药品标准及有关专著和资料，对中药进行真实性、纯度、品质优良度的评价，以确保中药的真实性、安全性和有效性。

二、中药鉴定的任务

（一）鉴定中药品种的真伪

中药的真伪鉴定是指对中药品种的鉴定，是中药鉴定的首要任务。

《药品管理法》第三十二条规定：“药品必须符合国家药品标准。”凡是符合国家药品标准规定的品种均为真品（正品）。凡是不符合国家药品标准规定的品种以及以非药品冒充药品或以他种药材冒充正品的均为伪品。

我国幅员辽阔，中药种类繁多。由于历代本草记载，地区用药名称和使用习惯不尽相同，类同品、代用品和民间用药的不断出现，中药中同名异物、同物异名，品种混乱现象普遍存在，直接影响到中药制剂生产的正确性以及临床应用的有效性和安全性。例如商品中药白头翁多达20种以上，分属于毛茛科、蔷薇科、石竹科、菊科、唇形科、玄参科等不同的植物来源，而正品白头翁只有一种，为毛茛科植物白头翁 *Pulsatilla chinensis*（Bge.）Regel 的根。其他如山慈菇、透骨草、王不留行、鸡血藤、金钱草、石斛的同名异物也很多。中药的同物异名现象也有不少，例如玄参科植物阴行草 *Siphonostegia chinensis* Benth，在北方主要作刘寄奴使用，而在南方则作土茵陈或铃茵陈使用。中药在商品流通与临床应用中以假充真或掺伪的情况时有发生，特别是贵重药材中发现较多，如牛黄、麝香、羚羊角、血竭、冬虫夏草、西红花、金钱白花蛇等。

（二）鉴定中药质量的优劣

中药的优劣鉴定是指对中药质量的检验或评价。鉴定中药质量的优劣是保证其有效性、安全性和稳定性的关键，是中药鉴定的基本任务。

中药的品种明确后，必须注意检查其质量，如果中药品种正确，但质量不符合标准要求，同样不能入药。

知识链接

什么是劣药？

《药品管理法》第49条规定："药品成分的含量不符合国家药品标准的，为劣药"。《药品管理法》还规定："有下列情形之一的药品，按劣药论处：①未标明有效期或者更改有效期的；②不注明或者更改生产批号的；③超过有效期的；④直接接触药品的包装材料和容器未经批准的；⑤擅自添加着色剂、防腐剂、香料、矫味剂及辅料的；⑥其他不符合药品标准规定的"。

影响中药质量的因素主要有：①中药的规范化栽培与中药质量关系密切，它是中药质量的源头，所以目前国家提出并实施的中药GAP发展战略十分必要。如野生牛膝和栽培牛膝，由于生长环境的不同，两个品种性状特征有较大差异，野生或部分地区引种的主根短，细小，枝根多，木质化程度高，柔韧性差。另外，中药栽培品农药残留量和重金属含量超标问题十分严重，这个问题不解决，妨碍中药进入国际市场。②药材产地不同，其质量也不同。如山东产金银花 *Lonicera japonica* Thunb. 中抗菌消炎有效成分绿原酸含量高达5.87%，而四川天全县产的仅含0.125%，相差近50倍。③有的中药采收季节、采收时间（植物的生长年限）不同，其所含的化学成分也有差异，影响其质量。④中药产地加工与干燥不当，可使中药质量下降。⑤中药运输、贮藏不当，可使中药质量下降。⑥人为掺入异物或混入非药用部位，如柴胡、龙胆混入大量的地上茎；西红花中掺入花丝、雄蕊、花冠；羚羊角、天麻中夹铁钉、铅粒；冬虫夏草中插铅丝、竹签等，严重地影响了其质量。⑦有的中药如人参、西洋参、八角茴香、丁香等，经过化学成分提取、干燥后再用，其外观性状与原药材相似，但药材的内在质量却大大降低。

知识链接

我国《中药材生产质量管理规范》简介

为了保证中药材的优质安全、质量稳定可控，必须对中药材生产的全过程进行标准化、规范化管理，对包括种子、栽培、采收、加工、贮藏、流通等各个环节进行控制，即实施中药材生产质量管理规范。

我国《中药材生产质量管理规范（试行）》由国家药品监督管理局颁布，自 2002 年 6 月 1 日起施行。共 10 章 57 条，内容包括：①总则（实施 GAP 的目的）；②产地生态环境；③种质和繁殖材料；④栽培与养殖管理；⑤采收与初加工；⑥包装、运输与贮藏；⑦质量管理；⑧人员和设备；⑨文件管理；⑩附则（本规范所用术语解释）。

（三）考证和整理中药品种

继承、弘扬我国医药遗产，考证和整理中药品种，是中药鉴定的历史任务。

由于本草记载不详、品种变迁、一药多基原等诸多原因，使中药材品种混乱现象严重，商品中药材存在同名异物、同物异名等错综复杂问题的约占 50%。因此，有必要通过对中药品种进行考证、分析和整理，尽量做到一药一名，互不混淆，从源头上保证中药质量。

（四）研究和制定中药质量标准

中药质量标准是国家对中药质量及其检验方法所作出的技术规定，是中药生产、经营、使用、检验和监督管理部门共同遵循的法定依据。质量是中药的生命，研究和制定中药质量标准，是中药鉴定的战略性任务。

（五）寻找和扩大新药源

在保护和合理开发中药资源的基础上，积极寻找和扩大新药源，是中药资源可持续利用的必备条件，也是中药鉴定的长期任务。

第二节　中药鉴定技术发展概况

一、古代中药鉴定技术与本草著作

中药鉴定技术是在长期的实践中产生和发展起来的。我国古代劳动人民在同疾病作斗争的过程中，通过不断尝试，并学会运用眼、耳、鼻、舌、手等感官来识别自然界的植物、动物和矿物的形、色、质地和气味，从而鉴别出哪些可供药用，哪些不可供药用及有毒、无毒等，逐渐形成了“药”的感性知识。汉代刘安所撰的《淮南子·修务训》有“神农尝百草之滋味……一日而遇七十毒”的记载，生动地反映了我国古代劳动人民在实践中发现、鉴别药物的艰苦情景。在无文字时代，这些药物知识只能依靠师承口授，后来有了文字，便逐渐记录下来，出现了医药书籍。由于药物中草类占大多数，所以我国古代记载药物的书籍便称为“本草”。从秦、汉到清代，本草著作约有 400 种之多。这些著作是我国人民长期与疾病作斗争的宝贵经验和鉴别中药的丰富知识的总结，是中医药学的宝贵财富。

扫码“学一学”

知识链接

神农氏

神农氏，又称炎帝，姓姜，距今5500年至6000年前生于姜水之岸（今陕西省宝鸡市境内）。传说中的中华民族祖先之一，与燧人、伏羲合称“三皇”（三皇另一说法是伏羲、神农、黄帝），是传说中的中华民族农业和医药的发明者。

《神农本草经》为我国已知最早的药物学专著。著者不详，假托神农所作，约成书于汉代。它总结了汉代以前的药物知识。载药365种，分上、中、下三品。在序录中记载，药“有毒无毒，阴干暴干，采造时月，生、熟，土地所出，真伪陈新，并各有法”。并对药物的产地、采集时间、方法以及辨别药物形态真伪的重要性，有一些原则性的概括。所载药物虽无性状记述，但人参、丹参、黄连、紫草、木香、细辛、甘草等88种药物名称体现了性状鉴别。此为中药鉴定技术的萌芽时期，为后世中药鉴定技术的发展奠定了基础。原书早已失传，但原文收载于后世本草中，现有明代、清代的辑本。

《吴普本草》是魏晋时期的吴普所著，该书收载的药物中40余种有性状记述，如白石英“形如紫石英，白泽，长者二三寸。”可谓是最早在药物记载中有性状鉴别内容的本草著作。

《本草经集注》是南朝梁代的陶弘景将《神农本草经》整理补充编撰而成，增加了汉魏以后名医所用药物365种，共收载药物730种。全书分为7卷，首创按药物自然属性分类的方法，将所载药物分为玉石、草木、虫兽、果、菜、米食及有名未用七类（每类中又依《神农本草经》分为上、中、下三品），本书对药物的产地、采收、形态、鉴别等有所论述，有的还记载了火烧试验、对光照视的鉴别方法。原书已失传，但其主要内容收载于后世本草中。

《新修本草》（又称《唐本草》）是唐代李勣、苏敬等22人集体编撰，由官府颁行的，可以说是我国也是世界上最早的一部由国家颁布的药典。载药850种，新增药物114种，其中不少是外来药物，如豆蔻、木香、乳香、青黛等。该书由三部分组成：正文20卷，目录1卷；药图25卷，目录1卷；图经7卷。出现了图文鉴定的方法，为后世图文兼备的本草著作打下了基础。原书已散失不全，现仅存残卷。现有尚志钧辑本《唐·新修本草》。

《开宝本草》是在宋代开宝年间官命刘翰、马志等在唐代本草的基础上撰成《开宝新详定本草》，后又重加详定，称为《开宝重定本草》，简称《开宝本草》。至嘉祐年间，官命掌禹锡等编辑《嘉祐补注神农本草》，简称为《嘉祐补注本草》或《嘉祐本草》，新增药物99种。又令苏颂等校注药种图说，编成《图经本草》，共21卷，对药物的产地、形态、用途等均有说明，成为后世本草图说的范本。该书首创版印墨线药图，绝大多数药图为写实图，图名大多冠以州府名，说明当时对药材质量的评价已十分重视药材的道地性。

北宋后期蜀医唐慎微将《嘉祐补注本草》和《图经本草》校订增补，编成本草、图经合一的《经史证类备急本草》，简称《证类本草》。此书内容丰富，图文并茂，共31卷，载药1746种，新增药物500余种。该书总结了宋代以前药物鉴定的知识，其质量远远超过以前各书，成为我国现存最早的完整本草，为研究古代药物最重要的典籍之一。

《本草纲目》是明代伟大医药学家李时珍在《证类本草》的基础上，进行全面修订，“岁历三十稔，书考八百余家，稿凡三易”编著成的划时代本草巨著。全书载药1892种，附图1109幅，附方11 000余首。该书全面系统的总结了我国16世纪以前的药物学成就，彻底打破了自《神农本草经》以来的“上、中、下三品”分类的旧框框，完全按自然属性，分为十六部，六十类，是当时世界上最先进的分类方法。对药物的形态鉴别方法和内容也是较为完善的，并将所有的药材鉴定内容归于“集解”项下，使之条理化。这部书在17世纪初就传到国外，先后有多种文字的译本，对世界科学文化，特别是医药学的发展作出了贡献。

《本草纲目拾遗》是清代赵学敏编撰的，对《本草纲目》作了拾遗补正，载药921种，其中新增716种是《本草纲目》中未记载的，如冬虫夏草、西洋参、浙贝母、鸦胆子、银柴胡等，大大丰富了药学内容。

《植物名实图考》和《植物名实图考长编》是清代吴其濬编撰的，前者收载植物1714种，后者描述植物838种，是很有科学价值的植物学名著，也是今日考证药用植物的重要典籍。

二、近现代中药鉴定技术的发展

1840年鸦片战争以后，中国沦为半封建半殖民地的国家，我国传统医药学的发展受到抑制，但中药鉴定技术在此间也有一些发展。例如：曹炳章著《增订伪药条辨》（1927年），对110种中药的产地、形态、气味、主治等作了真伪对比；丁福保著《中药浅说》（1933年），从化学角度分析和解释中药，引进了化学鉴定方法。1934年，赵燏黄、徐伯鋆合著了《现代本草——生药学》上编，1937年叶三多写出《生药学》下编，引进了现代科学鉴定药材的理论和方法，对后来应用生药学的现代鉴定知识和方法，整理研究中药，起了先导作用。

新中国成立后，在党的中医药政策指引下，中医药事业有了迅速的发展和提高。各省市先后设立了中医学院中药系和中医药研究机构，并在药检所内设立中药室，加强了教学、研究和质量检验工作。

中医学院中药系在1964年就开设了具有中医药特色的《中药材鉴定学》（后改名《中药鉴定学》）课程。根据中药专业的培养目标和要求，《中药鉴定学》被确定为专业课之一。《中药鉴定学》教材先后已出版了八次，1977年版和1980年版（成都中医学院主编）为全国试用教材，1986年版（任仁安主编）、1996年版（李家实主编）又编写出版二次，定为全国统编和规划教材。2003年版、2007年版（康廷国主编）为新世纪全国高等中医药院校规划教材，2012年版（新世纪第三版）（康廷国主编）为全国中医药行业高等教育“十二五”规划教材，2016年版（康廷国主编）为全国中医药行业高等教育“十三五”规划教材。

从1954年起，各地教学、科研、生产和检验机构进行了中草药资源和经验鉴别的调查整理和研究，陆续编写出版了《中药鉴定参考资料》第一集（1958）、《中药材手册》（1959）、《中药志》（1959—1961）、《药材学》（1960）等书籍。其后于（1970—1975）间掀起了群众性的中草药运动，各地医药卫生人员上山下乡，调查采集中草药，为人民群众

中药类，必须掌握其孵化发育活动季节，以卵鞘入药的如桑螵蛸，应在三月中旬前采收，过时则孵化成虫；以成虫入药的，均应在活动期捕捉；有翅昆虫在清晨露水未干时便于捕捉。两栖类动物如中国林蛙（蛤士蟆），则于秋末当其进入“冬眠期”时捕捉；鹿茸须在清明后适时锯取，过时则骨化为角。

10. 矿物类 全年均可采收，大多结合开矿采掘。

（三）采收的注意事项

在中药采收中要注意保护野生药源，计划采药，合理采挖。凡用地上部分者要留根；凡用地下部分者要采大留小，采密留稀，合理轮采；轮采要分区封山育药。野生药用动物严禁滥捕。

二、中药的加工

（一）产地加工

1. 产地加工的目的 中药采收后，除少数如鲜石斛、鲜生地、鲜芦根等鲜用外，大多数需进行产地加工，以促使干燥，符合商品规格，保证质量，便于包装、运输与贮藏。

2. 常用的加工方法

（1）挑选、洗刷 将采收的药材除去杂质或非药用部分，如牛膝去芦头、须根；牡丹皮去木心；白芍、桔梗、山药刮去外皮；香附、骨碎补去毛；花类中药去枝梗等。同时还需洗刷除去泥沙，具有芳香气味的中药一般不用水淘洗，如薄荷、细辛、木香、防风等，生地、紫草等洗则变质，也不可水洗。

（2）切 较大的根及根茎类、坚硬的藤木类和肉质的果实类药材大多趁鲜切成块、片，以利干燥，如大黄、土茯苓、乌药、鸡血藤、木瓜等。近年来产地趁鲜切片干燥的中药日益增多，使药材体积缩小，便于运输和炮制。但是对于某些具挥发性成分或有效成分容易氧化的中药，则不宜切成薄片干燥，否则会降低药材质量，如当归、川芎、常山等。

（3）蒸、煮、烫 有些富含浆汁、淀粉或糖分的药材，如百部、白及、北沙参、天门冬、黄精、玉竹等，用一般方法不易干燥，经蒸、煮或烫的处理则易干燥。某些花类中药如杭菊花，经蒸后可不散瓣；桑螵蛸、五倍子经蒸煮后能杀死虫卵。

（4）发汗 有些药材如厚朴、杜仲等，常需用微火烘至半干或微蒸、煮后，堆置起来发热，使其内部水分往外溢、改变颜色、变软、增加香气、减少刺激性、利于干燥。这种方法习称“发汗”。

（二）干燥

干燥的目的是为了及时除去新鲜药材中的大量水分，避免发霉、虫蛀及有效成分的分解，保证中药质量，利于贮藏。干燥的方法如下。

1. 晒干 利用阳光直接晒干，是一种最经济、简便的方法，多数药材均可用本法干燥。但需注意：含挥发油的药材如薄荷、当归等；外表色泽或所含有效成分受日晒易变色、变质的药材如黄连、红花、金银花等；在烈日下晒后易开裂的药材如郁金、厚朴等均不宜用本法干燥。

2. 烘干 利用人工加温的方法使药材干燥。一般以温度50℃～60℃为宜，此温度对一般药材的成分没多大的破坏作用，同时抑制了酶的活性。对含维生素C的多汁果实类药材可用70℃～90℃的温度以利快速干燥。对含挥发油或须保留酶的活性的药材，如薄荷、芥子等，不宜用烘干法。

3. 阴干　将药材放置或悬挂在通风干燥的地方，避免阳光直射，使水分在空气中自然蒸发而干燥。主要适用于含挥发性成分的花类、叶类及全草类药材，如薄荷、荆芥、紫苏叶、玫瑰花等。某些药材不适用上述方法干燥，可在装有石灰的干燥容器中进行干燥，如麝香等。有条件的地方还可采用远红外干燥机或微波干燥机进行干燥。

知识链接

远红外和微波干燥技术

红外线是波长为0.76～1000μm范围的电磁波，一般将25～500（或1000）μm区域的红外线称为远红外线。远红外干燥的原理是电能转变为远红外线辐射出去，被干燥物体的分子吸收后，产生共振，导致物体发热，经过热扩散、蒸发现象或化学变化，最终达到干燥目的。

微波是指频率为300MHz～300GHz、波长1mm～1m的高频电磁波。微波干燥实际上是一种感应加热和介质加热，药材中的水和脂肪等能不同程度地吸收微波能量，并把它转变成热能。

远红外和微波干燥技术的优点是干燥速度快，加热均匀，且能杀灭微生物和虫卵。

《中国药典》对药材干燥的表述方法如下：①烘干、晒干、阴干均可的，用“干燥”表示；②不宜用较高温度烘干的，则用“晒干”或“低温干燥”（一般不超过60℃）表示；③烘干、晒干均不适宜的，用“阴干”或“晾干”表示；④少数药材需要短时间干燥，则用“曝晒”或“及时干燥”表示。

三、中药的贮藏

中药品质的好坏，除与采收加工得当与否有密切关系外，贮藏保管对其品质亦有直接影响，如果贮藏保管不当，就会产生不同的变质现象，降低或失去疗效。

（一）贮藏中常见的变质现象

1. 虫蛀　指害虫侵入药材内部所引起的破坏作用。虫蛀使药材出现空洞、破碎、被害虫的排泄物污染，甚至完全蛀成粉状，严重影响药材疗效，以至不能药用。害虫的来源，主要是药材在采收时受到污染，加工干燥时未能将害虫或虫卵杀灭，或在贮藏过程中害虫由外界侵入等。一般害虫生长繁殖条件为温度在16℃～35℃之间，相对湿度在70%以上，药材中含水量在13%以上。一般含淀粉、脂肪油、糖类、蛋白质等成分多的药材较易虫蛀，如山药、白芷、薏苡仁、苦杏仁、桃仁、柏子仁、党参、当归、瓜蒌及蛇类等，含辛辣成分的药材，一般不易虫蛀，如丁香、吴茱萸、花椒等。

2. 发霉　发霉又称霉变，即霉菌在药材表面或内部的滋生现象。霉变的起因是大气中存在着许多霉菌孢子，当散落于药材表面，在适当的温度（20℃～35℃）、湿度（相对湿度在75%以上，或药材含水量超过15%）和足够的营养条件下，即萌发成菌丝，分泌酶，溶蚀药材组织，以至有效成分发生分解变化而失效。

3. 变色　指药材的颜色发生变异的现象。每种药材都有相对固定的色泽，是药材品质的重要标志之一，如果贮藏不当，则会引起药材色泽变异，以至变质。引起药材变色的原因：有些药材所含成分的结构中具有酚羟基，在酶的作用下，经过氧化、聚合作用，形成大分子的有色化合物，如含黄酮类、羟基蒽醌类、鞣质类的药材；有些药材含有糖及糖酸类分解产生糠醛或其他类似物，这些化合物有活泼的羟基能与一些含氮化合物缩合成棕色色素；有些药材所含蛋白质中的氨基酸可能与还原糖作用而生成大分子棕色物质。此外，生虫发霉、温度、湿度、日光、氧气和杀虫剂等也与变色有关。因此防止药材变色，常须干燥、避光、冷藏。

4. 泛油 又称“走油”，是指某些含油药材的油质泛于药材表面，也指药材变质后表面泛出油样物质。前者如柏子仁、桃仁、苦杏仁、郁李仁（含脂肪油多）；后者如牛膝、党参、天冬、麦冬、枸杞子（含糖质、黏液质多）。药材的泛油，除表明油质成分的损失外，也常与药材的变质相联系，防止泛油的方法是干燥、密封、冷藏和避光保存。

此外，有的药材在贮藏过程中，还可发生气味散失、融化粘连、潮解与风化等品质变异现象，亦应加以防护。

（二）中药的贮藏方法

1. 仓库的管理 应按 GAP、GMP 和 GSP 的要求，制定严格的日常管理制度，保持经常性的检查，保证库房干燥、清洁、通风。注意外界温度、湿度的变化，及时采取有效措施调节库内温度和湿度。药材入库前要认真检查药材含水量及有无变质情况。凡有问题的都应进行适当的处理，符合要求后才能入库贮藏。入库后，要定期检查，并根据气候情况和特殊品种，进行不定期检查，发现问题及时处理，以减少损失和防止蔓延。贮存方法可根据药材的特性分类保管。如毒性药材、贵重药材等要单独存放，专人管理；容易吸湿霉变的药材应特别注意通风干燥，必要时可翻晒或烘烤；含淀粉、脂肪、蛋白质、糖类等营养成分容易虫蛀的药材，应放置干燥通风处，并经常检查，必要时进行灭虫处理。

2. 常用贮藏方法

（1）干燥法 干燥可以除去药材中多余的水分，同时可杀死害虫和虫卵，起到防治虫、霉，久贮不变质的效果。常用的干燥方法有曝晒法、摊晾法、烘烤法、干燥剂（石灰、木炭、氯化钙等）干燥法、通风去湿干燥法等。对于颗粒较小的药材或粉末状药材，还可用微波干燥法或远红外干燥法。

（2）密封法 利用严密的库房或包装，将药材密封，使药材与外界空气隔离，从而减少了湿气、害虫、霉菌等侵入的机会，能较好地保持药材的品质。但密封前，应将药材充分干燥，使含水量不超过安全水分。若有霉变、虫蛀等，应处理好再封存。按密封的设备可分为容器密封、罩帐密封和库房密封。

（3）对抗同贮法 对抗同贮法是利用不同品种的药材所散发的特殊气味、吸潮性能或特有驱虫去霉化学成分，来防止另一种药材生虫、发霉、变色、泛油等现象的贮藏方法。如牡丹皮与泽泻同贮，则泽泻不易生虫，牡丹皮不易变色；西红花与冬虫夏草同贮于低温干燥的地方，则冬虫夏草可久贮不坏；柏子仁与滑石块或明矾存放在一起，可防止柏子仁泛油和发霉；花椒、细辛等可防止动物类药材的虫蛀等。

（4）冷藏法 采用低温（0℃以上，10℃以下）贮存药材，可以有效地防止药材的生虫、发霉、变色、泛油等变质现象的发生。由于此法需要一定的设备，成本较高，故主要用于贵重药材、特别容易霉蛀、变色又不宜烘、晒的药材，如人参、哈士蟆油、冬虫夏草、杭菊花等。

（5）气调养护法　气调养护法是在密闭条件下，人为调整空气的组成，造成一个低氧的环境，抑制害虫和微生物的生长繁殖及药材自身的氧化反应，以保持药材品质的一种方法。该方法可杀虫、防虫、防霉、防变色、防泛油、防气味散失，无残毒，无公害，是一项比较先进的药材养护技术。常用气调养护方法主要有充氮降氧、充二氧化碳和放置气调剂等。气调养护的技术指标是：氧含量在8%以下或二氧化碳含量在20%以上能有效防虫；含氧量在2%以下或二氧化碳含量在35%以上（温度25℃~28℃，时间15天以上）能有效杀虫。

此外，有应用除氧剂养护药材，辐射灭菌等用于贮藏药材。

（三）毒性中药的保管

毒性药品系指毒性剧烈、治疗剂量与中毒剂量相近，使用不当会致人中毒或死亡的药品。根据国务院1988年颁布的《医疗用毒性药品管理办法》规定的毒性中药品种有28种：砒石（红砒、白砒）、砒霜、水银、生马钱子、生川乌、生草乌、生附子、生白附子、生半夏、生天南星、生巴豆、斑蝥、红娘虫、青娘虫、生甘遂、生狼毒、生藤黄、生千金子、闹羊花、生天仙子、雪上一枝蒿、红升丹、白降丹、蟾酥、洋金花、红粉、轻粉、雄黄。对于毒性药材的保管，必须专人负责，划定仓间或仓位，专柜加锁保管，建立专用账册，记载收入、使用、消耗情况。

第四节　中药资源

一、我国中药资源概况

扫码“学一学”

“资源”是泛指可供利用的天然物质资源和能量资源。中药资源包括植物药资源、动物药资源和矿物药资源。广义的中药资源，还包括栽培和饲养的药用植物和动物以及利用生物技术繁殖的生物个体和活性物质。我国幅员辽阔，地形复杂，气候条件多种多样，蕴藏着极其丰富的中药资源。20世纪80年代完成的第三次全国中药资源普查表明：我国有中药资源12 807种（含种下分类单位），其中药用植物11 146种，约占全部种类的87%；药用动物1581种，占12%；药用矿物80种，不足1%。中药资源种类最多的三省区是云南（5050种）、广西（4590种）、四川（4354种）。

在我国中药产区中，四川省所产的常用中药最多，居全国第一位，约500余种；浙江、河南两省均产400余种，居全国第二、三位。地道药材（也称道地药材）是指传统中药材中具有特定的种质、特定的产区或特定的生产技术和加工方法所生产的中药材。我国著名的地道药材如：东北的人参、鹿茸、五味子、细辛、防风、龙胆、蛤蟆油，内蒙古的甘草、黄芪、麻黄、赤芍，山西的党参、黄芪、远志、麻黄，河北的酸枣仁、知母、黄芩，陕西的沙苑子、猪苓、天麻，宁夏的枸杞子、银柴胡，甘肃的当归、党参，新疆的紫草、阿魏，青海的大黄、冬虫夏草，山东的阿胶、北沙参、瓜蒌，江苏的薄荷、苍术、太子参，浙江的浙贝母、玄参、延胡索、白芍、白术、麦冬、菊花、郁金、山茱萸、白芷，福建的泽泻、莲子、青黛，台湾的槟榔，江西的枳壳、香薷，安徽的牡丹皮、白芍、菊花、木瓜，河南的地黄、牛膝、山药、菊花、金银花、红花，湖南的莲子、吴茱萸，湖北的石膏、龟板、鳖甲，广东的广藿香、砂仁、高良姜、巴戟天、化橘红、广陈皮，海南的槟榔、益智、降香，西藏的胡黄连、冬虫夏草，云南的三七、木香、重楼、天麻，广西的肉桂、蛤蚧，贵州的天冬、杜仲、天麻、朱砂，四川的川芎、川乌、附子、川贝母、川牛膝、黄连、麦冬、厚朴、郁金、干姜、白芍、麝香，重庆的黄连、青蒿等。

2011 年，国家中医药管理局启动了第四次全国中药资源普查试点工作 。截至 2017 年 12 月，全国中药资源普查信息管理系统已汇总到 1.3 万多种野生药用资源、736 种栽培药材、1888 种市场流通药材的种类和分布信息，可估算出《中国药典》收载的 563 种药材的蕴藏量；基本建立起中药资源动态监测体系和种子种苗繁育体系。第四次全国中药资源普查工作于 2018 年全面启动。

二、中药资源的保护与可持续利用

1. 中药资源保护的意义 随着国民经济的迅速发展和人口的急剧增长，中药需求量日益增长，长期以来由于对合理开发利用中药资源的认识不足，以致在全国范围内不同程度地出现对中药资源的过度采挖或捕猎，加之环境质量下降减弱了中药资源再生，造成了中药资源下降和枯竭，许多种类趋于衰退或濒于灭绝，一些优良种质正在消失和解体。以麝香资源为例，我国在 20 世纪 60 年代时估计有野生麝 250 万头左右，年产麝香 2000kg 上下；至 20 世纪 80 年代中期，由于过量捕猎，麝资源量已降至 60 万头以下，麝香产量下降到 500kg 左右；20 世纪 90 年代初全国野生麝较乐观的估计数量是 20 万～30 万头，仅相当于 20 世纪 60 年代的 10%；1995 年的调查表明，我国麝的数量仅有 10 万余头，相当于 20 世纪 60 年代的 4%，资源已临枯竭。为从根本上扭转我国麝资源危机的严峻形势，经国务院批准，国家林业局于 2003 年 2 月将麝属所有种由国家二级保护野生动物调整为国家一级保护野生动物，以全面加强麝资源保护，并要求全面禁止猎捕麝和收购麝香的行为，中药生产所需天然麝香全部从现有库存或人工繁殖所获天然麝香中解决。又如江苏省道地药材茅苍术，蕴藏量急剧下降，以句容市为例，1966 年收购 479kg，1985 年为 302kg，80 年代后期每年收购量为 100～200kg，1999 年仅收购 50～60kg，如不采取措施，茅苍术资源将逐渐耗尽。其他如野生人参、厚朴、杜仲、黄柏、麻黄、肉苁蓉、阿魏、冬虫夏草、蛤蚧、豹、象、熊等资源的破坏也十分严重。因此，必须对中药资源进行保护，以达到中药资源的可持续利用。

2. 中药资源的保护对象 为保护和合理利用野生药材资源，适应人民医疗保健事业的需要，国务院于 1987 年颁布了《野生药材资源保护管理条例》，将国家重点保护的野生药材物种分为三级，计野生药材物种 76 种，药材 42 种。一级：濒临灭绝状态的稀有野生药材物种。二级：分布区域缩小、资源处于衰竭状态的重要野生药材物种。三级：资源严重减少的主要常用野生药材物种。一级保护药材物种，禁止采猎，二级和三级保护野生药材物种的采猎，必须按照县以上医药管理部门会同同级野生动物、植物管理部门制定的计划，报上一级医药管理部门批准后执行。

国家重点保护的野生药材物种见表 1-1-1。

表 1-1-1　国家重点保护的野生药材物种

保护级别	物　种
一级	虎、豹、赛加羚羊、梅花鹿共 4 种
二级	马鹿、林麝、马麝、原麝、黑熊、棕熊、穿山甲、中华大蟾蜍、黑眶蟾蜍、中国林蛙、银环蛇、乌梢蛇、五步蛇、蛤蚧、甘草、胀果甘草、光果甘草、黄连、三角叶黄连、云连、人参、杜仲、厚朴、凹叶厚朴、黄皮树、黄檗、剑叶龙血树共 27 种
三级	川贝母、暗紫贝母、甘肃贝母、梭砂贝母、新疆贝母、伊犁贝母、刺五加、黄芩、天门冬、猪苓、条叶龙胆、龙胆、三花龙胆、坚龙胆、防风、远志、卵叶远志、胡黄连、肉苁蓉、秦艽、麻花秦艽、粗茎秦艽、小秦艽、北细辛、汉城细辛、细辛、新疆紫草、紫草、五味子、华中五味子、单叶蔓荆、蔓荆、诃子、绒毛诃子、山茱萸、环草石斛、马鞭石斛、黄草石斛、铁皮石斛、金钗石斛、新疆阿魏、阜康阿魏、连翘、羌活、宽叶羌活共 45 种

此外，国家公布的《中国珍稀濒危保护植物名录》和《国家重点保护野生动物名录》中列入了更多的动植物种类，其中许多是药用动植物。

3. 中药资源保护策略

（1）加强法制观念，认真贯彻执行有关法规　对国家制定的保护野生植物、动物药材和保护一切自然资源的有关法规，如《中华人民共和国野生动物保护法》《中华人民共和国森林保护法》《中华人民共和国渔业法》《野生药材保护管理条例》等，要加强宣传与教育，增强全民法制观念，并认真贯彻执行，对违反者要依法严肃处理。

（2）逐步建立和完善中药资源自然保护区　在中药资源普查的基础上，结合国家自然资源利用与保护计划，根据中药资源的特点，制定相应的规划，建立具有代表性和针对濒危珍稀中药的资源保护区，是保护中药资源的一项长远措施。《野生药材资源保护管理条例》颁布后，各省、市、自治区大多都拟订了实施细则。新疆、内蒙古、宁夏发布了保护甘草；新疆发布了保护麻黄；广西发布了保护龙血树的规定。为了保护野生药源，黑龙江、辽宁等省建立了五味子、防风、龙胆、桔梗、关黄柏、芡实、黄芩、马兜铃等 36 个保护区。广西在龙虎山、龙胜、兴安等地建立了多处中药保护区，受保护的种类有安息香、石斛、鸡血藤、龙血树、砂仁、草豆蔻、千年健、蛤蚧、穿山甲等 450 多种药用动植物。

（3）迁地保存　即在中药原产地以外的地方保存和繁育中药种质材料。迁地保存包括两种方法：①建立珍稀濒危药用植物园和动物园，进行引种驯化，中国医学科学院药用植物资源开发研究所及云南分所、广西分所、海南分所建立了 4 个药用植物园，引种栽培了 2500 多种药用植物。②建立保存药用种质资源的种子库，将种子放在低温低湿的环境下长期保存。1993 年，我国第一座药用植物种质资源库在浙江省中药研究所建成，目前已存储了 200 种、50 000 份重点药材及珍稀、濒危品种种质资源。2005 年华南药用植物种质资源库在广州中医药大学成立，可保存 800 多种华南珍稀、濒危和道地药用植物种质资源。2006 年，我国首座现代化的国家药用植物种质资源库在中国医学科学院药用植物研究所内落成并于 2007 年 1 月正式运行，可保存 10 万份药用植物种质，目前，已入库药用植物种质 2 万份，实现了对 193 个科 1017 个属种子的长期保存，保存期为 50 年。

（4）变野生为家养家种　许多中药品种由于其野生资源有限，进行人工养殖或栽培是最好的保护办法之一。全国野生药材变家养家种获得成功的有 400 多种，其中大面积栽培的约有 250 多种，种植面积已达 600 万亩。自 2002 年 6 月 1 日施行《中药材生产质量管理规范（试行）》以来，有近百种常用中药材已建立了 GAP 生产基地。如天麻原为野生药材，经利用苗床栽培，进行大面积无性繁殖栽种，获得成功，目前又发展到有性繁殖，加快了天麻的生产。此外，川贝母、五味子、石斛、肉苁蓉等野生变家种的研究也取得了可喜的成果。由于鹿、熊等养殖业的发展，客观上保护了野生资源。

（5）运用现代科学技术，保护与发展种质资源　现代生物科学飞速发展，许多先进技术已应用于动植物资源的保护与开发方面，如离体保护和组织培养、快速繁殖等。

目标检测

一、A 型选择题

1. 下列哪一项不是中药鉴定的任务
   A. 考证和整理中药品种　B. 鉴定中药品种的真伪
   C. 鉴定中药质量的优劣　D. 研究有效成分的提取方法
   E. 研究和制定中药质量标准
2. 我国现知的最早药物学著作是
   A.《新修本草》　B.《本草经集注》　C.《神农本草经》
   D.《证类本草》　E.《本草纲目》
3. 世界上最早的一部药典是
   A.《本草纲目》　B.《证类本草》　C.《新修本草》
   D.《本草经集注》　E.《神农本草经》
4. 我国十六世纪以前对药学贡献最大的著作是
   A.《本草图经》　B.《本草纲目拾遗》　C.《植物名实图考》
   D.《证类本草》　E.《本草纲目》
5. 下列哪项不是宋代本草
   A.《开宝新详定本草》　B.《证类本草》
   C.《图经本草》　D.《经史证类备急本草》
   E.《吴普本草》
6.《神农本草经》共收载药物
   A. 356 种　B. 365 种　C. 720 种
   D. 730 种　E. 765 种
7.《本草经集注》共收载药物
   A. 730　B. 735 种　C. 765 种
   D. 850 种　E. 921 种
8.《本草纲目》共收载药物
   A. 1714 种　B. 1746 种　C. 1892 种
   D. 1896 种　E. 1982 种
9.《新修本草》成书于
   A. 汉代　B. 唐代　C. 宋代

D. 元代　　E. 明代

10. 全面总结中华民族两千多年来传统药学成就，集中反映 20 世纪中药学科发展水平的著作是

A.《本草纲目》　　B.《全国中草药汇编》

C.《中药大辞典》　　D.《中药志》

E.《中华本草》

11. 根和根茎类中药的一般采收期是

A. 春季　　B. 夏季　　C. 秋季

D. 秋后春前　　E. 春夏之交

12. 树皮类中药的一般采收期是

A. 秋季　　B. 春季　　C. 春夏之交

D. 秋后春前　　E. 冬季

13. “发汗”是药材产地加工的一种方法，下列哪项不是“发汗”的目的

A. 便于切制　　B. 使变色　　C. 增强气味

D. 减少刺激性　　E. 有利于干燥

14. 现行版《中华人民共和国药典》一部规定，用“干燥”表示

A. 不宜用较高温度烘干的　　B. 烘干、晒干、阴干均可的

C. 烘干、晒干均不适宜的　　D. 需短时间干燥的

E. 需及时干燥的

15. 用气调养护法能有效防虫的含氧量是

A. 8% 以下　　B. 10% 以下　　C. 12% 以下

D. 15% 以下　　E. 20% 以下

16. 用气调养护法（温度 25℃～28℃，时间 15 天以上）能有效杀虫的含氧量是

A. 8% 以下　　B. 6% 以下　　C. 4% 以下

D. 2% 以下　　E. 3% 以下

17. 用气调养护法能有效防虫的二氧化碳含量是

A. 8% 以上　　B. 10% 以上　　C. 12% 以上

D. 20% 以上　　E. 20% 以下

18. 用气调养护法（温度 25℃～28℃，时间 15 天以上）能有效杀虫的二氧化碳含量是

A. 35% 以下　　B. 35% 以上　　C. 30% 以上

D. 20% 以上　　E. 25% 以上

19. 用冷藏法贮存中药的温度是

A. 0℃以下　　B. 5℃以下　　C. 0℃～10℃

D. 0℃～15℃　　E. 5℃～15℃

20. 根据国务院 1988 年颁布的《医疗用毒性药品管理办法》，属于毒性中药的是

A. 附子　　B. 半夏　　C. 天南星

D. 蟾酥　　E. 白附子

21. 下列哪项不是影响中药材质量的因素

A. 基源品种　　B. 炮制方法　　C. 产地

D. 采收加工　　E. 贮藏运输

22. 不属东北地道药材的是

A. 人参　　B. 鹿茸　　C. 当归

D. 细辛　　E. 五味子

23. 第四次全国中药资源普查已汇总得到1.3万多种药用资源的种类和分布等信息，中药资源种类数已超过第三次全国中药资源普查结果的

A. 11 146种　　B. 12 807种　　C. 12 708种

D. 12 087种　　E. 12 078种

二、B型选择题

A. 1984年　　B. 1987年　　C. 1989年

D. 2000年　　E. 2002年

1.《野生药材资源保护管理条例》公布时间是

2.《中药材生产质量管理规范》公布时间是

A.《证类本草》　　B.《植物名实图考》

C.《新修本草》　　D.《本草经集注》

E.《吴普本草》

3. 最早在药物记载中有性状鉴别内容的本草著作是

4. 相当于我国最早的一部国家药典的本草是

5. 我国现存最早的完整本草是

6. 考证药用植物的重要典籍是

A. 李勣、苏敬等22人　　B. 陶弘景

C. 苏颂　　D. 唐慎微

E. 刘翰、马志

7.《经史证类备急本草》的作者是

8.《图经本草》的作者是

9.《本草经集注》的作者是

A. 1746种　　B. 730种　　C. 921种

D. 850种　　E. 1892种

10.《新修本草》收载的药物总数是

11.《本草经集注》收载药物总数是

12.《证类本草》收载药物总数是

13.《本草纲目》收载药物总数是

14.《本草纲目拾遗》收载药物总数是

A. 切　　B. 蒸、煮、烫　　C. 挑拣、洗涮

D. 发汗　　E. 熏硫

15. 有些富含浆汁、淀粉或糖分的药材为便于干燥，通常在干燥前要

16. 促使药材变软、变色，增强气味或减少刺激性，使内部水分向外挥散，常堆积放置的方法叫

A. 12 807种　　B. 1.3万多种　　C. 1.2万多种

D. 11 146种　　E. 11 100种

17. 第三次全国中药资源普查表明：我国有中药资源达

18. 现在，第四次全国中药资源普查汇总得到药用资源的种类信息数量是

三、X 型选择题

1. 中药鉴定的任务是

A. 考证和整理中药品种　　B. 鉴定中药品种的真伪

C. 鉴定中药质量的优劣　　D. 研究和制定中药质量标准

E. 寻找和扩大新药源

2. 中药材品种存在的混乱现象及产生的主要原因有

A. 同名异物和同物异名　　B. 本草记载不详

C. 品种变迁　　D. 一药多基源

E. 产地加工不当

3. "伪品"中药的含义是

A. 不符合国家药品标准规定的品种

B. 不符合国家药品标准质量规定的中药

C. 以他种药品冒充正品

D. 以非药品冒充中药

E. 不符合商品等级规定的中药

4. 下列有关《神农本草经》的叙述，正确的有

A. 我国已知最早的药物学专著　　B. 载药 365 种

C. 分上、中、下三品　　D. 约成书于汉代

E. 总结了汉代以前的药物知识

5. 成书于清代的著作有

A.《证类本草》　　B.《本草纲目》

C.《本草纲目拾遗》　　D.《增订伪药条辨》

E.《植物名实图考》

6. 中药的一般采收原则有

A. 根和根茎类通常在秋后春前，即植物地上部分开始枯萎时及春初发芽前或刚露苗时采收

B. 茎木类一般在秋、冬两季采收

C. 树皮类多在春夏之交（清明至夏至）采收

D. 花类一般在花刚开放时采收，有些宜于花蕾期采收

E. 果实类宜在完全成熟时采收

7. 有些药材用"发汗"的方法进行产地加工，使其

A. 便于切制　　B. 改变颜色　　C. 增加香气

D. 减少刺激性　　E. 利于干燥

8. 中药产地加工的目的有

A. 促使干燥　　B. 符合商品规格　　C. 保证质量

D. 便于包装　　E. 便于调剂

9. 容易虫蛀的中药有

脂和提取物 47 种，中药成方制剂和单味制剂 1493 种，合计共中药品种 2158 种。药材和饮片并列于标准中（饮片除须要单列的外，一般并列于药材标准中，先列药材的项目，后列饮片的项目，中间用“饮片”分开，与药材相同的内容只列出项目名称和要求，不同于药材的内容逐项列出，并规定相应的指标）。药材及饮片的记载格式和规定项目如下。

中文名

汉语拼音

拉丁名

原植（动）物科名、植（动）物名、学名、药用部分、采收季节、产地加工

性状：外观、质地、断面特征、气、味

鉴别：经验鉴别、显微鉴别（组织、粉末、显微化学反应）、理化鉴别（化学试验、薄层色谱等）

检查：杂质、水分、灰分等

浸出物：水溶性浸出物、醇溶性浸出物、醚溶性浸出物等含量标志

含量测定：主要有效成分的含量测定方法及含量限度（幅度）

饮片

炮制：净制、切制、炮炙、炮制品

性味与归经：四气五味、有无毒性、归经

功能与主治：以中医（民族医）辨证施治的理论和复方配伍用药经验为主而概括的作用与临床应用

用法与用量

注意：用药注意事项

贮藏：对药品贮藏和保管的基本要求

局颁药品标准是现行药典内容的补充，也是国家标准，各有关单位也必须遵照执行，如原国家食品药品监督管理局 2004 年颁布的《儿茶等 43 种进口药材质量标准》。1998 年以前，药典委员会隶属于卫生部，当时此级标准由卫生部批准颁发执行，称为部颁标准，如《中华人民共和国卫生部药品标准·中药材·第一册》(1991)。

《76 种药材商品规格标准》由原国家医药管理局和卫生部于 1984 年 3 月联合下发。是全国统一的药材商品规格标准。

值得指出的是，我国的中药资源极其丰富，品种繁多，对于国家药品标准没有收载的中药，在本地区可依据各省、市、自治区关于药材、饮片的地方药品标准进行鉴别。

上述标准，以国家药典为准，局（部）颁标准为补充，凡是在全国经销的药材或生产中成药的药材必须符合国家药典和局（部）颁标准，凡不符合以上两个标准或使用其他地方标准的药材可鉴定为伪品，地方标准只能在相应制定地区使用。

对国家和地方药品标准中没有收载的品种，在进行中药鉴定工作时，可参照有关中药品种和质量的研究资料和书籍，进行分析和鉴定。

二、中药鉴定的基本程序

中药鉴定的基本程序一般包括取样、鉴定、鉴定记录及结果判断 3 部分。

（一）取样

中药的取样系指选取供鉴定用的中药样品。所取样品应具有代表性、均匀性并留样保存。取样的代表性直接影响到鉴定结果的准确性，因此必须重视取样的各个环节。取样时应符合下列有关规定。

1. 取样原则

（1）抽取样品前，应核对品名、产地、规格等级及包件式样，检查包装的完整性、清洁程度以及有无水迹、霉变或其他物质污染等情况，详细记录。凡有异常情况的包件，应单独检验并拍照。

（2）从同批药材和饮片包件中抽取供检验用样品的原则：总包件数不足 5 件，逐件取样；5~99 件，随机抽 5 件取样；100~1000 件，按 5% 比例取样；超过 1000 件的，超过部分按 1% 比例取样；贵重药材和饮片，不论包件多少均逐件取样。

（3）每一包件至少在 2~3 个不同部位各取样品 1 份；包件大的应从 10cm 以下的深处在不同部位分别抽取；对破碎的、粉末状的或大小在 1cm 以下的药材和饮片，可用采样器（探子）抽取样品；对包件较大或个体较大的药材，可根据实际情况抽取有代表性的样品。

（4）每一包件的取样量：一般药材和饮片抽取 100~500g；粉末状药材和饮片抽取 25~50g；贵重药材和饮片抽取 5~10g。

2. 取样方法

（1）将抽取的样品混匀，即为抽取样品总量。若抽取样品总量超过检验用量数倍时，可按四分法再取样，即将所有样品摊成正方形，依对角线划“×”，使分为四等份，取用对角两份；再如上操作，反复数次，直至最后剩余量能满足供检验用样品量。

（2）最终抽取的供检验用样品量，一般不得少于检验所需用量的 3 倍，即 1/3 供实验室分析用，另 1/3 供复核用，其余 1/3 留样保存。

（二）鉴定

根据所抽取的不同样品及检测要求，选择不同的鉴定方法进行鉴定。中药品种（真伪）鉴定包括原植（动）物鉴定、性状鉴定、显微鉴定和理化鉴定等项。中药的质量（优劣）鉴定是检查样品中有无杂质及其数量是否超过规定的限量、有效成分或指标性成分是否达标、可能存在的有害物质含量是否超过规定限度等，即其优良度主要通过杂质检查，水分、灰分、浸出物、有效成分含量的测定，有害物质检查等来确定。

（三）鉴定记录及结果判断

鉴定记录是科技档案材料，也是写出鉴定报告书的依据，因此鉴定记录要求详细、真实和整洁。记录内容主要有：检品名称、规格、产地、批号、包装、抽样送检单位（或人名）、鉴定目的、抽样及送检日期、送检数量、鉴定方法及结果、鉴定者、核对者等。其中鉴定目的、鉴定项目及方法、观察的现象、实验数据及结果为记录的主要部分。对于检验过程中一些现象的变化、实验数据，要详细记录全部的情况。鉴定项目、方法，可简略扼要记录，要从实际出发，不可照抄某些药品标准。在检验中，需废弃的实验记录，均应在其试验结果部分注明“本结果作废”，写明作废原因及经验教训。当检验工作完成后，再细致、全面、客观地分析研究有关问题，作出对被检中药的评价，并综合各鉴定项目的结果，作出结论。然后，应按规定的格式填写鉴定结果报告书。从国家指定的检验机构发出的鉴定结果报告书，具有法律上的意义，要求书写清楚，意思明确，不得涂改。

扫码“学一学”

第二节 中药鉴定的方法

中药鉴定的样品比较复杂，有完整药材，也有饮片、碎块或粉末。因此，中药鉴定的方法多种多样。常用的鉴定方法有：来源（原植物、动物和矿物）鉴定、性状鉴定、显微鉴定、理化鉴定等。上述鉴定方法各有其特点及主要适用对象，可独立或互相配合使用。各种方法的选取，因鉴定对象和目的不同而异。

一、来源鉴定

来源鉴定又称“基原鉴定”，是运用植物、动物或矿物的分类学知识，对中药的来源进行鉴定，确定正确的学名，以保证应用品种准确无误。来源鉴定法主要用于完整的植物、动物、矿物类中药的鉴定。现以原植物鉴定为例进行说明。

1. 观察植物形态 对具有较完整植物体的中药检品，应注意对其根、茎、叶、花、果实等各器官的观察，尤其应对植物体的繁殖器官（花、果实、孢子囊、子实体等）仔细观察，借助放大镜或解剖显微镜，观察毛茸、腺点等微小特征。描述时要准确使用植物形态学知识及专业术语，要按上述观察的顺序依次描述，并详细记录。在实际工作中经常遇到的检品是不完整的，通常是植物体的一段或一块器官，除少数品种的特征十分突出可以鉴定外，一般都要追究其原植物，包括深入到产地调查，采集实物，进行对照鉴定。

2. 核对文献 根据已观察到的形态特征，能初步确定科属的，可直接查阅该科属的资料；若对科属尚不能确定，需查阅植物分科检索表；若未知种的特征不全或缺少有关资料，可以从产地、别名、效用等线索查全国性或相关的地方性中草药书籍和图鉴，分析对照。在核对文献时，首先应查阅植物分类方面的著作，如《中国植物志》《中国高等植物图鉴》《新华本草纲要》《中国中药资源丛书》及有关的地区性植物志等。其次再查阅中药品种鉴定方面的著作，如《全国中草药汇编》《中药大辞典》《中药志》《中药鉴别手册》《中华本草》等。必要时，须进一步查对原始文献，以便正确鉴定。原始文献是指第一次发现该种（新种）植物的植物工作者，描述其特征，予以初次定名的文献。

3. 核对标本 当确定未知种是什么科属时，应到标本室核对已定学名的该科属标本。要使鉴定结果准确，必须要求标本室中已定学名的标本正确可靠。在核对标本时，要注意同种植物不同产地或不同生长期的形态差异。对于难确定的标本可核对模式标本（发表新种时所描述的植物标本），或送请有关专家协助鉴定。

扫码“看一看”

二、性状鉴定

又称“感官鉴定”，是指用眼看、手摸、鼻闻、口尝、水试、火试等方式，考察药材或饮片的形状、大小、色泽、表面、质地、断面及气味等特征，判断中药真伪优劣的鉴定方法。性状鉴定法的优点是简便、迅速、不需要复杂的仪器设备、可以大批量鉴定。因此，性状鉴定至今仍是最基本的鉴定方法。熟练掌握性状鉴别方法是非常重要的，它是中药鉴定工作者必备的基本功之一。

性状鉴定和来源鉴定一样，除仔细观察样品外，有时亦需核对标本和文献。对一些地区性或新增的品种，鉴定时常缺乏有关资料和标准样品，可寄送生产该中药的省、自治区、直辖市药材部门和药检部门了解情况或协助鉴定。必要时可到产地调查，采集实物标本，了解生产、加工、销售和使用等情况。性状鉴定内容，一般包括以下几个方面。

1. 看形状　形状是指干燥药材和饮片的外形。观察时一般不用预处理，但对皱缩的全草、叶和花类，可先浸湿使其软化后，展平，观察；对某些果实种子类药材，如有必要可浸软后，取下果皮或种皮，以观察内部特征。

药材的形状与药用部位有关，每种药材的形状一般较固定。如根类药材常呈圆柱形、圆锥形、纺锤形等，皮类药材常呈卷筒状、板片状等；种子类药材常呈圆球形、扁圆形等。老药工们积累的一些经验鉴别术语对药材性状特征描述形象生动，易懂易记，如海马外形为“马头蛇尾瓦楞身”、味连形似“鸡爪”、乌梢蛇背部隆起呈“剑脊状”等。

描写时对形状较典型的用“形”，类似的用“状”，必要时可用“×形×状”，形容词一般用长、短、宽、狭，如长圆形、短圆柱形、宽卵形、狭披针形等。

2. 量大小　大小是指药材和饮片的长短、粗细（直径）和厚薄等。表示药材的大小，一般有一定的幅度。要得出正确的大小数值，应观察并测量较多的样品。如测量的大小与规定有差异时，可允许有少量高于或低于规定的数值。测量时应用毫米刻度尺，单位多用“cm”，特殊的用“m”或“mm”。对较细小的种子或果实类，如葶苈子、白芥子、车前子、菟丝子等，可将每 10 粒紧密排成 1 行，用毫米刻度尺测量其总长度，然后计算其平均值。

3. 观色泽　是指在日光下观察的药材和饮片颜色及光泽度。色泽的描述包括表面和断面色泽的内容；描写色泽时应注意大部分药材和饮片的色调不是单一的，而是复合的；若为复合色调，描述时应以后一种色调为主，如黄棕色，即以棕色为主，黄色为辅；如果所描述的药材和饮片具有两种不同的颜色，一般将常见的或质量好的颜色写在前面，少见的或质量差的颜色写在后面，用“或”连接，如王不留行呈黑色（成熟果实）或棕红色（未成熟果实）；若药材的颜色变化在一定的范围内时，可将两种颜色用“至”连接，如天冬的表面呈黄白色至黄棕色。色泽描述应避免用各地理解不同的术语，如“青色”“土黄色”“粉白色”等。

药材色泽因品种而异，色泽变化与药材的成分、质量有关。药材的色泽是否符合要求是判断药材质量好坏的一个重要因素。丹参色红，紫草色紫，乌梅色黑，黄连以断面红黄色者为佳。某些药材因贮藏时间过久、加工、保管或杀虫剂的使用不当等原因，会引起色泽改变；如黄芩因加工或保管不当而变绿；雷丸因加工不当使断面变褐色呈角质样，绵马贯众久贮断面变为棕黑色，均表明其质量发生改变，不可再供药用。

4. 查表面　是指观察药材表面是光滑还是粗糙，有无皱纹、皮孔、环节、毛茸、鳞叶或其他附属物等。如白芥子表面光滑，紫苏子表面有网状纹理，海桐皮表面有钉刺，合欢皮的皮孔棕红色、椭圆形，知母有“金包头”等。

5. 验质地　是指药材的致密性及折断药材所感知到的特征。一般用软硬、坚韧、疏松（或松泡）、黏性、粉性、致密、轻重、油润、角质、柴性等术语加以描述。各种描述质地的术语，均表示有一定含义：“松泡”表示质轻而松，断面多裂隙，如南沙参；“粉性”表示含有一定量的淀粉，折断时常有粉尘散落，如山药；“黏性”表示具黏液质，嚼之显黏性，如石斛；“油润”表示其质地柔软，含油而有润泽，如当归；“角质”表示质地坚实，断面呈半透明状或有光泽（因含多量淀粉，蒸煮时使其糊化而致），如郁金；“韧性”表示纤维性强，不易折断，如桑白皮。

6. 看断面

（1）自然折断面　主要观察和描述折断时的现象，如折断的难易程度，折断时有无声响，有无粉尘飞扬等。应注意折断面是否平坦、纤维性、刺状、颗粒性、裂片状、能否层层剥离、有无胶丝等情况。如茅苍术易折断，断面久置能“起霜”（析出白色细针状结晶）；甘草折断时有粉尘散落（含淀粉）；杜仲折断时有胶丝相连；黄柏折断面显纤维性；苦楝皮的折断面呈裂片状分层；厚朴折断面可见小亮星等。如折断面不易观察到纹理，可削平后再观察。

（2）横切（或削）成的平面　对不易折断或折断面不平坦的药材，可削平或切断后观察维管束排列情况、射线的分布等。注意观察和描述皮部、木质部的比例，以及色泽、射线与维管束的排列形状。老药工们积累了很多描述断面特征的经验鉴别术语：“菊花心”，指药材维管束与较窄的射线相间排列成细密的放射状纹理，如甘草、黄芪；“车轮纹”，指药材的断面纹理呈车辐状，如防己；“星点”，指大黄髓部的异型维管束；“云锦花纹”，指何首乌断面皮部的云朵状花纹（异型维管束）。

7. 嗅气　是用嗅闻法识别药材或饮片。药材的气是由于含有挥发性物质的缘故，有些药材的气十分特殊，可作为鉴别的主要依据。气味不明显的药材，可将其破碎、折断或揉搓后再闻；或用热水湿润或浸泡后再闻。如阿魏具强烈的蒜样臭气，薄荷具特异清凉香气，白鲜皮具羊膻气，鱼腥草具鱼腥气，芦荟具有特异臭气等。无特殊气存在，可用“气微”描述。

8. 尝味　是指用味觉来识别药材或饮片。可取少量直接口尝，亦可加开水浸泡后尝浸出液。有的药材以味取名，直接反映出药材各自味的特征，如苦参、甘草等。药材和饮片的味感与其所含成分及含量有密切关系，药材的味感也是判断药材质量好坏的因素之一，如乌梅、木瓜、山楂均以味酸为佳；黄连、黄柏以味苦为佳；甘草、党参以味甜为佳等。药材的味感改变，就要考虑其品种和质量是否有问题。

尝味时要注意取样的代表性，因药材的部位不同，味道也可能不同，如果实的果皮与种子，树皮的外侧和内侧，根的皮部和木部等。尝味时还应注意，由于舌尖部只对甜味敏感，舌两侧对酸味较敏感，近舌根部对苦味敏感，所以口尝时要取少量在口里咀嚼约 1 分钟，使舌头的各部分都接触到药液。对有强烈刺激性和剧毒的药材，口尝时要特别小心，取样要少，尝后应立即吐出漱口，洗手，以免中毒，如生草乌、生半夏等。

9. 水试　水试法是利用某些药材在水中或遇水发生的特殊现象（如沉浮、溶解、颜色变化及透明度、膨胀性、旋转性、黏性、酸碱性等变化）来鉴别药材的方法。这些现象常与药材所含化学成分或组织构造有关，具有重要的鉴别意义。如红花水浸泡后，水液染成金黄色；秦皮水浸，浸出液在日光下显碧蓝色荧光；苏木投热水中，水液显鲜艳的桃红色；葶苈子、车前子等加水浸泡，种子变黏滑，且体积膨胀；小通草（旌节花属植物）遇水表面显黏性；熊胆粉末投清水中，可在水面盘旋，并有黄线下沉而短时间内不扩散等。

10. 火试　有些药材用火灼烧，能产生特殊的气味、颜色、烟雾、闪光和响声等现象，可作为鉴别药材的方法之一。如青黛灼烧，有紫红色烟雾产生；降香微有香气，点燃则香气浓烈，有油状物流出，烧后残留白色灰烬；血竭粉末置白纸上，用火隔纸烘烤即熔化，但无扩散的油迹，对光照视呈鲜艳红色；海金沙易点燃，产生轻微爆鸣声及闪光，而松花

3. 荧光分析　是利用中药中所含的某些化学成分，在紫外光或日光下能产生一定颜色荧光的特性，作为鉴别中药的一种简易方法。如秦皮的水浸液在日光下即有碧蓝色荧光，紫外光下更加强烈；黄连断面在紫外光下产生金黄色荧光，木质部尤为显著。有的天然药物浸出液需加一定的试剂才能产生荧光，如芦荟水溶液加硼砂共热则有绿色荧光。

有些中药表面附有地衣或真菌，也可能有荧光出现，故荧光分析还可用于检查某些中药的变质情况。

试验时，一般将样品置于紫外光灯下约10cm处观察所产生的荧光；紫外光波长一般为365nm，如用254~265nm波长观察荧光，应加以说明，因两者荧光现象不同。

4. 显微化学反应　显微化学反应是将中药粉末、切片或浸出液，置于载玻片上，滴加某些化学试剂使产生沉淀、结晶或特殊颜色，在显微镜下观察进行鉴定的一种方法。如黄连粉末滴加稀盐酸，可见针簇状小檗碱盐酸盐结晶析出；或滴加30%硝酸，可见针状小檗碱硝酸盐结晶析出。

（四）定量分析

1. 浸出物测定　对于有效成分尚不明确或尚无精确定量方法的中药，可根据已知成分的溶解性质，选用水、一定浓度的乙醇（或甲醇）、乙醚等为溶媒，测定中药中可溶性物质（浸出物）的含量，以示中药材的品质。通常根据《中国药典》规定的溶剂，或根据已知成分的溶解性质选用溶剂。在一定条件下，中药浸出物的含量大致有一定的范围。如《中国药典》规定，黄芪的水溶性浸出物不得少于17.0%，独活的醚溶性浸出物不得少于3.0%。

2. 含量测定　中药含有多种成分，可选择其中具生理活性的主要化学成分，作为有效成分或指标性成分之一，进行含量测定来鉴定中药的品质。有效成分或指标性成分清楚的可进行针对性定量；有效成分不清楚而化学上大类成分清楚的可对总成分（如总黄酮、总生物碱、总蒽醌、总皂苷等）进行含量测定；含挥发油成分的可测定挥发油含量。含量测定方法有化学定量法和仪器分析法等。

挥发油的含量测定是利用药材中所含挥发性成分能同水蒸气同时蒸馏出来的性质，在挥发油测定器中进行测定。如《中国药典》规定，八角茴香中挥发油的含量不得少于4.0%。

（五）色谱法

色谱法又称层析法，是将中药浸出物进行化学成分分离和鉴别的重要方法之一。本法用于中药的定性定量分析，具有分离能力强、分析速度快、定量准确等特点。根据分离原理不同，可分为吸附色谱法、分配色谱法、离子交换色谱法及排阻色谱法等。根据分离方法不同，又可分为柱色谱法（CC）、纸色谱法（PC）、薄层色谱法（TLC）、气相色谱法（GC）、高效液相色谱法（HPLC）等。现将常用的方法简介如下。

1. 薄层色谱法　是指将适当的吸附剂或载体涂布在大小适宜的玻璃板、塑料或铝片上，使成一均匀的薄层，再将样品点加在薄层板上，用适当溶剂展开，形成一定的色谱，与适宜的对照物（对照品或对照中药）在相同条件下所得的斑点（或色谱图）做对比，用以进行中药鉴定。薄层色谱法既可用于中药定性鉴别又可作含量测定。含量测定时，除可将薄层上主成分斑点刮取，经溶解洗脱后进行测定外，也可在薄层板上直接测定含量，即薄层扫描法。

薄层扫描法，是用一定波长的光照射在薄层斑点上，对有吸收紫外光或可见光的斑点，或经激发后能产生荧光的斑点进行扫描，将扫描得到的图谱及积分数据用于生药的鉴别、杂质检查或含量测定。常用的仪器为双波长薄层扫描仪。

薄层扫描的检测方法，有吸收法和荧光法，测量方法有反射法和透射法，扫描方法有双波长和单波长扫描，方式有锯齿和线性扫描，可根据具体条件加以选择。薄层扫描法进行生药主成分的含量测定，虽然具有方便快速、测量灵敏度高的特点，但是，影响薄层扫描结果的因素很多，只有得到分离度和重现性好的样品薄层色谱，才能获得满意的结果。

2. 气相色谱法 气相色谱法的流动相为气体，称为载气；色谱柱分为填充柱和毛细管柱两种，填充柱内装吸附剂、高分子多孔小球或涂渍固定液的载体。毛细管柱内壁或载体经涂渍或交联固定液。注入进样口的供试品被加热气化，并被载气带入色谱柱，在柱内各成分被分离后，先后进入检测器，色谱信号用记录仪或数据处理器记录。可进行定性和定量分析。气相色谱法具有精度高、分离效果好的优点，但是高温下不能气化的成分不能进行分析，故应用范围受到限制。

3. 液相色谱法 是指用高压输液泵将具有不同极性的单一溶剂或不同比例的混合溶剂、缓冲液等作为流动相。用泵将流动相压入装有固定相的色谱柱，经样品阀注入供试品，被流动相带入柱内，在柱内各成分被分离后，依次进入检测器，色谱信号由记录仪或积分记录仪记录。

所用仪器为高效液相色谱仪，可进行定性和定量分析，也可用于化合物的分离和纯化。色谱柱的填料有硅胶和化学键合硅胶以及离子交换填料和凝胶等。根据被检测（或分离）物质的化学结构特征，选用不同的色谱柱及选择适宜的流动相。检测器有紫外吸收检测器，荧光检测器和示差检测器等。高效液相色谱法具有快速、灵敏和准确的特点，现已广泛用于中药的质量分析。

（六）分光光度法

分光光度法是通过测定被测物质在某些特定波长处或一定波长范围内对光的吸收度，对该物质进行定性和定量分析的方法。

1. 紫外分光光度法 是利用物质的紫外吸收光谱进行物质的定性或定量的分析方法。生药主成分的分析，一般用200~400nm的紫外光区，所用仪器为紫外分光光度计。在紫外光区，灵敏度和精密度较高，一般用每1ml溶液中含有数微克的物质即可测定。在此区域内，物质对光的吸收主要系分子中电子的能级跃迁所致，同时伴随着分子振动和转动能级的变化；紫外吸收光谱一般比较简单平缓，选择性不如红外光区，故主要用于定量分析及作为物理常数的测定。

2. 比色法 是比较溶液颜色深度以确定物质含量的方法。在可见光区（400~760nm），有些物质对光有吸收，有些物质本身并没有吸收，但在一定条件下加入显色试剂或经过处理使其显色后，可用此法测定。由于显色时影响呈色深浅的因素较多，测定时需用标准品或对照品同时操作。常使用的仪器为可见分光光度计或比色计。比色法多用于生药的定量分析及物理常数的测定。

3. 红外分光光度法 一般用2.5~25μm（或按波数计为4000~400cm^{-1}）红外区吸收光谱进行物质的定性、定量分析的方法。所用仪器为红外分光光度计。红外区的灵敏度和精密度较低，一般需用数百微克的样品进行测定。在此区域内，物质对光的吸收系分子中振动和转动能级的跃迁所引起；红外光谱（或称振转光谱）的特征性很强，特别是在 7～15μm 一段称为“指纹区”，吸收峰很多，而且尖锐，故主要用于物质的鉴别和分析结构。本法在牛黄、血竭、熊胆等的鉴别上，效果良好。

4. 原子吸收分光光度法　原子吸收分光光度法是基于从光源辐射出的待测元素特征光波通过样品蒸气时，被蒸气中待测元素的基态原子所吸收，测定辐射光强度减弱的程度，以求出供试品中待测元素含量的一种方法。原子吸收遵循一般分光光度法的吸收定律。比较标准品和供试品的吸收度，即可求得样品中待测元素的含量。所用仪器为原子吸收分光光度计。近年来用以测定中药中的微量金属元素的含量。

目标检测

一、A 型选择题

1. 《中国药典》仅一部的是
   A. 1953 年版　B. 1963 年版　C. 1977 年版
   D. 1985 年版　E. 1990 年版
2. 《中国药典》开始分为四部的是
   A. 1985 年版　B. 1990 年版　C. 1995 年版
   D. 2000 年版　E. 2015 年版
3. 从同批药材包件中抽取供检验用样品，药材总包件数不足 5 件的，应
   A. 逐件取样　B. 随机抽 5 件取样　C. 按 5% 比例取样
   D. 按 1% 比例取样　E. 按 0.1% 比例取样
4. 从同批药材包件中抽取供检验用样品，药材包件数 5～99 件，应
   A. 逐件取样　B. 随机抽 5 件取样　C. 按 1% 比例取样
   D. 按 5% 比例取样　E. 按 0.1% 比例取样
5. 从同批药材包件中抽取供检验用样品，药材包件数 100～1000 件，应
   A. 逐件取样　B. 随机抽 5 件取样　C. 按 0.1% 比例取样
   D. 按 1% 比例取样　E. 按 5% 比例取样
6. 从同批药材包件中抽取供检验用样品，药材包件数超过 1000 件的，超过部分应
   A. 逐件取样　B. 随机抽 5 件取样　C. 按 0.1% 比例取样
   D. 按 1% 比例取样　E. 按 5% 比例取样
7. 从同批药材包件中抽取供检验用样品，贵重药材应
   A. 逐件取样　B. 随机抽 5 件取样　C. 按 0.1% 比例取样
   D. 按 1% 比例取样　E. 按 5% 比例取样
8. 中药材检验的取样量，一般不得少于检验所需用量的
   A. 2 倍　B. 3 倍　C. 5 倍
   D. 10 倍　E. 20 倍
9. 断面具有“起霜”特征的药材是
   A. 川木香　B. 木香　C. 白术

D. 北苍术　　E. 茅苍术

10. 粉末置白纸上，用火烤则熔化，但无扩散油迹，对光照视呈鲜艳红色的药材是

A. 乳香　　B. 没药　　C. 血竭

D. 阿魏　　E. 苏合香

11. 火烧时产生紫红色烟雾的药材是

A. 血竭　　B. 海金砂　　C. 青黛

D. 艾片　　E. 琥珀

12. 观察荧光时，若无特别说明，通常使用的紫外光波长为

A. 254nm　　B. 365nm　　C. 265nm

D. 280nm　　E. 400nm

13. 光学显微镜下对中药组织粉末进行显微测量，常用的长度计量单位是

A. cm　　B. mm　　C. μm

D. nm　　E. Å

14. 木质化细胞壁在显微化学鉴别时显红色或紫红色，常选用的试剂是

A. 苏丹Ⅲ试液　　B. 间苯三酚盐酸试液

C. 氯化锌碘试液　　D. 硝酸汞试液

E. 钌红试液

15. 角质化细胞壁加苏丹Ⅲ试液，显

A. 红色　　B. 蓝色　　C. 黄色

D. 绿色　　E. 棕色

16. 纤维素细胞壁加氯化锌碘试液，显

A. 蓝色或红棕色　　B. 红色或绿色　　C. 绿色或紫色

D. 蓝色或紫色　　E. 黄色或蓝色

17. 具有“菊花心”特征的药材是

A. 黄柏　　B. 当归　　C. 防己

D. 黄芪　　E. 川芎

18. 《中国药典》规定，测定水分的供试品，一般应破碎成直径不超过

A. 1mm　　B. 2mm　　C. 3mm

D. 4mm　　E. 5mm

19. 糊粉粒在显微化学鉴别时显砖红色，常选用的试剂是

A. 苏丹Ⅲ试液　　B. 间苯三酚盐酸试液

C. 氯化锌碘试液　　D. 硝酸汞试液

E. 钌红试液

20. 脂肪油在显微化学鉴别时显红色或紫红色，常选用的试剂是

A. 苏丹Ⅲ试液　　B. 间苯三酚盐酸试液

C. 氯化锌碘试液　　D. 硝酸汞试液

E. 钌红试液

21. 挥发油在显微化学鉴别时，显红色或紫红色，常选用的试剂是

A. 苏丹Ⅲ试液　　B. 间苯三酚盐酸试液

C. 氯化锌碘试液　　D. 硝酸汞试液
E. 钌红试液

22. 树脂在显微化学鉴别时，显红色或紫红色，常选用的试剂是
A. 苏丹Ⅲ试液　　B. 间苯三酚盐酸试液
C. 氯化锌碘试液　　D. 硝酸汞试液
E. 钌红试液

23. 现行《中国药典》一部规定，北葶苈子膨胀度不得低于
A. 3　　B. 8　　C. 12
D. 56　　E. 58

24. 含挥发性成分的贵重中药，要测定其水分，应选用
A. 烘干法　　B. 甲苯法　　C. 减压干燥法
D. 冷冻干燥法　　E. 气相色谱法

25. 烘干法测定水分适用于
A. 含挥发性成分的贵重中药　　B. 不含或少含挥发性成分的药材
C. 含挥发性成分的中药　　D. 适合于各种中药
E. 适合于果实类药材

二、B 型选择题

A. 菊糖　　B. 黏液质　　C. 草酸钙结晶
D. 碳酸钙结晶　　E. 硅质块

1. 加钌红试液显红色是检查
2. 加稀盐酸溶解，同时有气泡发生是检查
3. 加硫酸不溶解是检查

A. 淀粉粒　　B. 糊粉粒　　C. 脂肪
D. 菊糖　　E. 木质化细胞壁

4. 加α-萘酚/浓硫酸试剂显紫红色的是
5. 加碘液显蓝色或紫色的是
6. 加硝酸汞试液显砖红色的是

A. 大黄　　B. 首乌　　C. 牡丹皮
D. 大青叶　　E. 斑蝥

7. 粉末微量升华，可见黄色菱状针晶或羽状结晶，加碱液显红色，此药材是
8. 微量升华，得白色升华物，在显微镜下观察为白色柱形或小片状结晶，此药材是
9. 粉末微量升华，升华物在显微镜下呈长柱形、针状或羽状结晶，此药材是

A. 一部　　B. 二部　　C. 三部
D. 四部　　E. 五部

10. 《中国药典》2010 年版分为
11. 《中国药典》1963 年版分为
12. 《中国药典》1953 年版分为

A. 粉性　　B. 松泡　　C. 角质
D. 油润　　E. 柴性

13. 郁金的质地特征是
14. 山药的质地特征是
15. 南沙参的质地特征是

A. 番红花　B. 苏木　C. 秦皮
D. 葶苈子　E. 牵牛子

16. 水浸泡后，浸出液显碧蓝色荧光
17. 水浸泡后，表面具有变黏滑，并体积膨胀
18. 热水浸泡后，水显鲜艳的桃红色

A. 气相色谱法
B. 硫代乙酰胺或硫化钠显色反应比色法
C. 原子吸收光谱法和电感耦合等离子体质谱法
D. 古蔡氏法或二乙基二硫代氨基甲酸银法
E. 原子吸收分光光度法和电感耦合等离子体质谱法

19. 《中国药典》规定，测定中药中砷的限量用
20. 《中国药典》规定，测定重金属的限量用
21. 《中国药典》规定，检测中药中农药残留量用

三、X 型选择题

1. 《中国药典》分为二部的版本有
A. 1953 年版　B. 1963 年版　C. 1977 年版
D. 2000 年版　E. 2005 年版
2. 来源鉴定中原植物鉴定的步骤包括
A. 观察植物形态
B. 核对文献，必要时查对原始文献
C. 核对标本，如有条件，能与模式标本核对
D. 必要时请有关专家、植物分类研究单位协助鉴定
E. 异议与仲裁
3. 中药鉴定的依据是
A. 《中国药典》　B. 部颁药品标准
C. 地方药品标准　D. 中国药品检定所制定的标准
E. 各药厂、医院制定的标准
4. 中药鉴定取样的原则是
A. 应有代表性　B. 应有足够的数量
C. 贵重药材抽取少量包件取小样　D. 随机取样
E. 按照四分法取样
5. 中药性状鉴定的方法包括
A. 眼看、手模　B. 鼻闻、口尝　C. 水试、火试
D. 野外调查　E. 留样观察
6. 中药性状鉴别的内容包括
A. 形状、大小　B. 气味　C. 颜色

D. 表面特征　　E. 质地、折断面特征

7. 火试法鉴定药材时观察的主要现象有

A. 膨胀度　　B. 烟雾　　C. 颜色

D. 爆鸣声　　E. 气味

8. 加苏丹Ⅲ试液显红色或紫红色的有

A. 淀粉粒　　B. 糊粉粒　　C. 脂肪油

D. 挥发油　　E. 树脂

9. 显微鉴定主要包括组织鉴定和粉末鉴定，通过显微镜观察药材的

A. 组织构造　　B. 细胞形状　　C. 内含物特征

D. 矿物的光学特性　E. 有效成分的定量分析

10. 显微制片方法包括

A. 横切片或纵切片制片　　B. 表面制片、粉末制片

C. 花粉粒与孢子制片　　D. 解离组织制片、磨片制片

E. 含饮片粉末的制剂显微制片

11. 下列哪些药材可以用微量升华法鉴别

A. 牡丹皮　　B. 薄荷　　C. 大黄

D. 斑蝥　　E. 何首乌

12.《中国药典》规定，水分测定的方法有

A. 烘干法　　B. 甲苯法　　C. 减压干燥法

D. 气相色谱法　　E. 分光光度法

13.《中国药典》规定中药的杂质检查包括

A. 性状或部位与规定不符的物质　　B. 来源与规定不符的物质

C. 无机杂质　　D. 有机杂质

E. 水分

（卜训生）

第二篇

常用中药鉴别

第一章

根及根茎类中药的鉴定

学习目标

知识目标

1. 掌握根及根茎类中药的性状和显微鉴别的共性特征，双子叶植物、单子叶植物和蕨类植物根茎的性状。
2. 掌握狗脊、绵马贯众、细辛、大黄、何首乌、牛膝、川乌、附子、白芍、赤芍、黄连、防己、延胡索、板蓝根、苦参、葛根、甘草、黄芪、人参、红参、西洋参、三七、白芷、当归、川芎、防风、柴胡、北沙参、龙胆、紫草、丹参、黄芩、玄参、地黄、巴戟天、茜草、天花粉、党参、桔梗、木香、白术、苍术、泽泻、香附、半夏、石菖蒲、百部、川贝母、浙贝母、黄精、玉竹、麦冬、知母、百合、山药、射干、姜黄、郁金、天麻共计59种药材在来源、产地、性状鉴别、质量评价、典型显微理化特征等方面的主要内容。
3. 熟悉其余57种一般掌握药材在来源、主要性状鉴别方面的特征。
4. 了解根及根茎类药材的化学成分、常见伪品或代用品。

技能目标

能见药识名，并鉴定药材的真伪优劣。

根和根茎是两种不同的植物器官，具有不同的外部形态和内部构造。由于很多中药同时具有根和根茎两部分，两者互有联系，要严格进行区分比较困难，故将根及根茎类中药并入一章叙述。

一、根类中药

（一）性状鉴别

根类中药是指以根或以根为主带有部分根茎的中药。完整中药主要观察形状、大小、色泽、表面、质地、断面、气味等，重点是形状、表面和断面特征。

（1）根的表面无节、节间之分，一般无芽。双子叶植物的根一般为直根系，主根发达，侧根较细。主根常为圆柱形（甘草、黄芪、牛膝）或呈圆锥形（白芷、桔梗），有的呈纺锤形（地黄、何首乌），少数为须根系，多数细长的须根簇生于根茎上（威灵仙、龙胆）；单子叶植物的根一般为须根系，有的须根前端膨大成纺锤形块根（郁金、麦冬）。

（2）根的表面常有纵皱纹或横纹，有的可见皮孔。双子叶植物的根表面常为栓皮，较粗糙；单子叶植物的根表面常无栓皮而为表皮，有的仅具较薄的栓化组织。

（3）观察根的横断面，首先应注意区分双子叶植物根和单子叶植物根。双子叶植物根有一圈形成层的环纹，环内的木部较环外的皮部大，中央无髓部，自中心向外有放射状的射线纹理，木部尤为明显，外表常有栓皮；单子叶植物根有一圈内皮层的环纹，中柱一般较皮部为小，中央有髓部，自中心向外无放射状纹理，外表无木栓层，有的具较薄的栓化组织。

进行根类中药性状鉴别时，还应注意根的断面组织有无分泌组织散布，如当归、白芷有黄棕色油点，人参有淡黄色树脂道小点。少数双子叶植物根有异常构造（何首乌的云锦纹，商陆的罗盘纹）。

（二）显微鉴别

根类中药的显微鉴定，首先要根据维管束类型、有无形成层等，判断其为双子叶植物根或单子叶植物根。

（1）双子叶植物根　一般均具次生构造。最外层大多为周皮，由木栓层、木栓形成层及栓内层组成。维管束一般为无限外韧型，由初生韧皮部、次生韧皮部形成层、次生木质部或初生木质部组成。中心一般无髓；少数次生构造不发达的根初生木质部未分化到中心，中央为薄壁组织区域，形成明显的髓部（川乌、龙胆）。

有的双子叶植物根还形成异常构造，如牛膝、川牛膝、商陆等的多环性同心环状排列的维管束；何首乌的韧皮部维管束；华山参的内涵韧皮部等。

（2）单子叶植物根　一般均具初生构造。最外层通常为一列表皮细胞，无木栓层，有的细胞分化为根毛，细胞外壁一般无角质层。皮层较宽，占根的大部分，内皮层及凯氏点通常明显。维管束为辐射型，韧皮部与木质部相间排列，呈辐射状，无形成层。髓部通常明显。

根类中药的组织鉴别，还应观察根中是否有分泌组织、草酸钙结晶或碳酸钙结晶，如桔梗、党参等有乳管；人参、三七等有树脂道；当归、木香等有油室；人参、大黄有簇晶，甘草有方晶，牛膝有砂晶，麦冬有针晶，葛根有淀粉粒，桔梗有菊糖等。并观察有无韧皮纤维、木纤维、石细胞等厚壁组织，有无异常构造等。

二、根茎类中药

（一）性状鉴别

根茎类中药是指以地下茎为主要药用部位的中药，包括根状茎、块茎、球茎及鳞茎等。根茎类中药的性状鉴别内容包括形状、大小、颜色、表面、质地、断面、气味等，重点是形状、表面和断面特征。

（1）根茎表面有节和节间，单子叶植物尤为明显；节上常有退化的鳞片状或膜质状小叶、叶柄基部残余物或叶痕；有时可见幼芽或芽痕；根茎上面或顶端常残存茎基或茎痕，侧面和下面有细长的不定根或根痕。

（2）药材中以根状茎多见，其形状不一，有圆柱形、纺锤形、扁球形或不规则团块状等。鳞茎的地下茎呈扁平凹盘状，节间极短，称鳞茎盘，上面有肉质肥厚的鳞叶（百合、

川贝母）。蕨类植物的根茎常有鳞片或密生棕黄色鳞毛。

（3）观察根茎的横断面，首先应注意区分双子叶植物根茎和单子叶植物根茎。双子叶植物根茎外表常有木栓层，维管束环状排列，木部有明显的放射状纹理，中央有明显的髓部。单子叶植物根茎外表无木栓层或仅具较薄的栓化组织，通常可见内皮层环纹，皮层及中柱均有维管束小点散布，无髓部。其次，还应注意根茎的断面组织中有无分泌组织散布，如油点等。

（二）显微鉴别

根茎类中药的显微鉴定，首先要根据维管束类型和排列方式，判断其为双子叶植物根茎、单子叶植物根茎还是蕨类植物根茎。

（1）双子叶植物根茎　一般均具次生构造。外表常有木栓层，少数为表皮。皮层中有根迹维管束或叶迹维管束斜向通过，内皮层多不明显。中柱鞘部位有的具厚壁组织，如纤维和石细胞群，常排成不连续的环。维管束大多为无限外韧型，少数为双韧型，多呈环状排列，束间被射线分隔，中央有髓部。有的双子叶植物根茎还形成异常构造，如大黄的髓部异常维管束等。

（2）单子叶植物根茎　一般均具初生构造。外表通常为一列表皮细胞，少数根茎皮层外部细胞木栓化，形成"后生皮层"，起保护作用，如藜芦。皮层宽广，常有叶迹维管束散在；内皮层大多明显。中柱中有多数维管束散在，维管束大多为有限外韧型，也有周木型，髓部不明显。

（3）蕨类植物根茎　均具初生构造。外表通常为一列表皮，表皮下面有下皮层，为数列厚壁细胞。一般具网状中柱，网状中柱的一个维管束又称分体中柱，分体中柱的形状、数目和排列方式是鉴定品种的重要依据。在环列的分体中柱的外方，有叶迹维管束，如绵马贯众。有的根茎具双韧管状中柱，木质部排成环圈，其内外两侧均有韧皮部及内皮层环，中央有髓部，如狗脊。蕨类植物根茎的木质部无导管而有管胞，管胞大多为梯纹。在基本组织的细胞间隙中，有的具间隙腺毛，如绵马贯众。

根茎类中药的组织鉴别，还应观察有无分泌组织、草酸钙结晶、厚壁组织等，如川芎、苍术等有油室；石菖蒲、干姜等有油细胞；半夏、白及等有含草酸钙针晶束的黏液细胞；苍术的木栓层中有石细胞带；黄连（味连）的皮层及中柱外侧部位有石细胞；菊科、桔梗科植物根茎含有菊糖等。

第一节　蕨类植物根茎类中药的鉴定

狗　脊

Cibotii Rhizoma

扫码"学一学"

【来源】本品为蚌壳蕨科植物金毛狗脊 *Cibotium barometz*（L.）J. Sm. 的干燥根茎。

【产地】主产福建、四川等地。

【采收加工】秋、冬二季采挖，除去泥沙，干燥；或去硬根、叶柄及金黄色绒毛，切厚片，干燥，为"生狗脊片"；蒸后晒至六、七成干，切厚片，干燥，为"熟狗脊片"。

【性状】**药材** 本品呈不规则的长块状，长10~30cm，直径2~10cm。表面深棕色，残留金黄色绒毛；上面有数个红棕色的木质叶柄，下面残存黑色细根。质坚硬，不易折断。无臭，味淡、微涩。

生狗脊片 呈不规则长条形或圆形，长5~20cm，直径2~10cm，厚1.5~5mm；**切面浅棕色，较平滑，近边缘1~4mm处有1条棕黄色隆起的木质部环纹或条纹**，边缘不整齐，偶有金黄色绒毛残留；质脆，易折断，有粉性。（图2-1-1）

熟狗脊片 呈黑棕色，质坚硬。烫狗脊片：表面略鼓起，棕褐色

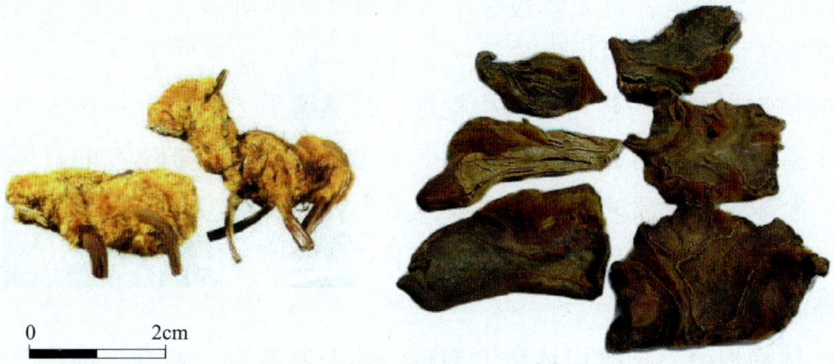

图2-1-1 狗脊药材图

1. 个子药材；2. 生狗脊片

【鉴别】（1）本品横切面：①表皮细胞1列，残存金黄色的非腺毛。②其内有10余列棕黄色厚壁细胞，壁孔明显。③**双韧管状中柱**，木质部排列成环，由管胞组成，**其内外均有韧皮部和内皮层**。④皮层和髓均由薄壁细胞组成，细胞充满淀粉粒，有的含黄棕色物。（图2-1-2）

叶柄基部横切面：分体中柱多呈“U”形，30余个断续排列成双卷状。木质部居中，外围为韧皮部、内皮层。（图2-1-3）

（2）荧光检查：生狗脊片断面，在紫外光灯（254nm）下观察，**断面显淡紫色荧光，凸起的木质部环显黄色荧光。**

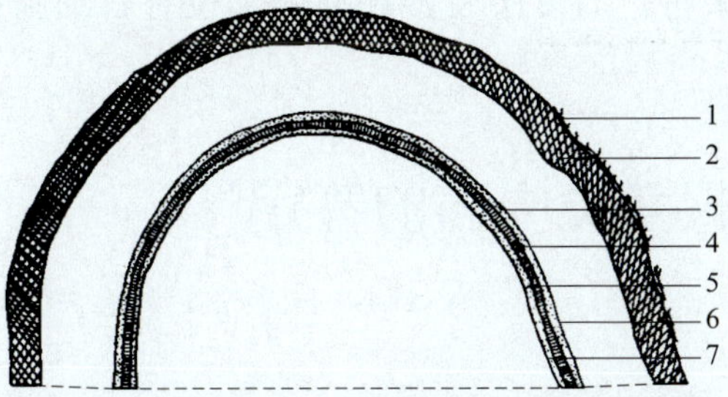

图2-1-2 金毛狗脊根茎横切面简图

1. 表皮；2. 厚壁组织；3. 外内皮层；4. 外韧皮部；5. 木质部；6. 内韧皮部；7. 内内皮层

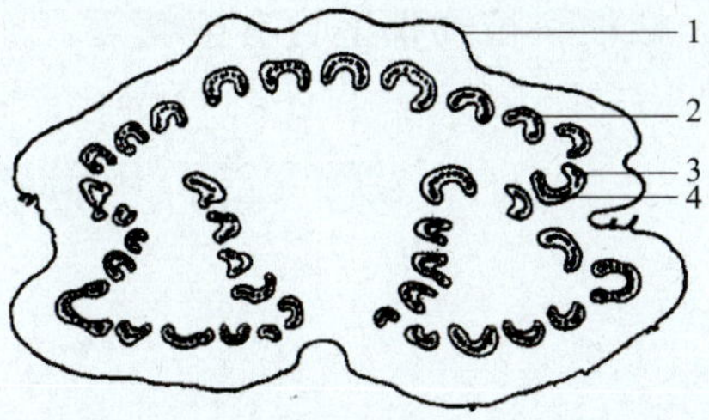

图2-1-3 金毛狗脊叶柄基部横切面简图

1. 表皮；2. 内皮层；3. 韧皮部；4. 木质部

【化学成分】根茎含原儿茶醛、原儿茶酸等，毛茸含鞣质及色素。

【质量评价】

1. 经验鉴别 药材以体肥大、质坚实、外表略有金黄色茸毛者为佳。

2. 浸出物 热浸法测定醇溶性浸出物，不得少于25.0%。

3. 含量测定 照高效液相色谱法测定，药材含原儿茶酸（$C_7H_6O_4$）不得少于0.020%。

【功效】祛风湿，补肝肾，强腰膝。

绵马贯众

Dryopteridis Crassirhizomatis Rhizoma

【来源】本品为鳞毛蕨科植物粗茎鳞毛蕨 *Dryopteris crassirhizoma* Nakai 的干燥根茎和叶柄残基。

【产地】主产于东北。

【采收加工】秋季采挖，削去叶柄，须根，除去泥沙，晒干。

【性状】**药材** 本品呈长倒卵形，略弯曲，上端钝圆或截形，下端较尖，有的纵剖为两半，长7~20cm，直径4~8cm。表面黄棕色至黑褐色，**密被排列整齐的叶柄残基及鳞片**，并有弯曲的须根。叶柄残基呈扁圆形，长3~5cm，直径0.5~1.0cm；表面有纵棱线，质硬而脆，断面略平坦，棕色，**有黄白色维管束5~13个，环列**；每个叶柄残基的外侧常有3条须根，鳞片条状披针形，全缘，常脱落。质坚硬，断面略平坦，深绿色至棕色，有黄白色维管束5~13个，环列，其外散有较多的叶迹维管束。气特异，味初淡而微涩，后渐苦、辛。(图2-1-4)

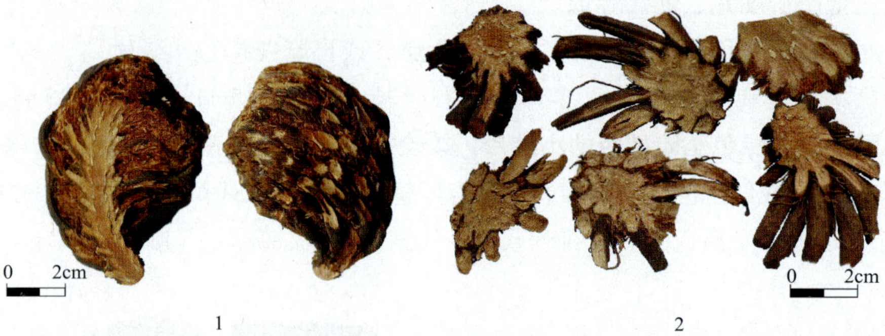

图2-1-4 绵马贯众药材图

1. 个子药材；2. 药材横切片

【鉴别】（1）叶柄基部横切面：①表皮为1列外壁增厚的小形细胞，常脱落。②下皮为10余列多角形厚壁细胞，棕色至褐色，基本组织细胞排列疏松，细胞间隙中有单细胞的**间隙腺毛**，头部呈球形或梨形，内含棕色分泌物；③**周韧维管束**5~13个，环列，**每个维管束周围有1列扁小的内皮层细胞，凯氏点明显**，有油滴散在，其外有1~2列中柱鞘薄壁细胞，薄壁细胞中含棕色物和淀粉粒。(图2-1-5)

（2）粉末淡棕色至红棕色。①间隙腺毛单细胞，多破碎，完整者呈椭圆形、类圆形，直径15~55μm，内含黄棕色物。②梯纹管胞直径10~85μm。下皮纤维成束或单个散在，黄棕色或红棕色。③淀粉粒类圆形，直径2~8mm。

【化学成分】含间苯三酚类化合物，为抗肿瘤与驱虫的有效成分，但贮藏日久，易分解而疗效降低。另含鞣质、挥发油、树脂等。

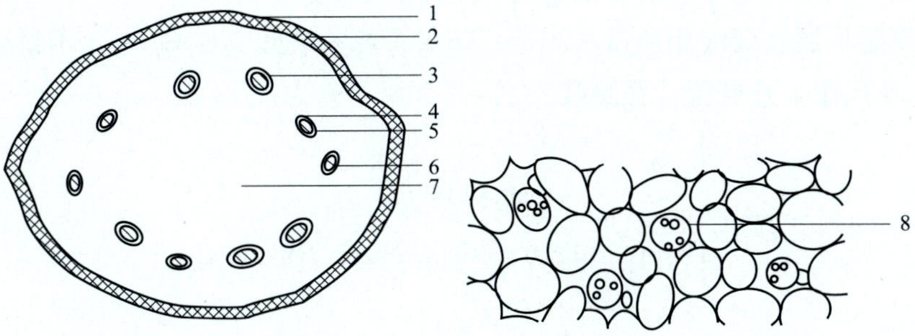

图 2-1-5　绵马贯众横切面简图

1. 表皮；2. 厚壁组织；3. 分体中柱；4. 内皮层；5. 韧皮部；6. 木质部；7. 基本组织；8 间隙腺毛

【质量评价】

1. 经验鉴别　以个大、质坚实、叶柄残基断面与根茎断面棕绿色为佳。

2. 浸出物　热浸法测定水溶性浸出物，不得少于 25.0%。

【功效】清热解毒，驱虫。

骨碎补

Drynariae Rhizoma

【来源】本品为水龙骨科植物槲蕨 *Drynaria fortunei*（Kunze）J. Sm. 的干燥根茎。

【产地】主产于湖北、浙江等地。

【采收加工】全年均可采挖，除去泥沙，干燥，或再燎去茸毛（鳞片）。

【性状】本品**呈扁平长条状**，多弯曲，有分枝，长 5～15cm，宽 1～1.5cm，厚0.2～0.5cm。**表面密被深棕色至暗棕色的小鳞片，柔软如毛**，经火燎者呈棕褐色或暗褐色，两侧及上表面均具突起或凹下的圆形叶痕，少数有叶柄残基和须根残留。体轻，质脆，易折断，断面红棕色，维管束呈黄色点状，排列成环。气微，味淡、微涩。(图 2-1-6)

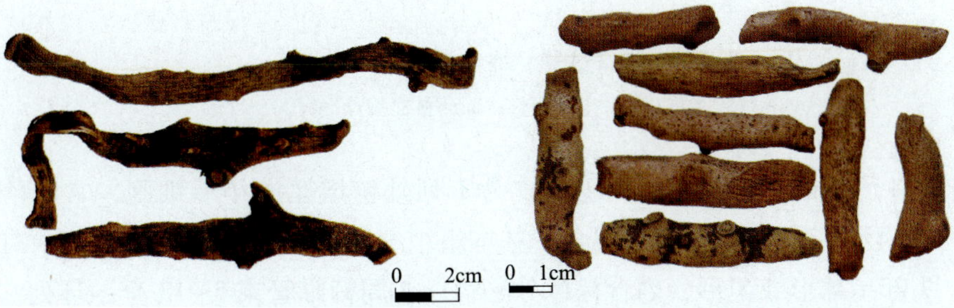

图 2-1-6　骨碎补药材图

【化学成分】含橙皮苷、柚皮苷等。本品含柚皮苷（$C_{27}H_{32}O_{14}$）不得少于 0.50%。

【质量评价】以条粗大、棕色者为佳。

【功效】疗伤止痛，补肾强骨。

扫码“学一学”

第二节 双子叶植物根及根茎类中药的鉴定

细 辛

Asari Radix et Rhizoma

【来源】本品为马兜铃科植物北细辛 *Asarum heterotropoides* Fr. Schmidt var. *Mandshuricum* (Maxim.) Kitag.、汉城细辛 *Asarum sieboldii* Miq. var. *seoulense* Nakai 或华细辛 *Asarum sieboldii* Miq. 的干燥根和根茎。

【产地】前二种主产东北，习称“辽细辛”；后者主产陕西、河南等地。

【采收加工】夏季果熟期或初秋采挖，除净地上部分和泥沙，阴干。

【性状】**北细辛　常卷曲成团**。根茎横生呈不规则圆柱状，具短分枝，长 1~10cm，直径 0.2~0.4cm；表面灰棕色，粗糙，有环形的节，节间长 0.2~0.3cm，分枝顶端有碗状的茎痕。**根细长**，密生节上，长 10~20cm，直径 0.1cm；**表面灰黄色，平滑或具纵皱纹**；有须根和须根痕；质脆，易折断，断面平坦，黄白色或白色。**气辛香，味辛辣、麻舌**。(图 2-1-7)

汉城细辛　根茎直径 0.1~0.5cm，**节间长 0.1~1cm**。

华细辛　根茎较长，长 5~20cm，直径 0.1~0.2cm，节间长 0.2~1cm。**气味较弱**。

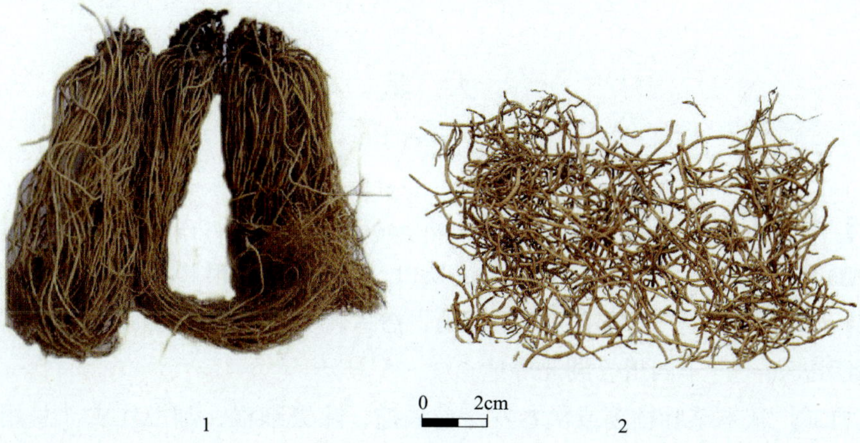

图 2-1-7　细辛药材图

1. 个子药材；2. 饮片

【化学成分】主含挥发油及木脂素类成分。挥发油成分主要为甲基丁香酚、细辛醚等，木脂素类主要为细辛脂素和芝麻脂素。

【质量评价】

1. 经验鉴别　以根灰黄、味辛辣、麻舌为佳。

2. 马兜铃酸Ⅰ限量　照高效液相色谱法测定，药材含马兜铃酸Ⅰ($C_{17}H_{11}NO_7$) 不得过 0.001%。

3. 浸出物 热浸法测定醇溶性浸出物，不得少于9.0%。

4. 含量测定 挥发油 照挥发油测定法测定，药材含挥发油不得少于2.0%（ml/g）。

细辛脂素 照高效液相色谱法测定，药材含细辛脂素（$C_{17}H_{11}O_7$）不得少于0.050%。

【功效】 祛风散寒，止痛，通窍，温肺化饮。

知识拓展

1. 细辛与同科属几种伪品的简单鉴别

名称	根	气 味
北细辛	根细长，10～20cm（～40cm）密生于节上，直径0.1cm（栽培品可达0.2cm）	气微香，味辛辣，麻舌
毛细辛	根纤细，长5～10cm（～15cm），直径0.05cm，根茎细长	气微香，味苦，稍辛辣
尾花细辛	主根较北细辛粗，直径0.1～0.2cm，须根较多	气微香，味微辛
小叶马蹄香	根细长，似北细辛	气微香，味稍辛
大叶马蹄香	主根直径0.2～0.3cm	气微香，味辛
杜衡	主根直径0.1～0.2cm，须根少	气香，味稍辛辣后麻舌

2. 市面上常存在带叶全草销售，其叶含具有肾毒性的马兜铃酸，入药应给予剔除。

扫码“看一看”

大 黄

Rhei Radix et Rhizoma

【来源】 本品为蓼科植物掌叶大黄 *Rheum palmatum* L.、唐古特大黄 *Rheum tanguticum* Maxim. ex Balf. 或药用大黄 *Rheum officinale* Baill. 的干燥根和根茎。

【产地】 掌叶大黄主产于甘肃、青海等地，唐古特大黄主产于青海、甘肃、西藏及四川等地区，药用大黄主产于四川、湖北等地。

【采收加工】 秋末茎叶枯萎或次春发芽前采挖，除去细根，刮去外皮（忌用铁器），切瓣或段，绳穿成串干燥或直接干燥。

【性状】 **药材** 本品呈类圆柱形、圆锥形、卵圆形或不规则块状，长3～17cm，直径3～10cm。除尽外皮者**表面黄棕色至红棕色，有的可见类白色网状纹理及星点**（异型维管束）散在，残留的外皮棕褐色，多具绳孔及粗皱纹。质坚实，有的中心稍松软，断面淡红棕色或黄棕色，显颗粒性；**根茎髓部宽广，有星点环列或散在；根木部发达，具放射状纹理**，形成层环明显，**无星点**。气清香，味苦而微涩，嚼之粘牙，有沙粒感。（图2-1-8）

【鉴别】（1）本品横切面：①根木栓层和栓内层大多已除去。②韧皮部筛管群明显；薄壁组织发达，薄壁细胞含**草酸钙簇晶**。③形成层成环。④木质部射线较密，宽2～4列细

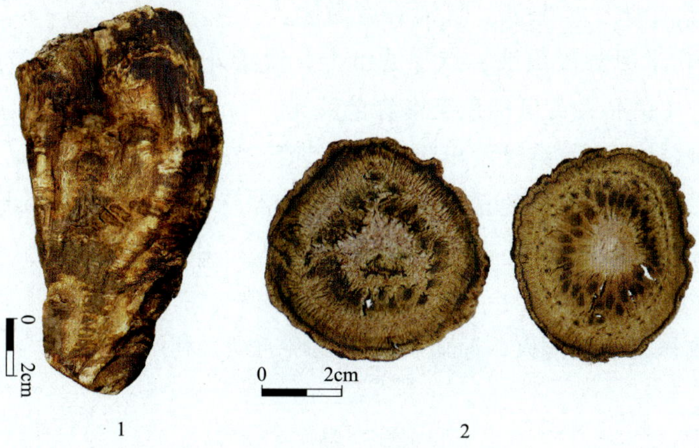

图 2-1-8　大黄药材图

1. 个子药材；2. 根茎横切面

胞，内含棕色物；导管非木化，常 1 至数个相聚，稀疏排列。⑤ **根茎髓部宽广，异型维管束散在，形成层成环，木质部位于形成层外方，韧皮部位于形成层内方，射线呈星状射出。**(图 2-1-9)

粉末黄棕色。①草酸钙簇晶直径 20~160μm，有的至 190μm。②具缘纹孔导管、网纹导管、螺纹导管及环纹导管非木化。③淀粉粒甚多，单粒类球形或多角形，直径3~45μm，脐点星状；复粒由 2~8 分粒组成。(图 2-1-10)

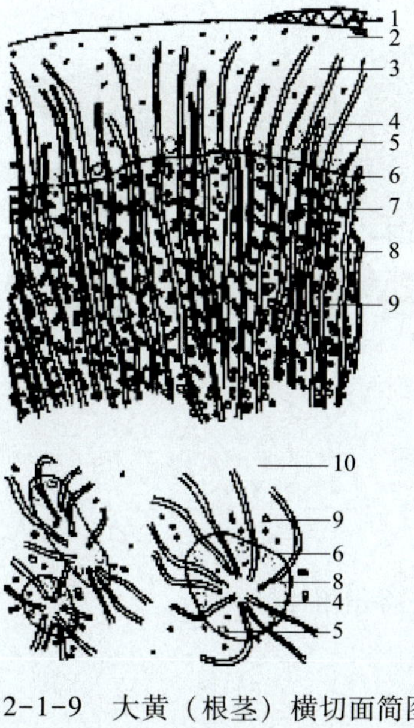

图 2-1-9　大黄（根茎）横切面简图

1. 木栓层；2. 皮层；3. 簇晶；4. 韧皮部；5. 黏液腔；6. 形成层；7. 射线；8. 木质部；9. 导管；10. 髓部

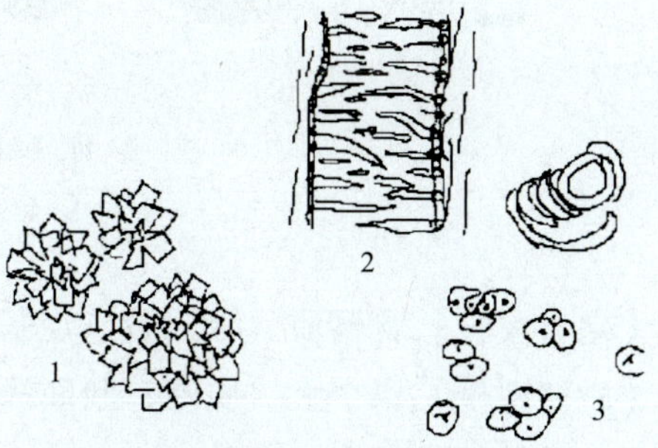

图 2-1-10　大黄粉末图

1. 草酸钙簇晶；2. 导管；3. 淀粉粒

（2）取本品粉末少量，进行微量升华，可见菱状针晶或羽状结晶，结晶加碱液显红色。

【化学成分】主含蒽醌类衍生物。其中结合蒽醌为大黄的主要泻下成分，游离蒽醌为抗菌成分。

【质量评价】

1. 经验鉴别 以个大、质坚实、气清香者为佳。

2. 土大黄苷 粉末甲醇浸出液，点于滤纸上，置紫外光灯（365nm）下检视，不得显持久的亮紫色荧光。（正品大黄呈棕色至棕红色荧光）

3. 浸出物 热浸法测定水溶性浸出物，不得少于25.0%。

4. 含量测定 照高效液相色谱法测定，药材含芦荟大黄素（$C_{15}H_{10}O_5$）、大黄酸（$C_{15}H_8O_6$）、大黄素（$C_{15}H_{10}O_5$）、大黄酚（$C_{10}H_{10}O_4$）和大黄素甲醚（$C_{16}H_{12}O_5$）的总量不得少于1.5%。

【功效】泻下攻积，清热泻火，凉血解毒，逐瘀通经，利湿退黄。

拳　参

Rhizoma Bistortae

【来源】本品为蓼科植物拳参 *Polygonum bistorta* L. 的干燥根茎。

【产地】主产华北、西北等地。

【采收加工】春初发芽时或秋季茎叶将枯萎时采挖，除去泥沙，晒干，去须根。

【性状】**药材** 本品呈扁长条形或扁圆柱形，弯曲，**有的对卷弯曲**，两端略尖，或一端渐细，长6~13cm，直径1~2.5cm。表面**紫褐色**或紫黑色，粗糙，一面隆起，一面稍平坦或略具凹槽，全体密具粗环纹，有残留须根或根痕。质硬，**断面浅棕红色或棕红色，维管束呈黄白色点状，排列成环**。气微，味苦、涩。（图2-1-11）

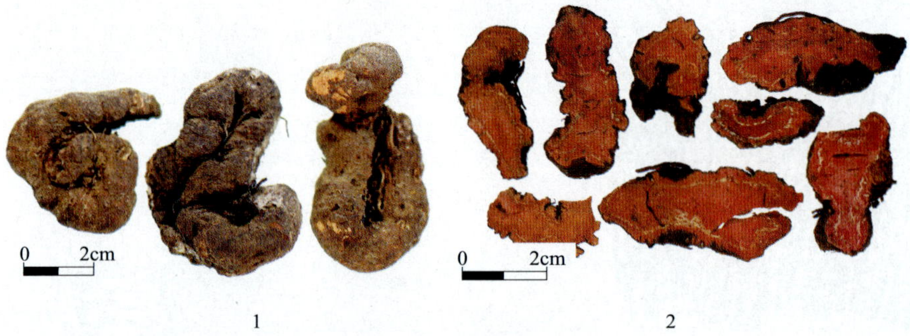

图2-1-11　拳参药材图

1. 个子药材；2. 拳参饮片

【化学成分】含鞣质、绿原酸、羟基游离蒽醌、β-谷甾醇等。

【质量评价】以个大、质硬、断面浅棕红色者为佳。

【功效】清热解毒，消肿，止血。

虎　杖

Polygoni Cuspidati Rhizoma et Radix

【来源】本品为蓼科植物虎杖 *Polygonum cuspidatum* Sieb. et Zucc. 的干燥根茎和根。

【产地】主产江苏、浙江等地。

【采收加工】春、秋二季采挖，除去须根，洗净，趁鲜切短段或厚片，晒干。

【性状】本品多为圆柱形短段或不规则厚片，长 1~7cm，直径 0.5~2.5cm。外皮棕褐色，有纵皱纹和须根痕，切面皮部较薄，木部宽广，棕黄色，射线放射状，**皮部与木部较易分离**。**根茎髓中有隔或呈空洞状**。质坚硬。气微，味微苦、涩。（图 2-1-12）

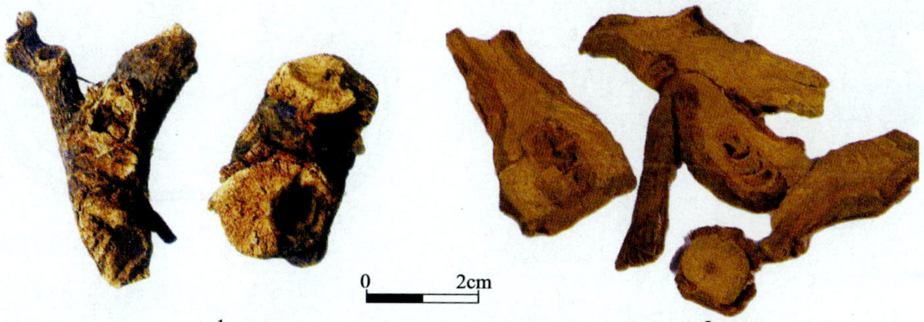

图 2-1-12　虎杖药材图

1. 个子药材；2. 虎杖饮片

【化学成分】主含蒽醌类化合物，以游离型为主，结合型的含量较低。

【质量评价】以粗壮、断面色黄者为佳。

【功效】利湿退黄，清热解毒，散瘀止痛，止咳化痰。

何首乌

Polygoni Multiflori Radix

【来源】本品为蓼科植物何首乌 *Polygonum multi florum* Thunb. 的干燥块根。

【产地】主产河南、湖北等地。

【采收加工】秋、冬二季叶枯萎时采挖，削去两端，洗净，个大的切成块，干燥。

【性状】**药材**　呈团块状或不规则纺锤形，长 6~15cm，直径 4~12cm。**表面红棕色或红褐色**，皱缩不平，有浅沟，并有横长皮孔样突起和细根痕。体重，质坚实，不易折断，断面浅黄棕色或浅红棕色，显粉性，**皮部有 4~11 个类圆形异型维管束环列，形成云锦状花纹**，中央木部较大，有的呈木心。气微，味微苦而甘涩。（图 2-1-13）

饮片　何首乌片、制何首乌片两种。制何首乌片呈不规则皱缩状的块片，厚约 1cm。表面黑褐色或棕褐色，凹凸不平。质坚硬，断面角质样，棕褐色或黑色。气微，味微甘而苦涩。

【鉴别】（1）横切面：①木栓层为数列细胞，充满棕色物。②韧皮部较宽，散有**类圆形异型维管束 4~11 个，为外韧型**，导管稀少。③根的中央形成层成环；木质部导管较少，周围有管胞和少数木纤维。④薄壁细胞含**草酸钙簇晶**和淀粉粒。（图 2-1-14）

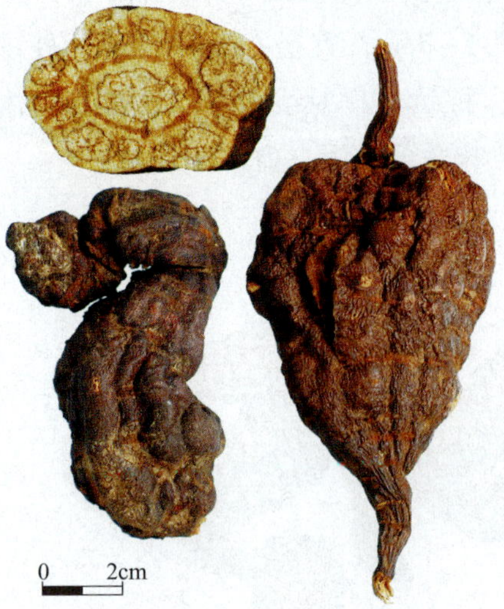

图 2-1-13　何首乌药材图

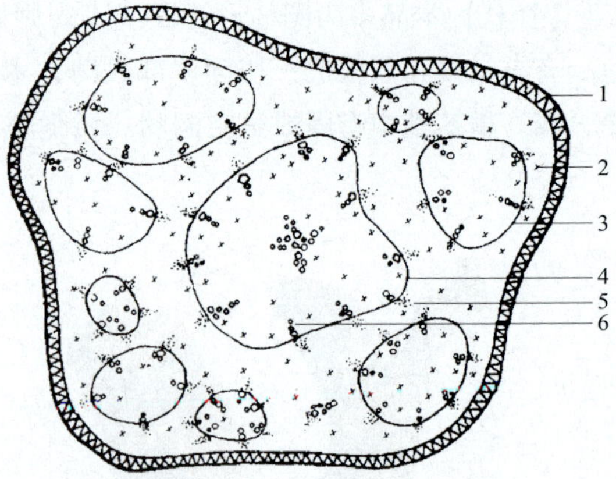

图 2-1-14　何首乌横切面简图

1. 木栓层；2. 草酸钙簇晶；3. 异型维管束；4. 形成层；5. 韧皮层；6. 木质部

（2）粉末黄棕色。淀粉粒单粒类圆形，直径 4~50μm，脐点人字形、星状或三叉状，大粒者隐约可见层纹；复粒由 2~9 分粒组成。草酸钙簇晶直径 10~80（160）μm，偶见簇晶与较大的方形结晶合生。棕色细胞类圆形或椭圆形，壁稍厚，胞腔内充满淡黄棕色、棕色或红棕色物质，并含淀粉粒。具缘纹孔导管直径 17~178μm。棕色块散在，形状，大小及颜色深浅不一。（图 2-1-15）

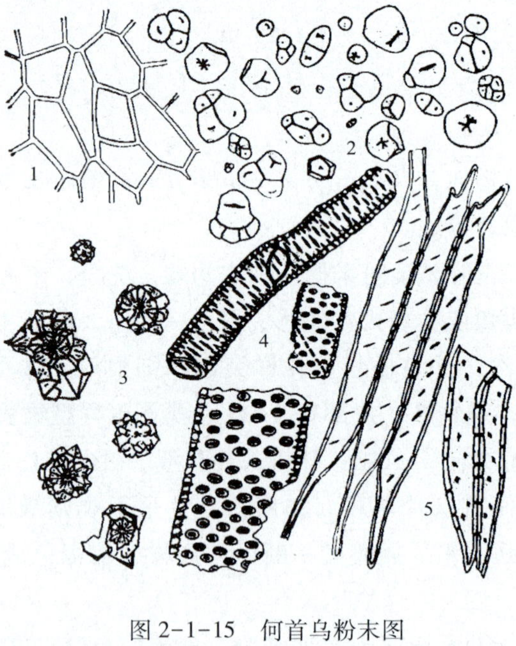

图 2-1-15　何首乌粉末图

1. 木栓细胞；2. 淀粉粒；3. 草酸钙簇晶；4. 导管；5. 木纤维

【化学成分】含二苯乙烯苷（2，3，5，4'-四羟基二苯乙烯-2-O-β-D-葡萄糖苷），有抗衰老、提高免疫力、防止动脉硬化及保肝作用。另含蒽醌类、卵磷脂、微量元素等。

【质量评价】

1. 经验鉴别 以个大、体重、质坚实、红褐色、断面粉性足、云锦花纹明显者为佳。

2. 含量测定 照高效液相色谱法测定，药材含2，3，5，4'-四羟基二苯乙烯-2-O-β-D-葡萄糖苷（$C_{20}H_{22}O_9$）不得少于1.0%，含结合蒽醌以大黄素（$C_{15}H_{10}O_5$）和大黄素甲醚（$C_{16}H_{12}O_5$）的总量计，不得少于0.10%。

【功效】解毒，消痈，截疟，润肠通便。

附药：首乌藤

本品为蓼科植物何首乌 Polygonum multiflorum Thunb. 的干燥藤茎。秋、冬二季采割，除去残叶，捆成把或趁鲜切段，干燥。本品呈长圆柱形，稍扭曲，具分枝，长短不一，直径4~7mm。**表面紫红色或紫褐色，粗糙，具扭曲的纵皱纹，节部略膨大**，有侧枝痕，外皮菲薄，可剥离。质脆，易折断，**断面皮部紫红色，木部黄白色或淡棕色，导管孔明显，髓部疏松，类白色**。切段者皮部紫红色，木部黄白色或淡棕色，导管孔明显，髓部疏松，类白色。气微，味微苦涩。具养血安神，祛风通络的功效。

知识拓展

1. 何首乌常见伪品简单鉴别

名称	外表面	断面	乙醇回流提取液（254nm）
何首乌	表面红棕色或红褐色凹凸不平	浅红棕色，有粉性，具云锦状花纹	显亮蓝色荧光
红药子	紫褐色至深红色	皮部无云锦状花纹	紫红色荧光
朱砂七	棕黄色至土黄色	皮部无云锦状花纹	淡红色荧光
白首乌	土黄色至淡棕色	类白色，粉性，无云锦状花纹	不显亮蓝色荧光

2. 市面上制何首乌多为生何首乌染铁黑色制成的，鉴别方法：取样品粉末1g，加10%盐酸溶液30ml，振摇5分钟后过滤，取滤液2ml加亚铁氰化钾试液5滴，振摇10秒钟，显蓝色（正品不显蓝色）。

牛 膝

Achyranthis Bidentatae Radix

【来源】本品为苋科植物牛膝 *Achyranthes bidentata* Bl. 的干燥根。

【产地】产河南、河北、山东等地，产于河南，习称“怀牛膝”。

【采收加工】冬季茎叶枯萎时采挖，除去须根和泥沙，捆成小把，晒至干皱后，将顶端切齐，晒干。

【性状】**药材** 呈细长圆柱形，挺直或稍弯曲，长15~70cm，直径0.4~1cm。表面灰黄色或淡棕色，有微扭曲的细纵皱纹、排列稀疏的侧根痕和横长皮孔样的突起。**质硬脆，易折断**，受潮后变软，**断面平坦**，淡棕色，**略呈角质样而油润，中心维管束木质部较大，黄白色，其外周散有多数黄白色点状维管束，断续排列成 2~4 轮**。气微，味微甜而稍苦涩。（图 2-1-16）

饮片 牛膝段和酒牛膝两种。酒牛膝形如牛膝段，表面色略深，偶见焦斑。微有酒香气。

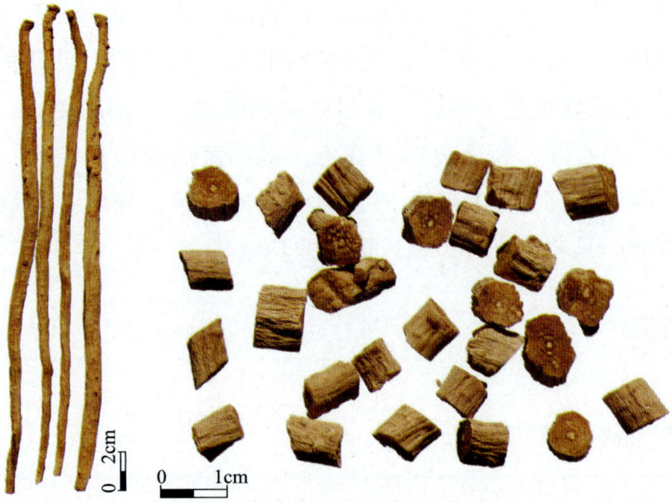

图 2-1-16 牛膝药材图

1. 个子药材；2. 牛膝饮片

【鉴别】 根横切面：①木栓层为数列扁平细胞，切向延伸。栓内层较窄。②**外韧型维管束断续排列成 2~4 轮**，最外轮的维管束较小，有的仅 1 至数个导管，束间形成层几连接成环，向内维管束较大。③木质部主要由导管及小的木纤维组成，根中心木质部集成 2~3 群。④薄壁细胞含有草酸钙砂晶。（图 2-1-17）

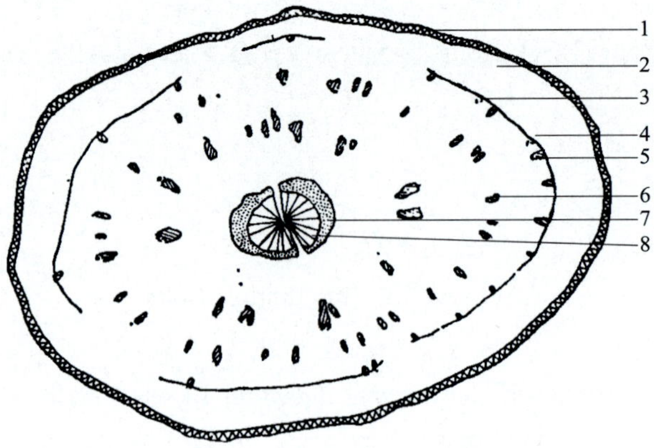

图 2-1-17 牛膝横切面简图

1. 木栓层；2. 皮层；3. 形成图；4. 韧皮部；5. 木质部；6. 维管束；7. 韧皮部；8. 木质部

粉末土黄色。木纤维较长，壁微木化，胞腔大，具斜形单纹孔。为网纹导管、具缘纹孔导管。薄壁细胞含草酸钙砂晶。(图 2-1-18)

【化学成分】含 β-蜕皮甾酮、β-甾醇等。

【质量评价】

1. 经验鉴别 以根长、肉肥、皮细、黄白色者为佳。

2. 浸出物 热浸法测定醇溶性浸出物，药材不得少于 6.5%，饮片牛膝段不得少于 5.0%，酒牛膝不得少于 4.0%。

3. 含量测定 照高效液相色谱法测定，药材含 β-蜕皮甾酮（$C_{27}H_{44}O_7$）不得少于 0.030%。

【功效】逐瘀通经，补肝肾，强筋骨，利尿通淋，引血下行。

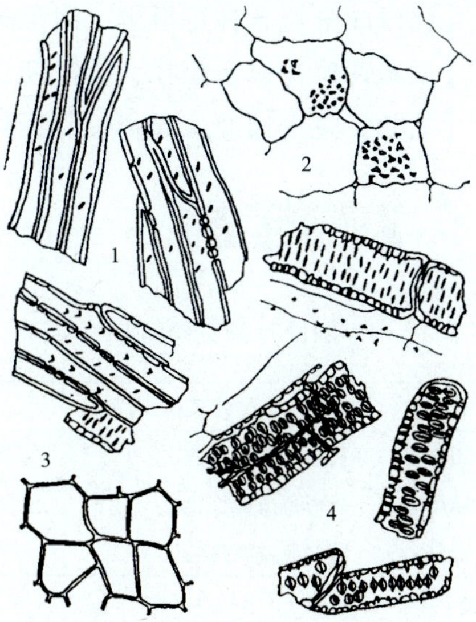

图 2-1-18 牛膝粉末图

1. 木纤维；2. 草酸钙砂晶；3. 木栓细胞；4. 导管

川牛膝

Cyathulae Radix

【来源】本品为苋科植物川牛膝 *Cyathula officinalis* Kuan 的干燥根。

【产地】主产四川、云南、贵州等地。

【产地加工】秋、冬二季采挖，除去芦头、须根及泥沙，烘或晒至半干，堆放回润，再烘干或晒干。

【性状】**药材** 呈近圆柱形，微扭曲，向下略细或有少数分枝，长 30~60cm，直径0.5~3cm。表面黄棕色或灰褐色，**具纵皱纹、支根痕和多数横长的皮孔样突起**。**质韧**，不易折断，断面浅黄色或棕黄色，**维管束点状，排列成数轮同心环**。气微，味甜。(图 2-1-19)

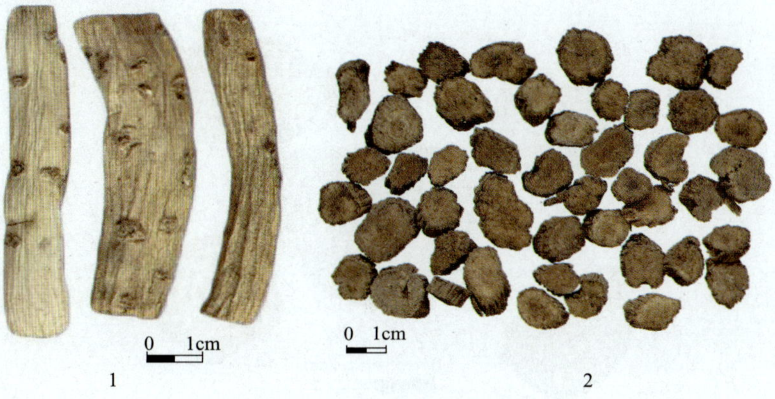

图 2-1-19 川牛膝药材图

1. 个子药材；2. 川牛膝饮片

饮片 ①川牛膝片：呈圆形或椭圆形薄片。②酒川牛膝：表面棕黑色。微有酒香气。

【化学成分】含杯苋甾酮、甜菜碱等。

【质量评价】以条粗壮、质坚韧、断面黄白色或棕黄色者为佳。

【功效】逐瘀通经，通利关节，利尿通淋。

知识拓展

1. 川牛膝饮片常见伪品简单鉴别

名称	外表面	横切面具同心环纹	味
川牛膝	灰褐色或棕黄色	纤维性弱，较平坦	稍甘，微苦
麻牛膝	灰褐色或棕红色	纤维性强，不平坦	甘，后苦麻刺舌
商陆	黄白色或淡棕色	纤维性较强，较平坦，有裂隙	甘淡，久嚼麻舌

2. 市面上掺伪品常见掺入牛蒡或土木香的根茎或根芦切片，特点是木部无异常维管束断续排列成的圆心环纹。气味也不同。

商陆

Phytolaccae Radix

【来源】本品为商陆科植物商陆 Phytolacca acinosa Roxb. 或垂序商陆 Phytolacca americana L. 的干燥根。

【产地】商陆主产于河南、湖北等地；垂序商陆主产于山东、浙江等地。

【采收加工】秋季至次春采挖，除去须根和泥沙，切成块或片，晒干或阴干。

【性状】本品为横切或纵切的不规则块片，厚薄不等。外皮灰黄色或灰棕色。横切片弯曲不平，边缘皱缩，直径 2~8cm；**切面浅黄棕色或黄白色，木部隆起，形成数个突起的同心性环轮，俗称“罗盘纹”，纵切片**弯曲或卷曲，长 5~8cm，宽 1~2cm，**木部呈平行条状突起**。质硬。气微，味稍甜，久嚼麻舌。（图 2-1-20）

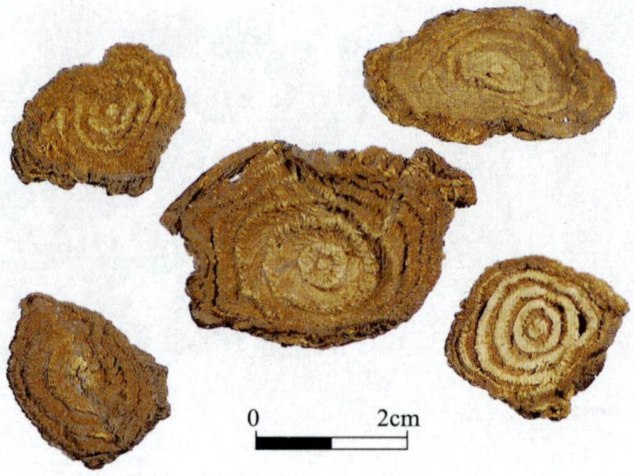

图 2-1-20　商陆药材图

【化学成分】含商陆皂苷甲。

【质量评价】 以片大、色白、有粉性、“罗盘纹”明显者为佳。

【功能与主治】 逐水消肿，通利二便，解毒散结。

银柴胡

Stellariae Radix

【来源】 本品为石竹科植物银柴胡 *Stellaria dichotoma* L. var. 1*anceolata* Bge. 的干燥根。

【产地】 主产宁夏、甘肃等地。

【采收加工】 春、夏间植株萌发或秋后茎叶枯萎时采挖；栽培品于种植后第三年 9 月中旬或第四年 4 月中旬采挖，除去残茎、须根及泥沙，晒干。

【性状】 本品呈类圆柱形，偶有分枝，长 15~40cm，直径 0.5~2.5cm。表面浅棕黄色至浅棕色，有扭曲的纵皱纹和支根痕，多具孔穴状或盘状凹陷，习称“**砂眼**”，从砂眼处折断可见棕色裂隙中有细砂散出。**根头部略膨大，有密集的呈疣状突起的芽苞、茎或根茎的残基，习称“珍珠盘”**。质硬而脆，易折断，断面不平坦，较疏松，有裂隙，皮部甚薄，木部有黄、白色相间的放射状纹理。气微，味甘。(图 2-1-21)

栽培品有分枝，下部多扭曲，直径 0.6~1.2cm。表面浅棕黄色或浅黄棕色，纵皱纹细腻明显，细支根痕多呈点状凹陷。几无砂眼。根头部有多数疣状突起。折断面质地较紧密，几无裂隙，略显粉性，木部放射状纹理不甚明显。味微甜。

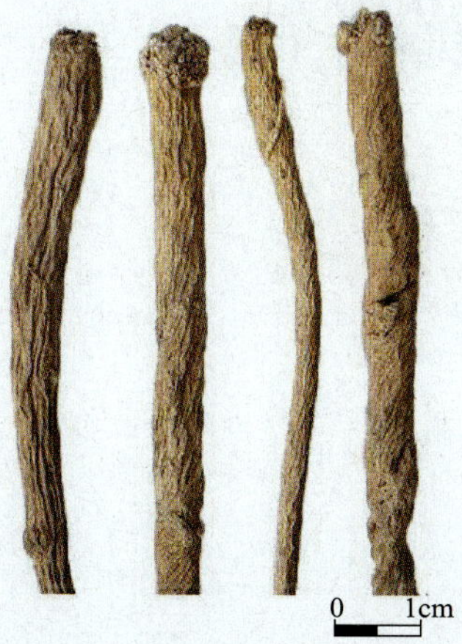

1

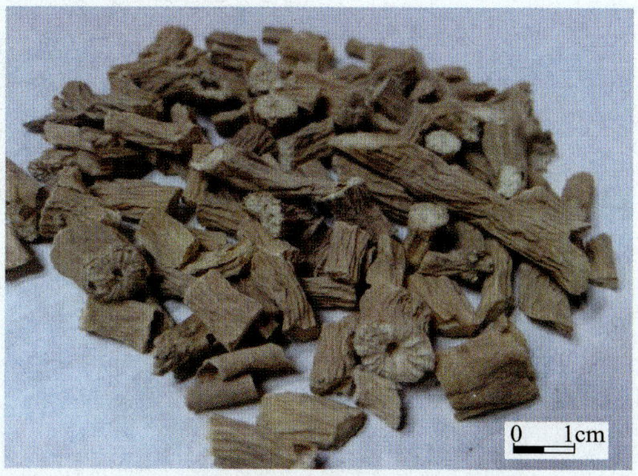

2

图 2-1-21　银柴胡药材图

1. 个子药材；2. 银柴胡饮片

【鉴别】 取本品粉末 1g，加无水乙醇 10ml，浸渍 15 分钟，滤过。取滤液 2ml，置紫外光灯（365nm）下观察，显亮蓝微紫色的荧光。

【化学成分】 含汉黄芩素、呋喃酸、银柴胡环肽等。

【质量评价】 以根长、外皮淡棕黄色、断面黄白色者为佳。

【功效】 清虚热，除疳热。

太子参

Pseudostellariae Radix

【来源】本品为石竹科植物孩儿参 *Pseudostellaria heterophylla*（Miq.）Pax ex Pax et Hoffm 的干燥块根。

【产地】主产江苏、山东等地。

【采收加工】夏季茎叶大部分枯萎时采挖，洗净，除去须根，置沸水中略烫后晒干或直接晒干。

【性状】本品呈**细长纺锤形**或细长条形，稍弯曲，长 3~10cm，直径 0.2~0.6cm。表面黄白色，较光滑，微有纵皱纹，**凹陷处有须根痕**。顶端有茎痕。质硬而脆，断面平坦，淡黄白色，显粉性（晒干品）；或角质样（烫制品）。气微，味微甘。（图 2-1-22）

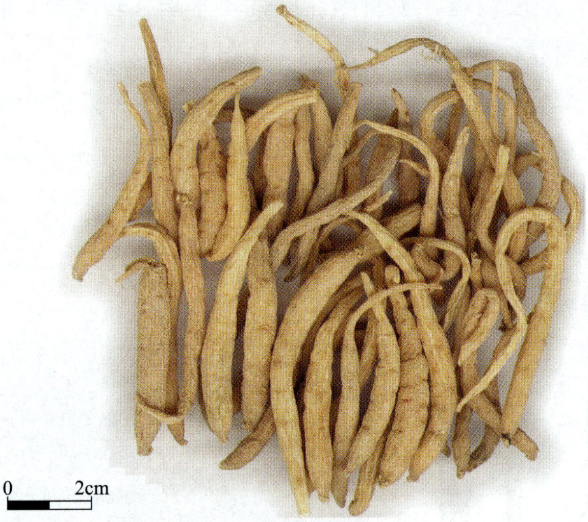

图 2-1-22　太子参药材图

【化学成分】含太子参环肽、皂苷、氨基酸等。

【质量评价】以条粗、色黄白、无须根者为佳。

【功效】益气健脾，生津润肺。

威灵仙

Clematidis Radix et Rhizoma

【来源】本品为毛茛科植物威灵仙 *Clematis chinensis* Osbeck、棉团铁线莲 *Clematis hexapetala* Pall. 或东北铁线莲 *Clematis manshurica* Rupr. 的干燥根和根茎。

【产地】威灵仙产于江苏、浙江等地，棉团铁线莲、东北铁线莲主产东北。

【采收加工】秋季采挖，除去泥沙，晒干。

【性状】威灵仙　根茎呈柱状，长 1.5~10cm，直径 0.3~1.5cm；表面淡棕黄色；顶端残留茎基；质较坚韧，断面纤维性；下侧着生多数细根。根呈细长圆柱形，稍弯曲，长7~15cm，直径0.1~0.3cm；**表面黑褐色**，有细纵纹，有的皮部脱落，露出黄白色木部；质硬脆，易折断，**断面**皮部较广，**木部淡黄色，略呈方形**，皮部与木部间常有裂隙。气微，**味淡**。（图2-1-23）

棉团铁线莲　根茎呈短柱状，长1~4cm，直径0.5~1cm。根长4~20cm，直径0.1~0.2cm；表面棕褐色至棕黑色；**断面木部圆形。味咸。**

东北铁线莲　根茎呈柱状，长1~11cm，直径0.5~2.5cm。根较密集，长5~23cm，直径0.1~0.4cm；表面棕黑色；**断面木部近圆形。味辛辣。**

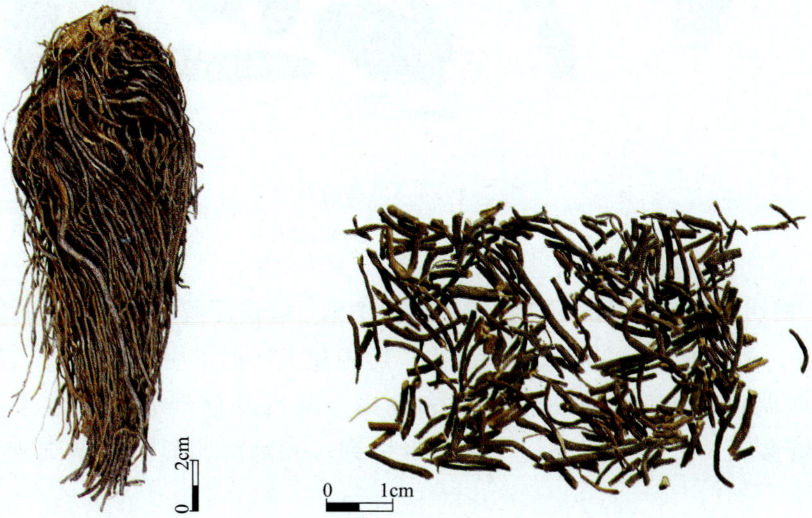

1　　2

图2-1-23　威灵仙药材图

1. 个子药材；2. 威灵仙饮片

【化学成分】 含多种三萜类皂苷，为齐墩果酸（$C_{30}H_{48}O_3$）或常春藤皂苷元的衍生物。

【质量评价】 以根较粗长、皮黑肉白、质坚实、无地上残基者为佳。

【功效】 祛风湿，通经络。

川　乌

Aconiti Radix

【来源】 本品为毛茛科植物乌头 *Aconitum carmichaelii* Debx. 的干燥母根。

【产地】 主产四川、陕西等地。

【采收加工】 6月下旬至8月上旬采挖，除去子根、须根及泥沙，晒干。

【性状】 呈不规则的**圆锥形**，稍弯曲，顶端常有残茎，**中部多向一侧膨大**，长2~7.5cm，直径1.2~2.5cm。表面棕褐色或灰棕色，皱缩，有小瘤状侧根及子根脱离后的痕迹。质坚实，断面类白色或浅灰黄色，**形成层环纹呈多角形**。气微，**味辛辣、麻舌**。（图2-1-24）

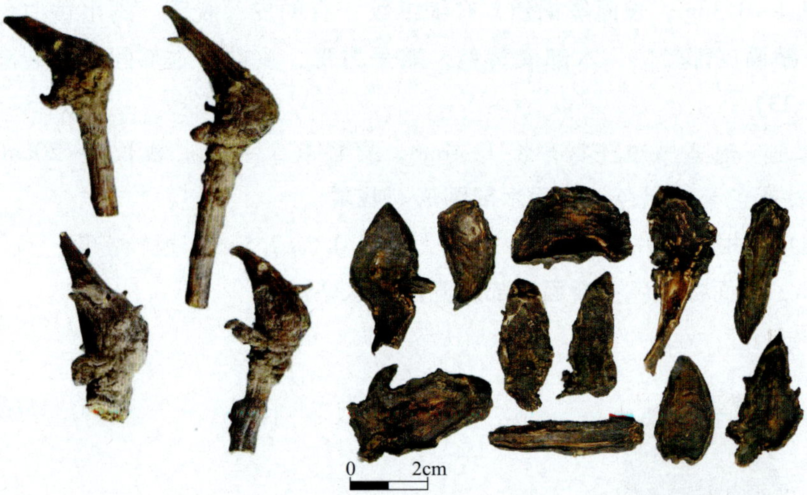

图 2-1-24 川乌药材图

1. 个子药材；2. 制川乌饮片

【鉴别】 横切面：①**后生皮层**为棕色木栓化细胞。②皮层薄壁组织偶见石细胞，单个散在或数个成群，类长方形、方形或长椭圆形，胞腔较大；内皮层不甚明显。③韧皮部散有筛管群；内侧偶见纤维束。④**形成层类多角形**。其内外侧偶有 1 至数个异型维管束。⑤木**质部导管多列**，呈径向或略呈 **"V" 形排列**。⑥髓部明显。薄壁细胞充满淀粉粒。（图 2-1-25）

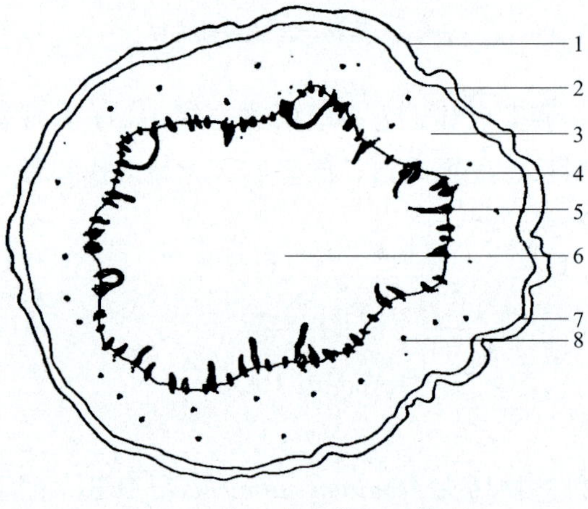

图 2-1-25 乌头横切面简图

1. 后生皮层；2. 内皮层；3. 韧皮部；4. 形成层；5. 木质部；6. 髓；7. 石细胞；8. 筛管群

粉末灰黄色。①淀粉粒单粒球形、长圆形或肾形，直径 3~22μm；复粒由 2~15 分粒组成。②石细胞近无色或淡黄绿色，呈类长方形、类方形、多角形或一边斜尖，直径 49~117μm，长 113~280μm，壁厚 4~13μm，壁厚者层纹明显，纹孔较稀疏。③后生皮层细胞棕色，有的壁呈瘤状增厚突入细胞腔。④导管淡黄色，主为具缘纹孔，直径 29~70μm，末端平截或短尖，穿孔位于端壁或侧壁，有的导管分子粗短拐曲或纵横连接。（图 2-1-26）

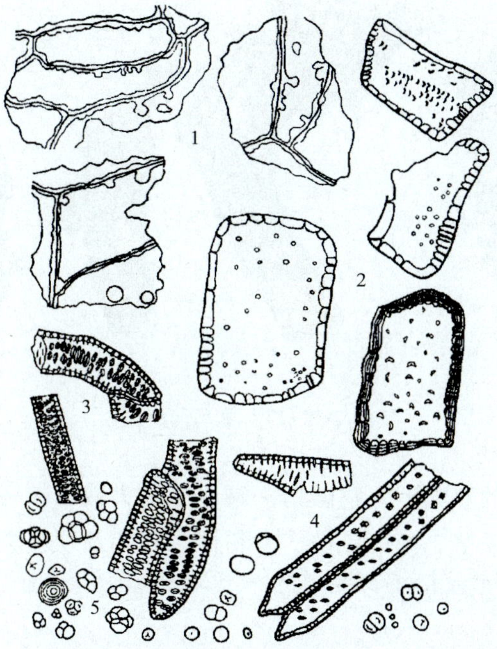

图 2-1-26　川乌粉末图

1. 后生皮层细胞；2. 石细胞；3. 导管；4. 纤维；5. 淀粉粒

【化学成分】生川乌含剧毒的双酯型生物碱乌头碱、中乌头碱和次乌头碱等。

【质量评价】

1. 经验鉴别　以饱满、质坚实、断面色白有粉性者为佳。

2. 含量测定　照高效液相色谱法测定，药材含乌头碱（$C_{34}H_{47}NO_{11}$），以乌头碱（$C_{33}H_{45}NO_{10}$）和新乌头碱（$C_{33}H_{45}NO_{11}$）的总量应为 0.050%~0.17%。

【功效】祛风除湿，温经止痛

草　乌

Aconiti Kusnezoffii Radix

【来源】本品为毛茛科植物北乌头 *Aconitum kusnezoffii* Reichb. 的干燥块根。

【产地】主产东北、华北地区。

【采收加工】秋季茎叶枯萎时采挖，除去须根和泥沙，干燥。

【性状】呈不规则长圆锥形，略弯曲，形如乌鸦头，长 2~7cm，直径 0.6~1.8cm。顶端常有残茎和少数不定根残基，有的顶端一侧有一枯萎的芽，一侧有一圆形或扁圆形不定根残基。表面灰褐色或黑棕褐色，**极皱缩，有纵皱纹**、点状须根痕及数个瘤状侧根。质硬，断面灰白色或暗灰色，有裂隙，形成层环纹多角形或类圆形，髓部较大或中空。气微，味辛辣、麻舌。（图 2-1-27）

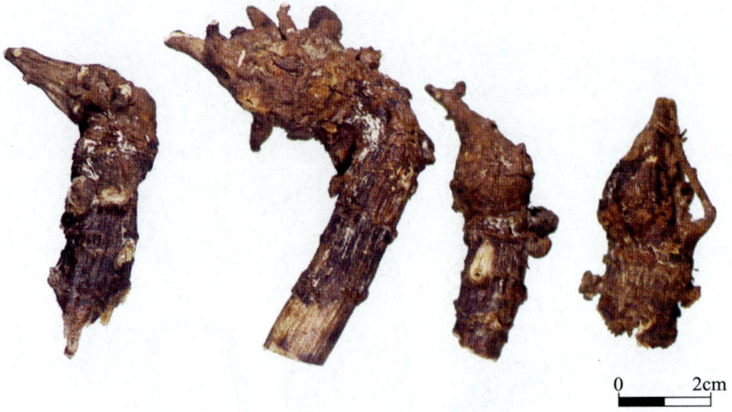

图 2-1-27 草乌药材图

【化学成分】 含剧毒的双酯型生物碱乌头碱、中乌头碱和次乌头碱等。

【质量评价】 以个大质坚、断面色白、有粉性、残茎及须根少者为佳。

【功效】 祛风除湿，温经止痛。

附 子

Aconiti Lateralis Radix Preparata

【来源】 本品为毛茛科植物乌头 *Aconitum carmichaelii* Debx 的子根的加工品。

【产地】 主产四川江油、陕西等地。

【采收加工】 6 月下旬至 8 月上旬采挖，除去母根、须根及泥沙，习称“泥附子”，加工成下列规格。

（1）选择个大、均匀的泥附子，洗净，浸入食用胆巴的水溶液中过夜，再加食盐，继续浸泡，每日取出晒晾，并逐渐延长晒晾时间，直至附子表面出现大量结晶盐粒（盐霜）、体质变硬为止，习称“盐附子”。

（2）取泥附子，按大小分别洗净，浸入食用胆巴的水溶液中数日，连同浸液煮至透心，捞出，水漂，纵切成厚约 0.5cm 的片，再用水浸漂，用调色液使附片染成浓茶色，取出，蒸至出现油面、光泽后，烘至半干，再晒干或继续烘干，习称“黑顺片”。

（3）选择大小均匀的泥附子，洗净，浸入食用盐巴的水溶液中数日，连同浸液煮至透心，捞出，剥去外皮，纵切成厚约 0.3cm 的片，用水浸漂，取出，蒸透，晒干，习称“白附片”。

【性状】 **盐附子** 呈圆锥形，长 4~7cm，直径 3~5cm。表面灰黑色，**被盐霜**，顶端有凹陷的芽痕，**周围有瘤状突起的支根或支根痕**。体重，横切面灰褐色，可见充满盐霜的小空隙和**多角形形成层环纹**，环纹内侧导管束排列不整齐。气微，**味咸而麻，刺舌**。（图 2-1-28）

黑顺片 为纵切片，上宽下窄，长 1.7~5cm，宽 0.9~3cm. 厚 0.2~0.5cm。外皮黑褐色，**切面暗黄色，油润具光泽，半透明状**，并有纵向导管束。质硬而脆，断面角质样。气微，味淡。（图 2-1-29）

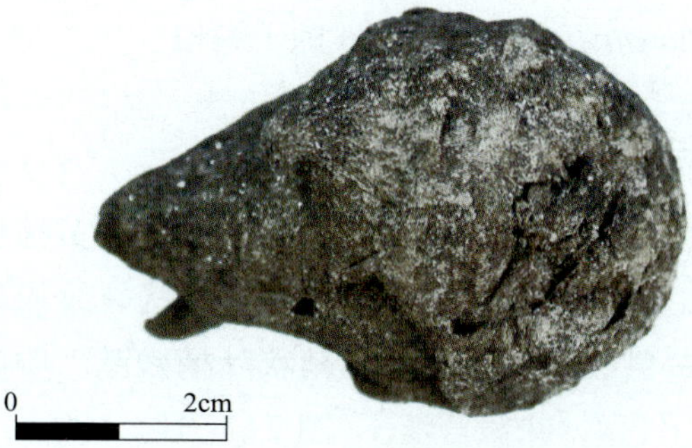

图 2-1-28　盐附子药材图

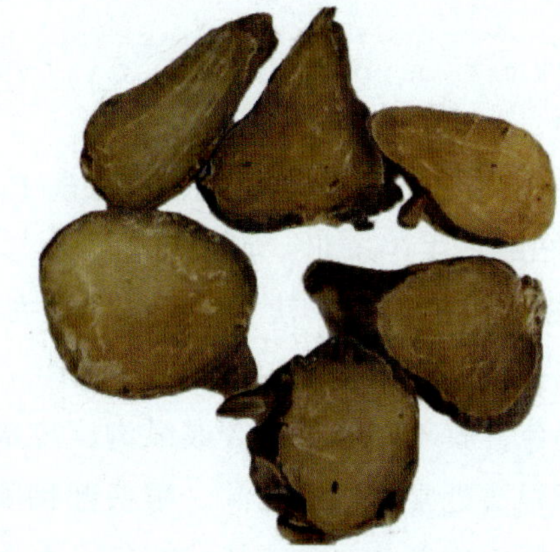

图 2-1-29　黑顺片药材图片

白附片　无外皮，黄白色，半透明。（图 2-1-30）

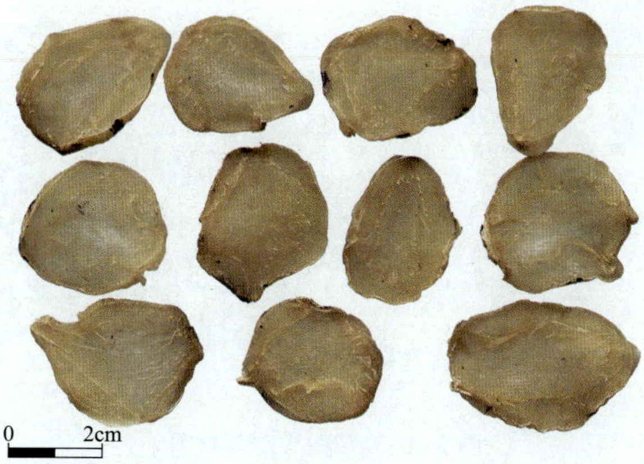

图 2-1-30　白附片药材图片

【化学成分】含剧毒的双酯型生物碱乌头碱、中乌头碱和次乌头碱等。在炮制过程中双酯型生物碱易水解，生成毒性较弱的单酯型乌头碱（毒性为双酯型的 1/50～1/500），继续水解再生成毒性极弱的乌头原碱（毒性为双酯型的 1/2000～1/4000），从而起到降低毒性的作用。

【质量评价】

1. 经验鉴别　黑顺片以片大，厚薄均匀，表面油润光泽者为佳。

2. 含量测定　照高效液相色谱法测定，本品含生物碱以乌头碱（$C_{34}H_{47}NO_{11}$）计，不得少于 1.0%；含苯甲酰新乌头原碱（$C_{31}H_{43}NO_{10}$）、苯甲酰乌头原碱（$C_{32}H_{45}NO_{10}$）和苯甲酰次乌头原碱（$C_{31}H_{43}NO_{9}$）的总量，不得少于 0.010%。

【功效】回阳救逆，补火助阳，散寒止痛。

扫码“学一学”

白头翁

Pulsatillae Radix

【来源】本品为毛茛科植物白头翁 *Pulsatilla chinensis* (Bge.) Regel 的干燥根。

【产地】主产东北、河北等地。

【采收加工】春、秋二季采挖，除去泥沙，干燥。

【性状】本品呈类圆柱形或圆锥形，稍扭曲，长 6~20cm，直径 0.5~2cm。表面黄棕色或棕褐色，具不规则纵皱纹或纵沟，皮部易脱落，露出黄色的木部，有的有网状裂纹或裂隙，近根头处常有朽状凹洞。**根头部稍膨大，有白色绒毛，有的可见鞘状叶柄残基。**质硬而脆，断面皮部黄白色或淡黄棕色，木部淡黄色。气微，味微苦涩。(图 2-1-31)

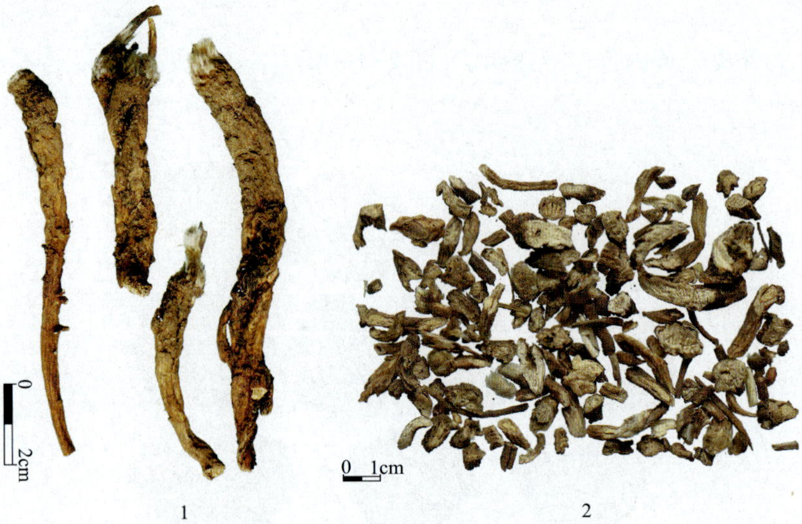

图 2-1-31 白头翁药材图

1. 个子药材；2. 饮片

【化学成分】含白头翁皂苷、原白头翁素、胡萝卜苷等。

【质量评价】以条粗长，质坚实、头部有白毛者为佳。

【功效】清热解毒，凉血止痢。

白 芍

Paeoniae Radix Alba

【来源】本品为毛茛科植物芍药 *Paeonia lactiflora* Pall. 的干燥根。

【产地】主产浙江东阳（杭白芍）、安徽亳州（亳芍）、四川中江（川芍）等地。

【采收加工】夏、秋二季采挖，洗净，除去头尾和细根，置沸水中煮后除去外皮或去皮后再煮，晒干。

【性状】**药材** 呈圆柱形，平直或稍弯曲，两端平截，长 5~18cm，直径 1~2.5cm。**表面类白色或淡棕红色**，光洁或有纵皱纹及细根痕，偶有残存的棕褐色外皮。质坚实，不易折断，断面较平坦，**角质样**，类白色或微带棕红色，**形成层环明显，可见稍隆起的筋脉纹呈放射状排列**。气微，味微苦、**酸**。（图 2-1-32）

饮片　白芍、炒白芍、酒白芍三种饮片。

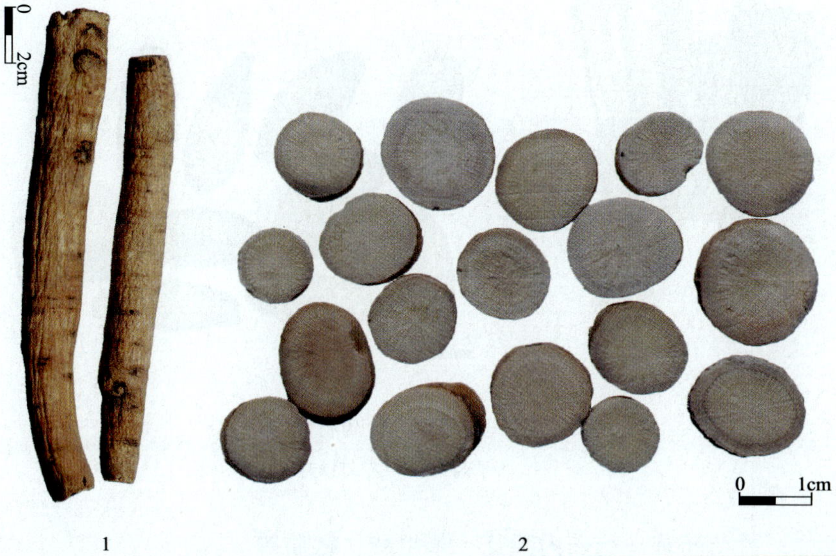

图 2-1-32　白芍药材图

1. 个子药材；2. 白芍饮片

【化学成分】含芍药苷、芍药内酯苷等苷类成分，其中芍药苷为解痉、镇痛、抗炎有效成分，白芍总苷有抗肝损伤作用。

【质量评价】

1. 经验鉴别　以根粗、坚实、无白心或裂隙者为佳。

2. 浸出物　热浸法测定水溶性浸出物，不得少于 22.0%；饮片酒白芍不得少于 20.5%。

3. 含量测定　照高效液相色谱法测定，药材含芍药苷（$C_{23}H_{28}O_{11}$）不得少于 1.6%；饮片含芍药苷（$C_{23}H_{28}O_{11}$）不得少于 1.2%。

【功效】养血调经，敛阴止汗，柔肝止痛，平抑肝阳。

赤　芍

Paeoniae Radix Rubra

【来源】本品为毛茛科植物芍药 *Paeonia lactiflora* Pall. 或川赤芍 *Paeonia veitchii* Lynch 的干燥根。

【产地】多系野生。芍药主产内蒙古、东北等地，川赤芍主产四川、甘肃等地。

【采收加工】春、秋二季采挖，除去根茎、须根及泥沙，晒干。

【性状】**药材**　呈圆柱形，稍弯曲，长 5~40cm，直径 0.5~3cm。**表面棕褐色，粗糙**，有纵沟和皱纹，并有须根痕和横长的皮乳样突起，有的**外皮易脱落**。质硬而脆，易折断，

断面粉白色或粉红色，皮部窄，**木部放射状纹理明显**，有的有裂隙。气微香，味微苦、酸涩。(图 2-1-33)

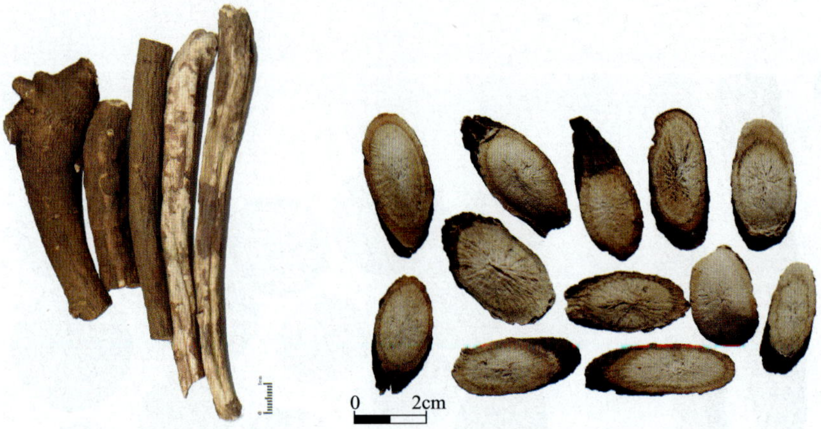

1 2

图 2-1-33 赤芍药材图

1. 个子药材；2. 赤芍饮片

【化学成分】含芍药苷、芍药内酯苷、苯甲酸、鞣质等。

【质量评价】

1. 经验鉴别 以根粗壮、断面粉白色、粉性大（俗称“糟皮粉渣”）者为佳。

2. 浸出物 热浸法测定水溶性浸出物，不得少于 22.0%。

3. 含量测定 照高效液相色谱法测定，药材含芍药苷（$C_{23}H_{28}O_{11}$）不得少于 1.6%；饮片含芍药苷（$C_{23}H_{28}O_{11}$）不得少于 1.5%。

【功效】清热凉血，散瘀止痛。

黄 连

Coptidis Rhizoma

【来源】本品为毛茛科植物黄连 *Coptis chinensis* Franch.、三角叶黄连 *Coptis deltoidea* C. Y. Cheng et Hsiao 或云连 *Coptisteeta* Wall. 的干燥根茎。以上三种分别习称“味连”、“雅连”、“云连”。

【产地】味连主产于重庆石柱、四川、湖北，是商品黄连的主要来源；雅连主产于四川洪雅；云连主产于云南等地。

【采收加工】秋季采挖，除去须根和泥沙，干燥，撞去残留须根。

【性状】味连 **多集聚成簇，常弯曲，形如鸡爪**，单枝根茎长 3~6cm，直径 0.3~0.8cm。表面灰黄色或黄褐色，粗糙，有不规则结节状隆起、须根及须根残基，有的**节间表面平滑如茎秆，习称“过桥”**。上部多残留褐色鳞叶，顶端常留有残余的茎或叶柄。质硬，断面不整齐，皮部橙红色或暗棕色，**木部鲜黄色或橙黄色**，呈放射状排列，髓部有的中空。气微，**味极苦**。(图 2-1-34)

【化学成分】含北豆根碱、去甲北豆根碱、异去甲北豆根碱、北豆根酚碱等。

【质量评价】以根茎粗长、色外黄内白、无须根者为佳。

【功效】清热解毒，祛风止痛。

乌　药

Linderae Radix

【来源】本品为樟科植物乌药 *Lindera aggregate*（Sims）Kosterm. 的干燥块根。

【产地】主产浙江、安徽等地。

【采收加工】全年均可采挖，除去细根，洗净，趁鲜切片，晒干，或直接晒干。

【性状】**药材**　多呈纺锤状，略弯曲，有的中部收缩成连珠状，长 6～15cm，直径 1～3cm。表面黄棕色或黄褐色，有纵皱纹及稀疏的细根痕。质坚硬。切片厚 0.2～2mm，**切面**黄白色或淡黄棕色，**射线放射状，可见年轮环纹，中心颜色较深**。气香，味微苦、辛，有清凉感。质老、不呈纺锤状的直根，不可供药用。（图 2-1-42）

【化学成分】含乌药醚内酯、去甲异波尔定、乌药醚、乌药烯等。

【质量评价】以连珠状、质嫩、横断面浅棕色者为佳。

【功效】行气止痛，温肾散寒。

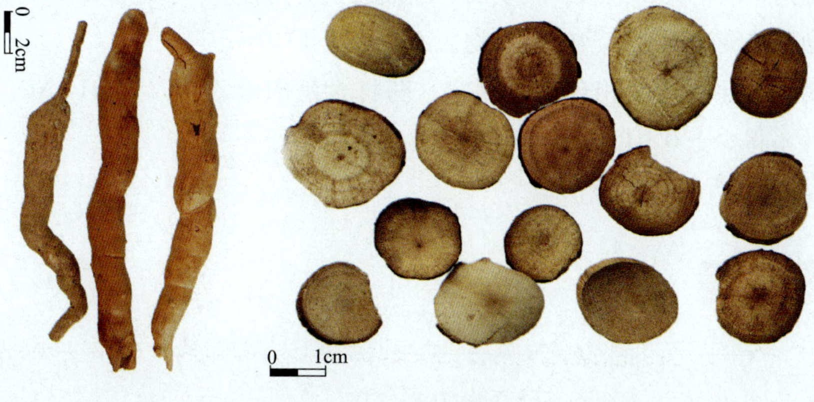

图 2-1-42　乌药药材图

1. 个子药材；2. 乌药饮片

延胡索

Corydalis Rhizoma

【来源】本品为罂粟科植物延胡索 *Corydalis yanhusuo* W. T. Wang 的干燥块茎。

【产地】主产浙江、陕西等地。

【采收加工】夏初茎叶枯萎时采挖，除去须根，洗净，置沸水中煮至恰无白心时，取出，晒干。

【性状】**药材**　呈不规则的扁球形，直径 0.5～1.5cm。**表面黄色或黄褐色，有不规则**

网状皱纹。顶端有略凹陷的茎痕，底部常有疙瘩状突起。质硬而脆，**断面黄色，角质样，有蜡样光泽**。气微，味苦。（图 2-1-43）

饮片 延胡索、醋延胡索两种饮片。

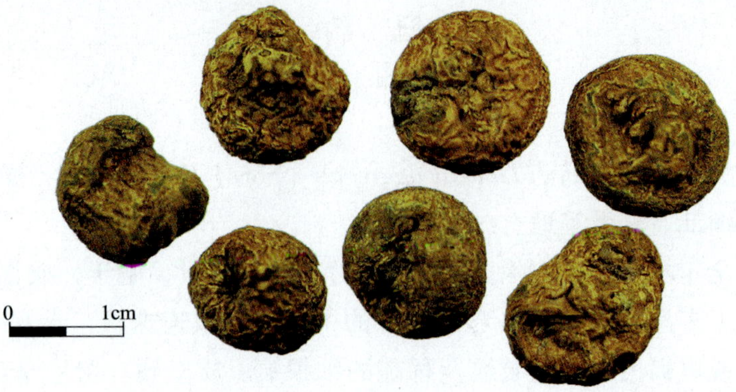

图 2-1-43 延胡索药材图

【化学成分】含多种生物碱，延胡索乙素为主要镇痛镇静成分，去氢延胡索甲素对胃及十二指肠溃疡有效。

【质量评价】

1. 经验鉴别 以个大、饱满、质坚实、断面色黄者为佳。

2. 浸出物 热浸法测定醇溶性浸出物，不得少于 13.0%。

3. 含量测定 照高效液相色谱法测定，药材含延胡索乙素（$C_{21}H_{25}NO_4$）不得少于 0.050%；饮片不得少于 0.040%。

【功效】活血，行气，止痛。

知识拓展

常见伪劣品

1. 延胡索药材被提取过后，药渣再销售，特点是外观颜色晦暗，有染色者颜色淡黄或灰黄，味不甚苦（正品极苦）；延胡索乙素含量偏低或不达标。

2. 全部或部分为薯蓣科植物的珠芽，简单方法是放在紫外灯（365nm）下，断面显蓝紫色荧光（正品显黄色荧光）。

延胡索与同属几种伪品的简单鉴别

名称	表　面	味
延胡索	表皮呈不规则网状皱纹，不脱落	味极苦
土元胡	表皮呈不规则网状皱纹，不脱落	味苦
齿瓣元胡索	表皮皱缩，会脱落，后显细皱纹	味极苦
东北元胡索	表皮皱缩，易剥落，后显细皱纹	味苦
新疆元胡索	表皮紧致，具细纹理	味苦

板蓝根

Isatidis Radix

【来源】本品为十字花科植物菘蓝 *Isatis indigotica* Fort. 的干燥根。

【产地】主产于河北、江苏、河南等地。习称“北板蓝根”。

【采收加工】秋季采挖，除去泥沙，晒干。

【性状】呈圆柱形，稍扭曲，长 10~20cm，直径 0.5~1cm。表面淡灰黄色或淡棕黄色，有纵皱纹、横长皮孔样突起及支根痕。**根头略膨大，可见暗绿色或暗棕色轮状排列的叶柄残基和密集的疣状突起**。体实，质略软，**断面皮部黄白色，木部黄色**。气微，味微甜后苦涩。（图 2-1-44）

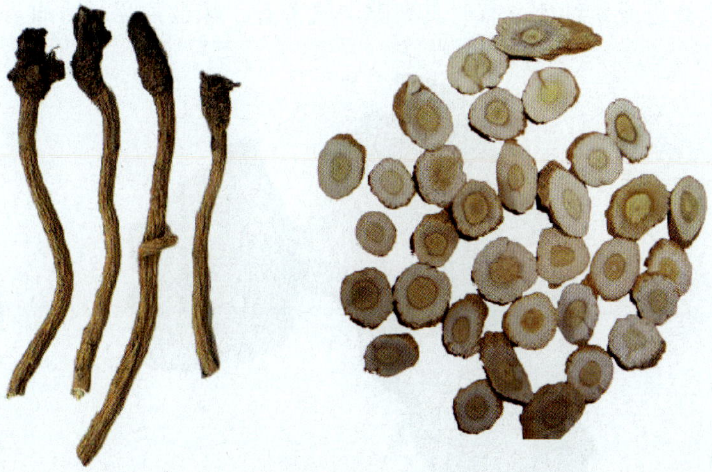

1　　　　2

图 2-1-44　板蓝根药材图

1. 个子药材；2. 板蓝根饮片

【化学成分】含抗病毒作用（R，S）-告依春、芥子苷、靛蓝、腺苷等。

【质量评价】

1. 经验鉴别　以条长、粗大、体实，“金心玉栏”者为佳。

2. 浸出物　热浸法测定醇溶性浸出物，不得少于 25.0%。

3. 含量测定　照高效液相色谱法测定，药材含（R，S）-告依春（C_5H_7NOS）不得少于 0.020%；饮片不得少于 0.030%。

【功效】清热解毒，凉血利咽。

附药：南板蓝根

本品为爵床科植物马蓝 Baphicacanthus cusia（Nees）Bremek. 的干燥根茎和根。夏、秋二季采挖，除去地上茎，洗净，晒干。根茎呈类圆形，多弯曲，有分枝，长 10~30cm，直径 0.1~1cm。表面灰棕色，具细纵纹；节膨大，节上长有细根或茎残基；外皮易剥落，呈蓝灰色。质硬而脆，易折断，断面不平坦，皮部蓝灰色，木部灰蓝色至淡黄褐色，中央有髓。根粗细不一，弯曲有分枝，细根细长而柔韧。气微，味淡。具清热解毒，凉血消斑功效。

红景天

Rhodiola Crenulatae Radix et Rhizoma

【来源】本品为景天科植物大花红景天 *Rhodiola crenulata* (Hook. f. et Thoms.) H. Ohba 的干燥根和根茎。

【产地】主产西藏、四川等地。

【采收加工】秋季花茎凋枯后采挖，除去粗皮，洗净，晒干。

【性状】**药材** 根茎呈圆柱形，粗短，略弯曲，少数有分枝，长 5~20cm，直径 2.9~4.5cm。表面棕色或褐色，粗糙有褶皱，**剥开外表皮有一层膜质黄色表皮且具粉红色花纹；**宿存部分老花茎，花茎基部被三角形或卵形膜质鳞片；节间不规则，断面粉红色至紫红色，有一环纹，**质轻，疏松**。主根呈圆柱形，粗短，长约 20cm，上部直径约 1.5cm，侧根长 10~30cm；断面橙红色或紫红色，有时具裂隙。气芳香，味微苦涩、后甜。(图 2-1-45)

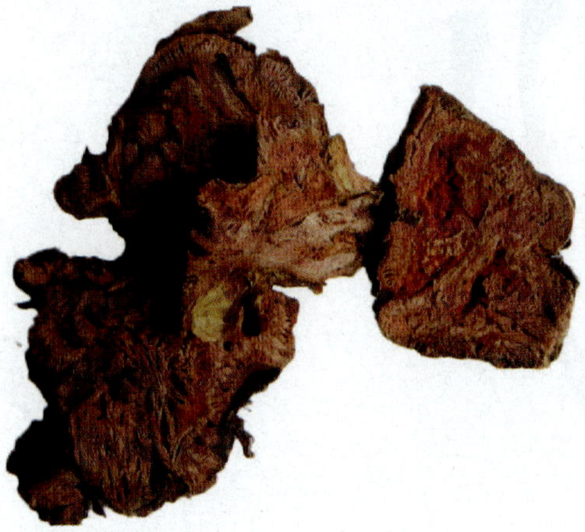

图 2-1-45 红景天药材图

【化学成分】含红景天苷、黄酮类、香豆素类、挥发油类、氨基酸类、维生素类、微量元素等。

【质量评价】以粗大、身干、气味浓厚、杂质少者为佳。

【功效】益气活血，通脉平喘。

地榆

Sanguisorbae Radix

【来源】本品为蔷薇科植物地榆 *Sanguisorba officinalis* L. 或长叶地榆 *Sanguisorba officinalis* L. var. *longifolia* (Bert.) Yu et Li 的干燥根。

【产地】前者主产东北、内蒙古等地；后者主产安徽、浙江等地，习称“绵地榆”。

【采收加工】春季将发芽时或秋季植株枯萎后采挖，除去须根，洗净，干燥，或趁鲜切片，干燥。

【性状】**地榆** 本品呈不规则纺锤形或圆柱形，稍弯曲，长 5~25cm，直径 0.5~2cm。

表面灰褐色至暗棕色，粗糙，有纵纹。**质硬**，断面较平坦，粉红色或淡黄色，**木部略呈放射状排列**。气微，**味微苦而涩**。（图 2-1-46）

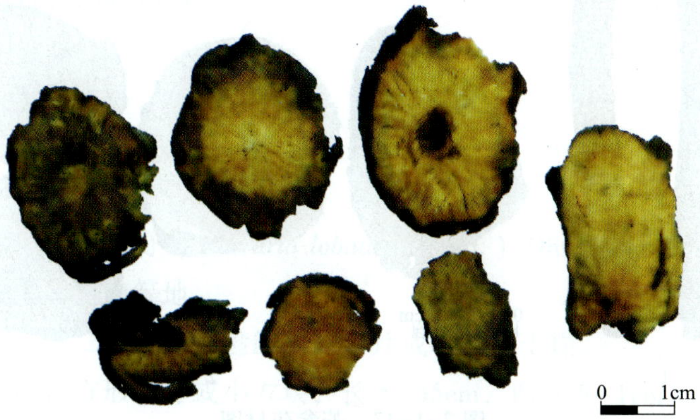

图 2-1-46　地榆药材图

绵地榆　本品呈长圆柱形，稍弯曲，着生于短粗的根茎上；表面红棕色或棕紫色，有细纵纹。**质坚韧，不易折断**，断面黄棕色或红棕色，**皮部有多数黄白色或黄棕色绵状纤维**。气微，味微苦涩。

饮片　地榆和地榆炭两种饮片。

【化学成分】含鞣质及二萜苷类等。

【质量评价】以条粗、质硬、断面色红者为佳。

【功效】凉血止血，解毒敛疮。

苦　参

Sophora Flavescentis Radix

【来源】本品为豆科植物苦参 *Sophora flavescens* Ait. 的干燥根。

【产地】主产山西、河南等地。

【采收加工】春、秋二季采挖，除去根头和小支根，洗净，干燥，或趁鲜切片，干燥。

【性状】本品呈长圆柱形，下部常有分枝，长 10～30cm，直径 1～6.5cm。表面灰棕色或棕黄色，其纵皱纹和横长皮孔样突起，**外皮薄，多破裂反卷，易剥落**，剥落处显黄色，光滑。质硬，不易折断，**断面纤维性**；切面黄白色，**具放射状纹理和裂隙**，有的具异型维管束呈同心性环列或不规则散在。气微，**味极苦**。（图 2-1-47）

【鉴别】取本品横切片，加氢氧化钠试液数滴，栓皮即呈橙红色，渐变为血红色，久置不消失。木质部不呈现颜色反应。

【化学成分】苦参碱、氧化苦参碱、槐定碱、黄酮类等。

【质量评价】

1. 经验鉴别　以条匀、断面色黄白、味苦者为佳。

2. 浸出物　冷浸法测定水溶性浸出物，不得少于 20.0%。

3. 含量测定　照高效液相色谱法测定，药材含苦参碱（$C_{15}H_{24}N_2O$）和氧化苦参碱（$C_{15}H_{24}N_2O_2$）的总量不得少于 1.2%；饮片不得少于 1.0%。

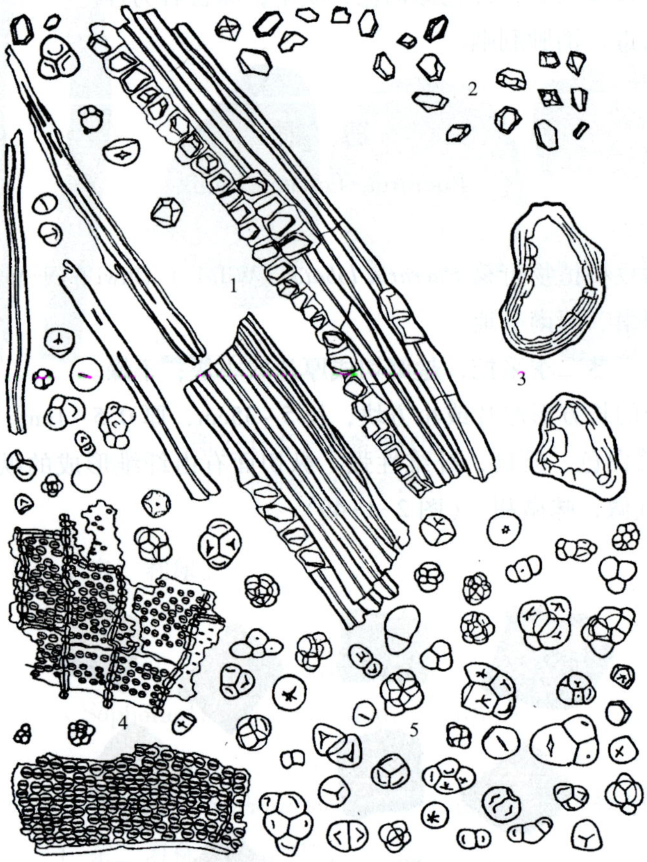

图 2-1-50

1. 纤维及晶纤维；2. 草酸钙方晶；3. 石细胞；4. 导管；5. 淀粉粒

12~15cm，直径 4~8cm；有的为纵切或斜切的厚片，大小不一。表面黄白色或淡棕色，未去外皮的呈灰棕色。体重，质硬，富粉性，横切面可见由纤维形成的浅棕色同心性环纹，纵切面可见由纤维形成的数条纵纹。气微，味微甜。

甘 草

Glycyrrhizae Radix et Rhizoma

【来源】本品为豆科植物甘草 *Glycyrrhiza uralensis* Fisch. 、胀果甘草 *Glycyrrhiza inflata* Bat. 或光果甘草 *Glycyrrhiza glabra* L. 的干燥根和根茎。

【产地】主产内蒙古、新疆、甘肃等地。

【采收加工】春，秋二季采挖，除去须根，晒干。

【性状】甘草　根呈圆柱形，长 25~100cm，直径 0. 6~3. 5cm。外皮松紧不一。**表面红棕色或灰棕色**，具显著的纵皱纹、沟纹、皮孔及稀疏的细根痕。质坚实，**断面略显纤维性，黄白色，粉性，形成层环明显，射线放射状，有的有裂隙，显“菊花心”**。根茎呈圆柱形，表面有芽痕，断面中部有髓。气微，**味甜而特殊**。（图 2-1-51）

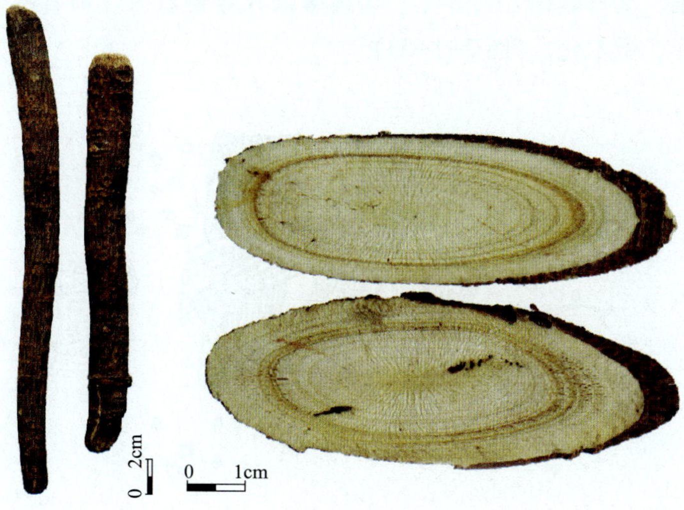

图 2-1-51　甘草药材图

1. 个子药材；2. 甘草饮片

胀果甘草　根和根茎木质粗壮，有的分枝，外皮粗糙，多灰棕色或灰褐色。质坚硬，木质纤维多，粉性小。根茎不定芽多而粗大。

光果甘草　根和根茎质地较坚实，有的分枝，外皮不粗糙，多灰棕色，皮孔细而不明显。

饮片　甘草片和炙甘草两种饮片。

【鉴别】（1）横切面：①木栓层为数列棕色细胞。栓内层较窄。②韧皮部射线宽广，多弯曲，常现裂隙；纤维多成束，非木化或微木化，周围薄壁细胞常含草酸钙方晶；筛管群常因压缩而变形。③束间形成层明显。木质部射线宽 3~5 列细胞；导管较多，直径约至 160μm；木纤维成束，周围薄壁细胞亦含草酸钙方晶。④根中心无髓；根茎中心有髓。(图 2-1-52)

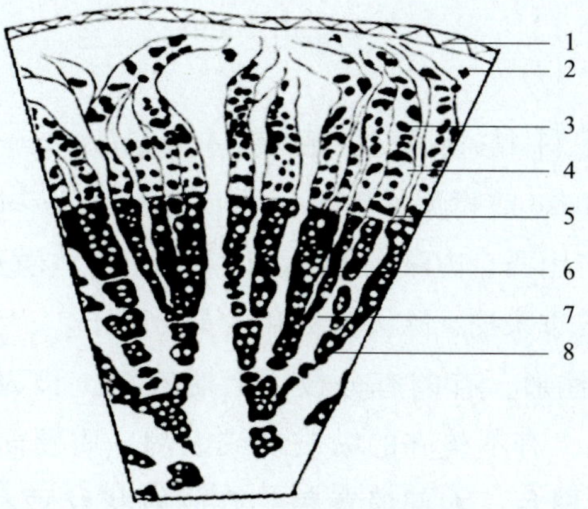

图 2-1-52　甘草横切面简图

1. 木栓层；2. 草酸钙方晶；3. 韧皮纤维素；4. 韧皮部；5. 形成层；6. 导管；7. 木质部；8. 木纤维束

粉末淡棕黄色。①纤维成束，直径 8~14μm，壁厚，微木化，周围薄壁细胞含草酸钙方晶，形成**晶纤维**。②草酸钙方晶多见。③**具缘纹孔导管**较大，稀有网纹导管。④木栓细胞红棕色，多角形，微木化。（图 2-1-53）

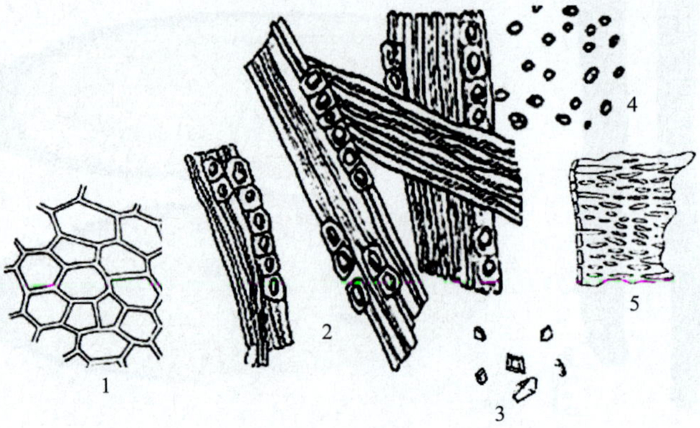

图 2-1-53　甘草粉末图

1. 木栓细胞；2. 晶纤维；3. 草酸钙方晶；4. 淀粉粒；5. 导管

（2）取粉末少量，置白瓷板上，加 80% 硫酸数滴，显黄色，渐变为橙黄色。

【化学成分】含甘草酸，其为甘草的主要甜味成分，并有解毒、抗炎、抗肿瘤、镇咳祛痰等作用。

【质量评价】

1. 经验鉴别　以外皮细紧，色红棕，质坚实而重、断面黄白色，粉性足，味甜，嚼之纤维渣少者为佳。

2. 含量测定　照高效液相色谱法测定，药材含甘草苷（$C_{21}H_{22}O_9$）不得少于 0.50%，甘草酸（$C_{42}H_{62}O_{16}$）不得少于 2.0%。

【功效】补脾益气，清热解毒，祛痰止咳，缓急止痛，调和诸药。

黄　芪

Astragali Radix

【来　源】本品为豆科植物蒙古黄芪 *Astragalus membranaceus*（Fisch.）Bge. var. *mongholicus*（Bge.）Hsiao 或膜荚黄芪 *Astragalus membranaceus*（Fisch.）Bge. 的干燥根。

【产地】蒙古黄芪主产山西、内蒙古等地，以栽培的蒙古黄芪质量为佳。

【采收加工】春、秋二季采挖，除去须根和根头，晒干。

【性状】**药材**　呈圆柱形，有的有分枝，上端较粗，长 30~90cm，直径 1~3.5cm。表面淡棕黄色或淡棕褐色，有不整齐的纵皱纹或纵沟。质硬而韧，不易折断，断面纤维性强，并显粉性，**皮部黄白色，木部淡黄色**，有放射状纹理和裂隙，显**“菊花心”**，老根中心偶呈枯朽状，黑褐色或呈空洞。气微，味微甜，**嚼之微有豆腥味**。（图 2-1-54）

饮片　黄芪片和炙黄芪片两种饮片。

【鉴别】横切面：木栓细胞多列；栓内层为 3~5 列厚角细胞。韧皮部射线外侧常弯

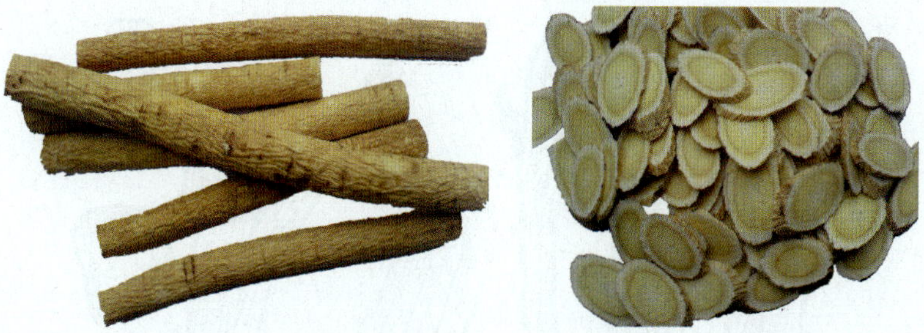

1　　2

图 2-1-54　黄芪药材图

1. 个子药材；2. 黄芪饮片

曲，有裂隙；纤维成束，壁厚，木化或微木化，与筛管群交互排列；近栓内层处有时可见石细胞。形成层成环。木质部导管单个散在或 2~3 个相聚；导管间有木纤维；射线中有时可见单个或 2~4 个成群的石细胞。薄壁细胞含淀粉粒。(图 2-1-55)

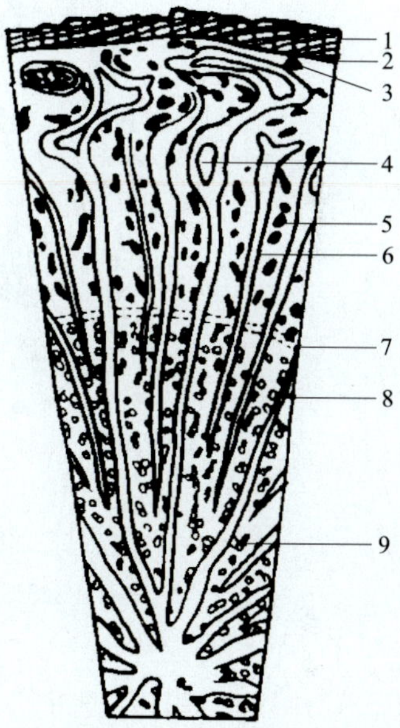

图 2-1-55　黄芪横切面简图

1. 木栓层；2. 栓内层；3. 石细胞；4. 裂隙；5. 韧皮射线；6. 射线；7. 形成层；8. 导管；9. 木纤维

粉末黄白色。纤维成束或散离，直径 8 ~ 30μm，壁厚，表面有纵裂纹，初生壁常与次生壁分离，两端常断裂成须状，或较平截。具缘纹孔导管无色或橙黄色，具缘纹孔排列紧密。石细胞少见，圆形、长圆形或形状不规则，壁较厚。(图 2-1-56)

【化学成分】含皂苷类成分，如黄芪甲苷、乙苷，具有降压、利尿和强心作用；黄芪多糖具有增强免疫活性作用。

【质量评价】

1. 经验鉴别　以条粗长、断面色黄白、味甜、有粉性者为佳。

2. 浸出物　冷浸法测定水溶性浸出物，不得少于 17.0%。

3. 含量测定　照高效液相色谱法测定，药材含黄芪甲苷（$C_{22}H_{22}O_{10}$）不得少于 0.040%，毛蕊异黄酮葡萄糖苷（$C_{22}H_{22}O_{10}$）不得少于 0.020%；炙黄芪含黄芪甲苷（$C_{41}H_{68}O_{14}$）不得少于 0.030%，含毛蕊异黄酮葡萄糖苷（$C_{22}H_{22}O_{10}$）不得少于 0.020%。

【功效】补气升阳，固表止汗，利水消肿，生津养血，行滞通痹，托毒排脓，敛疮生肌。

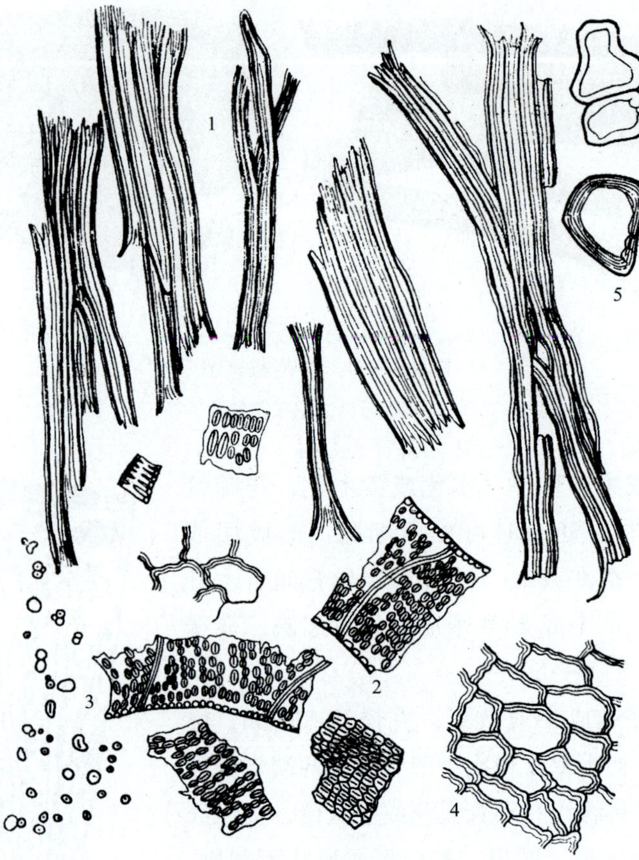

图 2-1-56　黄芪（蒙古黄芪）粉末图

1. 纤维；2. 导管；3. 淀粉粒；4. 木栓细胞；5. 石细胞

扫码“学一学”

远　志

Polygalae Radix

【来源】本品为远志科植物远志 *Polygala tenuifolia* Willd. 或卵叶远志 *Polygala sibirica* L. 的干燥根。

【产地】主产山西、陕西等地。

【采收加工】春、秋二季采挖，除去须根和泥沙，晒干。

【性状】**药材**　呈圆柱形，略弯曲，长 3~15cm，直径 0.3~0.8cm。表面灰黄色至灰棕色，**有较密并深陷的横皱纹**、纵皱纹及裂纹，老根的横皱纹较密更深陷，略呈结节状。质硬而脆，易折断，断面皮部棕黄色，木部黄白色，**皮部易与木部剥离。气微，味苦、微辛，嚼之有刺喉感。**（图 2-1-57）

【化学成分】含三萜类皂苷，皂苷为祛痰有效成分，以皮部含量最多。

【质量评价】以条粗、皮厚、去净木心者为佳。

【功效】安神益智，交通心肾，祛痰，消肿。

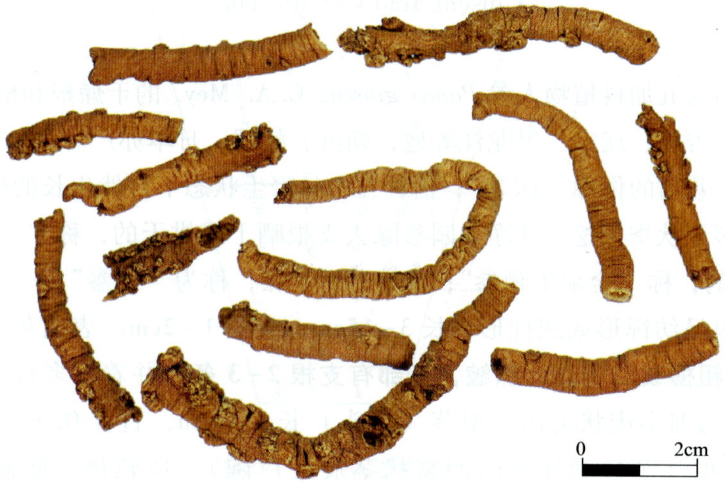

图 2-1-57 远志药材图

白 蔹

Ampelopsis Radix

【来源】本品为葡萄科植物白蔹 *Ampelopsis japonica*（Thunb.）Makino 的干燥块根。

【产地】主产河南、安徽、江西、湖北等省。

【采收加工】春、秋二季采挖，除去泥沙和细根，切成纵瓣或斜片，晒干。

【性状】本品纵瓣呈长圆形或近纺锤形，长4~10cm，直径1~2cm。**切面周边常向内卷曲，中部有 1 突起的棱线**。外皮红棕色或红褐色，有纵皱纹、细横纹及横长皮孔，易层层脱落，脱落处呈淡红棕色。斜片呈卵圆形，长 2.5~5cm，宽 2~3cm。切面类白色或浅红棕色，可见放射状纹理，周边较厚，微翘起或略弯曲。体轻，质硬脆，易折断，折断时，有粉尘飞出。气微，味甘。（图 2-1-58）

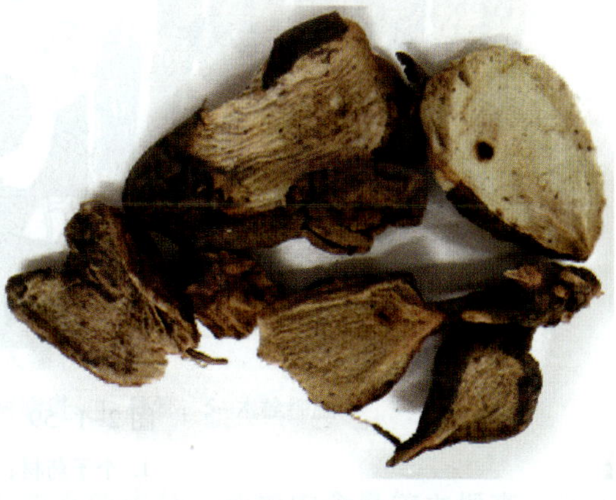

图 2-1-58 白蔹药材图

【化学成分】含黏液汁和淀粉，酒石酸等。

【质量评价】以肥大、断面白色、粉性足者为佳。

【功能与主治】清热解毒，消痈散结，敛疮生肌。

红 参

Ginseng Radix et Rhizoma Rubra

【来源】本品为五加科植物人参 *Panax ginseng* C. A. Mey. 的栽培品经蒸制后的干燥根和根茎。

【产地】主产吉林、辽宁、黑龙江等地，朝鲜、韩国、日本亦产。

【采收加工】秋季采挖，洗净，蒸制后，干燥。

【性状】主根呈纺锤形、圆柱形或扁方柱形，长 3~10cm，直径 1~2cm。**表面半透明，红棕色，偶有不透明的暗黄褐色斑块**，具纵沟、皱纹及细根痕；上部有时具断续的不明显环纹；下部有 2~3 条扭曲交叉的支根，并带弯曲的须根或仅具须根残迹。根茎（芦头）长 1~2cm，上有数个凹窝状茎痕（芦碗），有的带有 1~2 条完整或折断的不定根（艼）。质硬而脆，断面平坦，**角质样**。气微香而特异，味甘、微苦。（图 2-1-62）

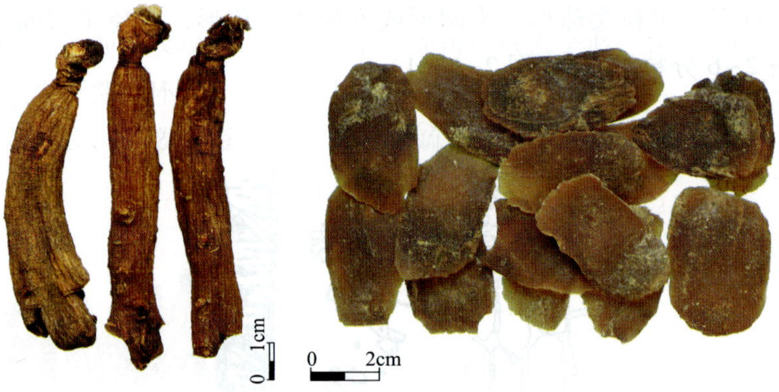

图 2-1-62　红参药材图

1. 个子药材；2. 红参切片

【化学成分】主要含人参皂苷等物质。

【质量评价】

1. 经验鉴别　以身长、条粗、色红、无黄皮、无抽沟及破痕、体坚实、气味浓者为佳。

2. 含量测定　照高效液相色谱法测定，药材含人参皂苷 Rg_1（$C_{42}H_{72}O_{14}$）和人参皂苷 Re（$C_{48}H_{82}O_{18}$）的总量不得少于 0.25%，人参皂苷 Rb_1（$C_{54}H_{92}O_{23}$）不得少于 0.20%。

【功效】大补元气，复脉固脱，益气摄血。

西洋参

Panacis Quinquefolii Radix

【来源】本品为五加科植物西洋参 *Panax quinquefolium* L. 的干燥根。

【产地】进口西洋参主产于美国及加拿大，国产西洋参主要在东北、华北地区。

【采收加工】均系栽培品，秋季采挖，洗净，晒干或低温干燥。

【性状】**药材**　呈纺锤形、圆柱形或圆锥形，长3～12cm，直径0.8～2cm。表面浅黄褐色或黄白色，**可见横向环纹和线形皮孔状突起**，并有细密浅纵皱纹和须根痕。主根中下部有一至数条侧根，多已折断。有的上端有根茎（芦头），环节明显，茎痕（芦碗）圆形或半圆形，具不定根（艼）或已折断。体重，质坚实，不易折断，断面平坦，浅黄白色，略显粉性，**皮部可见黄棕色点状树脂道**，形成层环纹棕黄色，木部略呈放射状纹理。气微而特异，味微苦、甘。（图2-1-63）

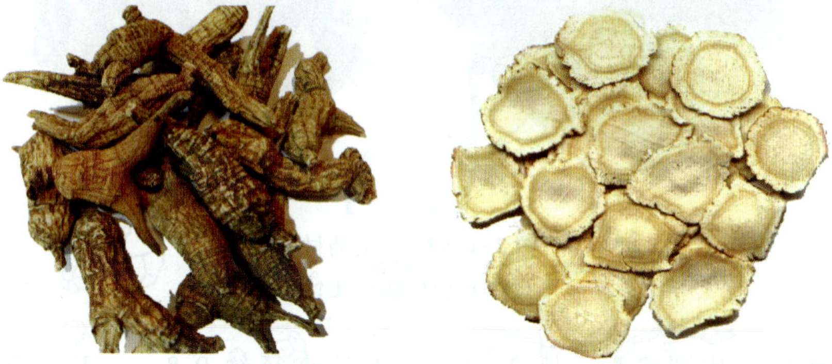

1　　　　　　　　2

图2-1-63　西洋参药材图

1. 个子药材；2. 西洋参饮片

【化学成分】含皂苷类、多糖类、挥发油类、氨基酸类、酯类、微量元素、果胶等成分。

【质量评价】

1. 经验鉴别　以表面淡棕黄色或类白色、横纹紧密、质坚实而硬、体轻、有弹性、气清香、味浓者为佳。

2. 浸出物　热浸法测定醇溶性浸出物，药材不得少于30.0%，饮片不得少于25.0%。

3. 含量测定　照高效液相色谱法测定，药材含人参皂苷Rg_1（$C_{42}H_{72}O_{14}$）、人参皂苷Re（$C_{48}H_{82}O_8$）和人参皂苷Rb_1（$C_{54}H_{92}O_{23}$）的总量不得少于2.0%。

【功效】补气养阴，清热生津。

三　七

Notoginseng Radix et Rhizoma

【来源】本品为五加科植物三七*Panax notoginseng*（Burk.）F. H. Chen的干燥根和根茎。

【产地】主产云南文山、广西田阳等地，多系栽培品。

【采收加工】种植3～4年后，秋季开花前采挖，称为“春七”，根充实饱满，质佳。冬季结籽后采挖，称为“冬七”，根形瘦皱缩，质较松泡，质次。主根暴晒至半干，反复揉搓，边晒边搓，后置麻袋中冲撞、打蜡即得。根茎习称“剪口”，支根习称“筋条”，须根

白 芷

Angelicae Dahuricae Radix

【来源】本品为伞形科植物白芷 *Angelica dahurica* (Fisch. Ex Hoffm.) Benth. et Hook. f. 或杭白芷 *Angelica dahurica* (Fisch. ex Hoffm.) Benth. et Hook. f. *var. formosana* (Boiss.) Shan et Yuan 的干燥根。

【产地】前者主产河南（禹白芷）、河北（祁白芷）；后者主产浙江（杭白芷）、四川（川白芷）。

【采收加工】夏、秋间叶黄时采挖，除去须根和泥沙，晒干或低温干燥。

【性状】白芷呈长圆锥形，长 10~25cm，直径 1.5~2.5cm，根头部近圆形，顶端有凹陷的茎痕。表面灰棕色或黄棕色，**具皮孔样的横向突起，习称“疙瘩丁”**。质坚实，断面白色或灰白色，粉性，形成层环棕色，**近圆形**，皮部散有多数棕色油点，**木质部约占断面的 1/3**。气芳香，味辛、微苦。

杭白芷　与白芷相似，主要区别是根头部近四棱形，**皮孔样的横向突起排列成四纵行**，形成层环棕色，**近方形，木质部约占断面的 1/2**。（图 2-1-68）

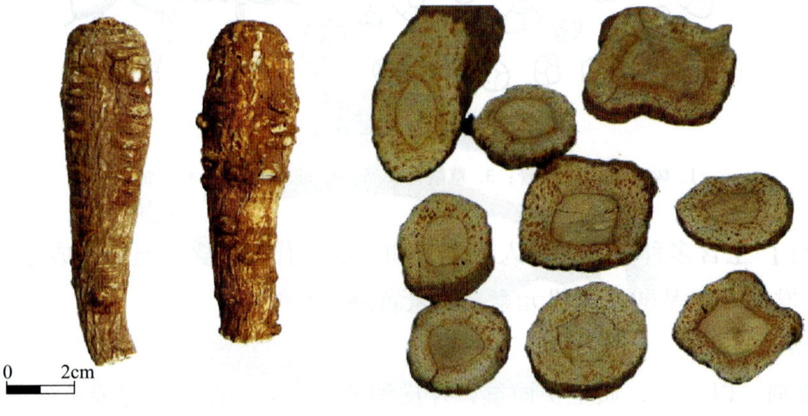

图 2-1-68　白芷药材图

1. 个子药材；2. 杭白芷切片

【鉴别】取本品粉末 0.5g，加乙醚适量冷浸，振摇后，取澄清液滴于滤纸上，置紫外光灯下观察，显蓝色荧光。（香豆素类反应）

【化学成分】含欧前胡素、异欧前胡素、珊瑚菜素、花椒毒素等香豆素类衍生物。另含挥发油。

【质量评价】

1. 经验鉴别　以条粗、体重、粉性足、香气浓郁者为佳。

2. 浸出物　热浸法测定醇溶性浸出物，不得少于 15.0%。

3. 含量测定　照高效液相色谱法测定，药材含欧前胡素（$C_{16}H_{14}O_4$）不得少于 0.080%。

【功效】解表散寒，祛风止痛，宣通鼻窍，燥湿止带，消肿排脓。

当归

Angelicae Sinensis Radix

【来源】本品为伞形科植物当归 *Angelica sinensis*（Oliv.）Diels 的干燥根。

【产地】主产甘肃岷县。

【采收加工】秋末采挖，除去须根和泥沙，待水分稍蒸发后，捆成小把，上棚，用烟火慢慢熏干。

【性状】略呈圆柱形，下部有支根 3~5 条或更多，长 15~25cm。表面黄棕色至棕褐色，具纵皱纹和横长皮孔样突起。根头（归头）直径 1.5~4cm，具环纹，上端圆钝，或具数个明显突出的根茎痕，有紫色或黄绿色的茎和叶鞘的残基；主根（归身）表面凹凸不平；支根（归尾）直径 0.3~1cm，上粗下细，多扭曲，有少数须根痕。质柔韧，断面黄白色或淡黄棕色，**皮部厚，有裂隙和多数棕色点状分泌腔**，木部色较淡，形成层环黄棕色。**有浓郁的香气，味甘、辛、微苦。**（图 2-1-69）

柴性大、干枯无油或断面呈绿褐色者不可供药用。

饮片　当归片和酒当归片两种饮片。

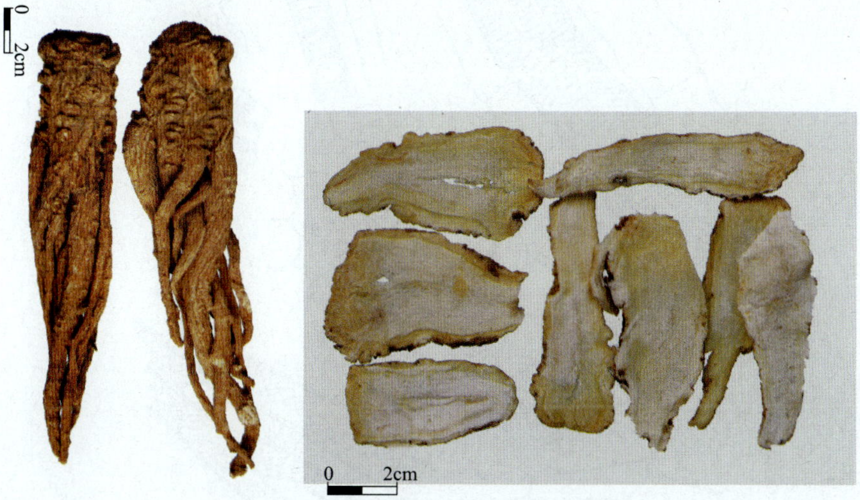

1　　　　2

图 2-1-69　当归药材图

1. 个子药材；2. 当归饮片

【鉴别】药材横切面：木栓层为数列细胞。栓内层窄，有少数油室。韧皮部宽广，多裂隙，油室和油管类圆形，直径 25~160μm，外侧较大，向内渐小，周围分泌细胞6~9 个。形成层成环。木质部射线宽 3~5 列细胞；导管单个散在或 2~3 个相聚，呈放射状排列；薄壁细胞含淀粉粒。（图 2-1-70）

粉末淡黄棕色。①**韧皮薄壁细胞纺锤形，壁略厚，表面有极微细的斜向交错纹理，有时可见菲薄的横隔。**②梯纹导管和网纹导管多见，直径约至 80μm。有时可见油室碎片。（图 2-1-71）

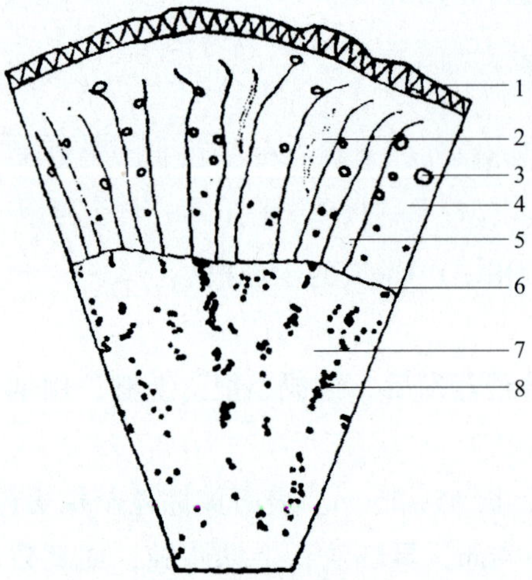

图 2-1-70　当归（主根）横切面简图

1. 木栓层；2. 裂隙；3. 油室；4. 韧皮部；5. 韧皮射线；6. 形成层；7. 木射线；8. 导管

【化学成分】主要含挥发油，油中主要为藁本内酯及正丁烯基酞内酯，其中藁本内酯为解痉活性成分。还含水溶性成分（阿魏酸等）、当归多糖、氨基酸类，阿魏酸和当归多糖有免疫促进作用。

【质量评价】

1. 经验鉴别　以身干、主根粗壮、身长腿少、柔韧油润、外色黄棕，内色黄白、气味浓厚者为佳。

2. 浸出物　热浸法测定醇溶性浸出物，药材不得少于45.0%，酒当归不得少于50.0%。

3. 含量测定　照高效液相色谱法测定，药材含挥发油不得少于0.4%（ml/g），含阿魏酸（$C_{10}H_{10}O_4$）不得少于0.050%。

【功效】补血活血，调经止痛，润肠通便。

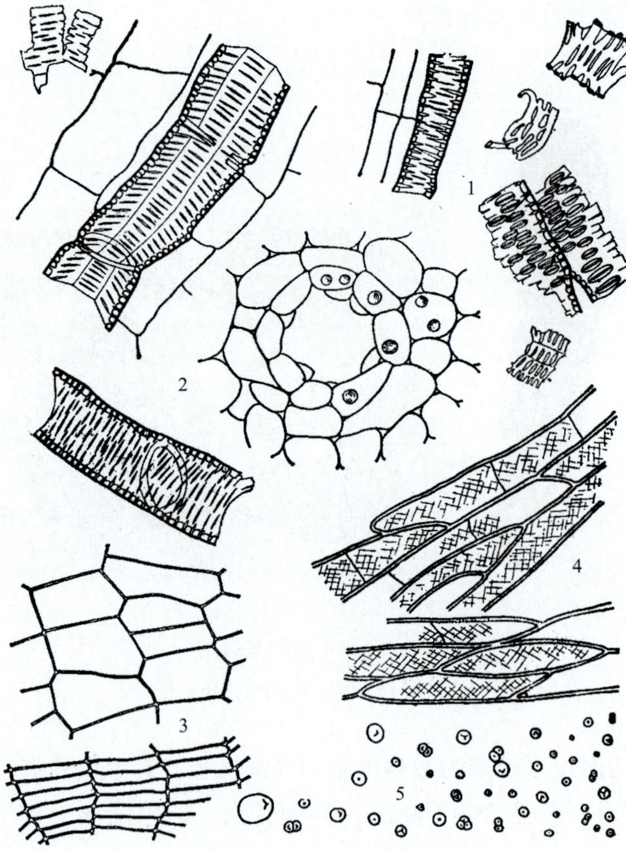

图 2-1-71　当归粉末图

1. 导管；2. 油室；3. 木栓细胞；4. 纺锤形韧皮薄壁细胞；5. 淀粉粒

独 活

Angelicae Pubescentis Radix

【来源】本品为伞形科植物重齿毛当归 *Angelica pubescens* Maxim. f. *biserrata* Shan et Yuan 的干燥根。

【产地】主产于四川、湖北。

【采收加工】春初苗刚发芽或秋末茎叶枯萎时采挖，除去须根和泥沙，烘至半干，堆置 2~3 天，发软后再烘至全干。

【性状】根略呈圆柱形，下部 2~3 分枝或更多，长 10~30cm。根头部膨大，圆锥状，多横皱纹，直径 1.5~3cm，顶端有茎、叶的残基或凹陷。表面灰褐色或棕褐色，具纵皱纹，有横长皮孔样突起及稍突起的细根痕。质较硬，受潮则变软，**断面皮部灰白色，有多数散在的棕色油室，木部灰黄色至黄棕色，形成层环棕色。有特异香气**，味苦、辛、微麻舌。（图 2-1-72）

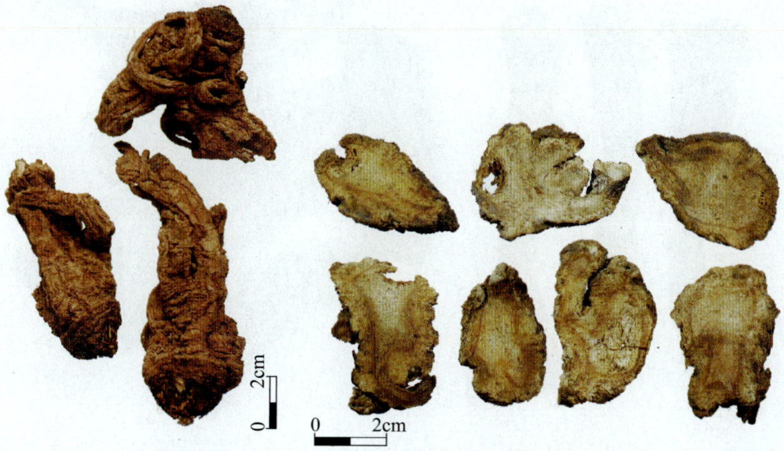

1　　2

图 2-1-72　独活药材图

1. 个子药材；2. 独活饮片

【化学成分】主要含蛇床子素、二氢欧山芹醇当归酸酯等。

【质量评价】以条粗壮、油润、气味浓厚者为佳。

【功效】祛风除湿，通痹止痛。

羌 活

Notopterygii Rhizoma et Radix

【来源】本品为伞形科植物羌活 *Notopterygium incisum* Ting ex H. T. Chang 或宽叶羌活 *Notopterygium franchetii* *H.* de Boiss. 的干燥根茎和根。

【产地】主产四川、青海等地。

【采收加工】春、秋二季采挖，除去须根及泥沙，晒干。

【性状】羌活　为圆柱状略弯曲的根茎，长 4～13cm，直径 0.6～2.5cm，顶端具茎痕。表面棕褐色至黑褐色，外皮脱落处呈黄色。**节间缩短，呈紧密隆起的环状，形似蚕，习称“蚕羌”；节间延长，形如竹节状，习称“竹节羌”**。节上有多数点状或瘤状突起的根痕及棕色破碎鳞片。体轻，质脆，易折断，断面不平整，有多数裂隙，皮部黄棕色至暗棕色，油润，**有棕色油点，木部黄白色，射线明显**，髓部黄色至黄棕色。**气香**，味微苦而辛。

宽叶羌活　为根茎和根。根茎类圆柱形，顶端具茎和叶鞘残基，根类圆锥形，有纵皱纹和皮孔；表面棕褐色，近根茎处有较密的环纹，长 8～15cm. 直径 1～3cm，习称“条羌”。有的根茎粗大，不规则结节状，顶部具数个茎基，根较细，习称“大头羌”。质松脆，易折断，断面略平坦，皮部浅棕色，木部黄白色。气味较淡。

饮片　呈类圆形、不规则形横切或斜切片，表皮棕褐色至黑褐色，切面外侧棕褐色，木部黄白色，有的可见放射状纹理。体轻，质脆。气香，味微苦而辛。（图 2-1-73）

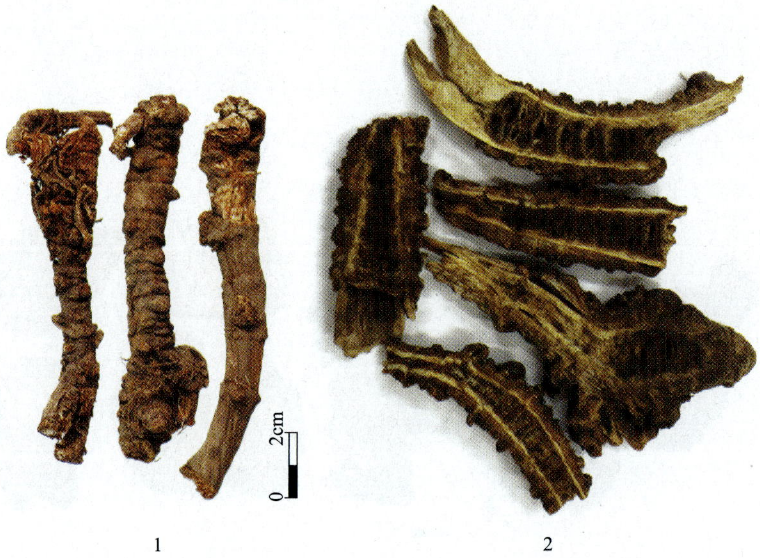

图 2-1-73　羌活药材图

1. 个子药材；2. 羌活饮片

【化学成分】含挥发油、羌活醇、异欧前胡素、紫花前胡苷、糖类、氨基酸、有机酸等。

【质量评价】以条粗、外皮棕褐色、断面朱砂点多、香气浓郁者为佳。

【功效】解表散寒，祛风除湿，止痛。

前　胡

Peucedani Radix

【来源】本品为伞形科植物白花前胡 *Peucedanum praeruptorum* Dunn 的干燥根。

【产地】主产浙江、江西等地。

【采收加工】冬季至次春茎叶枯萎或未抽花茎时采挖。

【性状】**药材** 呈不规则的圆柱形、圆锥形或纺锤形，稍扭曲，**下部常有分枝**，长3~15cm，直径1~2cm。表面黑褐色或灰黄色，**根头部多有茎痕及纤维状叶鞘残基，上端有密集的细环纹**，下部有纵沟、纵皱纹及横向皮孔。质较柔软，干者质硬，可折断，断面不整齐，淡黄白色，**皮部散有多数棕黄色油点，形成层环纹棕色**，射线放射状。气芳香，味微苦、辛。(图2-1-74)

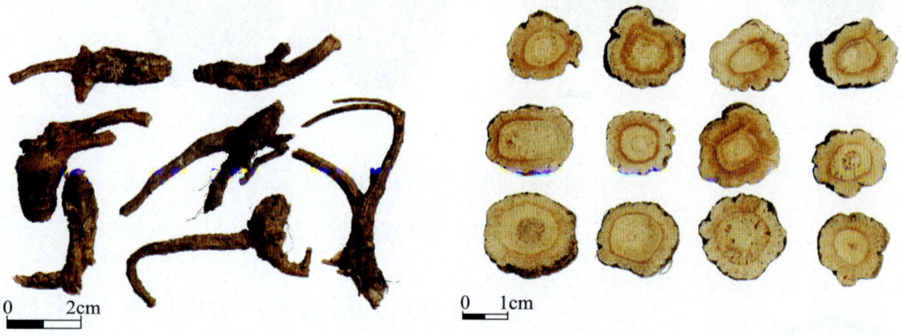

图2-1-74 前胡药材图

1. 个子药材；2. 前胡饮片

饮片 前胡 呈类圆形或不规则的薄片。外表皮黑褐色或灰黄色，有时可见残留的纤维状叶鞘残基。切面黄白色至淡黄色，皮部散有多数棕黄色油点，可见一棕色环及放射状纹理。气芳香，味微苦、辛。

蜜前胡 形如前胡片，表面黄褐色，略具光泽，滋润。味稍甜。

【化学成分】含挥发油及香豆素类成分。

【质量评价】以根粗壮、皮部肉质厚、断面油点多、香气浓者为佳。

【功效】降气化痰，散风清热。

川 芎

Chuanxiong Rhizoma

【来源】本品为伞形科植物川芎 *Ligusticum chuanxiong* Hort. 的干燥根茎。

【产地】主产四川、江西等地。

【采收加工】夏季当茎上的节盘显著突出，并略带紫色时采挖。除去泥沙，晒后烘干，再去须根。

【性状】**药材** 为**不规则结节状拳形团块**，直径2~7cm。表面黄褐色，粗糙皱缩，有多数平行隆起的轮节，**顶端有凹陷的类圆形茎痕**，下侧及轮节上有多数小瘤状根痕。质坚实，不易折断，断面黄白色或灰黄色，**散有黄棕色的油室，形成层环呈波状**。气浓香，味苦、辛，稍有麻舌感，微回甜。(图2-1-75)

饮片 为不规则厚片，外表皮黄褐色，有皱缩纹。切面黄白色或灰黄色，具有明显波状环纹或多角形纹理，散生黄棕色油点。质坚实。气浓香，味苦、辛，微甜。

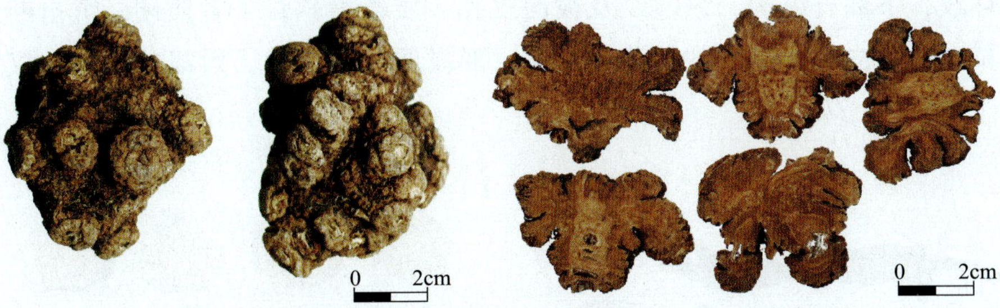

1　　　　2

图 2-1-75　川芎药材图

1. 个子药材；2. 川芎饮片

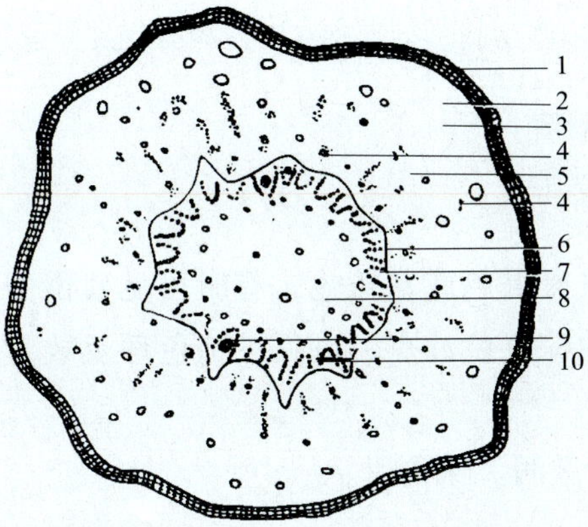

图 2-1-76　川芎横切面简图

1. 木栓层；2. 皮层；3. 油室；4. 筛管群；5. 韧皮部；6. 形成层；7. 木质部；8. 髓；9. 纤维束；10. 射线

【鉴别】横切面：木栓层为 10 余列细胞。皮层狭窄，散有根迹维管束，其形成层明显。韧皮部宽广，**形成层环波状或不规则多角形**。木质部导管多角形或类圆形，大多单列或排成“V”形，偶有木纤维束。髓部较大。**薄壁组织中散有多数油室**，类圆形、椭圆形或形状不规则，淡黄棕色，靠近形成层的油室小，向外渐大；薄壁细胞中富含淀粉粒，有的薄壁细胞中含草酸钙晶体，呈类圆形团块或类簇晶状。(图 2-1-76)

粉末淡黄棕色或灰棕色。淀粉粒较多，单粒椭圆形、长圆形、类圆形、卵圆形或肾形，直径 5~16μm，长约 21μm，脐点点状、长缝状或人字状；偶见复粒，由 2~4 分粒组成。草酸钙晶体存在于薄壁细胞中，呈类圆形团块或类簇晶状，直径 10~25μm。木栓细胞深黄棕色，表面观呈多角形，微波状弯曲。油室多已破碎，偶可见油室碎片，分泌细胞壁薄，含有较多的油滴。导管主为螺纹导管，亦有网纹导管及梯纹导管，直径 14~50μm。(图 2-1-77)

【化学成分】含挥发油、生物碱类、内酯类、酚类及阿魏酸等。

【质量评价】

1. 经验鉴别　以个大、质坚实、断面黄白、油性大、香气浓者为佳。

2. 浸出物　热浸法测定醇溶性浸出物，药材不得少于 12.0%。

3. 含量测定　照高效液相色谱法测定，药材含阿魏酸（$C_{10}H_{10}O_4$）不得少于 0.10%。

【功效】活血行气，祛风止痛。

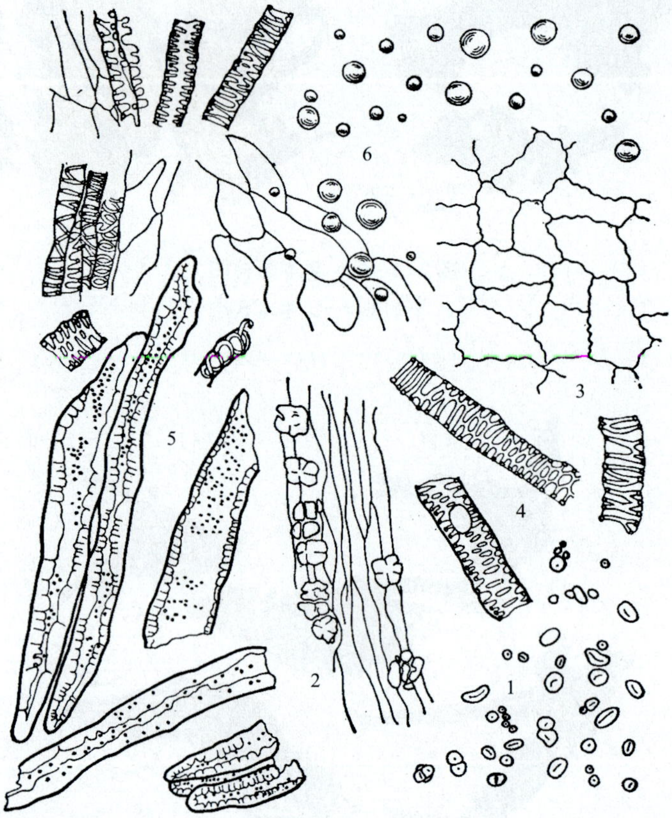

图 2-1-77　川芎粉末图

1. 淀粉粒；2. 草酸钙簇晶；3. 木栓细胞；4. 导管；5. 木纤维；6. 油室碎片

藁　本

Ligustici Rhizoma et Radix

【来源】本品为伞形科植物藁本 *Ligusticum sinense* Oliv. 或辽藁本 *Ligusticum jeholense* Nakai et Kitag. 的干燥根茎和根。

【产地】前者主产陕西、甘肃等地；后者主产辽宁、吉林等地。

【采收加工】秋季茎叶枯萎或次春出苗时采挖，除去泥沙，晒干或烘干。

【性状】**藁本　根茎呈不规则结节状圆柱形**，稍扭曲，有分枝，长 3~10cm，直径 1~2cm。表面棕褐色或暗棕色，粗糙，有纵皱纹，上侧残留数个凹陷的圆形茎基，下侧有多数点状突起的根痕及残根。体轻，质较硬，易折断，断面黄色或黄白色，纤维状。气浓香，味辛、苦、微麻。（图 2-1-78）

辽藁本　较小，根茎呈不规则的团块状或柱状，长 1~3cm，直径 0.6~2cm。**有多数细长弯曲的根。**（图 2-1-79）

饮片　藁本片　本品呈不规则的厚片。外表皮棕褐色至黑褐色，粗糙。切面黄白色至浅黄褐色，具裂隙或孔洞，纤维性。气浓香，味辛、苦、微麻。

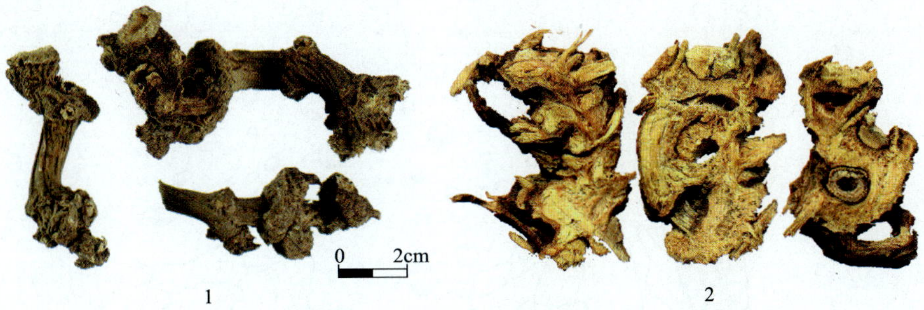

图 2-1-78　藁本药材图

1. 个子药材；2. 藁本饮片

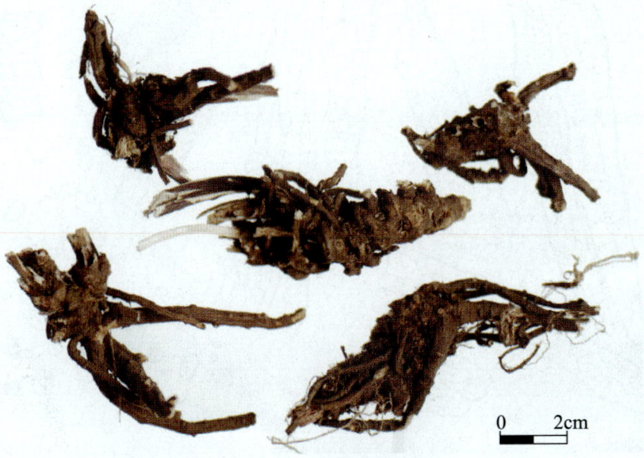

图 2-1-79　辽藁本药材图

辽藁本片　外表皮可见根痕和残根突起呈毛刺状，或有呈枯朽空洞的老茎残基。切面木部有放射状纹理和裂隙。

【化学成分】主含挥发油。

【质量评价】以气香浓者为佳。

【功效】祛风，散寒，除湿，止痛。

防　风

Saposhnikoviae Radix

【来源】本品为伞形科植物防风 *Saposhnikovia divaricata* (Turcz.) Schischk. 的干燥根。

【产地】主产东北，习称“关防风”。

【采收加工】春、秋二季采挖未抽花茎植株的根，除去须根和泥沙，晒干。

【性状】**药材**　呈长圆锥形或长圆柱形，下部渐细，有的略弯曲，长 15~30cm，直径 0.5~2cm。表面灰棕色，粗糙，有纵皱纹、多数横长皮孔样突起及点状的细根痕。**根头部有明显密集的环纹，习称“蚯蚓头”，有的环纹上残存棕褐色毛状叶基**。体轻，质松，易折断，断面不平坦，**皮部浅棕色，有裂隙，木部浅黄色**。气特异，味微甘。(图 2-1-80)

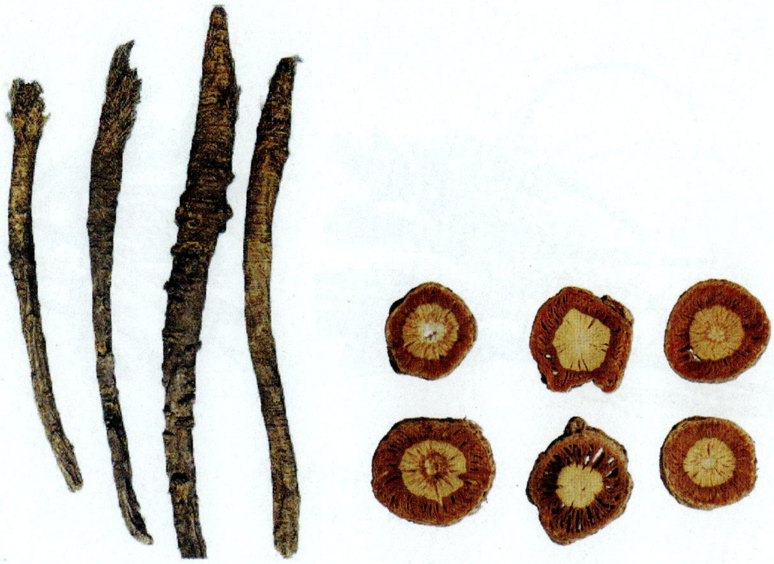

1　　　　2

图 1-80　防风药材图

1. 个子药材；2. 防风饮片

饮片　为圆形或椭圆形的厚片。外表皮灰棕色，有纵皱纹、有的可见横长皮孔样突起、密集的环纹或残存的毛状叶基。切面皮部浅棕色，有裂隙，木部浅黄色，具放射状纹理。气特异，味微甘。

【化学成分】含挥发油、升麻素苷、5—O—甲基维斯阿米醇苷、升麻素、亥茅酚苷及亥茅酚等。

【质量评价】

1. 经验鉴别　以“蚯蚓头”“菊花心”特性明显者为佳。

2. 浸出物　热浸法测定醇溶性浸出物，药材不得少于 13.0%。

3. 含量测定　照高效液相色谱法测定，药材含升麻素苷（$C_{22}H_{28}O_{11}$）和 5—O—甲基维斯阿米醇苷（$C_{22}H_{28}O_{10}$）的总量不得少于 0.24%。

【功效】祛风解表，胜湿止痛，止痉。

柴　胡

Bupleuri Radix

【来源】本品为伞形科植物柴胡 *Bupleur chinese* DC. 或狭叶柴胡 *Bupleurum scorzonerifolium* Willd. 的干燥根。按性状不同，分别习称“北柴胡”和“南柴胡”。

【产地】北柴胡主产河北、辽宁等地；南柴胡主产江苏、安徽等地。

【采收加工】春、秋二季采挖，除去茎叶和泥沙，干燥。

【性状】北柴胡　呈圆柱形或长圆锥形，长 6~15cm，直径 0.3~0.8cm。**根头膨大，顶端残留 3~15 个茎基或短纤维状叶基，下部分枝**。表面黑褐色或浅棕色，具纵皱纹、支根痕及皮孔。**质硬而韧，不易折断**，断面显纤维性，皮部浅棕色，木部黄白色。**气微香**，味微

苦。（图 2-1-81）

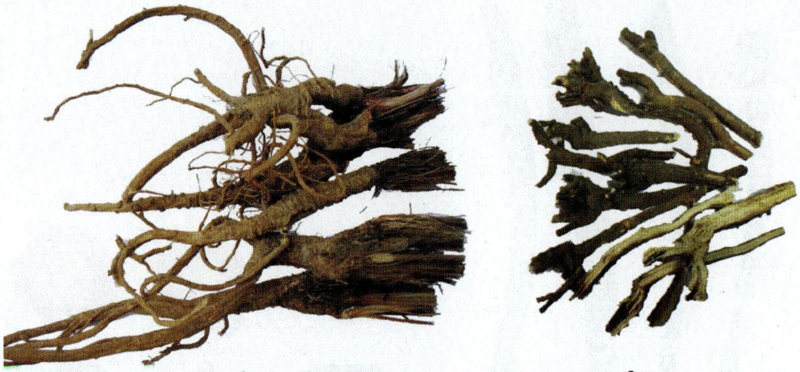

1　　2

图 2-1-81　柴胡药材图

1. 个子药材；2. 柴胡切片

南柴胡　根较细，圆锥形，顶端有多数细毛状枯叶纤维，**下部多不分枝**或稍分枝。表面红棕色或黑棕色，靠近根头处多具细密环纹。**质稍软，易折断**，断面略平坦，不显纤维性。**具败油气。**

饮片　北柴胡片呈不规则厚片。外表皮黑褐色或浅棕色，具纵皱纹和支根痕。切面淡黄白色，纤维性。质硬。气微香，味微苦。

醋北柴胡　形如北柴胡片，表面淡棕黄色，微有醋香气，味微苦。

南柴胡片　呈类圆形或不规则片。外表皮红棕色或黑褐色。有时可见根头处具细密环纹或有细毛状枯叶纤维。切面黄白色，平坦。具败油气。

醋南柴胡片　形如南柴胡片，微有醋香气。

【鉴别】取本品粉末 0.5g，加水 10ml，用力振摇，产生持久性泡沫。

【化学成分】主含挥发油、柴胡皂苷、香豆素、脂肪酸等成分。

【质量评价】

1. 经验鉴别　以主根粗长、分枝少、残留茎较少、质地柔软者为佳。

2. 浸出物　热浸法测定醇溶性浸出物，药材不得少于 11.0%。

3. 含量测定　照高效液相色谱法测定，药材含柴胡皂苷 a（$C_{42}H_{68}O_{13}$）和柴胡皂苷 d（$C_{42}H_{68}O_{13}$）的总量不得少于 0.30%。

【功效】疏散退热，疏肝解郁，升举阳气。

北沙参

Glehniae Radix

【来源】本品为伞形科植物珊瑚菜 *Glehnia littoralis* Fr. Schmidt ex Miq. 的干燥根。

【产地】主产山东、河北、内蒙古等地。

【采收加工】夏、秋二季采挖，除去须根，洗净，稍晾，置沸水中烫后，除去外皮，干燥；或洗净直接干燥。

【性状】呈细长圆柱形，偶有分枝，长 15~45cm，直径 0.4~1.2cm。表面淡黄白色，略粗糙，偶有残存外皮，不去外皮的表面黄棕色。全体有细纵皱纹和纵沟，并有**棕黄色点状细根痕；顶端常留有黄棕色根茎残基**；上端稍细，中部略粗，下部渐细。**质脆，易折断，断面皮部浅黄白色，木部黄色**。气特异，味微甘。（图 2-1-82）

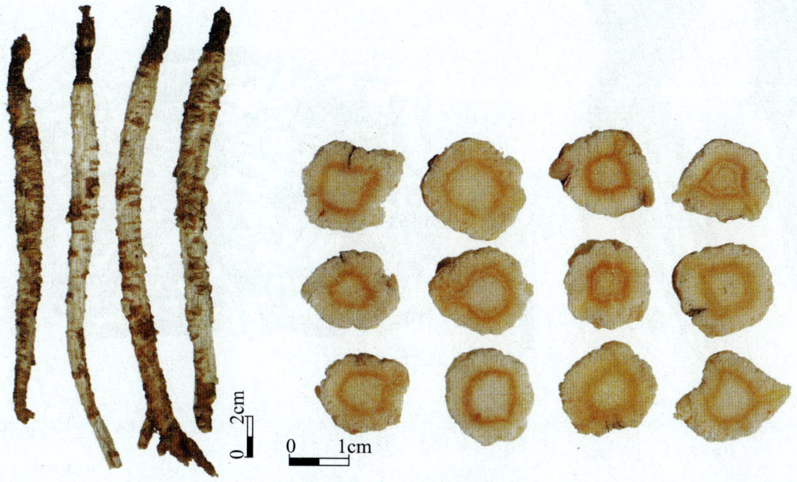

1　　2

图 2-1-82　北沙参药材图

1. 个子药材；2. 北沙参饮片

【化学成分】主含挥发油、柴胡皂苷、香豆素、脂肪酸等成分。

【质量评价】以条粗长、圆柱形、均匀、质坚、外皮色白净者为佳。

【功效】养阴清肺，益胃生津。

龙　胆

Gentianae Radix et Rhizoma

扫码“学一学”

【来源】本品为龙胆科植物条叶龙胆 *Gentiana manshurica* Kitag.、龙胆 *Gentian. a scabra* Bge.、三花龙胆 *Gentiana triflora* Pall. 或坚龙胆 *Gentiana rigescens* Franch. 的干燥根和根茎。前三种习称“龙胆”，后一种习称“坚龙胆”。

【产地】条叶龙胆、龙胆、三花龙胆主产于黑龙江、吉林、辽宁及内蒙古等地区，滇龙胆主产于云南、四川、贵州等地区。

【采收加工】春、秋二季采挖，洗净，干燥。

【性状】**药材**　龙胆　**根茎**呈不规则的**块状**，长 1~3cm，直径 0.3~1cm；表面暗灰棕色或深棕色，上端有茎痕或残留茎基，**周围和下端着生多数细长的根。根圆柱形，略扭曲**，长 10~20cm，直径 0.2~0.5cm；**表面淡黄色或黄棕色，上部多有显著的横皱纹**，下部较细，有纵皱纹及支根痕。质脆，易折断，**断面略平坦，皮部黄白色或淡黄棕色，木部色较浅，呈点状环列**。气微，**味甚苦**。（图 2-1-83）

坚龙胆　**表面无横皱纹，外皮膜质**，易脱落，**木部黄白色**，易与皮部分离。（图 2-1-84）

【鉴别】横切面：龙胆　①**表皮细胞有时残存**，外壁较厚。②皮层窄；外皮层细胞类方

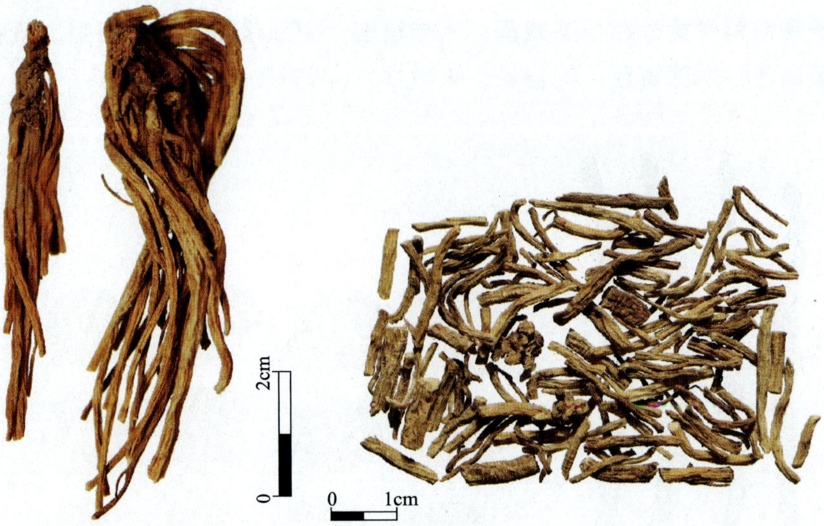

1 2

图 2-1-83 龙胆药材图

1. 个子药材；2. 龙胆饮片

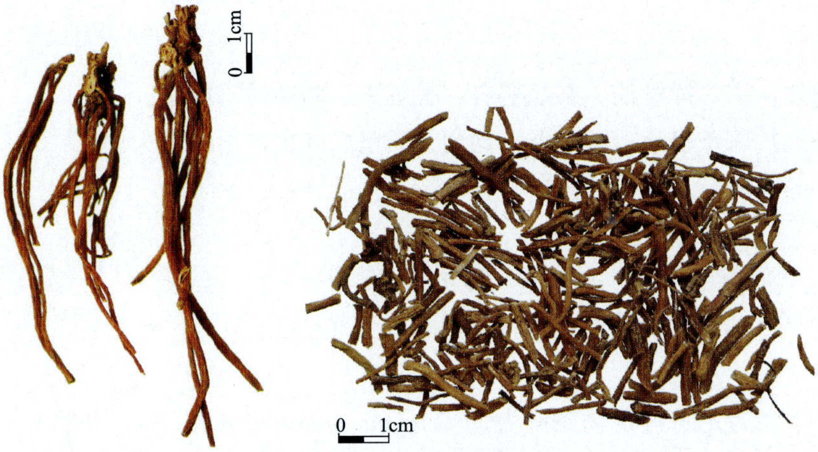

1 2

图 2-1-84 坚龙胆药材图

1. 个子药材；2. 饮片

形，壁稍厚，木栓化；内皮层细胞切向延长，每一细胞由纵向壁分隔成数个类方形小细胞。③韧皮部宽广，有裂隙。④形成层不甚明显。⑤木质部导管 3~10 个群束。⑥**髓部明显。薄壁细胞含细小草酸钙针晶。**（图 2-1-85）

坚龙胆 **内皮层以外组织多已脱落**。木质部导管发达，均匀密布。**无髓部**。

粉末 淡黄棕色。龙胆 外皮层细胞表面观类纺锤形，每一细胞由横壁分隔成数个扁方形的小细胞。内皮层细胞表面观类长方形，甚大，平周壁显纤细的横向纹理，每一细胞由纵隔壁分隔成数个栅状小细胞，纵隔壁大多连珠状增厚。**薄壁细胞含细小草酸钙针晶**。网纹导管及梯纹导管直径约至 45μm。（图 2-1-86）

坚龙胆 **无外皮层细胞**。内皮层细胞类方形或类长方形，平周壁的横向纹理较粗而密，有的粗达 3μm，每一细胞分隔成多数栅状小细胞，隔壁稍增厚或呈连珠状。

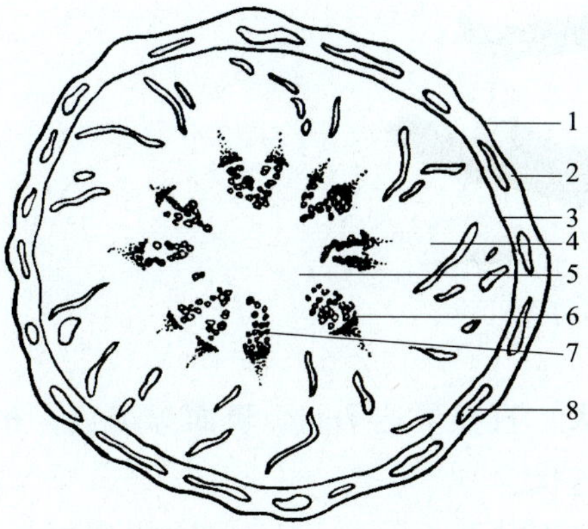

图 2-1-85　龙胆横切面简图

1. 外皮层；2. 皮层；3. 内皮层；4. 韧皮部；5. 髓；6. 形成层；7. 木质部；8. 裂隙

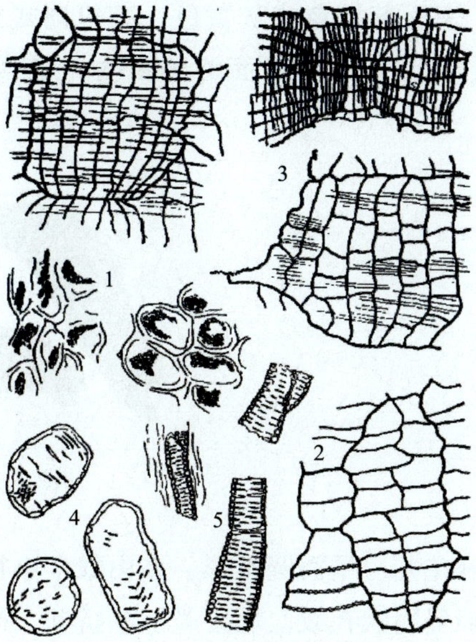

图 2-1-86　龙胆粉末图

1. 草酸钙针晶；2. 外皮层碎片；3. 内皮层碎片；4. 石细胞；5. 导管

【化学成分】主含裂环环烯醚萜苷类苦味成分，以龙胆苦苷（$C_{16}H_{20}O_9$）的含量最高。

【质量评价】

1. 经验鉴别　以条粗长、色黄或色黄棕、味极苦者为佳。

2. 浸出物　水溶性浸出物（热浸法），不得少于 36.0%。

3. 含量测定　照高效液相色谱法测定，龙胆含龙胆苦苷（$C_{16}H_{20}O_9$），药材不得少于 3.0%，饮片不得少于 2.0%；坚龙胆含龙胆苦苷（$C_{16}H_{20}O_9$）药材不得少于 1.5%；饮片不得少于 1.0%。

【功效】清热燥湿，泻肝胆火。

秦　艽

Gentianae Marophyllae Radix

【来源】本品为龙胆科植物秦艽 *Gentiana macrophylla* Pall.、麻花秦艽 *Gentiana straminea* Maxim.、粗茎秦艽 *Gentiana craSicaulis* Duthie ex Burk. 或小秦艽 *Gentiana dahurica* Fisch. 的干燥根。前三种按性状不同分别习称“秦艽”和“麻花艽”，后一种习称“小秦艽”。

【产地】秦艽主产于陕西、甘肃，以甘肃产量最大，质量最好；麻花艽产于甘肃、青海、四川、湖北等地；粗茎秦艽主产于青海、甘肃、四川、云南等地；小秦艽产于河北、内蒙古及陕西等地。

【采收加工】春、秋二季采挖，除去泥沙；秦艽和麻花艽晒软，堆置“发汗”至表面呈红黄色或灰黄色时，摊开晒干，或不经“发汗”直接晒干；小秦艽趁鲜时搓去黑皮，晒干。

【性状】**药材**　秦艽　呈**类圆柱形**，上粗下细，**扭曲不直**，长 10~30cm，直径 1~

3cm。**表面黄棕色**或灰黄色，**有纵向或扭曲的纵皱纹，顶端有残存茎基及纤维状叶鞘**。质硬而脆，易折断，**断面略显油性**，皮部黄色或棕黄色，木部黄色。气特异，味苦、微涩。（图 2-1-87）

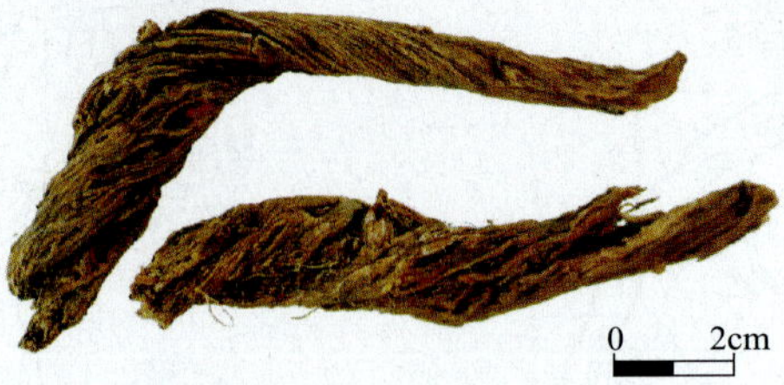

图 2-1-87　秦艽药材图

麻花艽　呈类圆锥形，**多由数个小根纠聚而膨大**，直径可达 7cm。**表面**棕褐色，粗糙，**有裂隙呈网状孔纹**。质松脆，易折断，断面多呈枯朽状。

小秦艽　呈类圆锥形或类圆柱形，长 8~15cm，**直径 0.2~1cm**。表面棕黄色。主根通常 1 个，残存的茎基有纤维状叶鞘，下部多分枝。断面黄白色。

饮片　本品呈类圆形的厚片。外表皮黄棕色、灰黄色或棕褐色，粗糙，有扭曲纵纹或网状孔纹。切面皮部黄色或棕黄色，木部黄色，有的中心呈枯朽状。气特异，味苦、微涩。

【化学成分】 含生物碱、龙胆苦苷、马钱苷酸等。

【质量评价】 以质实、色黄棕、气味浓厚者为佳。

【功效】 祛风湿，清湿热，止痹痛，退虚热。

白　前

Cynanchi Stauntonii Rhizoma et Radix

【来源】 本品为萝藦科植物柳叶白前 *Cynanchum stauntonii*（Decne.）Setltr. ex Lev1. 或芫花叶白前 *Cynanchum glaucescens*（Decne.）Hand. -Mazz. 的干燥根茎和根。

【产地】 主产于浙江、安徽、福建、江西、湖北、湖南等地。

【采收加工】 秋季采挖，洗净，晒干。

【性状】 **药材**　柳叶白前　**根茎呈细长圆柱形**，有分枝，稍弯曲，长 4~15cm，直径 1.5~4mm。**表面黄白色或黄棕色，节明显**，节间长 1.5~4.5cm，顶端有残茎。质脆，**断面中空**。**节处簇生纤细弯曲的根**，长可达 10cm，**直径不及** 1mm，有多次分枝呈毛须状，**常盘曲成团**。气微，味微甜。（图 2-1-88）

芫花叶白前　根茎较短小或略呈块状；表面灰绿色或灰黄色，节间长 1~2cm。质较硬。**根稍弯曲，直径约 1mm**，分枝少。

【化学成分】 含三萜皂苷等。

【质量评价】 以根茎粗壮、须根长、味浓者为佳。

【功效】 降气，消痰，止咳。

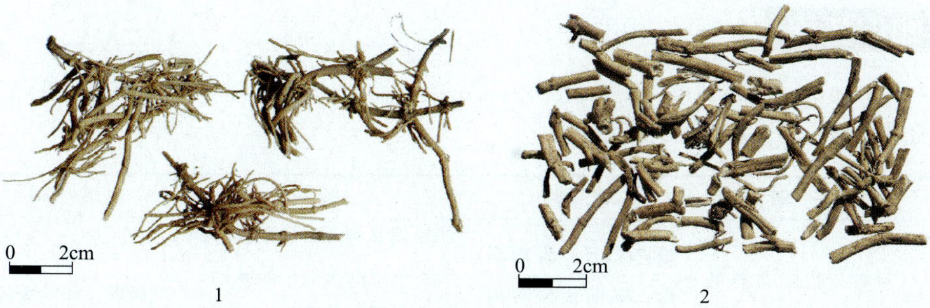

图 2-1-88 白前药材图

1. 个子药材；2. 白前饮片

白薇

Cynanchi Atrati Radix et Rhizoma

【来源】 本品为萝藦科植物白薇 *Cynanchum atratum* Bge. 或蔓生白薇 *Cynanchum versicolor* Bge. 的干燥根和根茎。

【产地】 白薇主产于安徽、湖北、辽宁等地。蔓生白薇产于河北、河南、山西、山东、安徽等地。

【产地】 春、秋二季采挖，洗净，干燥。

【性状】 **药材 根茎粗短，有结节**，多弯曲。上面有圆形的茎痕，**下面及两侧簇生多数细长的根，根**长 10~25cm，直径 0.1~0.2cm。**表面棕黄色**。质脆，易折断，**断面皮部黄白色，木部黄色**。气微，味微苦。(图 2-1-89)

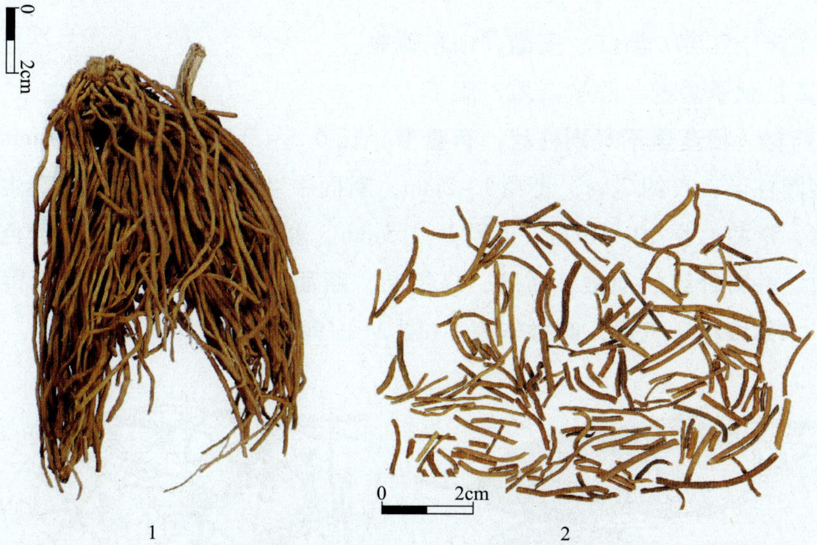

图 2-1-89 白薇药材图

1. 个子药材；2. 白薇饮片

【质量评价】 以根粗长、外皮色棕黄者为佳。

【功效】 清热凉血，利尿通淋，解毒疗疮。

知识拓展

白薇常见伪品的来源及性状鉴别

名称	来源	根茎	根	气味
龙须菜	百合科植物龙须菜的干燥根及根茎。	根茎粗长；表面粗糙，纵向伏生灰褐色膜质鳞片	须根细长弯曲，表面可见密生灰白色绒毛；质软韧，不易折断；横切面有放射状空隙	气微弱，味淡微苦
徐长卿	萝藦科植物徐长卿的根及根茎。	根茎呈不规则柱状	须根丛生，纤细较平直；断面皮部黄白色，中心有黄棕色小木心，有粉性；	具浓厚的丹皮香气，味辛，微有麻舌感。
白射干	鸢尾科植物白花射干的根及根茎	根茎呈不规则结节状；	须根细长弯曲；表面黄棕色，有时可见纤细的绒毛；横切面中心木心与外皮间为空隙或黄白色的皮层。	气微，味淡微苦
竹灵消	为萝藦科植物竹灵消的干燥根及根茎。	根茎呈不规则结节状；	须根丛生，细长圆柱形，多弯曲；	气微，味淡

徐长卿

Cynanchi Paniculati Radix et Rhizoma

【来源】本品为萝藦科植物徐长卿 *Cynanchum paniculatum*（Bge.）Kitag. 的干燥根和根茎。

【产地】主产于江苏、浙江、安徽、山东等地。

【采收加工】秋季采挖，除去杂质，阴干。

【性状】**药材　根茎呈不规则柱状，有盘节**，长 0.5~3.5cm，直径 2~4mm。有的顶端带有残茎，细圆柱形，长约 2cm，直径 1~2mm，断面中空；**根茎节处周围着生多数根。根呈细长圆柱形**，弯曲，长 10~16cm，直径 1~1.5mm。**表面**淡黄白色至淡棕黄色或棕色，具微细的纵皱纹，并**有纤细的须根**。质脆，易折断，**断面粉性，皮部类白色或黄白色，形成层环淡棕色，木部细小。气香，味微辛凉**。(图 2-1-90)

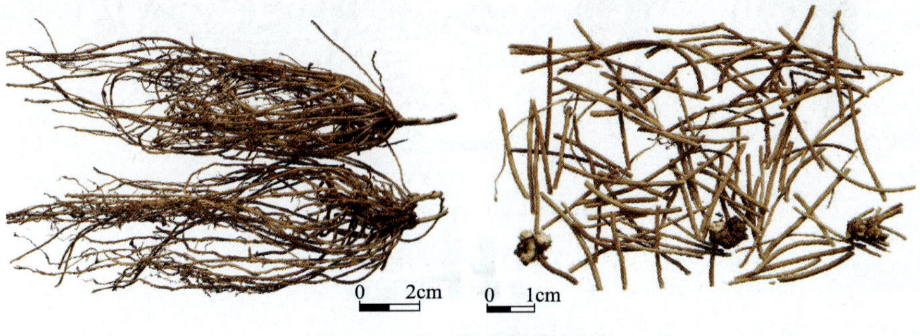

图 2-1-90　徐长卿药材图

【化学成分】含丹皮酚、黄酮苷、氨基酸、糖类、微量生物碱等。

【质量评价】以根多而长，香气浓者为佳。

【功效】祛风，化湿，止痛，止痒。

紫　草

Arnebiae dadix

【来源】本品为紫草科植物新疆紫草 *Arnebia euchroma*（Royle）Johnst. 或内蒙紫草 *Arnebia guttata* Bunge 的干燥根。

【产地】新疆紫草产于新疆等地，内蒙紫草产于内蒙古、甘肃等地。

【采收加工】春、秋二季采挖，除去泥沙，干燥。

【性状】**药材**　新疆紫草（软紫草）　呈不规则的长圆柱形，多扭曲，长 7~20cm，直径 1~2.5cm。**表面紫红色或紫褐色，皮部疏松，呈条形片状，常 10 余层重叠，易剥落。**顶端有的可见分歧的茎残基。**体轻，质松软，**易折断，**断面不整齐，木部较小，黄白色或黄色。**气特异，味微苦、涩。（图 2-1-91）

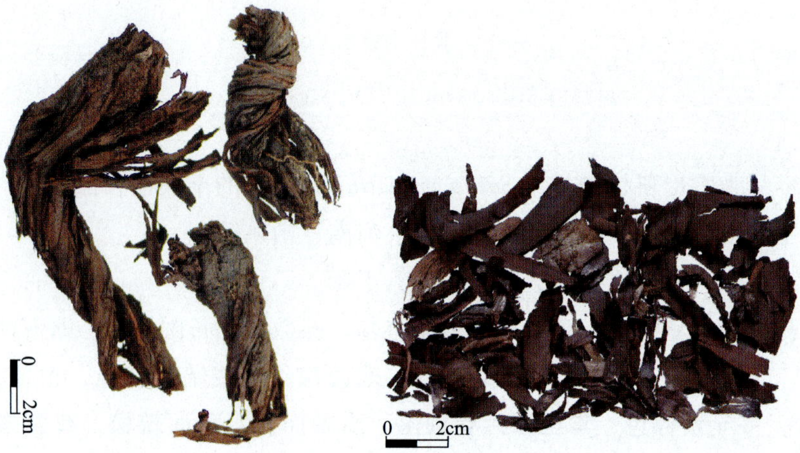

1　　2

图 2-1-91　紫草药材图

1. 个子药材；2. 紫草饮片

内蒙紫草　呈圆锥形或圆柱形，扭曲，长 6~20cm，直径 0.5~4cm。根头部略粗大，**顶端有**残茎 1 或多个，**被短硬毛**。表面紫红色或暗紫色，**皮部略薄，常数层相叠，**易剥离。质硬而脆，易折断，断面较整齐，**皮部紫红色，木部较小**，黄白色。气特异，味涩。

饮片　新疆紫草切片　为不规则的圆柱形切片或条形片状，直径 1~2.5cm。紫红色或紫褐色。皮部深紫色。圆柱形切片，木部较小，黄白色或黄色。

内蒙紫草切片　为不规则的圆柱形切片或条形片状，有的可见短硬毛，直径 0.5~4cm，质硬而脆。紫红色或紫褐色。皮部深紫色。圆柱形切片，木部较小，黄白色或黄色。

【化学成分】主含紫草素等萘醌色素类。

【质量评价】

1. 经验鉴别　以根条粗长、色紫、皮厚木心小者为佳。

2. 含量测定 用紫外-可见分光光度法测定，药材及饮片含羟基萘醌总色素以左旋紫草素（$C_{16}H_{16}O_5$）计，不得少于0.80%。

【功效】清热凉血，活血解毒，透疹消斑。

知识拓展

紫草与易混淆品硬紫草的简单鉴别

名称	来 源	产 地	表 面	断 面
紫草	紫草科植物新疆紫草或内蒙紫草的干燥根	新疆、内蒙等	表面皮部疏松，呈条形片状，常10余层或数层重叠，易剥落	**断面不整齐，木部较小，黄白色或黄色**
硬紫草	紫草科植物紫草的干燥根	东北、华北等地	表面皮部薄，易呈鳞片状剥落	断面皮部薄，深紫色，木部较大，灰黄色，具放射状纹理

丹 参

Salviae Miltiorrhizae Radix er Rhizoma

【来源】本品为唇形科植物丹参 *Salvia miltiorrhiza* Bge. 的干燥根和根茎。

【产地】主产于四川、安徽、江苏、陕西、河南、山东等地。

【采收加工】春、秋二季采挖，除去泥沙，干燥。

【性状】**药材** 根茎短粗，顶端有时残留茎基。根数条，长圆柱形，略弯曲，有的分枝并具须状细根，长10~20cm，直径0.3~1cm。**表面棕红色或暗棕红色**，粗糙，具纵皱纹。**老根外皮疏松**，多显紫棕色，**常呈鳞片状剥落**。质硬而脆，**断面疏松，有裂隙或略平整而致密，皮部棕红色，木部灰黄色或紫褐色，导管束黄白色，呈放射状排列**。气微，味微苦涩。

栽培品较粗壮，直径0.5~1.5cm。表面红棕色，具纵皱纹，外皮紧贴不易剥落。质坚实，断面较平整，略呈角质样。

饮片 本品呈类圆形或椭圆形的厚片。**外表皮棕红色或暗棕红色**，粗糙，具纵皱纹。**切面有裂隙或略平整而致密，有的呈角质样，皮部棕红色，木部灰黄色或紫褐色，有黄白色放射状纹理**。气微，味微苦涩。（图2-1-92）

【化学成分】①脂溶性菲醌色素类化合物，如丹参酮Ⅰ、丹参酮$Ⅱ_A$、丹参酮$Ⅱ_B$、隐丹参酮等。其中**隐丹参酮是抗菌的有效成分**。②水溶性酚酸类成分，如丹参酸甲（丹参素）、丹酚酸B等，具有治疗冠心病和抗氧化的作用。

【质量评价】

1. 经验鉴别 以条粗壮、色紫红者为佳。

2. 浸出物 水溶性浸出物（冷浸法）药材及饮片不得少于35.0%；醇溶性浸出物（热

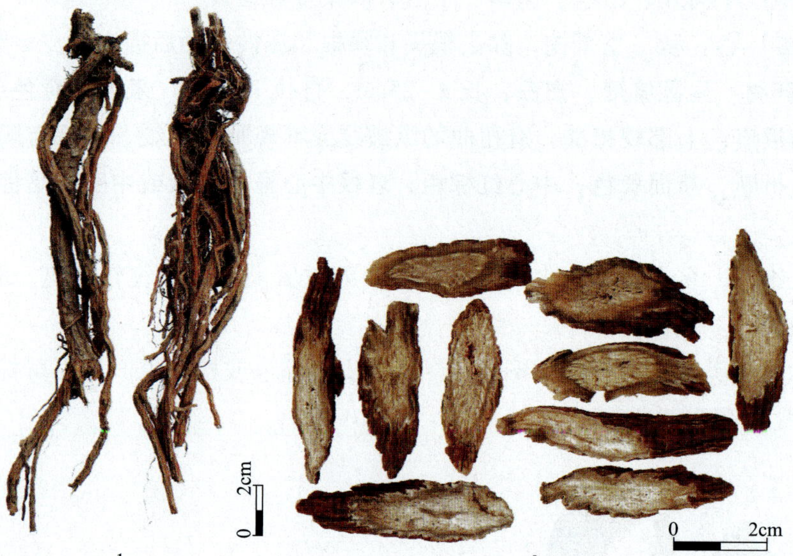

1　　2

图 2-1-92　丹参药材图

1. 个子药材；2. 丹参饮片

浸法，乙醇作溶剂），药材不得少于 15.0%，药材不得少于 11.0%

3. 含量测定　高效液相色谱法测定，按干燥品计算，本品含丹参酮Ⅱ$_A$（$C_{19}H_{18}O_3$）不得少于 0.20%，含丹酚酸 B（$C_{36}H_{30}O_{16}$）不得少于 3.0%。

【功效】活血祛瘀，通经止痛，清心除烦，凉血消痈。

知识拓展

丹参及其混淆品的简单鉴别

名称	来　源	形　状	表　面	断　面
丹参	唇形科植物丹参的干燥根和根茎	根茎短粗，根长圆柱形	表面棕红色或暗棕红色	断面疏松或略致密，导管束黄白色，呈放射状排列
南丹参	唇形科植物南丹参的根	圆柱形	表面灰红色	断面不平坦
甘西鼠尾	唇形科植物甘西鼠尾（甘肃丹参）的根。	圆锥形，上粗下细；根头部常由一至数个根茎合生，中下部呈辫子状；	表面暗棕红色，外皮常由部分脱落而显红褐色	质疏松而脆，断面不整齐，可见浅黄色维管束

黄　芩

Scutellariae dadix

【来源】本品为唇形科植物黄芩 *Scutellaria baicalensis* Georgi 的干燥根。

【产地】主产于河北、山西、河南、陕西、内蒙古等地。

【采收加工】春、秋二季采挖，除去根头和须根和泥沙，晒后撞去粗皮，晒干。

【性状】**药材　呈圆锥形，扭曲**，长 8~25cm，直径 1~3cm。**表面棕黄色或深黄色**，有稀疏的疣状细根痕，上部较粗糙，有扭曲的纵皱纹或不规则的网纹，下部有顺纹和细皱纹。质硬而脆，易折断，**断面黄色，中心红棕色；老根中心呈枯朽状或中空**，暗棕色或棕黑色。气微，味苦。

栽培品较细长，多有分枝。表面浅黄棕色，外皮紧贴，纵皱纹较细腻。断面黄色或浅黄色，略呈角质样。味微苦。

饮片　本品为类圆形或不规则形薄片。外表皮黄棕色或棕褐色。切面黄棕色或黄绿色，具放射状纹理。（图 2-1-93）

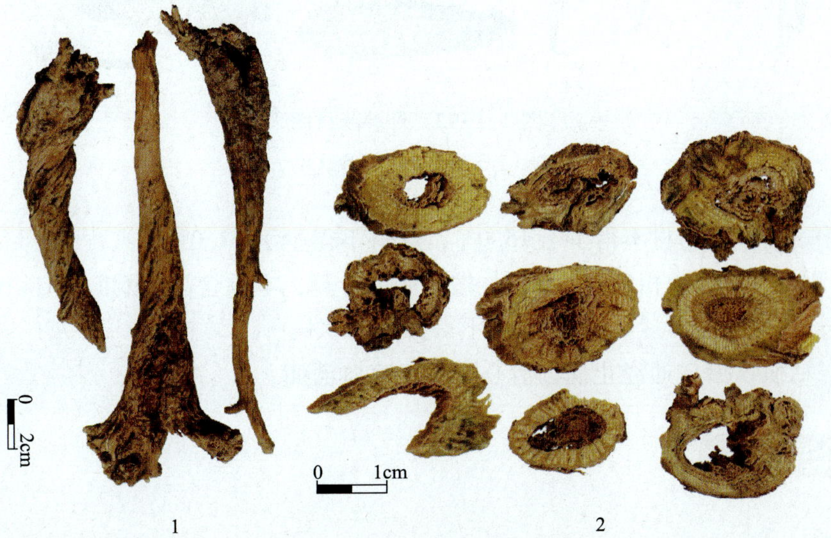

图 2-1-93　黄芩药材图

1. 个子药材；2. 黄芩饮片

【鉴别】本品粉末黄色。①**韧皮纤维**单个散在或数个成束，**梭形，壁厚**，孔沟细。②**石细胞**类圆形、类方形或长方形，**壁较厚或甚厚**。③木栓细胞棕黄色，多角形。④网纹导管多见。木纤维多碎断，有稀疏斜纹孔。⑤淀粉粒甚多，单粒类球形，脐点明显，复粒由 2~3 分粒组成。（图 2-1-94）

【化学成分】主含多种黄酮类衍生物，如黄芩苷、汉黄芩苷、黄芩素等。**黄酮类化合物是黄芩中的主要有效成分**。黄芩加工或贮藏方法不当，会使有效成分黄芩苷水解和氧化成绿色的醌类衍生物，质量随之降低。

【质量评价】

1. 经验鉴别　以体粗长、质坚实、色黄者为佳。

2. 浸出物　醇溶性浸出物（热浸法，用稀乙醇作溶剂），不得少于 40.0%。

3. 含量测定　用高效液相色谱法测定，按干燥品计算，药材含黄芩苷（$C_{21}H_{18}O_{11}$）不得少于 9.0%，饮片不得少于 8.0%。

【功效】清热燥湿，泻火解毒，止血，安胎。

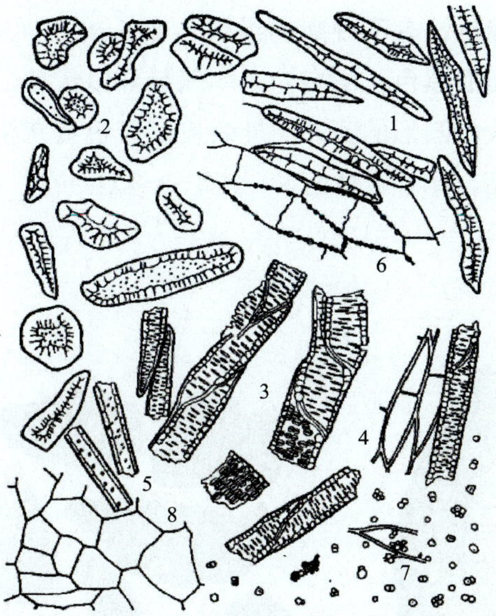

图 2-1-94 黄芩粉末图

1. 韧皮纤维；2. 石细胞；3. 导管；4. 纺锤形木薄壁细胞；5. 木纤维；
6. 韧皮薄壁细胞；7. 淀粉粒；8. 木栓细胞

知识拓展

黄芩及其混用品的简单鉴别

名称	来 源	形 状	表 面	断 面
黄芩	唇形科植物黄芩的干燥根	圆锥形，扭曲	表面棕黄色或深黄色，上部有扭曲的纵皱纹或不规则的网纹，下部有顺纹和细皱纹。	断面黄色，中心红棕色；老根中心呈枯朽状或中空
滇黄芩	唇形科植物滇黄的根	根略呈圆锥形或不规则条状，常有分枝	表面黄褐色或棕黄色，常有粗糙的栓皮；	断面显纤维性，鲜黄色或微带绿色
粘毛黄芩	唇形科植物粘毛黄芩的根	根呈细长圆锥形或圆柱形	表面与黄芩相似	断面很少中空或枯朽。组织中无石细胞或偶见。
甘肃黄芩	唇形科植物甘肃黄芩的根茎及根	其根茎细瘦，多分枝		断面中央大多有髓

玄 参

Scrophulariae Radix

【来源】本品为玄参科植物玄参 *Scrophularia ningpoensis* Hemsl. 的干燥根。

【产地】主产于浙江省。四川、湖北、江苏亦产。

【采收加工】冬季茎叶枯萎时采挖，除去根茎、幼芽、须根及泥沙，晒或烘至半干，堆放 3~6 天，反复数次至干燥。

【性状】**药材** **呈类圆柱形，中间略粗或上粗下细**，有的微弯曲，长6~20cm，直径1~3cm。**表面灰黄色或灰褐色，有不规则的纵沟**、横长皮孔样突起和稀疏的横裂纹和须根痕。质坚实，不易折断，**断面黑色**，微有光泽。**气特异似焦糖，味甘、微苦。**

饮片 本品呈类圆形或椭圆形的薄片。外表皮灰黄色或灰褐色。切面黑色，微有光泽，有的具裂隙。气特异似焦糖，味甘、微苦。（图2-1-95）

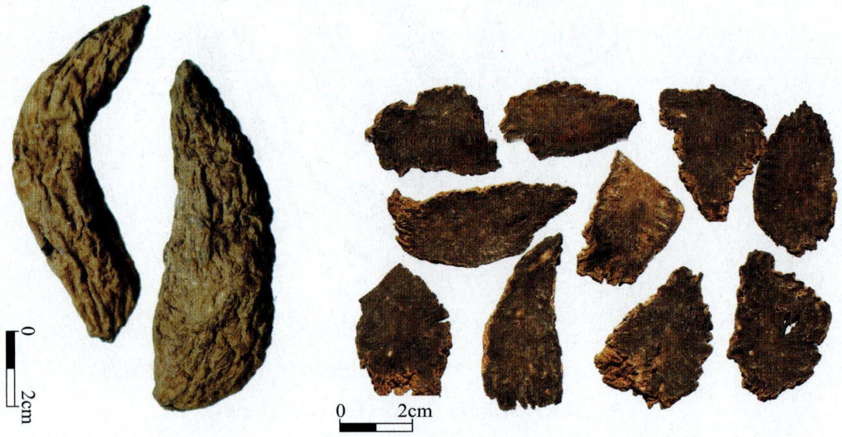

图2-1-95 玄参药材图

1. 个子药材；2. 玄参饮片

【化学成分】主含环烯醚萜苷类成分哈巴苷、哈巴俄苷等。

【质量评价】

1. 经验鉴别 以条肥、皮细、质坚、无芦、内部色黑者为佳。

2. 浸出物 水溶性浸出物（热浸法）不得少于60.0%。

3. 含量测定 按干燥品计算，含哈巴苷（$C_{15}H_{24}O_{10}$）和哈巴俄苷（$C_{24}H_{30}O_{11}$）的总量不得少于0.45%。

【功效】清热凉血，滋阴降火，解毒散结。

知识链接

环烯醚萜苷类成分

环烯醚萜苷类成分是由单萜化合物环烯醚萜类及裂环烯醚萜类与糖结合而成的苷类，主要分布于鹿蹄草科、龙胆科、玄参科、茜草科、唇形科等植物中，具多种生物活性，如地黄中的梓醇具降血糖、利尿、缓泻等作用，栀子中的栀子苷能促进胆汁分泌而用于治疗黄疸性肝炎，龙胆中的龙胆苦苷具利胆、抗炎、促进胃液分泌及抗真菌等活性，可用于治疗黄疸等。环烯醚萜苷的苷键极易被酸或酶水解，生成的苷元很不稳定，易发生聚合反应，产生不同颜色的变化或沉淀。玄参、地黄等炮制加工变黑，均与此有关。

扫码"学一学"

地　黄

Rehmanniae Radix

【来源】本品为玄参科植物地黄 *Rehmannia glutinosa* Libosch. 的新鲜或干燥块根。

【产地】主产河南温县、博爱、武陟等县。

【采收加工】秋季采挖，除去芦头、须根及泥沙，鲜用；或将地黄缓缓烘焙至约八成干。

前者习称"鲜地黄"，后者习称"生地黄"。

【性状】**药材**　鲜地黄　呈纺锤形或条状，长 8~24cm，直径 2~9cm。外皮薄，**表面浅红黄色**，具弯曲的纵皱纹、芽痕、横长皮孔样突起及不规则疤痕。**肉质**，易断，**断面皮部淡黄白色，可见橘红色油点**，木部黄白色，导管呈放射状排列。气微，味微甜、微苦。

生地黄　**多呈不规则的团块状**或长圆形，中间膨大，两端稍细，有的细小，长条状，稍扁而扭曲，长 6~12cm，直径 2~6cm。**表面棕黑色或棕灰色，极皱缩**，具不规则的横曲纹。体重，**质较软而韧，不易折断，断面棕黑色或乌黑色，有光泽，具黏性。气微，味微甜。**

饮片　本品呈类圆形或不规则的厚片。外表皮棕黑色或棕灰色，极皱缩，具不规则的横曲纹。**切面棕黑色或乌黑色，有光泽，具黏性**。气微，味微甜。（图 2-1-96）

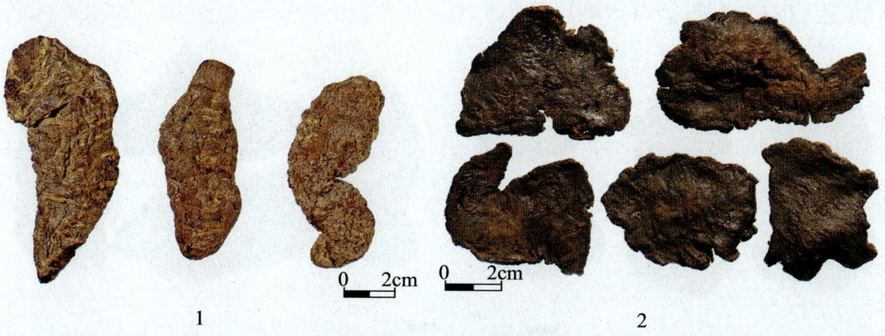

图 2-1-96　地黄药材图

1. 个子药材；2. 地黄饮片

【鉴别】生地黄粉末深棕色。①木栓细胞淡棕色。②薄壁细胞类圆形，内含类圆形核状物。③**分泌细胞**形状与一般薄壁细胞相似，**内含橙黄色或橙红色油滴状物**。④具缘纹孔导管和网纹导管直径约至 92μm。此外，在薄壁细胞中，有时可见细小草酸钙方晶。（图 2-1-97）

【化学成分】含梓醇、二氢梓醇、毛蕊花糖苷、多种糖类、氨基酸等。

【质量评价】

1. 经验鉴别　鲜地黄以根粗壮、色红黄者为佳。生地黄以块大、体重、断面色乌黑者为佳。

2. 浸出物　水溶性浸出物（冷浸法），不得少于 65.0%。

3. 含量测定　用高效液相色谱法测定，生地黄按干燥品计算，含梓醇（$C_{15}H_{22}O_{10}$）不得

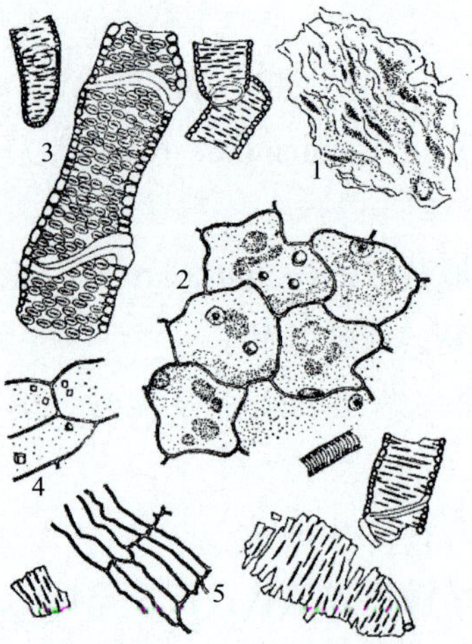

图 2-1-97　生地黄粉末图

1. 薄壁组织碎片；2. 分泌细胞；3. 导管；4. 草酸钙方晶；5. 木栓细胞

少于 0. 20%，含毛蕊花糖苷（$C_{29}H_{36}O_{15}$）不得少于 0. 020%。

【功效】鲜地黄：清热生津，凉血，止血。生地黄：清热凉血，养阴生津。

附药：熟地黄

本品为生地黄经酒炖或蒸制而得的炮制加工品。为不规则的块片、碎块，大小、厚薄不一。**表面乌黑色，有光泽，黏性大。**质柔软而带韧性，不易折断，**断面乌黑色**，有光泽。气微，**味甜**。老药工对熟地黄的特征形象的描述为**"色黑如漆，味甘如饴"**。具有补血滋阴，益精填髓之功效。(图 2-1-98)

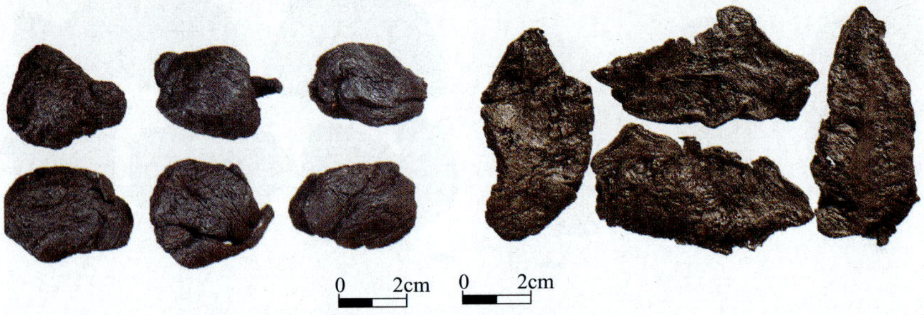

图 2-1-98　熟地黄药材图

胡黄连

Picrorhiza Rhizoma

【来源】本品为玄参科植物胡黄连 *Picrorhiza scrophulariiflora* Pennell 的干燥根茎。

【产地】主产于西藏。

【采收加工】秋季采挖，除去须根和泥沙，晒干。

【性状】**药材　呈圆柱形，**略弯曲，偶有分枝，长 3~12cm，直径 0. 3~1cm。**表面**灰棕色至暗棕色，粗糙；**有较密的环状节，**具稍隆起的芽痕或根痕，上端密被暗棕色鳞片状的叶柄残基。体轻，质硬而脆，易折断，**断面略平坦，淡棕色至暗棕色，木部有 4~10 个类白色点状维管束排列成环。**气微，**味极苦。**

饮片　本品呈不规则的圆形薄片。外表皮灰棕色至暗棕色。切面灰黑色或棕黑色，木部有 4~10 个类白色点状维管束排列成环，气微，味极苦。(图 2-1-99)

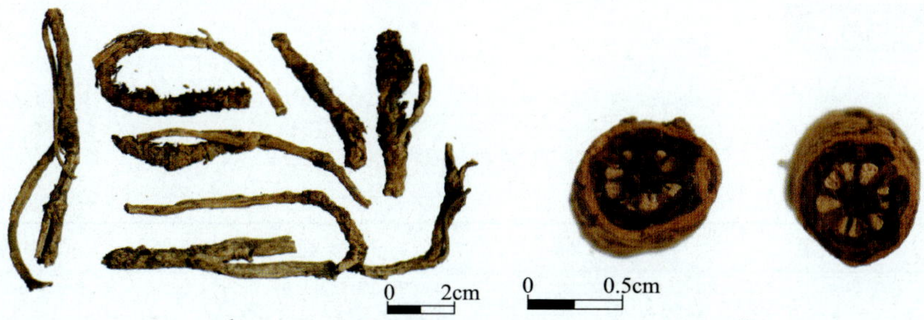

图 2-1-99　胡黄连药材图

1. 个子药材；2. 胡黄连饮片

【化学成分】含环烯醚萜苷类和游离有机酸类成分。

【质量评价】以条粗、体轻、质脆、苦味浓者为佳。

【功效】退虚热，除疳热，清湿热。

巴戟天

Morindae Officinalis Radix

【来源】本品为茜草科植物巴戟天 *Morinda offinalis* How 的干燥根。

【产地】主产于广东、广西等地。

【采收加工】全年均可采挖，洗净，除去须根，晒至六七成干，轻轻捶扁，晒干。

【性状】**药材**　本品呈**扁圆柱形**，略弯曲，长短不等，直径 0.5~2cm。**表面**灰黄色或暗灰色，具纵纹和横裂纹，**有的皮部横向断离露出木部；质韧，断面皮部厚，紫色或淡紫色，易与木部剥离**；木部坚硬，黄棕色或黄白色，直径 1~5mm。气微，**味甘而微涩**。

饮片　巴戟肉　本品呈扁圆柱形短段或不规则块。表面灰黄色或暗灰色，具纵纹和横裂纹。切面皮部厚，紫色或淡紫色，中空。气微，味甘而微涩。(图 2-1-100)

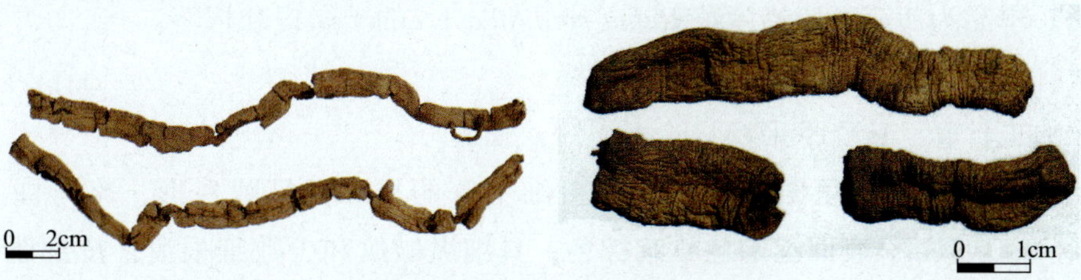

图 2-1-100　巴戟天药材图

【化学成分】含蒽醌类化合物、三萜类、糖类、环烯醚萜苷类等。

【质量评价】

1. 经验鉴别　以根条粗壮、呈连珠状、断面肉厚、色紫、木心小者为佳。

2. 浸出物　水溶性浸出物（冷浸法）不得少于 50.0%。

3. 含量测定 本品按干燥品计算，含耐斯糖（$C_{24}H_{42}O_{21}$）不得少于2.0%。

【功效】补肾阳，强筋骨，祛风湿。

知识拓展

巴戟天及其伪品的简单鉴别

名称	来源	形状	断面	气味
巴戟天	茜草科植物巴戟天的干燥根	扁圆柱形，有的皮部横向断离露出木部，形似连珠状	**断面皮部厚**，木部直径1~5mm（心细肉厚）	气微，味甘而微涩
建巴戟	茜草科植物羊角藤的根。	呈圆柱形，无"连柱状"之特征，	断面木部约占60%（心粗肉薄）	气无，味微甜
香巴戟	木兰科植物铁箍散的藤茎和根	细长圆柱形，表面常有环裂纹，环裂深者露出木心，形似连珠状	断面皮部粉性，木部占50%~80%（心粗肉薄）	气香，味微苦辛，嚼之发黏（组织中含有黏液质块）
假巴戟	茜草科植物假巴戟的根	细长圆柱形，略扁，表面横裂纹较明显	断面木心大，约占80%（心粗肉薄）	味微甜
恩施巴戟	茜草科植物四川虎刺的根	呈圆柱形，皮部肉厚；皮部呈间断膨大而后收缩，**自然生长成"连珠状"**	断面皮部厚	气微

茜 草

Rubiae Radix et Rhizoma

【来源】本品为茜草科植物茜草 *Rubia cordifolia* L. 的干燥根和根茎。

【产地】主产于陕西、河南等地。

【采收加工】春、秋二季采挖，除去泥沙，干燥。

【性状】**药材** **根茎呈结节状**，丛生粗细不等的根。**根**呈圆柱形，略弯曲，长10~25cm，直径0.2~1cm；**表面红棕色或暗棕色**，具细纵皱纹和少数细根痕；**皮部脱落处呈黄红色**。质脆，易折断，**断面**平坦，**皮部狭，紫红色；木部宽广，浅黄红色，导管孔多数**。气微，味微苦，久嚼刺舌。

饮片 本品呈不规则的厚片或段。根呈圆柱形，外表皮红棕色或暗棕色，具细纵纹；皮部脱落处呈黄红色。切面皮部狭，紫红色，木部宽广，浅黄红色，导管孔多数。气微，味微苦，久嚼刺舌。（图2-1-101）

【鉴别】取本品粉末0.2g，加乙醚5ml，振摇数分钟，滤过，滤液加氢氧化钠试液1ml，

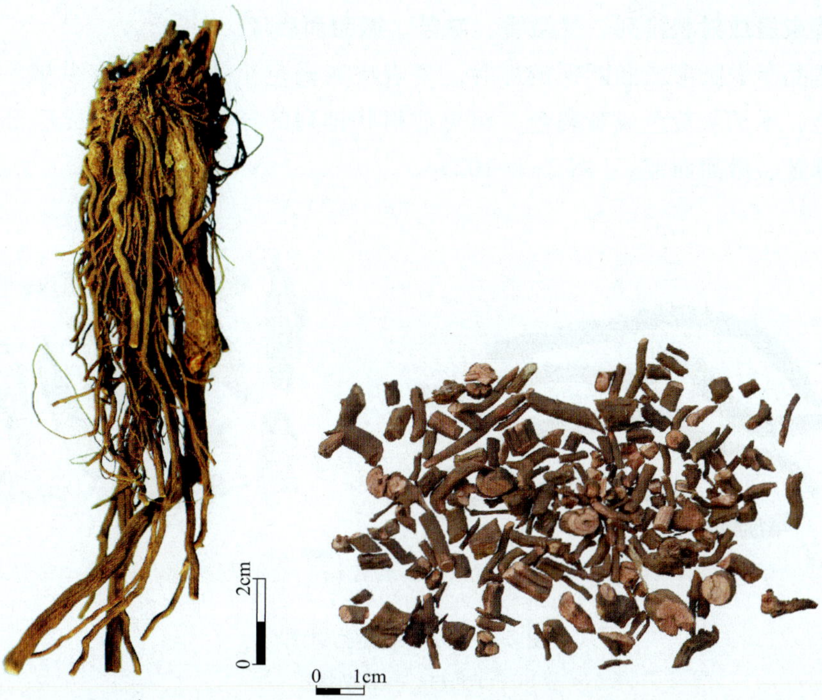

1　　2

图 2-1-101　茜草药材图

1. 个子药材；2. 茜草饮片

振摇，静置使分层，水层显红色；醚层无色，置紫外光灯（365nm）下观察，显天蓝色荧光。

【化学成分】 主含羟基茜草素、大叶茜草素等蒽醌类衍生物。

【质量评价】

1. 经验鉴别　以根条粗长、表面红棕、断面橙红、无茎基、细须根少者为佳。

2. 浸出物　醇溶性浸出物（热浸法，乙醇作溶剂）不得少于 9.0%。

3. 含量测定　用高效液相色谱法测定。药材按干燥品计算，含大叶茜草素（$C_{17}H_{15}O_4$）不得少于 0.40%，羟基茜草素（$C_{14}H_8O_5$）不得少于 0.10%；茜草饮片含大叶茜草素（$C_{17}H_{15}O_4$）不得少于 0.20%，羟基茜草素（$C_{14}H_8O_5$）不得少于 0.08%。

【功效】 凉血，祛瘀，止血，通经。

续　断

Dipsaci Radix

【来源】 本品为川续断科植物川续断 *Dipsacus asper* Wall. Ex Henry 的干燥根。

【产地】 主产于湖北、四川等地。

【采收加工】 秋季采挖，除去根头和须根，用微火烘至半干，堆置“发汗”至内部变绿色时，再烘干。

【性状】 **药材**　呈圆柱形，略扁，有的微弯曲，长 5~15cm，直径 0.5~2cm。**表面灰褐色或黄褐色，有稍扭曲或明显扭曲的纵皱及沟纹**，可见横列的皮孔样斑痕和少数须根痕。

质软，久置后变硬，易折断，**断面不平坦，皮部墨绿色或棕色，外缘褐色或淡褐色，木部黄褐色，导管束呈放射状排列**。气微香，**味苦、微甜而后涩**。

饮片 本品呈类圆形或椭圆形的厚片。外表皮灰褐色至黄褐色，有纵皱。切面皮部墨绿色或棕褐色，木部灰黄色或黄褐色，可见放射状排列的导管束纹，形成层部位多有深色环。气微，味苦、微甜而涩。（图 2-1-102）

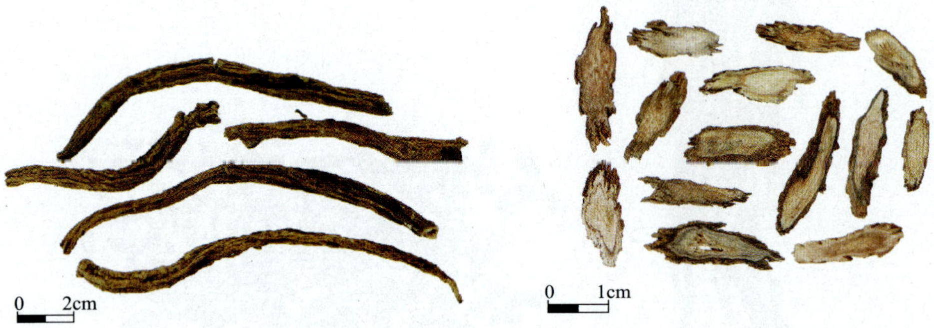

1 2

图 2-1-102 续断药材图

1. 个子药材；2. 续断饮片

【质量评价】以根粗、质软、断面绿褐色者为佳。

【功效】补肝肾，强筋骨，续折伤，止崩漏。

天花粉

Trichosanthis Radix

【来源】本品为葫芦科植物栝楼 *Trichosanthes kirilowii* Maxim. 或双边栝楼 *Trichosanthes rosthornii* Harllls 的干燥根。

【产地】栝楼主产于山东、河南等地，双边栝楼主产于四川等地。

【采收加工】秋、冬二季采挖，洗净，除去外皮，切段或纵剖成瓣，干燥。

【性状】**药材** 呈不规则圆柱形、纺锤形或瓣块状，长 8~16cm，直径 1.5~5.5cm。**表面黄白色或淡棕黄色**，有纵皱纹、细根痕及略凹陷的横长皮孔，有的有黄棕色外皮残留。质坚实，**断面白色或淡黄色，富粉性，横切面可见黄色木质部略呈放射状排列，纵切面可见黄色条纹状木质部。气微，味微苦。**

饮片 本品呈类圆形、半圆形或不规则形的厚片。外表皮黄白色或淡棕黄色。切面可见黄色木质部小孔，略呈放射状排列。气微，味微苦。（图 2-1-103）

【化学成分】含淀粉粒、皂苷、天花粉蛋白及多种氨基酸。天花粉蛋白制成针剂，用于终止 12-16 周妊娠，亦可用于治疗恶性葡萄胎和绒癌。

【质量评价】

1. 经验鉴别 以块大、色白、粉性足者为佳。

2. 浸出物 水溶性浸出物（冷浸法）药材不得少于 15.0%，饮片不得少于 12. 0%。

【功效】清热泻火，生津止渴，消肿排脓。

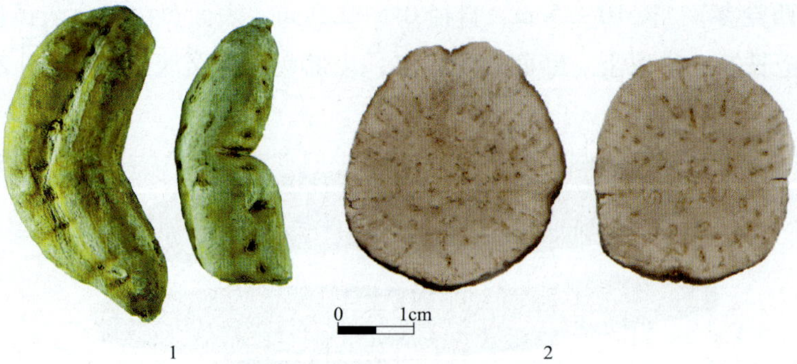

图 2-1-103　天花粉药材图

1. 个子药材；2. 天花粉饮片

党　参

Codonopsis Dadix

【来源】 本品为桔梗科植物党参 *Codonopsis pilosula*（Franch.）Nannf.、素花党参 *Codonopsis pilosula* Nannf. var. modesta（Nannf.）L. T. Shen 或川党参 *Codonopsis tangshen* Oliv. 的干燥根。前种栽培品习称“潞党参”，后两种分别习称“西党参”和“条党参”。

【产地】 主产于山西、甘肃、四川等地。

【采收加工】 秋季采挖，除去地上部分及须根，洗净泥土，晒至半干，反复揉搓3~4次，晒制七八成干时，捆成小把，晒干。

【性状】 **药材　党参（潞党参）** 呈长圆柱形，稍弯曲，长 10~35cm，直径 0.4~2cm。表面黄棕色至灰棕色，**根头部有多数疣状突起的茎痕及芽，习称“狮子盘头”，每个茎痕的顶端呈凹下的圆点状；根头下有致密的环状横纹，向下渐稀疏，有的达全长的一半，**栽培品环状横纹少或无；全体有纵皱纹和散在的横长皮孔样突起，**支根断落处常有黑褐色胶状物。**质稍硬或略带韧性，**断面稍平坦，有裂隙或放射状纹理，皮部淡黄白色至淡棕色，木部淡黄色。有特殊香气，味微甜。**（图 2-1-104）

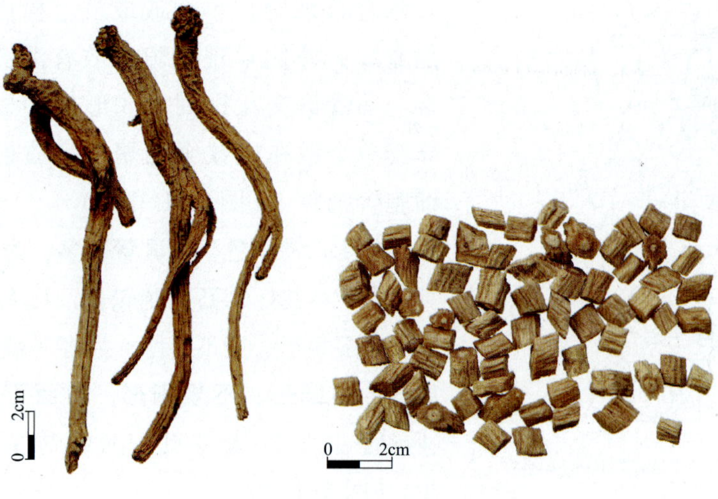

图 2-1-104　党参药材图

1. 个子药材；2. 党参饮片

素花党参（西党参） 长10~35cm，直径0.5~2.5cm。表面黄白色至灰黄色，**根头下致密的环状横纹常达全长的一半以上。断面裂隙较多**，皮部灰白色至淡棕色。（图2-1-105）

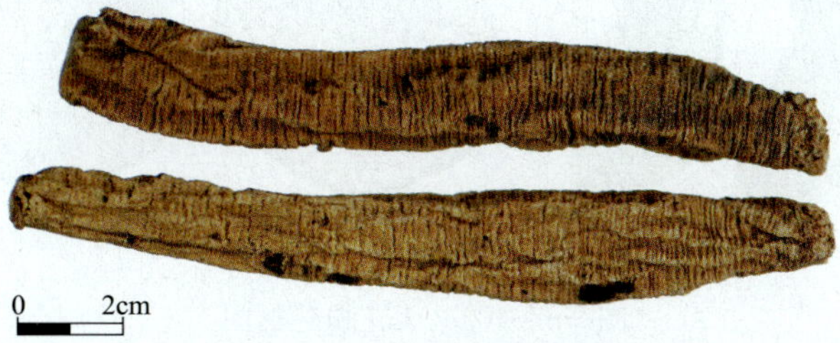

图2-1-105　素花党参药材图

川党参（条党参） 长10~45cm，直径0.5~2cm。表面灰黄色至黄棕色，有明显不规则的纵沟。**质较软而结实，断面裂隙较少**，皮部黄白色。（图2-1-106）

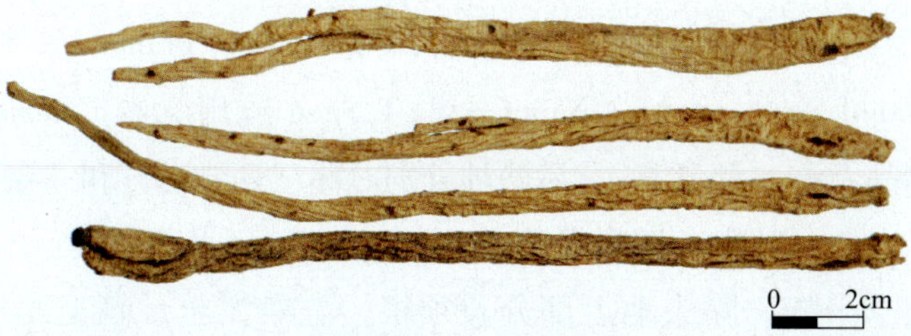

图2-1-106　川党参药材图

饮片　本品呈类圆形的厚片。外表皮灰黄色至黄棕色，有时可见根头部有多数疣状突起的茎痕和芽。切面皮部淡黄色至淡棕色，木部淡黄色，有裂隙或放射状纹理。有特殊香气，味微甜。

【鉴别】横切面：①木栓细胞数列至10数列，外侧有石细胞，单个或成群。栓内层窄。②韧皮部宽广，外侧常现裂隙，散有淡黄色乳管群，并常与筛管群交互排列。③形成层成环。④木质部导管单个散在或数个相聚，呈放射状排列。薄壁细胞含菊糖。（图2-1-107）

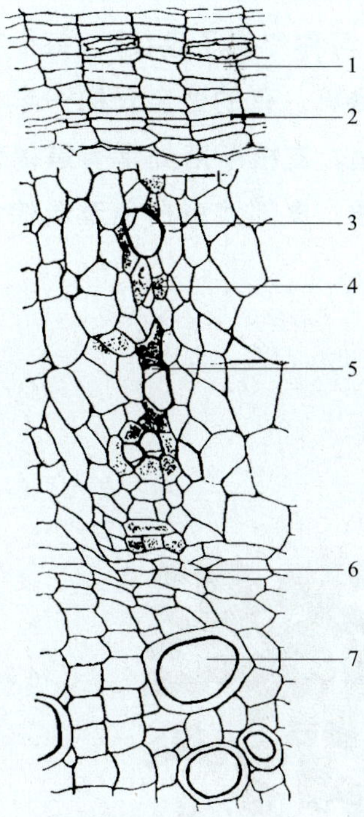

图2-1-107　党参横切面详图

1. 木栓层；2. 木栓形成层；3. 筛管；4. 乳管；5. 伴胞；6. 形成层；7. 导管

粉末：淡黄色。①**乳管甚多**，为有节乳管，含淡黄色颗粒状物。②**石细胞较多**，几无色，呈方形、长方形或多角形，壁不甚厚，大多一端尖突。③**菊糖呈扇形、类圆形、不规则形，表面可见放射状线纹**。④导管主为具缘纹孔、网纹导管。⑤淀粉粒稀少。（图2-1-108）

【化学成分】含菊糖、皂苷、果糖、微量生物碱、多种氨基酸及微量元素。

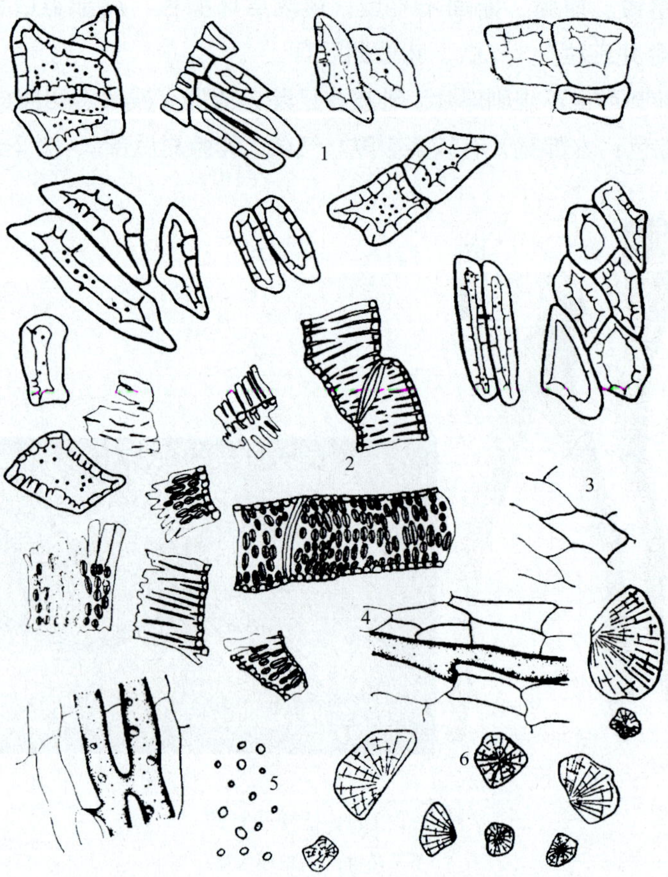

图 2-1-108　党参粉末图

1. 石细胞；2. 导管；3. 木栓细胞；4. 乳管；5. 淀粉粒；6. 菊糖

【质量评价】

1. 经验鉴别　以根条粗、皮松肉紧、狮子盘头较大、横纹多、气香味甜、嚼之无渣者为佳。

2. 浸出物　醇溶性浸出物（热浸法，用45%乙醇作溶剂）不得少于55.0%。

【功效】健脾益肺，养血生津。

桔　梗

Platycodonis Radix

【来源】本品为桔梗科植物桔梗 *Platycodon grandiflorum*（Jacq.）A. Dc. 的干燥根。

【产地】全国大部分地区均产。东北、华北产量大，称“北桔梗”；华东质量优，称“南桔梗”。

【采收加工】春、秋二季采挖，洗净，除去须根，趁鲜剥去外皮或不去外皮，干燥。

【性状】**药材**　呈圆柱形或略呈纺锤形，下部渐细，有的有分枝，略扭曲，长7~20cm，直径0.7~2cm。**表面**白色或淡黄白色，不去外皮者表面黄棕色至灰棕色，**具纵扭**

皱沟，并有横长的皮孔样斑痕及支根痕，上部有横纹。**有的顶端有较短的根茎或不明显，其上有数个半月形茎痕**。质脆，**断面不平坦，形成层环棕色，皮部类白色，有裂隙，木部淡黄白色，习称“金井玉栏”**。气微，味微甜后苦。

饮片 本品呈椭圆形或不规则厚片。外皮多已除去或偶有残留。切面皮部类白色，较窄；形成层环纹明显，棕色；木部宽，有较多裂隙。气微，味微甜后苦。（图 2-1-109）

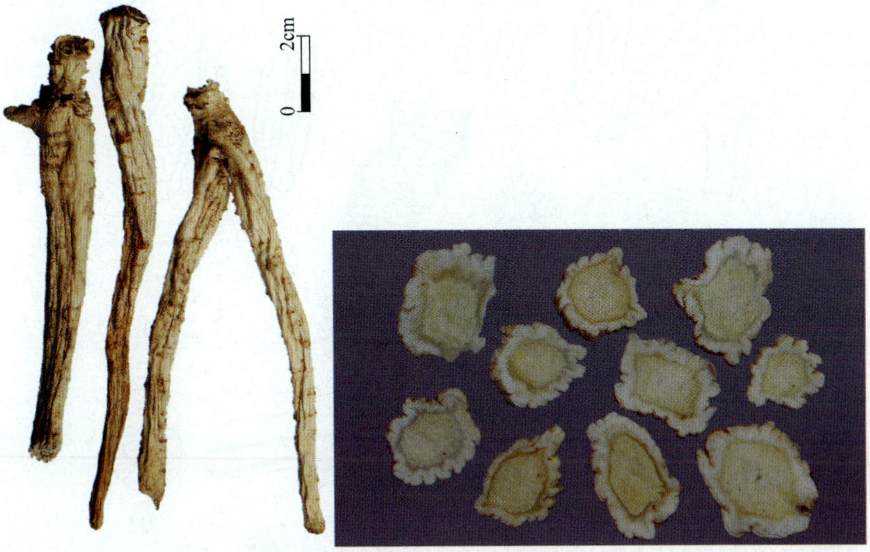

图 2-1-109　桔梗药材图

1. 个子药材；2. 桔梗饮片

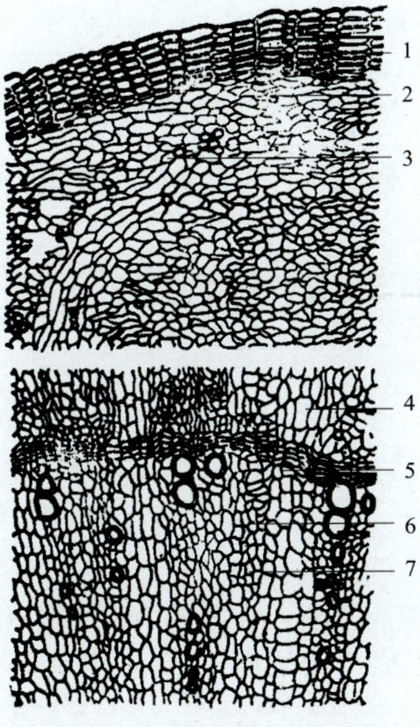

图 2-1-110　桔梗横切面详图

1. 木栓层；2. 皮层；3. 乳管群；4. 韧皮部；5. 形成层；6. 导管；7. 木质部射线

【鉴别】（1）横切面：木栓细胞有时残存，不去外皮者有木栓层，细胞中含草酸钙小棱晶。栓内层窄。韧皮部乳管群散在，乳管壁略厚，内含微细颗粒状黄棕色物。形成层成环。木质部导管单个散在或数个相聚，呈放射状排列。薄壁细胞含菊糖。（图 2-1-110）

（2）取本品，切片，用稀甘油装片，置显微镜下观察，可见扇形或类圆形的菊糖结晶。

（3）泡沫试验：取粉末 0. 5g，加水 10ml，于水浴中加热 10 分钟，放冷，取上清液，置带塞试管中，用力振摇，产生持久性泡沫。（检查皂苷）

【化学成分】含多种皂苷类成分、甾醇类、菊糖及多种氨基酸等。

【质量评价】

1. 经验鉴别 以根粗长均匀、色白、质坚实、白肉黄心、味苦者为佳。

2. 浸出物 醇溶性浸出物（热浸法，用乙醇作

溶剂）不得少于 17.0%。

3. 含量测定　照高效液相色谱法测定，按干燥品计算，含桔梗皂苷 D（$C_{57}H_{92}O_{28}$）不得少于 0.10%。

【功效】宣肺，利咽，祛痰，排脓。

知识拓展

桔梗及其伪品霞草的鉴别

名称	来源	断面	气味	显微特征
桔梗	桔梗科植物桔梗的干燥根	形成层环棕色，皮部类白色，木部淡黄白色，习称“金井玉栏”。	气微，味微甜后苦。	菊糖、乳管
霞草	石竹科植物霞草（丝石竹）的根	断面可见 3~4 轮同心性环纹（异形维管束）	气微，味苦而辣涩，有麻舌感	草酸钙簇晶及砂晶（不含菊糖）

南沙参

Adenophorae Radix

【来源】本品为桔梗科植物轮叶沙参 *Adenophora tetraphylla*（Thunb.）Fisch. 或沙参 *Adenophora stricta* Miq. 的干燥根。

【产地】主产于安徽、江苏、浙江等地。

【采收加工】春、秋二季采挖，除去须根，洗后趁鲜刮去粗皮，洗净，干燥。

【性状】呈圆锥形或圆柱形，略弯曲，长 7~27cm，直径 0.8~3cm。**表面黄白色或淡棕黄色，凹陷处常有残留粗皮，上部多有深陷横纹，呈断续的环状**，下部有纵纹和纵沟。顶端具 1 或 2 个根茎。**体轻，质松泡，易折断，断面不平坦，黄白色，多裂隙**。气微，味微甘。（图 2-1-111）

【化学成分】含皂苷、香豆素等。

【质量评价】以根粗长、无粗皮、淡黄白色者为佳。

【功效】养阴清肺，益胃生津，化痰，益气。

木　香

Aucklandiae Radix

【来源】本品为菊科植物木香 *Aucklandia lappa* Decne. 的干燥根。

【产地】主产于云南。

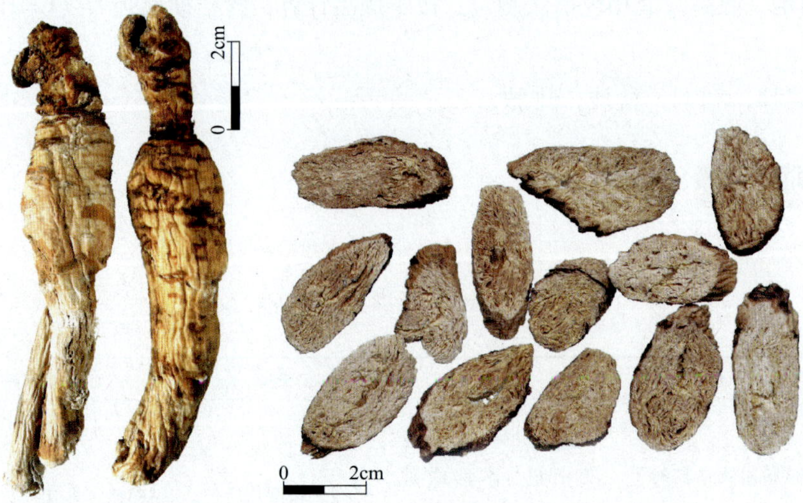

图 2-1-111　南沙参药材图

1. 个子药材；2. 药材饮片

【采收加工】 秋、冬二季采挖，除去泥沙和须根，切段，大的再纵剖成瓣，干燥后撞去粗皮。

【性状】 **药材**　呈圆柱形或半圆柱形，长5~10cm，直径0.5~5cm。**表面黄棕色至灰褐色**，有明显的皱纹、纵沟及侧根痕。**质坚，不易折断，断面灰褐色至暗褐色，周边灰黄色或浅棕黄色，形成层环棕色，有放射状纹理及散在的褐色点状油室。气香特异**，味微苦。

饮片　本品呈类圆形或不规则的厚片。外表皮黄棕色至灰褐色，有纵皱纹。切面棕黄色至棕褐色，中部有明显菊花心状的放射纹理，形成层环棕色，褐色油点（油室）散在。气香特异，味微苦。（图 2-1-112）

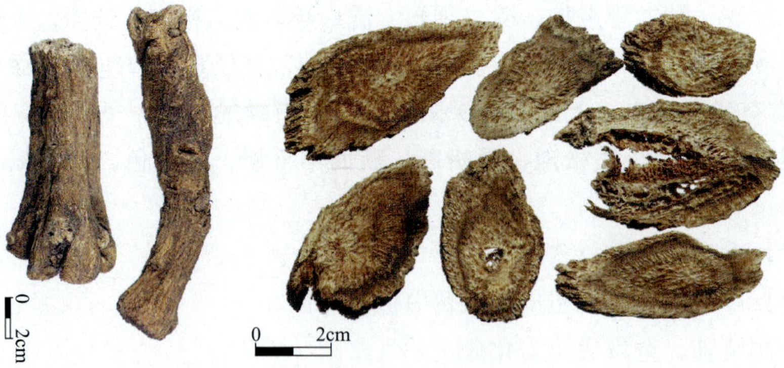

图 2-1-112　木香药材图

1. 个子药材；2. 木香饮片

【鉴别】 本品粉末黄绿色。①**菊糖**多见，表面现放射状纹理。②木纤维多成束，长梭形，纹孔口横裂缝状、十字状或人字状。③网纹导管多见，也有具缘纹孔导管，直径30~90μm。④**油室**碎片有时可见，内含黄色或棕色分泌物。（图 2-1-113）

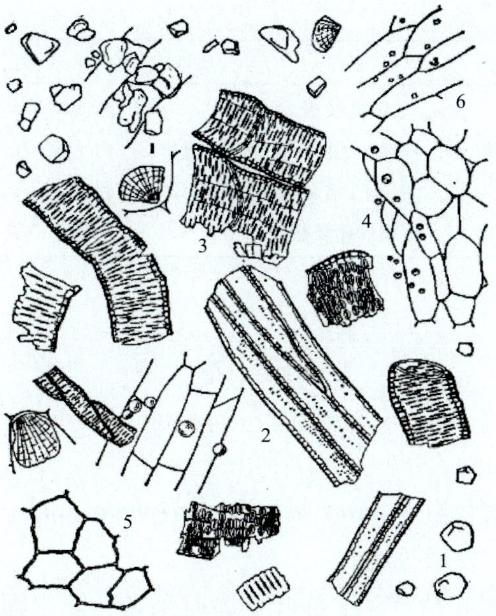

图 2-1-113 木香粉末图

1. 菊糖；2. 木纤维；3. 导管；4. 油室碎片；5. 木栓细胞；6. 薄壁组织

【化学成分】挥发油、菊糖、生物碱等。

【质量评价】

1. 经验鉴别 以质坚实、色黄棕、香气浓者为佳。

2. 浸出物 饮片醇溶性浸出物（热浸法，用乙醇作溶剂）不得少于 12.0%。

3. 含量测定 按干燥品计算，含木香烃内酯（$C_{15}H_{20}O_2$）和去氢木香内酯（$C_{15}H_{18}O_2$）的总量，药材不得少于 1.8%，饮片不得少于 1.5%。

【功效】行气止痛，健脾消食。

知识拓展

木香与易混淆品土木香、川木香的简单鉴别

名称	来源	形状	表面	质地	断面	气味
木香	菊科植物木香的干燥根	圆柱形或半圆柱形	有明显的皱纹、纵沟及侧根痕	质坚硬，不易折断	灰褐色至暗褐色，有放射状纹理及散在的褐色点状油室	气香特异，味微苦
川木香	菊科植物川木香或灰毛川木香的干燥根	圆柱形或有纵槽的半圆柱形，	外皮脱落处可见丝瓜络状细筋脉；根头偶有黑色发黏的胶状物	体较轻，质硬脆，易折断	黄白色或黄色，有深黄色稀疏油点及裂隙，有的中心呈枯朽状	气微香，味苦，嚼之粘牙

续表

名称	来源	形状	表面	质地	断面	气味
土木香	菊科植物土木香的干燥根	呈圆锥形，略弯曲	有纵皱纹及须根痕；根头顶端有凹陷的茎痕及叶鞘残基	质坚硬，不易折断	断面略平坦，黄白色至浅灰黄色，有凹点状油室	气微香，味苦、辛

白 术

Atractylodis Macrocephalae Rhizoma

【来源】本品为菊科植物白术 *Atractylodes macrocephala* Koidz. 的干燥根茎。

【产地】主产于浙江、安徽等地。

【采收加工】冬季下部叶枯黄、上部叶变脆时采挖，除去泥沙，烘干或晒干，再除去须根。

【性状】**药材** 为不规则的**肥厚团块**，长 3~13cm，直径 1. 5~7cm。**表面**灰黄色或灰棕色，**有瘤状突起**及断续的纵皱和沟纹，并有须根痕，**顶端有残留茎基**和芽痕。质坚硬不易折断，**断面**不平坦，**黄白色至淡棕色，有棕黄色的点状油室散在；烘干者断面角质样，色较深或有裂隙。气清香，**味甘、微辛，嚼之略带黏性。

饮片 本品呈不规则的厚片。外表皮灰黄色或灰棕色。切面黄白色至淡棕色，散生棕黄色的点状油室，木部具放射状纹理；烘干者切面角质样，色较深或有裂隙。气清香，味甘、微辛，嚼之略带黏性。(图 2-1-114)

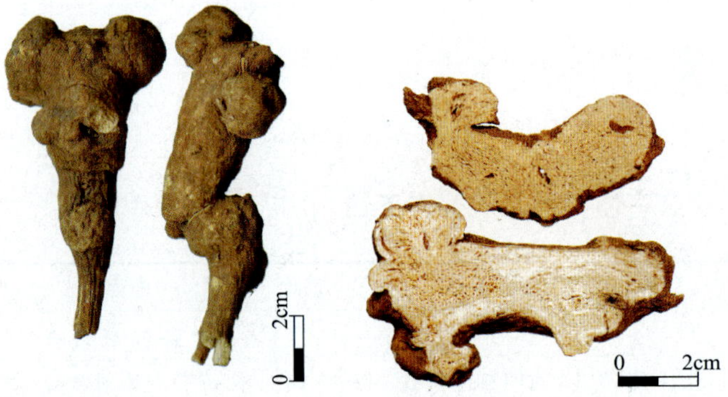

图 2-1-114 白术药材图

1. 个子药材；2. 白术饮片

【鉴别】本品粉末淡黄棕色。①草酸钙针晶细小，存在于薄壁细胞中。②纤维黄色，大多成束，长梭形，壁甚厚，木化，孔沟明显。③石细胞淡黄色，类圆形、多角形、长方形或少数纺锤形。④薄壁细胞含菊糖，表面显放射状纹理。⑤导管分子短小，为网纹导管及具缘纹孔导管。(图 2-1-115)

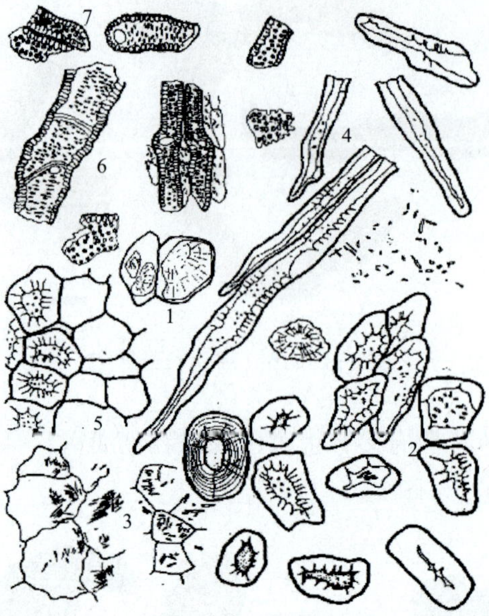

图 2-1-115 白术粉末图

1. 菊糖；2. 石细胞；3. 草酸钙针晶；4. 纤维；5. 木栓细胞；6. 导管；7. 管胞

【化学成分】挥发油。

【质量评价】

1. 经验鉴别 以个大、体重、无空心、断面黄白色、香气浓者为佳。

2. 色度检查 取本品最粗粉 1g，精密称定，置具塞锥形瓶中，加 55% 乙醇 200ml，用稀盐酸调节 pH2~3，连续振摇 1 小时，滤过，吸取滤液 10ml，置比色管中，照溶液颜色检查法试验，与黄色 9 号标准比色液比较（饮片与黄色 10 号比色液比较），不得更深。

3. 浸出物 醇溶性浸出物（热浸法，60% 乙醇作溶剂），不得少于 35.0%。

【功效】健脾益气，燥湿利水，止汗，安胎。

苍 术

Atractylodis Rhizoma

【来源】本品为菊科植物茅苍术 *Atractylodes lancea*（Thunb.）DC. 或北苍术 *Atractylodes chinensis*（DC.）Koidz. 的干燥根茎。

【产地】茅苍术主产于湖北、江苏等地，北苍术主产于河北、山西等地。

【采收加工】春、秋二季采挖，除去泥沙，晒干，撞去须根。

【性状】茅苍术 **呈不规则连珠状或结节状圆柱形**，略弯曲，偶有分枝，长 3~10cm，直径 1~2cm。表面灰棕色，有皱纹、横曲纹及残留须根，顶端具茎痕或残留茎基。**质坚实，断面黄白色或灰白色，散有多数橙黄色或棕红色油室，习称“朱砂点”；暴露稍久，可析出白色细针状结晶，习称“起霜”或“吐脂”。气香特异**，味微甘、辛、苦。（图 2-1-116）

北苍术 呈疙瘩块状或结节状圆柱形，长 4~9cm，直径 1~4cm。表面黑棕色，除去外皮者黄棕色。**质较疏松，断面散有黄棕色油室。香气较淡**，味辛、苦。

饮片 本品呈不规则类圆形或条形厚片。外表皮灰棕色至黄棕色，有皱纹，有时可见

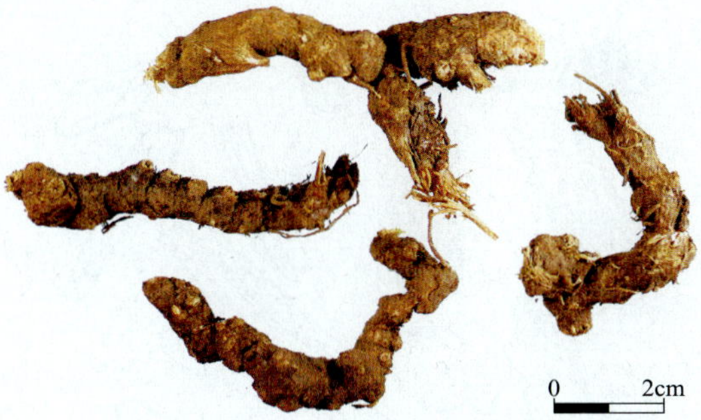

图 2-1-116　茅苍术药材图

根痕。切面黄白色或灰白色，散有多数橙黄色或棕红色油室，有的可析出白色细针状结晶。气香特异，味微甘、辛、苦。（图 2-1-117）

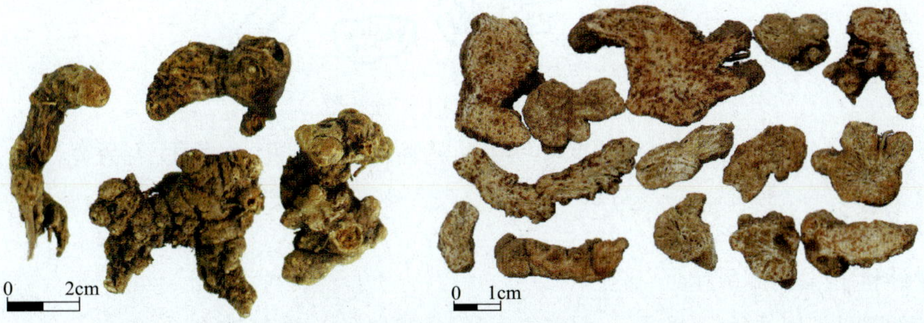

1　　　　　　　　　2

图 2-1-117　北苍术药材图

1. 个子药材；2. 饮片

【鉴别】本品粉末棕色。①草酸钙针晶细小，不规则地充塞于薄壁细胞中。②纤维大多成束，长梭形，直径约至 40μm，壁甚厚，木化。③石细胞甚多，有时与木栓细胞连结，多角形、类圆形或类长方形，壁极厚。④菊糖多见，表面呈放射状纹理。（图 2-1-118）

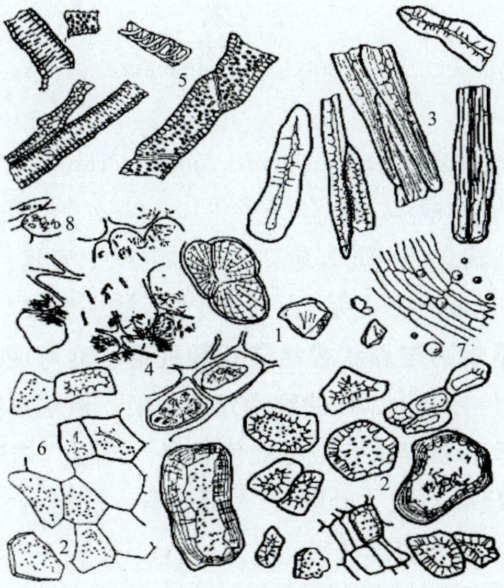

图 2-1-118　茅苍术粉末图

1. 菊糖；2. 石细胞；3. 木纤维；4. 草酸钙针晶；5. 导管；6. 木栓细胞；7. 油室碎片

【化学成分】主含挥发油。油中主成分为苍术素、茅术醇、β-桉油醇等。

【质量评价】

1. 经验鉴别　以个大、饱满、质坚实、断面油点多、香气浓者为佳。

2. 含量测定　照高效液相色谱法测定，按干燥品计算，药材及饮片含苍术素（$C_{13}H_{10}O$）不得少于0.30%，麸炒苍术不得少于0.20%。

【功效】燥湿健脾，祛风散寒，明目。

紫　菀

Asteris Radix er Rhizoma

【来源】本品为菊科植物紫菀 *Aster tataricus* L. f. 的干燥根和根茎。

【产地】主产于河北、安徽。

【采收加工】春、秋二季采挖，除去有节的根茎（习称“母根”）和泥沙，编成辫状晒干，或直接晒干。

【性状】**药材**　**根茎呈不规则块状**，大小不一，顶端有茎、叶的残基；质稍硬。**根茎簇生多数细根**，长3～15cm，直径0.1～0.3cm，**多编成辫状；表面紫红色或灰红色，有纵皱纹；质较柔韧**。气微香，味甜、微苦。

饮片　本品呈不规则的厚片或段。根外表皮紫红色或灰红色，有纵皱纹。切面淡棕色，中心具棕黄色的木心。气微香，味甜，微苦。（图2-1-119）

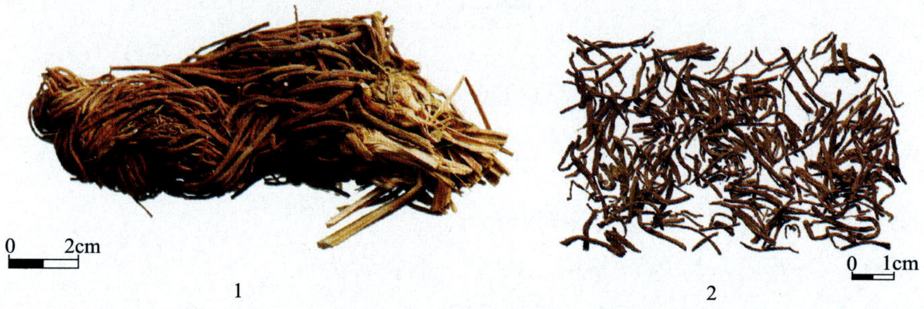

图2-1-119　紫菀药材图

1. 个子药材；2. 紫菀饮片

【化学成分】含紫菀酮、紫菀皂苷等。

【质量评价】以根多而长、棕紫色、质柔韧、味甜者为佳。

【功效】润肺下气，消痰止咳。

漏　芦

Rhapontici Radix

【来源】本品为菊科植物祁州漏芦 *Rhaponticum uniflorum*（L.）DC. 的干燥根。

【产地】主产于东北、河北等地。

【采收加工】春、秋二季采挖，除去须根和泥沙，晒干。

【性状】**药材** 呈圆锥形或扁片块状，多扭曲，长短不一，直径1~2.5cm。**表面暗棕色、灰褐色或黑褐色，粗糙，具纵沟及菱形的网状裂隙**。外层易剥落，根头部膨大，有残茎和鳞片状叶基，**顶端有灰白色绒毛**。**体轻，质脆，易折断**，断面不整齐，**灰黄色，有裂隙，中心有的呈星状裂隙，灰黑色或棕黑色**。气特异，味微苦。

饮片 本品呈类圆形或不规则的厚片。外表皮暗棕色至黑褐色，粗糙，有网状裂纹。切面黄白色至灰黄色，有放射状裂隙。气特异，味微苦。（图2-1-120）

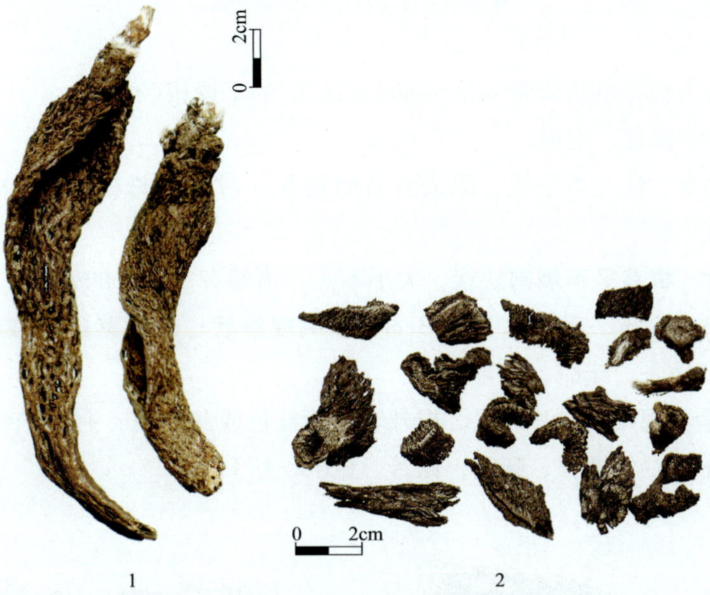

图2-1-120 漏芦药材图

1. 个子药材；2. 漏芦饮片

【化学成分】含挥发油、β-蜕皮甾酮等。

【质量评价】以外皮灰黑色、条粗、质坚、不裂者为佳。

【功效】清热解毒，消痈，下乳，舒筋通脉。

附药：禹州漏芦

本品为菊科植物蓝刺头 *Echinops latifolius* Tausch 或华东蓝刺头 *Echinops grijisii* Hance 的干燥根。主产于东北、河北等地。呈类圆柱形，稍扭曲，长10~25cm，直径0.5~1.5cm。**表面灰黄色或灰褐色，具纵皱纹，顶端有纤维状棕色硬毛**。质硬，不易折断，**断面皮部褐色，木部呈黄黑相间的放射状纹理**。气微，味微涩。功效清热解毒，消痈，下乳，舒筋通脉。

（陈育青）

扫码"学一学"

第三节 单子叶植物根及根茎类中药的鉴定

三 棱

Sparganii Rhizoma

【来源】本品为黑三棱科植物黑三棱 *Sparganiuum stoloniferum* Buch. -Ham. 的干燥块茎。

【产地】主产于江苏、河南、山东、江西、安徽等地。

【采收加工】冬季至次年春采挖，洗净，削去外皮，晒干。或除去杂质，浸泡，润透，切薄片，干燥。

【性状】**药材** 呈圆锥形，略扁，长 2~6cm，直径 2~4cm。表面黄白色或灰黄色，有刀削痕，须根痕小点状，略呈横向环状排列。**体重，质坚实。断面致密，黄白或灰白色。**气微，味淡，嚼之微有麻辣感。

饮片 呈类圆形的薄片。外表皮灰棕色。**切面灰白色或黄白色，粗糙，有多数明显的细筋脉点**。气微，味淡，嚼之微有麻辣感。(图 2-1-121)

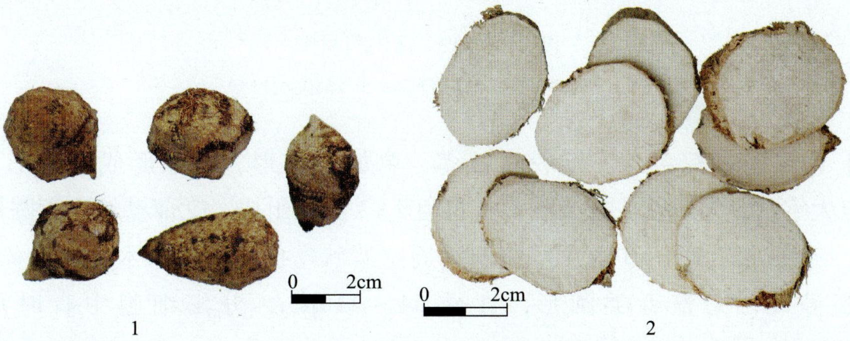

图 2-1-121 三棱药材图

1. 个子药材；2. 三棱饮片

【化学成分】含黄酮类、挥发油、刺芒柄花素、豆甾醇等。

【质量评价】以体重、去净外皮、黄白色者为佳。

【功效】破血行气，消积止痛。

泽 泻

Alismatis Rhizoma

【来源】本品为泽泻科植物泽泻 *Alisma orientale* (Sam.) Juzep. 的干燥块茎。

【产地】主产于四川、福建、江西。多系栽培。

【采收加工】冬季茎叶开始枯萎时采挖，洗净，干燥，除去须根和粗皮。商品分建泽泻和川泽泻。

【性状】**药材** 呈类球形、椭圆形或卵圆形，长 2~7cm，直径 2~6cm。表面黄白色或淡黄棕色，**有不规则的横向环状浅沟纹**和多数细小突起的须根痕，底部有的有瘤状芽痕。质坚实，**断面黄白色，粉性，有多数细孔**。气微，味微苦。

饮片 呈圆形或椭圆形厚片。外表皮黄白色或淡黄棕色，可见细小突起的须根痕。**切面黄白色，粉性，有多数细孔**。气微，味微苦。（图 2-1-122）

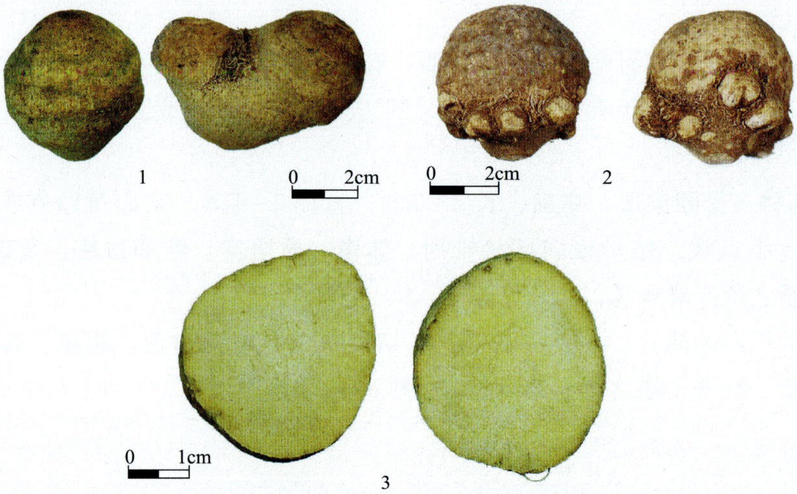

图 2-1-122　泽泻药材图

1. 建泽泻；2. 川泽泻；3. 泽泻饮片

【鉴别】粉末淡黄棕色。①淀粉粒甚多，单粒长卵形、类球形或椭圆形，直径 3~14μm，脐点人字状、短缝状或三叉状；复粒由 2~3 分粒组成。②薄壁细胞类圆形，具多数椭圆形纹孔，集成纹孔群。③内皮层细胞垂周壁波状弯曲，较厚，木化，有稀疏细孔沟。④油室大多破碎，完整者类圆形，直径 54~110μm，分泌细胞中有时可见油滴。（图 2-1-123）

【化学成分】含四环三萜类衍生物、挥发油、胆碱、卵磷脂等。

【质量评价】

1. 经验鉴别 以个大、黄白色、质坚实、粉性足者为佳。

2. 浸出 《中国药典》（2015 年版）规定，照醇溶性浸出物测定法项下的热浸法测定，用乙醇作溶剂，不得少于 10.0%。

3. 含量测定 照高效液相色谱法测定，按干燥品计算，含 23-乙酰泽泻醇 B（$C_{32}H_{50}O_5$）不得少于 0.050%。

【功效】利水渗湿，泄热，化浊降脂。

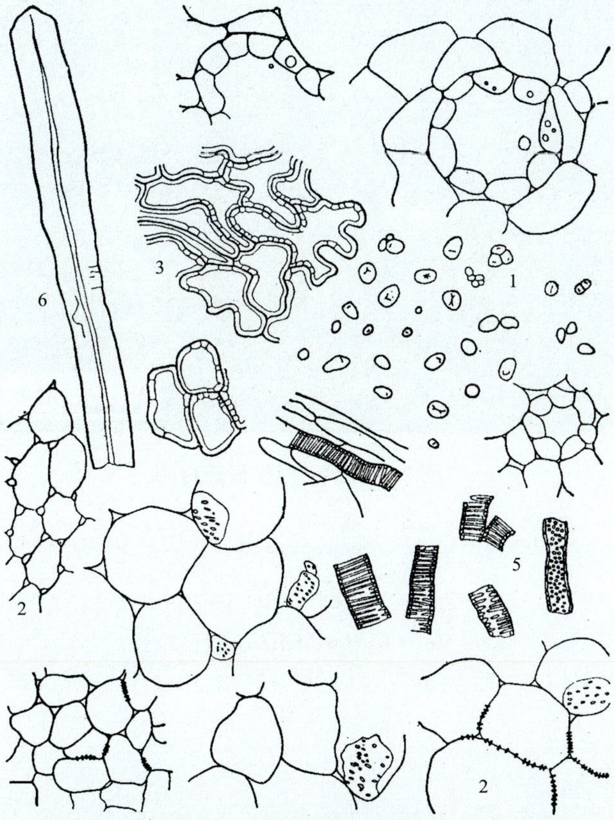

图 2-1-123　泽泻粉末图

1. 淀粉粒；2. 薄壁细胞；3. 内皮层细胞；4. 油室；5. 导管；6. 纤维

白茅根

Imperatae Rhizoma

【来源】本品为禾本科植物白茅 *Imperatacylindrica. Beauv. Var. major*（*Nees*）C. E. Hubb. 的干燥根茎。

【产地】全国大部分地区均产。

【采收加工】春、秋二季采挖，洗净，晒干，除去须根和膜质叶鞘，捆成小把。

【性状】**药材**　呈长圆柱形，长 30~60cm，直径 0.2~0.4cm。**表面黄白色或淡黄色**，微有光泽，具纵皱纹，**节明显**，**稍突起**，节间长短不等，通常长 1.5~3cm。**体轻**，**质略脆**，**断面皮部白色**，**多有裂隙**，**放射状排列**，**中柱淡黄色**，**易与皮部剥离**。气微，味微甜。

饮片　呈圆柱形的段。外表皮黄白色或淡黄色，微有光泽，具纵皱纹，有的可见稍隆起的节。**切面皮部白色**，**多有裂隙**，**放射状排列**，**中柱淡黄色或中空**，易与皮部剥离。气微，味微甜。（图 2-1-124）

【化学成分】含芦竹素、薏苡素、羊齿烯醇、西米杜鹃醇、白头翁素等。

【质量评价】以粗肥、色白、无须根、味甜者为佳。

【功效】凉血止血，清热利尿。

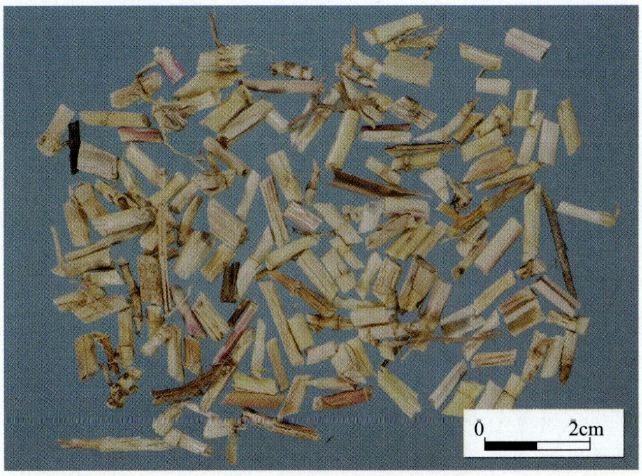

图 2-1-124　白茅根药材图

香　附

Cyperi Rhizoma

知识链接

别名香附子、香附米、莎草根。始载《名医别录》，列为中品，原名“莎草”，至《唐本草》始称“莎草根、香附子”，因其根相附连续而生，可以制香料，故名香附。

【来源】本品为莎草科植物莎草 *Cyperus rotundus* L. 的干燥根茎。

【产地】主产于山东、浙江、福建、河南、湖南等地。以山东、浙江产质佳。

【采收加工】秋季采挖，燎去毛须，置沸水中略煮或蒸透后晒干，或燎后直接晒干。

【性状】**药材**　多呈**纺锤形**，有的略弯曲，长 2~3.5cm，直径 0.5~1cm。表面棕褐色或黑褐色，有纵皱纹，并**有 6~10 个略隆起的环节**，节上有未除净的棕色毛须和须根断痕；去净毛须者较光滑，环节不明显。质硬，**经蒸煮者断面黄棕色或红棕色，角质样；生晒者断面色白而显粉性，内皮层环纹明显，中柱色较深，点状维管束散在**。气香，味微苦。

饮片　为不规则厚片或颗粒状。外**表皮棕褐色或黑褐色，有时可见环节。切面色白或黄棕色，质硬，内皮层环纹明显**。气香，味微苦。（图 2-1-125）

【化学成分】主含挥发油，油中主成分为 α-香附酮。

【质量评价】

1. 经验鉴别　以个大、去净毛须、红棕色、质坚实、香气浓者为佳。

2. 浸出　《中国药典》（2015 年版）规定，照醇溶性浸出物测定法项下的热浸法测定，用稀乙醇作溶剂，不得少于 15.0%。

3. 含量测定　照挥发油测定法测定，本品含挥发油不得少于 1.0%（ml/g）。

【功效】疏肝解郁，理气宽中，调经止痛。

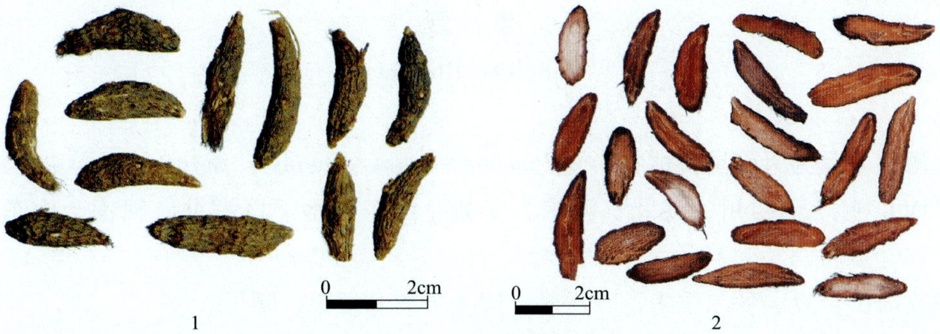

1　　2

图 2-1-125　香附药材图

1. 个子药材；2. 香附饮片

天南星

Arisaematis Rhizoma

【来源】本品为天南星科植物天南星 *Arisaema erubescens*（Wall.）Schott、异叶天南星 *Arisaema heterophyllum* Bl. 或东北天南星 *Arisaema amurense* Maxim. 的干燥块茎。

【产地】天南星主产于陕西、甘肃、四川、贵州、云南等地；异叶天南星产于湖北、湖南、四川、贵州、河南、安徽、江苏、浙江、江西等地；东北天南星主产于东北及山东、河北等地。

【采收加工】秋、冬二季茎叶枯萎时采挖，除去须根及外皮，干燥。

【性状】**呈扁球形，高 1~2cm，直径 1.5~6.5cm**。表面类白色或淡棕色，较光滑，顶端有凹陷的茎痕，**周围有麻点状根痕**，有的块茎周边有小扁球状侧芽。质坚硬，不易破碎，**断面不平坦，白色，粉性。气微辛，味麻辣**。（图 2-1-126）

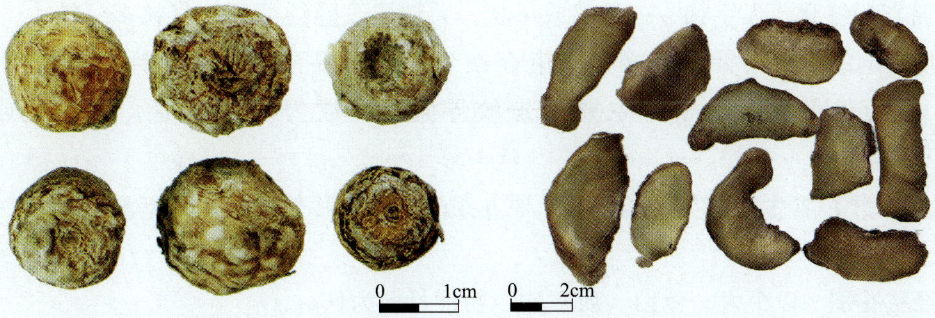

1　　2

图 2-1-126　天南星药材图

1. 天南星；2. 制南星

【化学成分】含黄酮类、三萜皂苷、原儿茶醛、苯甲酸等。

【质量评价】以个大、色白、粉性足者为佳。未去外皮者不宜入药。

【功效】散结消肿。

半　夏

Pinelliae Rhizoma

【来源】本品为天南星科植物半夏 *Pinellia ternatat*（Thunb.）Breit. 的干燥块茎。

【产地】主产于四川、湖北、河南、安徽、山东等地。以湖北、河南、山东所产质较佳。

【采收加工】夏、秋二季采挖，洗净，除去外皮和须根，晒干。

【性状】呈**类球形**，有的稍偏斜，**直径 1～1.5cm**。表面白色或浅黄色，**顶端有凹陷的茎痕**，周围密布麻点状根痕；下面钝圆，较光滑。**质坚实，断面洁白，富粉性**。气微，**味辛辣、麻舌而刺喉**。（图 2-1-127）

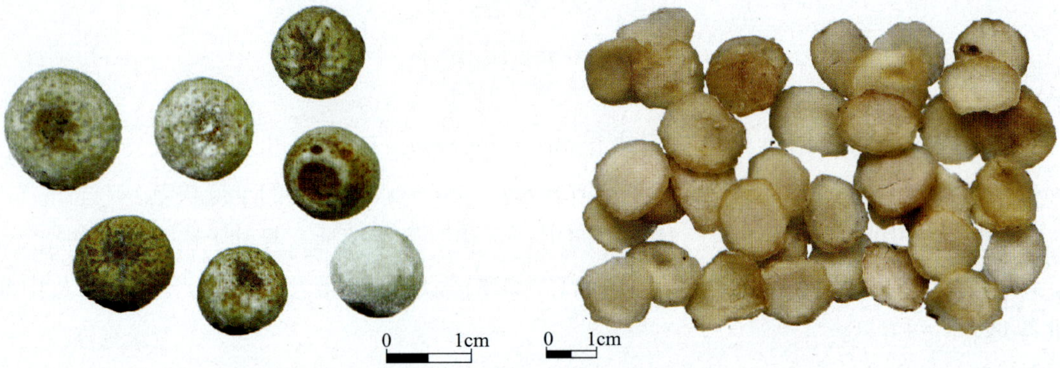

1　　2

图 2-1-127　半夏药材图

1. 生半夏；2. 姜半夏

【鉴别】粉末类白色。①淀粉粒极多，单粒类球形、半圆形或圆多角形，直径 **2～20μm**，脐点短缝状、人字状、三叉状或星状，大粒层纹隐约可见；复粒多，较大，由 **2～6** 个分粒组成。②草酸钙针晶较多，成束存在于椭圆形黏液细胞中，针晶纤细，长 **20～144μm**，或随处散在。③导管主要为螺纹导管，少数为环纹导管，非木化或木化。（图 2-1-128）

【化学成分】含生物碱类、黑尿酸、原儿茶醛、鸟嘌呤核苷酸、氨基酸等。

【质量评价】

1. 经验鉴别　以个大、色白、质坚实、粉性足者为佳。

2. 浸出物　《中国药典》（2015 年版）规定，照水溶性浸出物测定法项下的冷浸法测定，不得少于 9.0%。

3. 含量测定　按干燥品计算，含总酸以琥珀酸（$C_4H_6O_4$）计，不得少于 0.25%。

【功效】燥湿化痰，降逆止呕，消痞散结。

附药：水半夏

为天南星科植物鞭檐犁头尖 *Typhonium flagelliforme*（Lodd.）Blume 的块茎。主产广西。块茎略呈椭圆形、圆锥形或半圆形，直径 0.5～1.5cm，高 0.8～3cm。表面类白色或淡黄色，

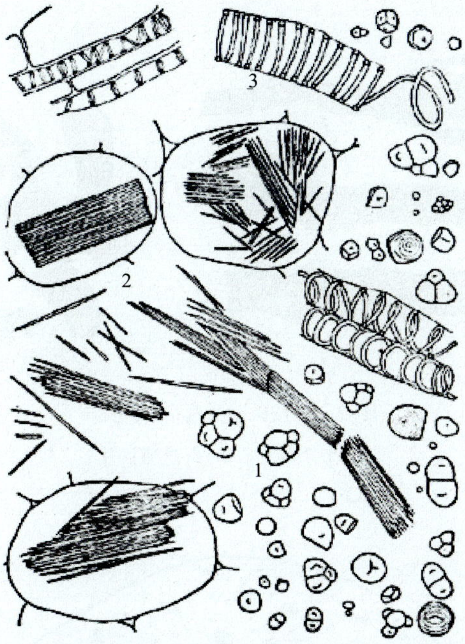

图 2-1-128 半夏粉末图
1. 淀粉粒；2. 黏液细胞；3. 导管

不平滑，有多数隐约可见的点状根痕。上端类圆形，**常具偏斜而凸起的叶痕或芽痕**，呈黄棕色。有的下端略尖。质坚实，断面白色，粉性。气微，味辛辣，麻舌而刺喉。以质坚实、粉性足者为佳。功用燥湿化痰、解毒消肿、止血。不可代半夏用。

石菖蒲
Acori Tatarinowii Rhizoma

【来源】 本品为天南星科植物石菖蒲 *Acorus tatarinowii* Schott 的干燥根茎。

【产地】 主产于四川、浙江、江苏。销全国并出口。

【采收加工】 秋、冬二季采挖，除去须根和泥沙，晒干。

【性状】 **药材** **呈扁圆柱形，**多弯曲，常有分枝，长 3~20cm，直径 0.3~1cm。表面棕褐色或灰棕色，粗糙，有疏密不匀的环节，节间长 0.2~0.8cm，具细纵纹，一面残留须根或圆点状根痕；**叶痕呈三角形，**左右交互排列，有的其上有毛鳞状的叶基残余。质硬，**断面纤维性，类白色或微红色，内皮层环明显，可见多数维管束小点及棕色油细胞。**气芳香，味苦、微辛。

饮片 呈扁圆形或长条形的厚片。外表皮棕褐色或灰棕色，有的可见环节及根痕。**切面纤维性，类白色或微红色，有明显环纹及油点。气芳香，**味苦、微辛。（图 2-1-129）

【鉴别】 横切面：①表皮细胞外壁增厚，棕色，有的含红棕色物。②皮层宽广，散有纤维束和叶迹维管束；叶迹维管束外韧型，维管束鞘纤维成环，木化；内皮层明显。③中柱维管束周木型及外韧型，维管束鞘纤维较少。纤维束和维管束鞘纤维周围细胞中含草酸钙

方晶，形成晶纤维。④薄壁组织中散有类圆形油细胞；并含淀粉粒。（图 2-1-130）

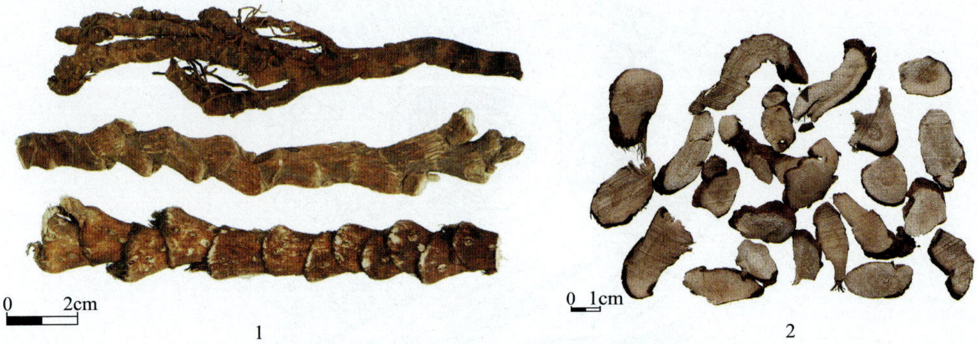

图 2-1-129　石菖蒲药材图

1. 个子药材；2. 石菖蒲饮片

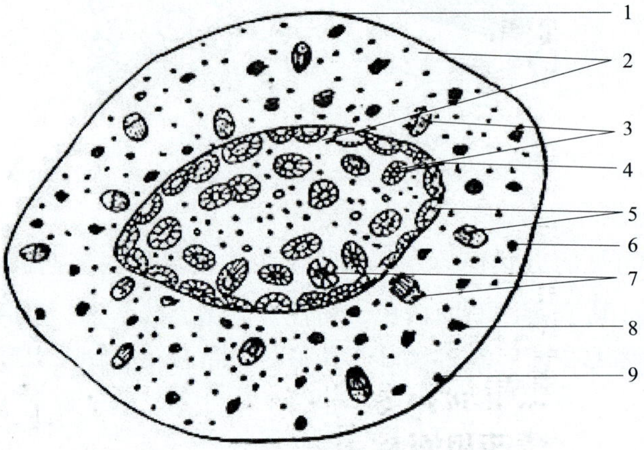

图 2-1-130　石菖蒲横切面简图

1. 表皮；2. 薄壁组织；3. 维管束；4. 内皮层；5. 木质部；6. 纤维束；

7. 韧皮部；8. 草酸钙结晶；9. 油细胞

粉末：灰棕色。①淀粉粒单粒球形、椭圆形或长卵形，直径 2~9um；复粒由 2~20（或更多）分粒组成。②纤维束周围细胞中含草酸钙方晶，形成晶纤维。③草酸钙方晶呈多面形、类多角形、双锥形，直径 4~16um。④分泌细胞呈类圆形或长圆形，胞腔内充满黄绿色、橙红色或红色分泌物。

【化学成分】含挥发油。

【质量评价】

1. 经验鉴别　以条粗长、无须根、质坚实而脆、断面色白、粉性足、香气浓者为佳。

2. 浸出物　《中国药典》（2015 年版）规定，照醇溶性浸出物测定法项下的冷浸法测定，用稀乙醇作溶剂，不得少于 12.0%。照挥发油测定法测定，本品含挥发油不得少于 1.0%（ml/g）。

【功效】开窍豁痰，醒神益智，化湿开胃。

千年健
Homalomenae Rhizoma

【来源】本品为天南星科植物千年健 *Homalomena occulta*（Lour.）Schott 的干燥根茎。

【产地】主产广西、云南、海南、广东等地。

【采收加工】春、秋二季采挖，洗净，除去外皮，晒干。

【性状】**药材**　呈圆柱形，稍弯曲，有的略扁，长 15～40cm，直径 0.8～1.5cm。表面黄棕色或红棕色，粗糙，可见多数扭曲的纵沟纹、圆形根痕及黄色针状纤维束。质硬而脆，**断面红褐色，黄色针状纤维束多而明显，相对另一断面呈多数针眼状小孔及有少数黄色针状纤维束，可见深褐色具光泽的油点。**气香，味辛、微苦。

饮片　呈类圆形或不规则形的片。外表皮黄棕色至红棕色，粗糙，有的可见圆形根痕。**切面红褐色，具有众多黄色纤维束，有的呈针刺状。**气香，味辛、微苦。（图 2-1-131）

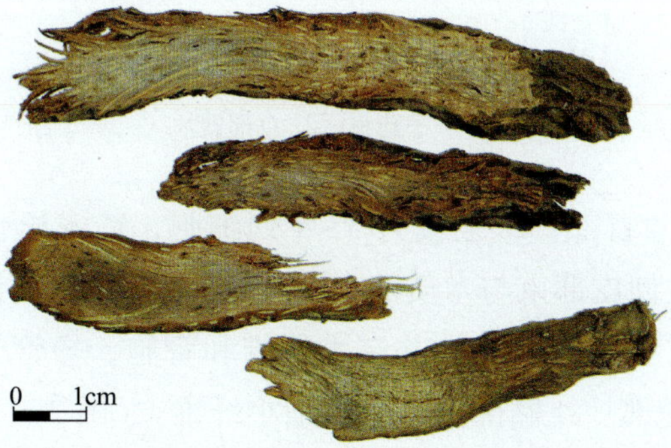

图 2-1-131　千年健药材图

【化学成分】含挥发油。

【质量评价】以棕红色、条粗、香气浓者为佳。

【功效】祛风湿，壮筋骨。

百　部
Stemonae Radix

【来源】本品为百部科植物直立百部 *Stemona sessilifolia*（Miq.）Miq.、蔓生百部 *Stemona japonica*（BL）Miq. 或对叶百部 *Stemona tuberose* Lour. 的干燥块根。

【产地】直立百部主产于安徽、江苏、湖北、浙江、山东，蔓生百部主产于浙江。对叶百部主产于湖南、湖北、广东、福建、四川、贵州。

【采收加工】春、秋二季采挖，除去须根，洗净，置沸水中略烫或蒸至无白心，取出，晒干。

【性状】**药材**　直立百部　呈纺锤形，上端较细长，皱缩弯曲，长 5～12cm，直径0.5～1cm。表面黄白色或淡棕黄色，**有不规则深纵沟**，间或有横皱纹。质脆，易折断，**断面平坦，角质样，淡黄棕色或黄白色，皮部较宽，中柱扁缩。**气微，味甘、苦。

蔓生百部 两端稍狭细，表面多不规则皱褶和横皱纹。

对叶百部 呈长纺锤形或长条形，长 8～24cm，直径 0.8～2cm。表面浅黄棕色至灰棕色，具浅纵皱纹或不规则纵槽。质坚实，断面黄白色至暗棕色，中柱较大，髓部类白色。

饮片 呈不规则厚片、或不规则条形斜片；**表面灰白色、棕黄色，有深纵皱纹**；切面灰白色、淡黄棕色或黄白色，**角质样；皮部较厚，中柱扁缩**。质韧软。气微、味甘、苦。（图 2-1-132）

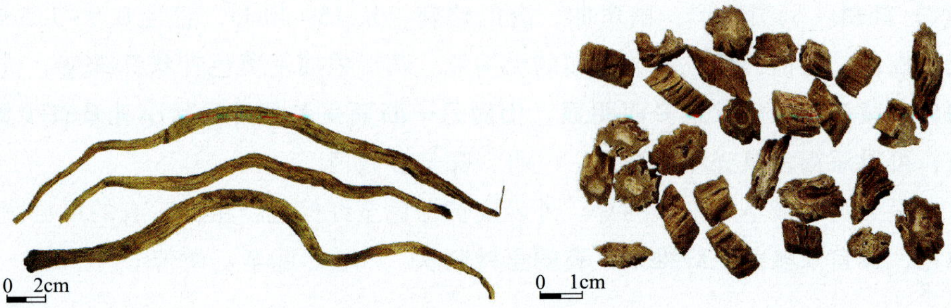

1 2

图 2-1-132 百部药材图

1. 个子药材；2. 百部饮片

【鉴别】 横切面：直立百部：①根被为 3～4 列细胞，壁木栓化及木化，具致密的细条纹。②皮层较宽。③中柱韧皮部束与木质部束各 19～27 个，间隔排列，韧皮部束内侧有少数非木化纤维；木质部束导管 2~5 个，并有木纤维和管胞，导管类多角形，径向直径约至 48um，偶有导管深入至髓部。④髓部散有少数细小纤维。（图 2-1-133）

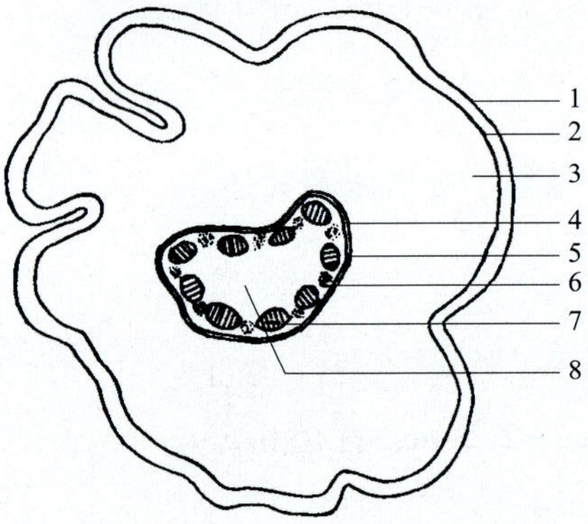

图 2-1-133 百部（直立百部）横切面简图

1. 根被；2. 外皮层；3. 皮层；4. 内皮层；
5. 中柱鞘；6. 韧皮部；7. 木质部；8. 髓

蔓生百部：①根被为 3~6 列细胞。②韧皮部纤维木化。导管径向直径约至 184um，通常深入至髓部，与外侧导管束作 2~3 轮排列。

对叶百部：①根被为 3 列细胞，细胞壁无细条纹，其最内层细胞的内壁特厚。②皮层外侧散有纤维，类方形，壁微木化。③中柱韧皮部束与木质部束各 32～40 个。④木质部束导管圆多角形，直径至 107um，其内侧与木纤维和微木化的薄壁细胞连接成环层。

【化学成分】含百部碱、原百部碱等多种生物碱。

【质量评价】

1. 经验鉴别 以根条粗壮、质坚实、色灰白者为佳。

2. 浸出物 《中国药典》(2015 年版)规定，照水溶性浸出物测定法项下热浸法测定，不得少于 50.0%。

【功效】润肺下气止咳，杀虫灭虱。

川贝母

Fritillariae Cirrhosae Bulbus

【来源】本品为百合科植物川贝母 *Fritillaria cirrhosa* D. Don、暗紫贝母 *Fritillaria unibracteata* Hsiao et K. C. Hsia、甘肃贝母 *Fritillaria przewalskii* Maxim.、梭砂贝母 *Fritillaria delavayi* Franch.、太白贝母 *Fritillaria taipaiensis* P. Y. Li 或瓦布贝母 *Fritillaria unibracteata* Hsiao et K. C. Hsia *var. wabuensis* (S. Y. Tang et S. C. Yue) Z. D. Liu, S. Wang et S. C. chen 的干燥鳞茎。按性状不同分别习称“松贝”、“青贝”、“炉贝”和“栽培品”。

【产地】川贝母主产于西藏、四川、云南；暗紫贝母主产于四川阿坝藏族自治州；甘肃贝母主产于甘肃、青海和四川西部；梭砂贝母主产于青海玉树、四川甘孜等地；太白贝母在重庆、陕西、湖北、甘肃、四川等地均有大量种植；瓦布贝母主产阿坝州茂县、黑水等地。销全国并出口。

【采收加工】夏、秋二季或积雪融化后采挖，除去须根、粗皮及泥沙，晒干或低温干燥。

【性状】松贝 **呈类圆锥形或近球形**，高 0.3~0.8cm，直径 0.3~0.9cm。**表面类白色。外层鳞叶 2 瓣，大小悬殊，大瓣紧抱小瓣，未抱合部分呈新月形，习称“怀中抱月”；顶部闭合**，内有类圆柱形、顶端稍尖的心芽和小鳞叶 1~2 枚；先端钝圆或稍尖，**底部平，微凹入**，中心有 1 灰褐色的鳞茎盘，偶有残存须根。质硬而脆，断面白色，富粉性。气微，味微苦。

青贝 **呈类扁球形**，高 0.4~1.4cm，直径 0.4~1.6cm。**外层鳞叶 2 瓣，大小相近，相对抱合，顶部开裂**，内有心芽和小鳞叶 2~3 枚及细圆柱形的残茎。

炉贝 **呈长圆锥形**，高 0.7~2.5cm，直径 0.5~2.5cm。表面类白色或浅棕黄色，有的具棕色斑点。**外层鳞叶 2 瓣，大小相近，顶部开裂而略尖，基部稍尖或较钝。**

栽培品 **呈类扁球形或短圆柱形**，高 0.5~2cm，直径 1~2.5cm。表面类白色或浅棕黄色，稍粗糙，有的具浅黄色斑点。**外层鳞叶 2 瓣，大小相近，顶部多开裂而较平。**(图 2-1-134)

【鉴别】粉末类白色或浅黄色。

松贝、青贝及栽培品：①淀粉粒甚多，广卵形、长圆形或不规则圆形，有的边缘不平整或略作分枝状，直径 5~64μm，脐点短缝状、点状、人字状或马蹄状，层纹隐约可见。②表皮细胞类长方形，垂周壁微波状弯曲，偶见不定式气孔，圆形或扁圆形。③螺纹导管直径 5~26μm。(图 2-1-135)

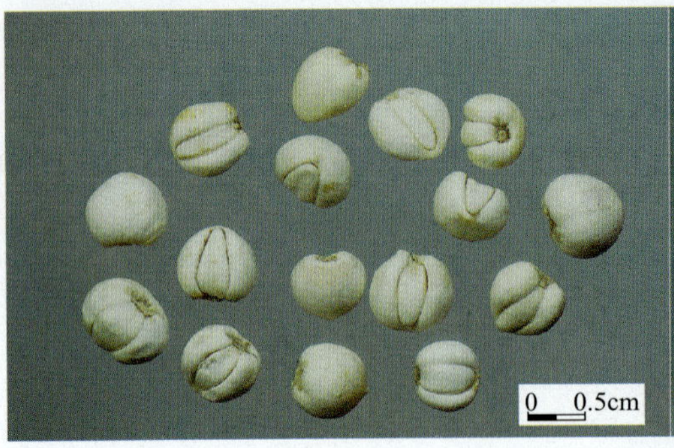

1

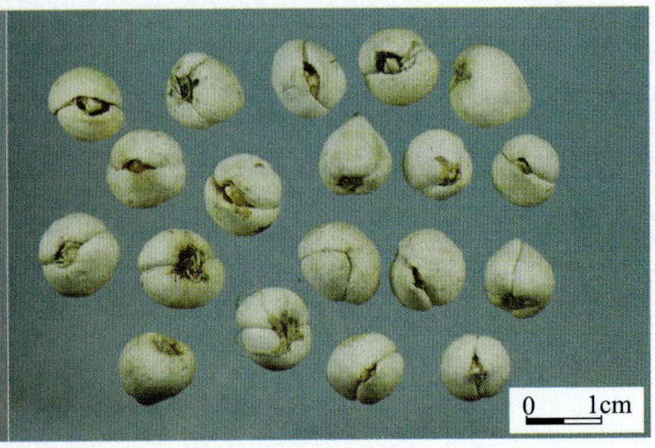

2

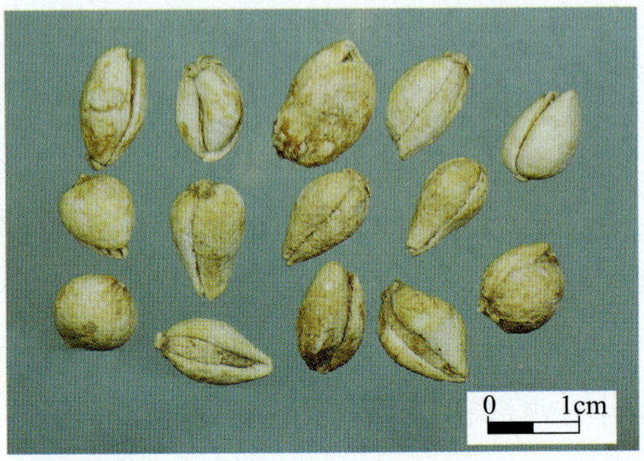

3

图 2-1-134　川贝药材图

1. 松贝；2. 青贝；3. 炉贝

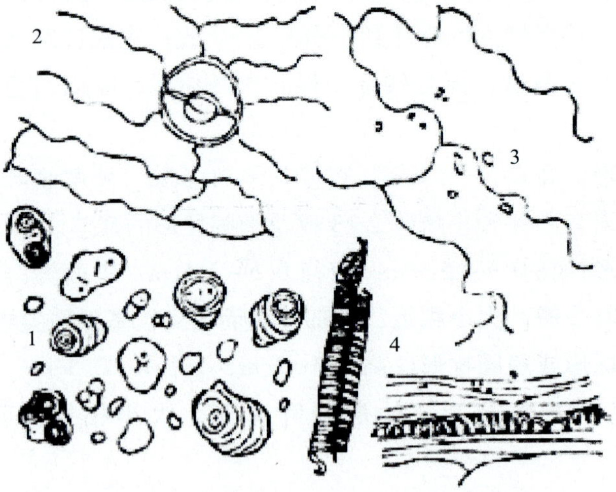

图 2-1-135　松贝（暗紫贝母）粉末图

1. 淀粉粒；2. 表皮细胞及气孔；3. 草酸钙结晶；4. 导管

炉贝：①淀粉粒广卵形、贝壳形、肾形或椭圆形，直径约至 60μm，脐点人字状、星状或点状，层纹明显。②螺纹导管和网纹导管直径可达 64μm。

【化学成分】含异甾体和甾体生物碱类成分，如西贝母碱、贝母素甲、贝母素乙等。

【质量评价】

1. 经验鉴别 以色白、质坚实、粉性足者为佳。

2. 浸出物 《中国药典》(2015 年版) 规定，照醇溶性浸出物测定法项下的热浸法测定，用稀乙醇作溶剂，不得少于 9.0%。

3. 含量测定 照紫外-可见分光光度法，在 415nm 的波长处测定吸光度，按干燥品计算，含总生物碱以西贝母碱（$C_{27}H_{43}NO_3$）计，不得少于 0.050%。

【功效】清热润肺，化痰止咳，散结消痈。

知识拓展

川贝母伪品

伪品名称	一轮贝母	东贝母	草贝母
来源	百合科植物轮叶贝母鳞茎	百合科植物东贝母的鳞茎	百合科植物丽江山慈菇的鳞茎
形状	呈扁球形	呈扁球形	呈短圆锥形
表面	表面类白色或淡黄色。外层鳞瓣多枚，肥厚，轮生，顶端开裂。中央有小鳞叶和心芽	表面类白色，外层两枚鳞叶肥厚，对合，中央有皱缩的小鳞叶 2~3 片及干缩的残茎	面黄白色或黄棕色，光滑；一侧有一处从基部伸至顶端的纵沟。顶端渐尖，底部呈脐状凹入或平截
断面	断面白色，粉性	断面白色，粉性	断面角质样或略带粉质，类白色或黄白色
气味	气微，味苦	气微，味苦	味苦而麻
功效	润肺散结，止咳化痰	化痰止咳	败毒抗癌、祛风止痛

附药

1. 平贝母 本品为百合科植物平贝母 Fritillaria ussuriensis Maxim. 的干燥鳞茎。呈**扁球形**，高 0.5~1cm，直径 0.6~2cm。表面乳白色或淡黄白色，外层鳞叶 2 瓣，肥厚，大小相近或一片稍大抱合，**顶端略平或微凹入，形似算盘珠**，常稍开裂；中央鳞片小。质坚实而脆，断面粉性。气微，味苦。具清热润肺，化痰止咳的功效。

2. 伊贝母 本品为百合科植物新疆贝母 Fritillaria walujewii Regel 或伊犁贝母 Fritillaria pallidiflora Schrenk 的干燥鳞茎。新疆贝母呈扁球形，高 0.5~1.5cm。表面类白色，光滑。**外层鳞叶 2 瓣，月牙形，肥厚，大小相近而紧靠，顶端平展而开裂，基部圆钝，内有较大的鳞片和残茎、心芽各 1 枚。**质硬而脆，断面白色，富粉性。气微，味微苦。伊犁贝母呈圆锥形，较大。表面稍粗糙，淡黄白色。**外层鳞叶两瓣，心脏形，肥大，一片较大或近等大，抱合。顶端稍尖，少有开裂，基部微凹陷。**具清热润肺，化痰止咳的功效。

3. 湖北贝母 为百合科植物湖北贝母 Fritilla riahupehensis HsiaoetK. C. Hsia 的干燥鳞茎。夏初植株枯萎后采挖，用石灰水或清水浸泡，干燥。呈扁圆球形，高 0.8~2.2cm，直径 0.8~3.5cm。表面类白色至淡棕色。外层鳞叶 2 瓣，肥厚，略呈肾形，或大小悬殊，大

瓣紧抱小瓣，顶端闭合或开裂。内有鳞叶 2~6 枚及干缩的残茎。内表面淡黄色至类白色，基部凹陷呈窝状，残留有淡棕色表皮及少数须根。单瓣鳞叶呈元宝状，长 2.5~3.2cm，直径 1.8~2cm。质脆，断面类白色，富粉性。气微，味苦。具清热化痰，止咳，散结的功效。

4. 土贝母　本品为葫芦科植物土贝母 Bolbostemmapaniculatum（Maxim.）Franquet 的干燥块茎。为不规则的块，大小不等。表面淡红棕色或暗棕色，凹凸不平。质坚硬，不易折断，断面角质样，气微，味微苦。具解毒，散结，消肿的功效。

浙贝母

Fritillariae Thunbergii Bulbus

【来源】本品为百合科植物浙贝母 *Fritillaria thunbergii* Miq. 的干燥鳞茎。

【产地】主产于浙江，为浙江著名道地药材之一。江苏亦产。销全国并出口。

【采收加工】初夏植株枯萎时采挖，洗净。大小分开，大者除去芯芽，习称“大贝”；小者不去芯芽，习称“珠贝”。分别撞擦，除去外皮，拌以煅过的贝壳粉，吸去擦出的浆汁，干燥；或取鳞茎，大小分开，洗净，除去芯芽，趁鲜切成厚片，洗净，干燥，习称“浙贝片”。

【性状】大贝　为鳞茎外层的单瓣鳞叶，**略呈新月形**，高 1~2cm，直径 2~3.5cm。外表面类白色至淡黄色，内表面白色或淡棕色，被有白色粉末。质硬而脆，易折断，断面白色至黄白色，富粉性。气微，味微苦。

珠贝　为完整的鳞茎，呈扁圆形，高 1~1.5cm，直径 1~2.5cm。**表面类白色，外层鳞叶 2 瓣，肥厚，略似肾形，互相抱合，内有小鳞叶 2~3 枚和干缩的残茎。**

浙贝片　为鳞茎外层的单瓣鳞叶切成的片。**椭圆形或类圆形**，直径 1~2cm，边缘表面淡黄色，**切面平坦，粉白色**。质脆，易折断，断面粉白色，富粉性。（图 2-1-136）

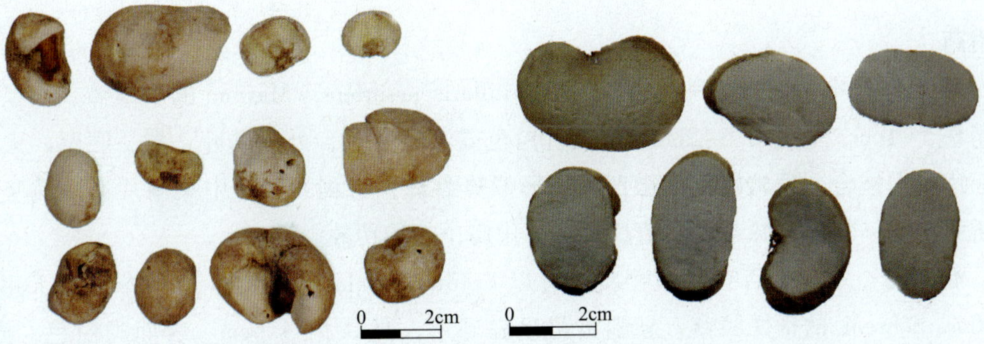

图 2-1-136　浙贝母药材图

【鉴别】粉末淡黄白色。①淀粉粒甚多，单粒卵形、广卵形或椭圆形，直径 6~56um，层纹不明显。②表皮细胞类多角形或长方形，垂周壁连珠状增厚；气孔少见，副卫细胞 4~5 个。③草酸钙结晶少见，细小，多呈颗粒状，有的呈梭形、方形或细杆状。④导管多为螺纹，直径至 18um。（图 2-1-137）

【化学成分】含贝母素甲、贝母素乙等多种甾醇类生物碱。

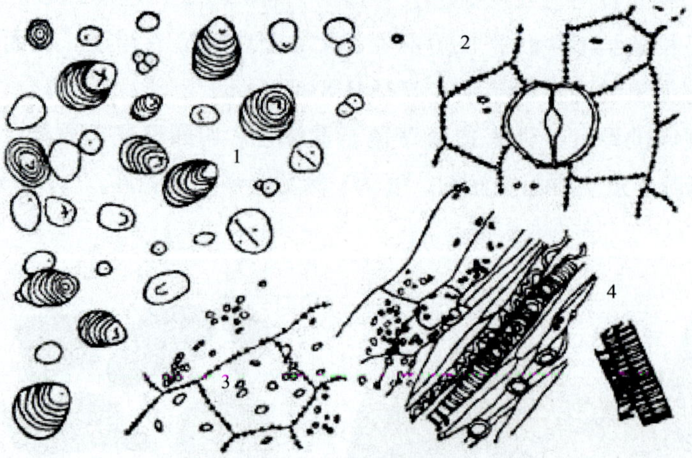

图 2-1-137 浙贝母鳞茎粉末图

1. 淀粉粒；2. 表皮细胞及气孔；3. 草酸钙结晶；4. 导管

【质量评价】

1. 经验鉴别 以鳞叶肥厚、质坚实、色白、粉性足者为佳。

2. 浸出物 《中国药典》(2015 年版）规定，照醇溶性浸出物测定法项下的热浸法测定，用稀乙醇作溶剂，不得少于 8.0%。

3. 含量测定 照高效液相色谱法测定，色谱条件与系统适用性试验以十八烷基硅烷键合硅胶为填充剂；以乙腈水一二乙胺（70：30：0.03）为流动相；蒸发光散射检测器检测。理论板数按贝母素甲峰计算应不低于 2000。按干燥品计算，含贝母素甲（$C_{27}H_{45}NO_3$）和贝母素乙（$C_{27}H_{43}NO_3$）的总量，不得少于 0.080%。

【功效】清热化痰止咳，解毒散结消痈。

黄 精

Polygonati Rhizoma

【来源】本品为百合科植物滇黄精 *Polygonatum kingianum* Coll. et Hemsl.、黄精 *Polygonatum sibiricum* Red. 或多花黄精 *Polygonatum cyrtonema* Hua 的干燥根茎。按形状不同，习称“大黄精”“鸡头黄精”“姜形黄精”。

【产地】黄精主产于河北、内蒙古、陕西、辽宁、吉林、河南、山西等地；销华北、东北、西北及上海等地，并出口。多花黄精主产于浙江、安徽、湖南、贵州等地；销全国并出口。滇黄精主产于广西、云南、贵州等地；自产自销。

【采收加工】春、秋二季采挖，除去须根，洗净，置沸水中略烫或蒸至透心，干燥。

【性状】**药材** 大黄精 **呈肥厚肉质的结节块状**，结节长可达 10cm 以上，宽 3~6cm，厚 2~3cm。**表面淡黄色至黄棕色，具环节**，有皱纹及须根痕，结节上侧**茎痕呈圆盘状，圆周凹入，中部突出**。质硬而韧，不易折断，**断面角质，淡黄色至黄棕色**。气微，味甜，嚼之有黏性。

鸡头黄精 呈结节状弯柱形，长3~10cm，直径0.5~1.5cm。结节长2~4cm，略呈圆锥形，常有分枝。表面黄白色或灰黄色，半透明，有纵皱纹，茎痕圆形，直径5~8mm。

姜形黄精 呈长条结节块状，长短不等，常数个块状结节相连。表面灰黄色或黄褐色，粗糙，结节上侧有突出的圆盘状茎痕，直径0.8~1.5cm。

饮片 呈不规则的厚片，**外表皮淡黄色至黄棕色。切面略呈角质样，淡黄色至黄棕色，可见多数淡黄色筋脉小点。**质稍硬而韧。气微、味甜，嚼之有黏性。（图2-1-138）

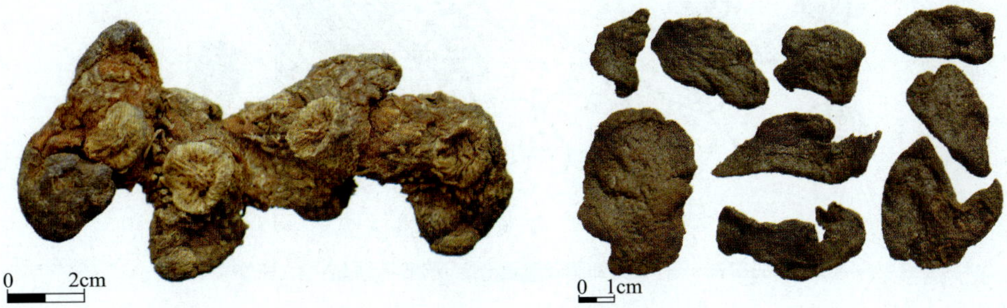

图2-1-138 黄精药材图

1. 个子药材；2. 制黄精饮片

【化学成分】含黄精多糖类、低聚糖、氨基酸等多种成分。

【质量评价】

1. 经验鉴别 以肥大、润泽、色黄、断面透明者为佳。味苦者不可药用。

2. 浸出物 《中国药典》（2015年版）规定，照醇溶性浸出物测定法项下的热浸法测定，用稀乙醇作溶剂，不得少于45.0%。

3. 含量测定 照紫外-可见分光光度法，在582nm波长处测定吸光度。按干燥品计算，药材含黄精多糖以无水葡萄糖（$C_6H_{12}O_6$）计，不得少于7.0%。饮片含黄精多糖以无水葡萄糖（$C_6H_{12}O_6$）计，不得少于4.0%

【功效】补气养阴，健脾，润肺，益肾。

玉 竹

Polygonati Odorati Rhizoma

【来源】本品为百合科植物玉竹 *Polygonatum odoratum*（Mill.）Druce 的干燥根茎。

【产地】主产于浙江、湖南、广东、江苏、河南等地。销全国并出口。

【采收加工】秋季采挖，除去须根，洗净，晒至柔软后，反复揉搓、晾晒至无硬心，晒干；或蒸透后，揉至半透明，晒干。

【性状】**药材** 呈**长圆柱形，略扁，**少有分枝，长4~18cm，直径0.3~1.6cm。表面黄**白色或淡黄棕色，半透明，具纵皱纹和微隆起的环节，**有白色圆点状的须根痕和圆盘状茎痕。质硬而脆或稍软，易折断，**断面角质样或显颗粒性。**气微，味甘，嚼之发黏。

饮片 呈不规则厚片或段。**外表皮黄白色至淡黄棕色，半透明，有时可见环节。切面**

角质样或显颗粒性。气微，味甘，嚼之发黏。(图 2-1-139)

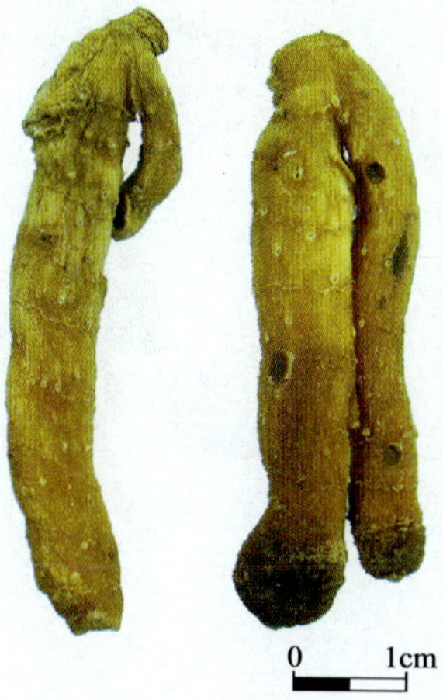

1

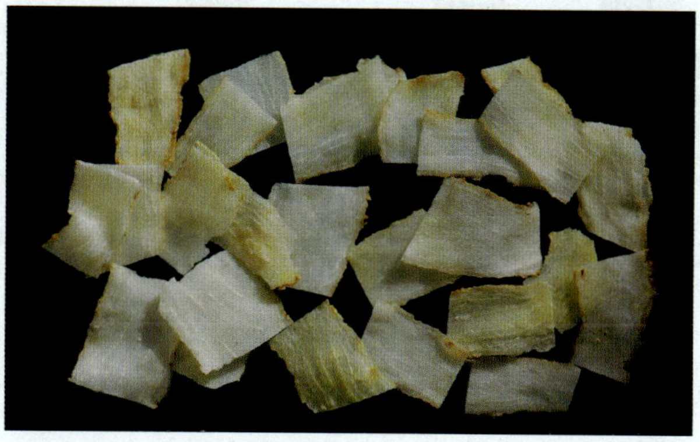
2

图 2-1-139　玉竹药材图

1. 个子药材；2. 玉竹饮片

【化学成分】 含玉竹多糖类、白屈菜酸、山柰素、阿拉伯糖苷等。

【质量评价】 以条长、肥壮、色黄者为佳。

【功效】 养阴润燥，生津止渴。

重　楼

Paridis Rhizoma

【来源】 本品为百合科植物云南重楼 *Paris polyphylla* Smith *var. yunnanensis*（Franch.）Hand. -Mazz. 或七叶一枝花 *Paris polyphylla* Smith *var*，*chinensis*（Franch.）Hara 的干燥根茎。

【产地】 主产于云南、四川、贵州等地。

【采收加工】 移栽 3~5 年后，在 9~10 月倒苗时，挖起根茎，晒或炕干后，撞去粗皮、须根。

【性状】 呈结节状扁圆柱形，略弯曲，长 5 ~12cm，直径 1.0~4.5cm。表面黄棕色或灰棕色，**外皮脱落处呈白色；密具层状凸起的粗环纹**，一面结节明显，结节上具椭圆形凹陷茎痕，另一面有疏生的须根或须根痕。顶端具鳞叶和茎的残基。质坚实，断面平坦，白色至浅棕色，粉性或角质。气微，味微苦、麻。(图 2-1-140)

【化学成分】 含多种甾体皂苷。

【质量评价】 以粗壮、质坚实、断面色白、粉性足者为佳。

【功效】 清热解毒，消肿止痛，凉肝定惊。

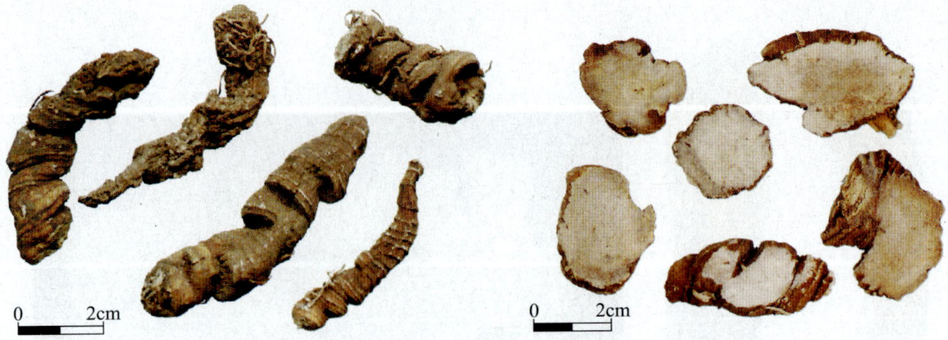

1 2

图 2-1-140　重楼药材图

1. 个子药材；2. 重楼饮片

土茯苓

Smilacis Glabrae Rhizoma

【来源】 本品为百合科植物光叶菝葜 *Smilax glabra* Roxb. 的干燥根茎。

【产地】 主产于广东、湖南、湖北、浙江等地。销全国。

【采收加工】 夏、秋二季采挖，除去须根，洗净，干燥；或趁鲜切成薄片，干燥。

【性状】 **药材**　略呈圆柱形，稍扁或呈不规则条块，有结节状隆起，具短分枝，长 5~22cm，直径 2~5cm。表面黄棕色或灰褐色，凹凸不平，有坚硬的须根残基，分枝顶端有圆形芽痕，有的外皮现不规则裂纹，并有残留的鳞叶。质坚硬。切片呈长圆形或不规则，厚 1~5mm，边缘不整齐；切面类白色至淡红棕色，粉性，可见点状维管束及多数小亮点；质略韧，折断时有粉尘飞扬，以水湿润后有黏滑感。气微，味微甘、涩。

饮片　呈长圆形或不规则的薄片，边缘不整齐。**切面类白色至淡红棕色，粉性，可见点状维管束及多数小亮点；以水湿润后有黏滑感。**气微，味微甘、涩。(图 2-1-141)

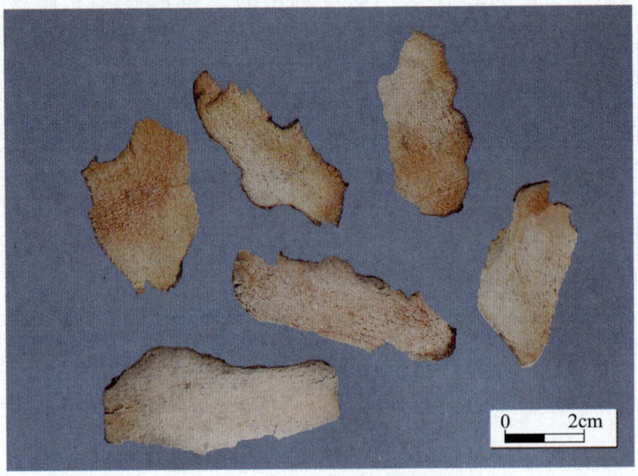

图 2-1-141　土茯苓药材图

【化学成分】含甾体皂苷类、鞣质、淀粉等。

【质量评价】以断面淡棕色、粉性足者为佳。

【功效】解毒，除湿，通利关节。

天 冬

Asparagi Radix

【来源】本品为百合科植物天冬 *Asparagus cochinchinensis*（Lour.）Merr. 的干燥块根。

【产地】主产于贵州、广西、四川、云南等地，浙江、湖南、湖北亦产。以贵州产量最大，品质好。销全国并出口。

【采收加工】秋、冬二季采挖，洗净，除去茎基和须根，置沸水中煮或蒸至透心，趁热除去外皮，洗净，干燥。

【性状】呈**长纺锤形**，略弯曲，长 5~18cm，直径 0.5~2cm。表面**黄白色至淡黄棕色，半透明**，光滑或具深浅不等的纵皱纹，偶有残存的灰棕色外皮。**质硬或柔润，有黏性，断面角质样，中柱黄白色**。气微，味甜、微苦。（图 2-1-142）

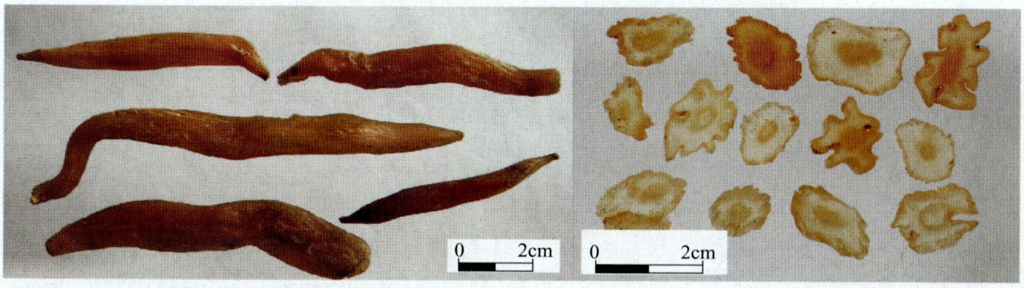

1　　　　2

图 2-1-142　天冬药材图

1. 个子药材；2. 天冬饮片

【化学成分】主含甾体皂苷、多种氨基酸、天冬多糖类。

【质量评价】以饱满肥大、黄白色、半透明者为佳。

【功效】养阴润燥，清肺生津。

知识拓展

羊齿天门冬：为百合科植物羊齿天门冬 *Asparagus filicinus* Buch. -Ham. ex D. Don 的干燥块根。本品呈纺锤形，长 3~7cm，直径 0.7~1.8cm。外皮灰棕色、黄棕色或褐色，皱缩，内部干瘪，呈空壳状，断面不呈角质样，无黄白色中柱。质坚硬，易折断，断面白色，味苦，微麻舌，有黏性。功用润肺止咳，杀虫止痒。

麦 冬

Ophiopogonis Radix

【来源】 本品为百合科植物麦冬 *Ophiopogon japonicus*（L. f）Ker-Gawl. 的干燥块根。

【产地】 主产于浙江、四川。商品大多为栽培品，浙江产者称浙麦冬（杭麦冬），四川产者称川麦冬。销全国并出口。

【采收加工】 夏季采挖，洗净，反复暴晒、堆置，至七八成干，除去须根，干燥。

【性状】 呈**纺锤形**，两端略尖，**长 1.5~3cm**，直径 0.3~0.6cm。**表面黄白色或淡黄色，有细纵纹。质柔韧，断面黄白色，半透明，中柱细小。**气微香，味甘、微苦。（图 2-1-143）

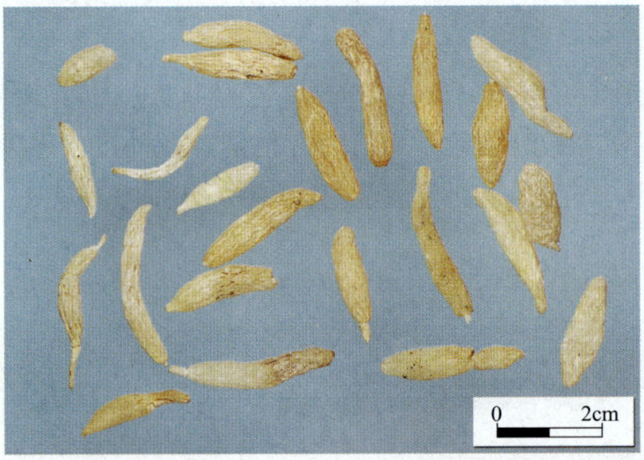

图 2-1-143　麦冬药材图

【鉴别】 横切面　①表皮细胞 1 列或脱落，根被为 3~5 列木化细胞。②皮层宽广，散布含草酸钙针晶束的黏液细胞；内皮层细胞壁均匀增厚，木化，有通道细胞，外侧为 1 列石细胞，其内壁及侧壁均增厚，纹孔细密。③中柱较小，韧皮部束 16~22 个，木质部由导管、管胞、木纤维以及内侧的木化细胞连结成环层。④髓小，薄壁细胞类圆形。（图 2-1-144）

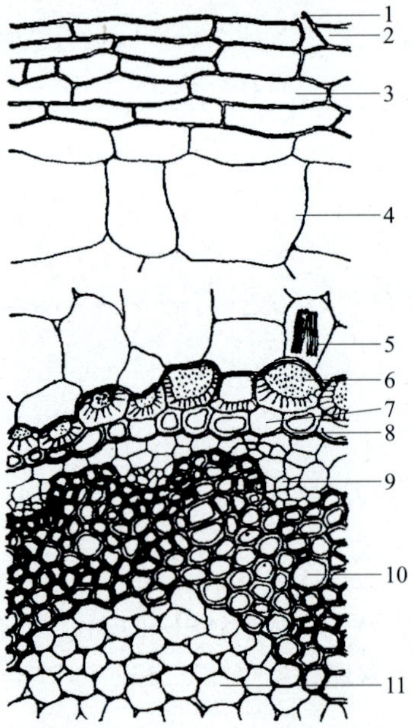

图 2-1-144　麦冬横切面详图

1. 根毛；2. 表皮；3. 根被；4. 皮层；5. 针晶束；6. 石细胞；7. 通道细胞；8. 内皮层；9. 韧皮部；10. 木质部；11. 髓

粉末　白色或黄白色。①根被细胞：多角形，壁木化，可见壁孔；②草酸钙针晶：散在或成束存在于黏液细胞中，针晶长 21~78μm，直径约至 3μm；另有柱状结晶，长 51~118μm，直径 5~9μm，两端斜尖，易断碎。③石细胞：常与内皮层细胞上下层相叠，表面观类方形或类多角形，长 32~196μm，直径 22~94μm，壁厚 4~16μm，有的一边菲薄，纹孔密，短缝状或扁圆形，孔沟较粗。④内皮层细胞：表面观长方形或

长条形，壁厚，纹孔较密，孔沟明显。⑤木纤维：细长，末端倾斜，壁稍厚，微木化，纹孔斜裂缝状或相交十字形、人字形。此外，有网纹管胞。（图 2-1-145）

【化学成分】含甾体皂苷、沿阶草苷、山奈酚及其苷、生物碱、谷甾醇、豆甾醇等。

【质量评价】

1. 经验鉴别 以根肥大、黄白色、质柔韧、嚼之黏性强者为佳。

2. 浸出物 《中国药典》（2015 年版）规定，照水溶性浸出物测定法项下的冷浸法测定，不得少于 60.0%。

3. 含量测定 按干燥品计算，含麦冬总皂苷以鲁斯可皂苷元（$C_{27}H_{42}O_4$）计，不得少于 0.12%。

【功效】养阴生津，润肺清心。

附药：山麦冬

本品为百合科植物湖北麦冬 *Liriope spicata*（Thunb.）Lour. *var. prolifera* Y. T. Ma 或短葶山麦冬 *Lirlope muscari*（Decne.）Baily 的干燥块根。湖北麦冬呈纺锤形，两端略尖，长 1.2~3cm，直径 0.4~0.7cm。**表面淡黄色至棕黄色**，具不规则纵皱纹。质柔韧，干后质硬脆，易折断，断面淡黄色至棕黄色，角质样，中柱细小。气微，味甜，嚼之发黏。**取本品的薄片，置紫外光灯下观察，显浅蓝色荧光**。具养阴生津，润肺清心的功效。

扫码“学一学”

知 母

Anemarrhenae Rhizoma

【来源】本品为百合科植物知母 *Anemarrhena asphodgfoides* Bge. 的干燥根茎。

【产地】主产于河北、山西、陕西、内蒙古。以河北易县产者质量最好。销全国并出口。

【采收加工】春、秋二季采挖，除去须根和泥沙，晒干，习称“毛知母”；或除去外皮，晒干，称“知母肉”。

【性状】**药材** 呈长条状，微弯曲，略扁，偶有分枝，长 3~5cm，直径 0.8~1.5cm，一端有浅黄色的茎叶残痕，习称“**金包头**”。表面黄棕色至棕色，上面有一凹沟，具紧密排列的环状节，**节上密生黄棕色的残存叶基**，由两侧向根茎上方生长；下面隆起而略皱缩，并有凹陷或突起的点状根痕。质硬，易折断，断面黄白色。气微，味微甜、略苦，嚼之带黏性。

饮片 呈不规则类圆形的厚片。**外表皮黄棕色或棕色，可见少量残存的黄棕色叶基纤维和凹陷或突起的点状根痕。切面黄白色至黄色**。气微，味微甜、略苦，嚼之带黏性。（图 2-1-146）

【化学成分】含知母皂苷、异菝葜皂苷、知母多糖、芒果苷等。

【质量评价】以条粗、质坚实、断面黄白者为佳。

【功效】清热泻火，滋阴润燥。

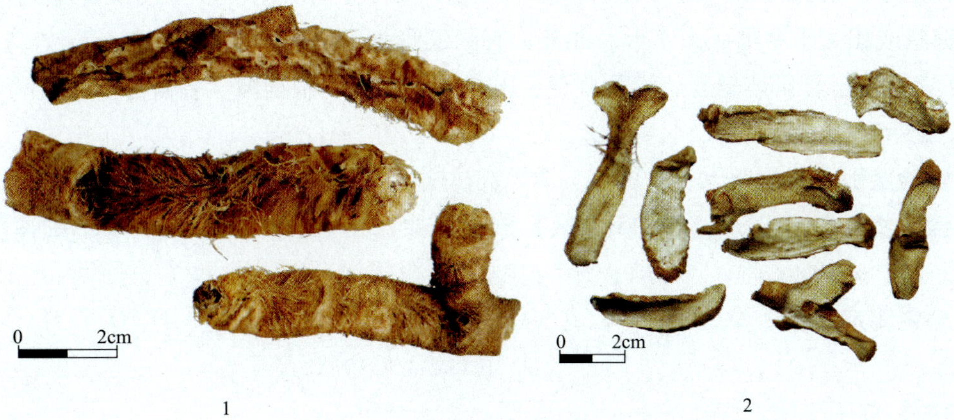

图 2-1-146　知母药材图

1. 个子药材；2. 知母饮片

百合
Lilii Bulbus

【来源】本品为百合科植物卷丹 *Lilium lanci folium* Thunb.、百合 *Lilium brownie* F. E. Brown *var. viridulum* Baker 或细叶百合 *Lilium pumilum* DC. 的干燥肉质鳞叶。

【产地】主产于河北、河南、山东等地。销全国并出口。

【采收加工】秋季采挖，洗净，剥取鳞叶，置沸水中略烫，干燥。

【性状】呈长椭圆形，长 2~5cm，宽 1~2cm，中部厚 1.3~4mm。表面类白色、淡棕黄色或微带紫色，有数条纵直平行的白色维管束。顶端稍尖，基部较宽，边缘薄，微波状，略向内弯曲。质硬而脆，断面较平坦，角质样。气微，味微苦。(图 2-1-147)

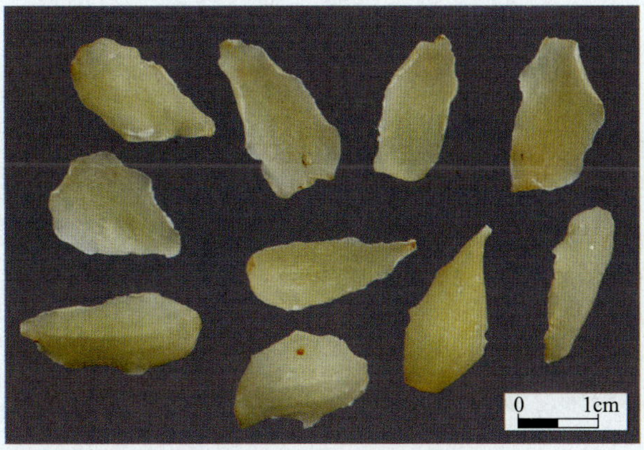

图 2-1-147　百合药材图

【化学成分】含甾体皂苷、卵磷脂、脑磷脂、秋水仙碱、氨基酸等多种成分。

【质量评价】以肉厚、色白、质坚实、味苦者为佳。

【功效】养阴润肺，清心安神。

薤　白

Allii Macrostemonis Bulbus

【来源】本品为百合科植物小根蒜 *Allium macrostemon* Bge. 或薤 *Allium chinense* G. Don 的干燥鳞茎。

【产地】小根蒜主产于东北、河北、江苏、湖北等地。薤产于我国南北大部分地区。多自产自销。

【采收加工】夏、秋二季采挖，洗净，除去须根，蒸透或置沸水中烫透，晒干。

【性状】小根蒜　呈**不规则卵圆形**，高 0.5~1.5cm，直径 0.5~1.8cm。表面黄白色或淡黄棕色，**皱缩，半透明**，有类白色膜质鳞片包被，底部有突起的鳞茎盘。质硬，角质样。**有蒜臭**，味微辣。

薤　呈略扁的长卵形，高 1~3cm，直径 0.3~1.2cm。表面淡黄棕色或棕褐色，具浅纵皱纹。质较软，断面可见鳞叶 2~3 层。嚼之粘牙。（图 2-1-148）

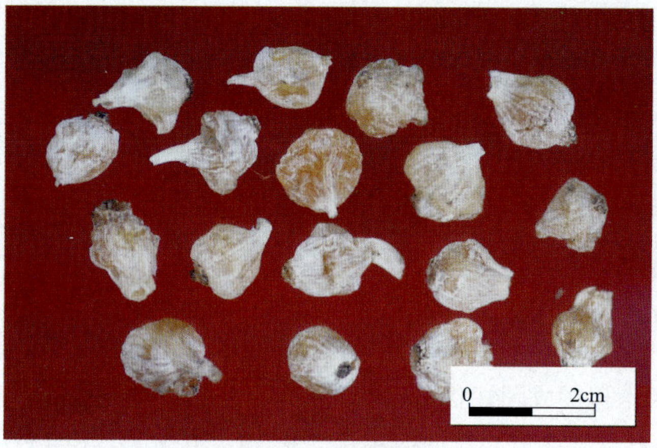

图 2-1-148　薤白药材图

【化学成分】含挥发油、甾体皂苷、大蒜氨酸、甲基大蒜氨酸、前列腺素等。

【质量评价】以个大、饱满、黄白色、半透明者为佳。

【功效】通阳散结，行气导滞。

仙　茅

Curculiginis Rhizoma

【来源】本品为石蒜科植物仙茅 *Curculigo orchioides* Gaertn. 的干燥根茎。

【产地】主产于四川。销全国。

【采收加工】秋、冬二季采挖，除去根头和须根，洗净，干燥。

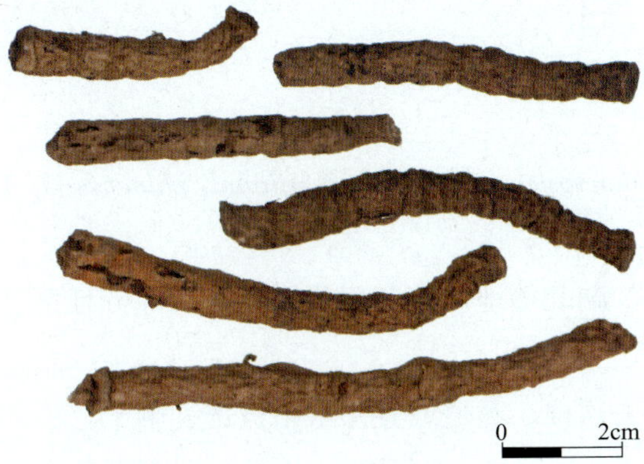

图 2-1-149 仙茅药材图

【性状】**药材** 呈圆柱形，略弯曲，长 3~10cm，直径 0.4~1.2cm。表面棕色至褐色，粗糙，**有细孔状的须根痕**和横皱纹。质硬而脆，易折断，断面不平坦，**灰白色至棕褐色，近中心处色较深。气微香，**味微苦、辛。

饮片 呈类圆形或不规则形的厚片或段，**外表皮棕色至褐色，粗糙，**有的可见纵横皱纹和细孔状的须根痕。**切面灰白色至棕褐色，有多数棕色小点，中间有深色环纹。**气微香，味微苦、辛。（图 2-1-149）

【化学成分】含仙茅苷、石蒜碱、丝兰皂苷元等。

【质量评价】以根条粗长、质坚脆、表面黑褐色者为佳。

【功效】补肾阳，强筋骨，祛寒湿。

山 药

Dioscorea Rhizoma

【来源】为薯蓣科植物薯蓣 *Dioscorea opposite* Thunb. 的干燥根茎。

【产地】生于山坡、山谷林下、溪边、路旁的灌丛或杂草中；或为栽培。分布于华北、华东和中南、西北地区。主产于河南。销全国并出口。

【采收加工】冬季茎叶枯萎后采挖，切去根头，洗净，除去外皮和须根，干燥，习称“毛山药”；或趁鲜切厚片，干燥；也有选择肥大顺直的干燥山药，置清水中，浸至无干心，闷透，切齐两端，用木板搓成圆柱状，晒干，打光，习称“光山药”。

【性状】**药材** 略呈圆柱形，弯曲而稍扁，长 15~30cm，直径 1.5~6cm。表面黄白色或淡黄色，有纵沟、纵皱纹及须根痕，偶有浅棕色外皮残留。**体重，质坚实，不易折断，断面白色，粉性。气微，味淡、微酸，嚼之发黏。**光山药呈圆柱形，两端平齐，长 9~18cm，直径1.5~3cm。表面光滑，白色或黄白色。

饮片 呈类圆形的厚片。**表面类白色或淡黄白色，质脆，易折断，断面类白色，富粉性。**（图 2-1-150）

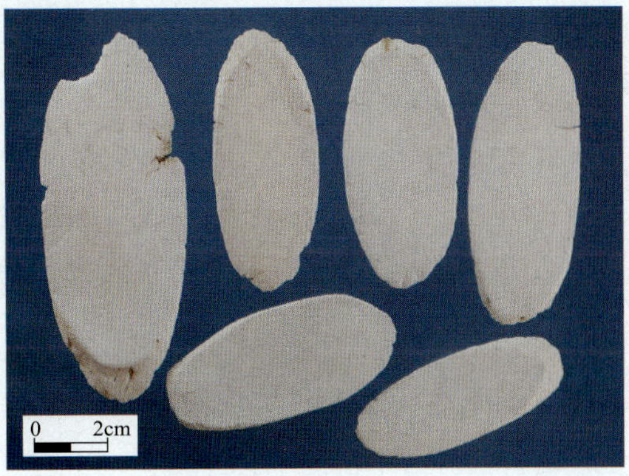

图 2-1-150 山药药材图

【鉴别】粉末类白色。①淀粉粒单粒扁卵形、三角状卵形、类圆形或矩圆形，直径 8~35μm，脐点点状、人字状、十字状或短缝状，可见层纹；复粒稀少，由 2~3 分粒组成。②草酸钙针晶束存在于黏液细胞中，

长约至240μm，针晶粗2~5μm。③具缘纹孔导管、网纹导管、螺纹导管及环纹导管，直径12~48μm。（图2-1-151）

【化学成分】含薯蓣皂苷元、多巴胺、氨基酸、山药多糖、黏液质等。

【质量评价】

1. 经验鉴别 以条粗长、色洁白、质坚实、粉性足者为佳。

2. 浸出物 《中国药典》(2015年版)规定，照水溶性浸出物测定法项下的冷浸法测定，不得少于7.0%。

【功效】补脾养胃，生津益肺，补肾涩精。

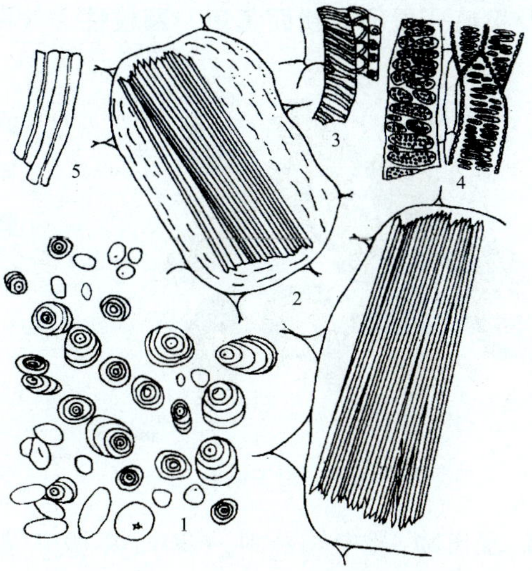

图2-1-151 山药粉末图

1. 淀粉粒；2. 黏液细胞及草酸钙针晶束；3. 导管；4. 筛管；5. 纤维

知识拓展

山药伪品

伪品名称	参薯	木薯
来源	薯蓣科植物参薯 *Dioscorea elata* L. 的干燥根茎	大戟科植物木薯 *Manihot esculenta crantz* 的块根
形状	不规则的圆柱形	为圆柱形，两端稍尖，有的为圆锥形、纺锤形
表面	表面浅黄色至棕黄色或类白色，有纵皱纹	表面黄白色，残留外皮黄棕色，有粗横纹及点状根痕
断面	断面类白色或淡黄色，有的散有浅棕色的点状物	断面白色，众多的浅黄色的点状筋脉呈放射状排列，中心有放射状裂隙
气味	无臭，味淡、微酸	无臭，味淡

射干

Belamcandae Rhizoma

【来源】为鸢尾科植物射干 *Belamcanda chinensis*（L.）DC. 的干燥根茎。

【产地】主产于湖北、河南、江苏、安徽、湖南、陕西等地。以河南产量大，湖北质量优。销全国。

【采收加工】春初刚发芽或秋末茎叶枯萎时采挖，除去须根和泥沙，干燥。

【性状】**药材** 呈**不规则结节状**，长3~10cm，直径1~2cm。表面黄褐色、棕褐色或黑褐色，皱缩，有较密的环纹。**上面有数个圆盘状凹陷的茎痕**，偶有茎基残存；下面有残留细根及根痕。**质硬，断面黄色，颗粒性**。气微，味苦、微辛。

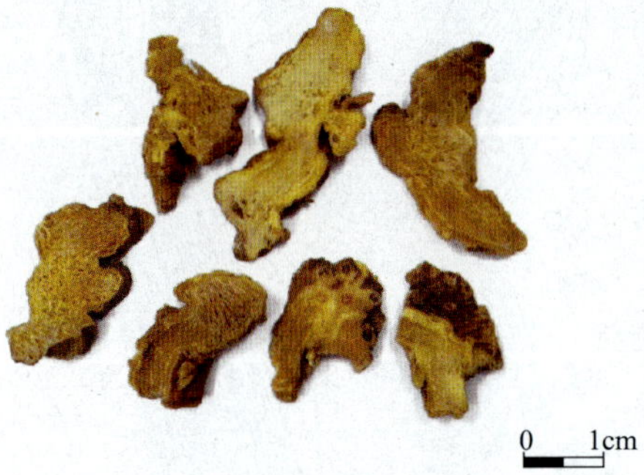

图 2-1-152　射干药材图

饮片　呈不规则形或长条形的薄片。外表皮黄褐色、棕褐色或黑褐色，皱缩，可见残留的须根和须根痕，有的可见环纹。**切面淡黄色或鲜黄色，具散在筋脉小点或筋脉纹**，有的可见环纹。气微，味苦、微辛。（图 2-1-152）

【化学成分】含多种异黄酮类成分。

【质量评价】

1. 经验鉴别　以肥壮、质硬、断面色黄者为佳。

2. 浸出物　《中国药典》（2015 年版）规定，照醇溶性浸出物测定法项下的热浸法测定，用乙醇作溶剂，不得少于 18.0%。

3. 含量测定　按干燥品计算，含次野鸢尾黄素（$C_{20}H_{18}O_8$）不得少于 0.10%。

【功效】清热解毒，消痰，利咽。

莪　术

Curcumae Rhizoma

【来源】本品为姜科植物蓬莪术 *Curcuma phaeocaulis* Val.、广西莪术 *Curcuma kwangsuensis* S. G. Lee et C. F. Liang 或温郁金 *Curcuma wenyujin* Y. H. Chen et C. Ling 的干燥根茎。

【产地】蓬莪术主产于四川，商品称“川莪术”。广西莪术主产于广西，商品称“桂莪术”。温郁金主产于浙江，商品称“温莪术”。

【采收加工】冬季茎叶枯萎后采挖，洗净，蒸或煮至透心，晒干或低温干燥后除去须根和杂质。

【性状】**药材**　蓬莪术　呈卵圆形、长卵形、圆锥形或长纺锤形，顶端多钝尖，基部钝圆，长 2~8cm，直径 1.5~4cm。表面灰黄色至灰棕色，**上部环节突起**，有圆形微凹的须根痕或残留的须根，有的两侧各有 1 列下陷的芽痕和类圆形的侧生根茎痕，有的可见刀削痕。**体重，质坚实，断面灰褐色至蓝褐色，蜡样，常附有灰棕色粉末，皮层与中柱易分离，内皮层环纹棕褐色**。气微香，味微苦而辛。

广西莪术　环节稍突起，断面黄棕色至棕色，常附有淡黄色粉末，内皮层环纹黄白色。

温莪术　断面黄棕色至棕褐色，常附有淡黄色至黄棕色粉末。气香或微香。

饮片　呈类圆形或椭圆形的厚片。外表皮灰黄色或灰棕色，**有时可见环节或须根痕**。**切面黄绿色、黄棕色或棕褐色，内皮层环纹明显，散在“筋脉”小点**。气微香，味微苦而辛。（图 2-1-153）

【化学成分】含挥发油。油中主要为莪术烯醇、莪术二酮、莪术呋喃烯酮等。

【质量评价】以个均匀、质坚实、香气浓者为佳。

【功效】行气破血，消积止痛。

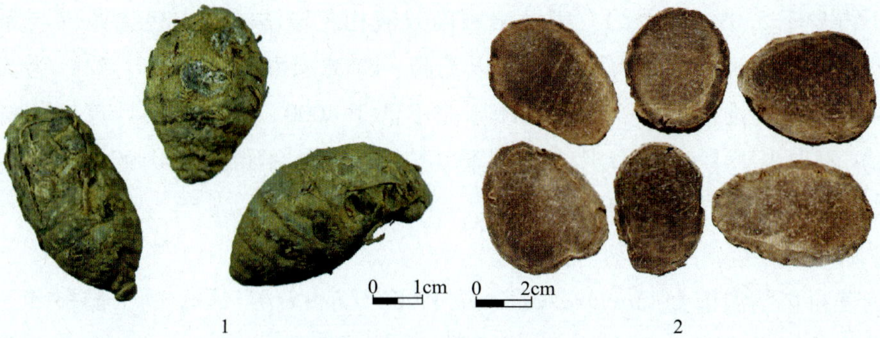

图 2-1-153 莪术药材图

1. 个子药材；2. 莪术饮片

姜 黄

Curcumae Longae Rhizoma

【来源】本品为姜科植物姜黄 *Curcuma longa* L. 的干燥根茎。

【产地】主产于四川、福建、江西等地。销全国并出口。

【采收加工】冬季茎叶枯萎时采挖，洗净，煮或蒸至透心，晒干，除去须根。

【性状】**药材** 呈不规则卵圆形、圆柱形或纺锤形，常弯曲，有的具短叉状分枝，长 2~5cm，直径 1~3cm。**表面深黄色**，粗糙，有皱缩纹理和**明显环节**，并有圆形分枝痕及须根痕。质坚实，不易折断，**断面棕黄色至金黄色，角质样，有蜡样光泽，内皮层环纹明显，**维管束呈点状散在。气香特异，味苦、辛。

饮片 为不规则或类圆形的厚片。外表皮深黄色，有时可见环节。**切面棕黄色至金黄色，角质样，内皮层环纹明显，**维管束呈点状散在。气香特异，味苦、辛。(图 2-1-154)

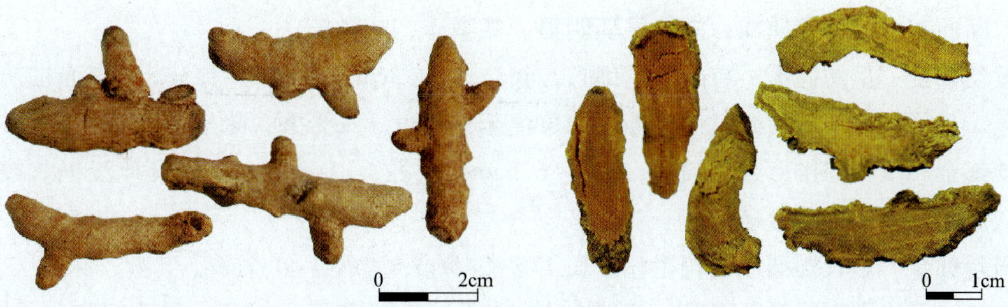

图 2-1-154 姜黄药材图

【化学成分】主含挥发油。油中主要为龙脑、姜黄素、姜黄烯等。

【质量评价】

1. 经验鉴别 以质坚实、断面橙黄色者为佳。

2. 浸出物 《中国药典》(2015 年版) 规定，照醇溶性浸出物测定法项下的热浸法测定，用稀乙醇作溶剂，不得少于 12.0%。

3. 含量测定 挥发油照挥发油测定法测定。药材含挥发油不得少于7.0%（ml/g），饮片含挥发油不得少于5.0%（ml/g）。姜黄素照高效液相色谱法测定。色谱条件与系统适用性试验以十八烷基硅烷键合硅胶为填充剂；以乙腈-4%冰醋酸溶液（48∶52）为流动相；检测波长为430nm。理论板数按姜黄素峰计算应不低于4000。按干燥品计算，药材含姜黄素（$C_{21}H_{20}O_6$）不得少于1.0%，饮片含姜黄素（$C_{21}H_{20}O_6$）不得少于0.90%。

【功效】破血行气，通经止痛。

附药：片姜黄

本品为姜科植物温郁金 *Curcuma wenyujin Y. H. Chen et C. Ling* 的干燥根茎。呈长圆形或不规则的片状，大小不一，长3~6cm，宽1~3cm，厚0.1~0.4cm。外皮灰黄色，粗糙皱缩，有时可见环节及须根痕。**切面黄白色至棕黄色**，有一圈环纹及多数筋脉小点。质脆而坚实。断面灰白色至棕黄色，略粉质。**气香特异，味微苦而辛凉。**具破血行气，通经止痛的功效。

郁金

Curcumae Radix

【来源】本品为姜科植物温郁金 *Curcuma wenyujin* Y. H. Chen et C. Ling、姜黄 *Curcuma longa* L.、广西莪术 *Curcuma kwangsiensis* S. G. Lee et C. F. Liang 或蓬莪术 *Curcuma phaeocaulis* Val. 的干燥块根。前两者分别习称“温郁金”和“黄丝郁金”，其余按性状不同习称“桂郁金”或“绿丝郁金”。

【产地】温郁金主产于浙江，为著名的道地药材；黄丝郁金、绿丝郁金主产于四川；桂郁金主产于广西。

【采收加工】冬季茎叶枯萎后采挖，除去泥沙和细根，蒸或煮至透心，干燥。

【性状】**药材** 温郁金 呈**长圆形或卵圆形**，稍扁，有的微弯曲，两端渐尖，长3.5~7cm，直径1.2~2.5cm。**表面灰褐色或灰棕色，具不规则的纵皱纹，纵纹隆起处色较浅。**质坚实，断面灰棕色，角质样；**内皮层环明显**。气微香，味微苦。

黄丝郁金 呈纺锤形，有的一端细长，长2.5~4.5cm，直径1~1.5cm。表面棕灰色或灰黄色，具细皱纹。断面橙黄色，外周棕黄色至棕红色。气芳香，味辛辣。

桂郁金 呈长圆锥形或长圆形，长2~6.5cm，直径1~1.8cm。表面具疏浅纵纹或较粗糙网状皱纹。气微，味微辛苦。

绿丝郁金 呈长椭圆形，较粗壮，长1.5~3.5cm，直径1~1.2cm。气微，味淡。

饮片 **呈椭圆形或长条形薄片**。外表皮灰黄色、灰褐色至灰棕色，**具不规则的纵皱纹**。切面灰棕色、橙黄色至灰黑色。**角质样，内皮层环明显**。（图2-1-155）

【化学成分】含挥发油、姜黄素、脱甲氧基姜黄素、姜黄酮等。

【质量评价】以个大、肥满者为佳。

【功效】活血止痛，行气解郁，清心凉血，利胆退黄。

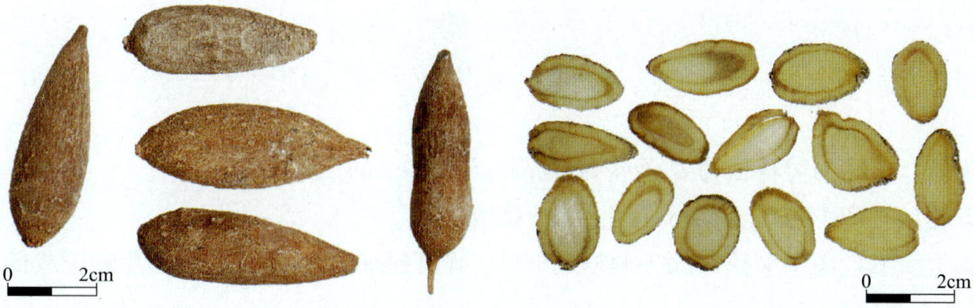

1　　　　　　　　2

图 2-1-155　郁金药材图

1. 个子药材；2. 郁金饮片

高良姜

Alpiniae Officinarum Rhizoma

【来源】本品为姜科植物高良姜 *Alpinia officinarum* Hance 的干燥根茎。

【产地】主产于广东、海南、广西。销全国并出口。

【采收加工】夏末秋初采挖，除去须根和残留的鳞片，洗净，切段，晒干。

【性状】**药材**　呈圆柱形，多弯曲，有分枝，长 5~9cm，直径 1~1.5cm。**表面棕红色至暗褐色，有细密的纵皱纹和灰棕色的波状环节，**节间长 0.2~1cm，一面有圆形的根痕。质坚韧，不易折断，**断面灰棕色或红棕色，纤维性，**中柱约占 1/3。气香，味辛辣。

饮片　呈类圆形或不规则形的薄片。**外表皮棕红色至暗棕色，有的可见环节**和须根痕。**切面灰棕色至红棕色，外周色较淡，具多数散在的筋脉小点，中心圆形，约占 1/3**。气香，味辛辣。(图 2-1-156)

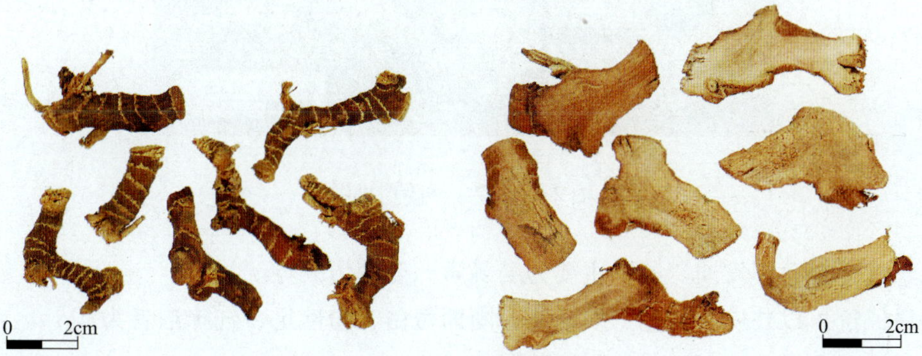

图 2-1-156　高良姜药材图

【化学成分】含高良姜素、挥发油等。

【质量评价】以分枝少、色红棕、气味浓者为佳。

【功效】温胃止呕，散寒止痛。

干 姜

Zingiberis Rhizoma

【来源】本品为姜科植物姜 *Zingiber offcinale* Rosc. 的干燥根茎。

【产地】主产于四川、贵州等地。销全国并出口。

【采收加工】冬季采挖，除去须根和泥沙，晒干或低温干燥。趁鲜切片晒干或低温干燥者称为“干姜片”。

【性状】**药材** 呈**扁平块状，具指状分枝**，长 3~7cm，厚 1~2cm。表**面灰黄色或浅灰棕色，粗糙，具纵皱纹和明显的环节**。分枝处常有鳞叶残存，分枝顶端有茎痕或芽。质坚实，断面黄白色或灰白色，粉性或颗粒性，内皮层环纹明显，维管束及黄色油点散在。**气香、特异，味辛辣**。

饮片 呈不规则纵切片或斜切片，具指状分枝，长 1~6cm，宽 1~2cm，厚 0.2~0.4cm。外皮灰黄色或浅黄棕色，粗糙，具纵皱纹及明显的环节。切面灰黄色或灰白色，略显粉性，可见较多的纵向纤维，有的呈毛状。质坚实，断面纤维性。**气香、特异，味辛辣**。（图 2-1-157）

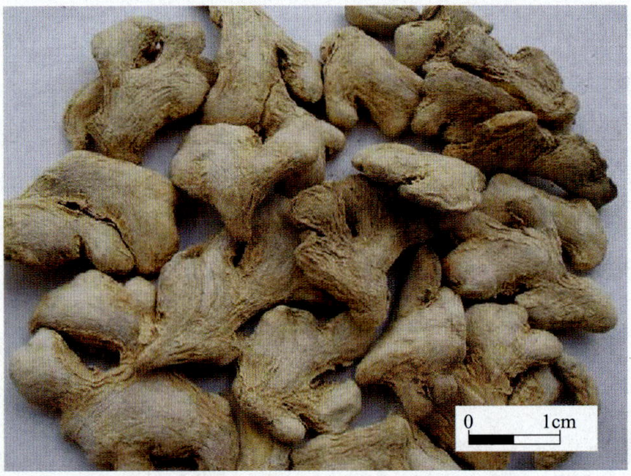

图 2-1-157 干姜药材图

【化学成分】含挥发油。油中主要为姜辣素、姜辣烯酮等。

【质量评价】以外皮灰黄色、质坚实、断面黄白、粉性足、气味浓者为佳。

【功效】温中散寒，回阳通脉，温肺化饮。

天 麻

Gastrodiae Rhizoma

【来源】本品为兰科植物天麻 *Gastrodia elata* B1. 的干燥块茎。

【产地】主产于贵州、陕西、四川、云南、湖北等地。销全国并出口。

【采收加工】立冬后至次年清明前采挖，立即洗净，蒸透，敞开低温干燥。

【性状】**药材**　呈椭圆形或长条形，略扁，皱缩而稍弯曲，长3~15cm，宽1.5~6cm，厚0.5~2cm。表面黄白色至淡黄棕色，有纵皱纹及由点状潜伏芽排列而成的横环纹多轮，有时可见棕褐色菌索。顶端有红棕色至深棕色鹦嘴状的芽，习称**“鹦哥嘴”**或**“红小辫”**（冬麻），或残留茎基（春麻）；另端有圆脐形疤痕，习称**“肚脐眼”**。质坚硬，不易折断，断面较平坦，**黄白色至淡棕色，角质样**。气微，味甘。

饮片　呈不规则的薄片。**外表皮淡黄色至淡黄棕色，有时可见点状排成的横环纹。切面黄白色至淡棕色。角质样，半透明**。气微，味甘。（图2-1-158）

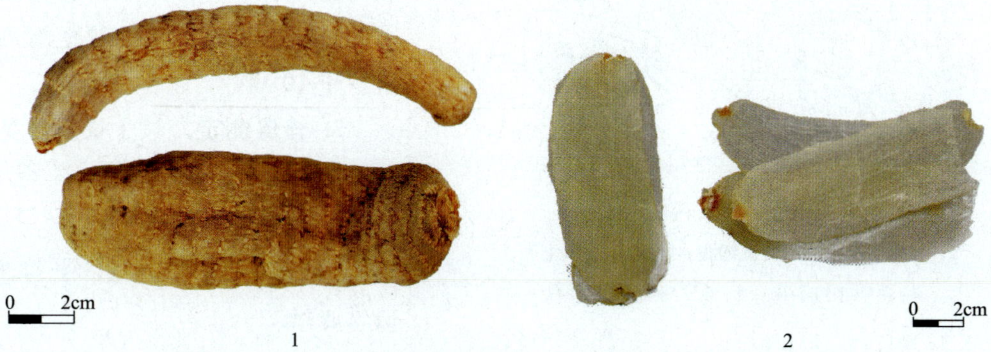

图2-1-158　天麻药材图

1. 个子药材；2. 天麻饮片

【鉴别】（1）本品横切面：①表皮有残留，下皮由2~3列切向延长的栓化细胞组成。②皮层为10数列多角形细胞，有的含草酸钙针晶束。较老块茎皮层与下皮相接处有2~3列椭圆形厚壁细胞，木化，纹孔明显。③中柱占绝大部分，有小型周韧维管束散在。④薄壁细胞亦含草酸钙针晶束。（图2-1-159）

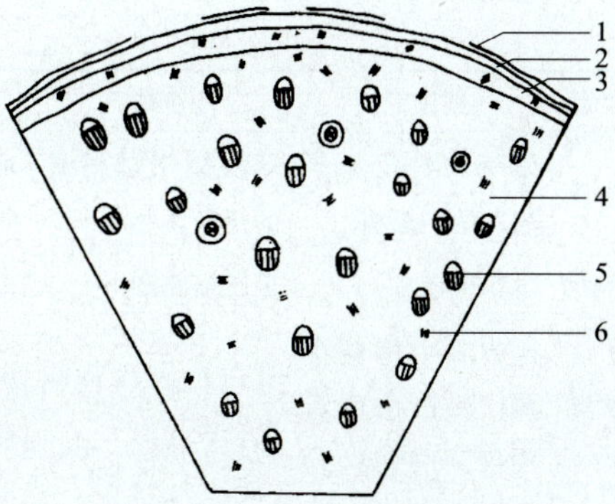

图2-1-159　天麻横切面简图

1. 表皮；2. 下皮；3. 皮层；4. 中柱；5. 维管束；6. 草酸钙针晶

粉末：黄白色至黄棕色。①厚壁细胞椭圆形或类多角形，直径70~180μm，壁厚3~8μm，木化，纹孔明显。②草酸钙针晶成束或散在，长25~75（93）μm。③用醋酸甘油水装片观察含糊化多糖类物的薄壁细胞无色，有的细胞可见长卵形、长椭圆形或类圆形颗粒，遇碘液显棕色或淡棕紫色。④螺纹导管、网纹导管及环纹导管直径8~30μm。（图2-1-160）

（2）①取本品粉末1g，加10ml，浸泡4h，随时振摇，滤过。滤液加碘试液2~4滴，显紫红色或酒红色（与淀粉区别）。

②取本品粉末1g，加45%乙醇10ml，浸泡4h，随时振摇，滤过。滤液加硝酸汞溶液（取汞1份，加发烟硝酸1份溶解后，加水2份稀释制成）0.5ml，加热，溶液显玫瑰红色，

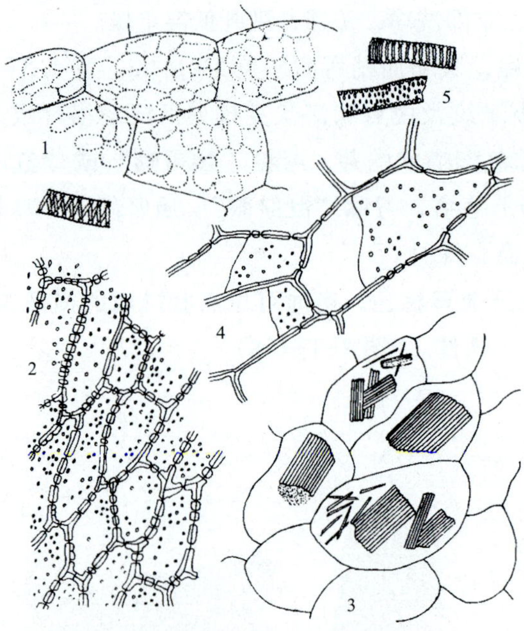

图 2-1-160　天麻粉末图

1. 含糊化多糖类物薄壁细胞；2. 木化厚壁细胞；3. 草酸钙针晶束；4. 薄壁细胞；5. 导管

并发生黄色沉淀。

【化学成分】含天麻素、香荚兰醇、香草醛、微量生物碱、β-谷甾醇、黏液质等。

【质量评价】

1. 经验鉴别　以个大、有鹦哥嘴、质坚实、断面明亮、无空心者为佳。

2. 浸出物　《中国药典》（2015 年版）规定，照醇溶性浸出物测定法项下的热浸法测定，用乙醇作溶剂，不得少于 10.0%。

3. 含量测定　按干燥品计算，含天麻素（$C_{13}H_{18}O_7$）不得少于 0.20%。

【功效】息风止痉，平抑肝阳，祛风通络。

知识拓展

天麻伪品

伪品	紫茉莉	马铃薯	大丽菊	芭蕉芋	芋
来源	紫茉莉科植物紫茉莉的干燥根	茄科植物马铃薯的干燥块茎	菊科植物大丽菊的干燥块根	美人蕉科植物芭蕉芋根茎加工品	天南星科植物芋的干燥块茎
形状	呈长圆锥形	呈压扁椭圆形	长纺锤形，略扁	椭圆形或类球形	压扁状
表面	须根痕下陷如小洞，灰白色或黄白色，不透明	黄白色或浅黄棕色，较光滑	灰白至灰黄白色，有纵皱纹	表面有层纤维外露，未去净外皮者可见 4~5 轮连续的横环节	有纵沟及皱褶，顶端有芽苞残基，下端有棕色圆形疤痕
断面	无光泽，可见纤维的断头	质坚硬，断面角质	类白至浅棕色，角质样	可见密集的纤维导管呈点状	粉白色
气味	气无，味微苦而后麻，有刺喉感	无臭味淡	气微，味淡，嚼之粘牙	味淡或甘，具焦糖气，味苦	微甜，水浸后渗出大量黏液

山慈菇

Cremastrae Pseudobulbus

Pleiones Pseudobulbus

【来源】本品为兰科植物杜鹃兰 *Cremastra appendiculata*（D. Don）Makino、独蒜兰

Pleione bulbocodioides (Franch.) Rolfe 或云南独蒜兰 *Pleione yunnanensis* Rolfe 的干燥假鳞茎。前者习称“毛慈菇”，后二者习称“冰球子”。

【产地】杜鹃兰主产于云南、贵州；独蒜兰和云南独蒜兰主产于云南。销全国。

【采收加工】夏、秋二季采挖，除去地上部分及泥沙，分开大小置沸水锅中蒸煮至透心，干燥。

【性状】**毛慈菇** 呈不规则**扁球形或圆锥形**，顶端渐突起，基部有须根痕。长1.8~3cm，膨大部直径1~2cm。表面黄棕色或棕褐色，有纵皱纹或纵沟，**中部有2~3条微突起的环节**，习称“束腰”，节上有鳞片叶干枯腐烂后留下的丝状纤维。质坚硬，难折断，**断面灰白色或黄白色，略呈角质**。气微，味淡，带黏性。

冰球子 呈圆锥形，瓶颈状或不规则团块，直径1~2cm，高1.5~2.5cm。顶端渐尖，尖端断头处呈盘状，基部膨大且圆平，中央凹入，有1~2条环节，多偏向一侧。撞去外皮者表面黄白色，带表皮者浅棕色，光滑，有不规则皱纹。断面浅黄色，**角质半透明**。(图2-1-161)

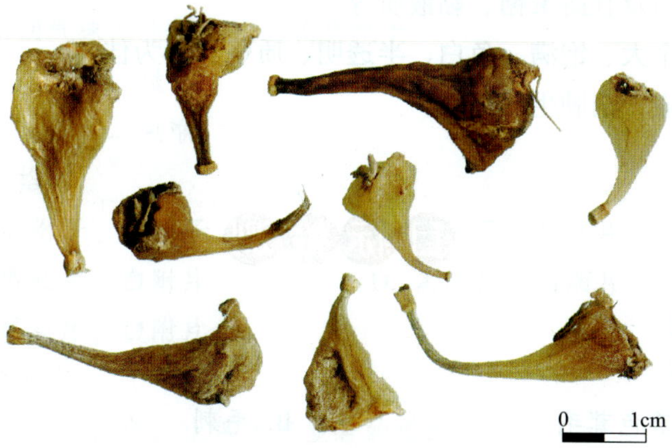

图2-1-161 山慈菇（冰球子）药材图

【化学成分】含黏液质及葡萄糖配甘露聚糖（由甘露糖与葡萄糖2∶1聚成）。

【质量评价】以个大、饱满、断面黄白色、质坚实者为佳。

【功效】清热解毒，化痰散结。

白 及

Bletiiiae Rhizoma

【来源】本品为兰科植物白及 *Bletilla sfriata* (Thunb.) Reiehb. f. 的干燥块茎。

【产地】主产于贵州、四川、湖南、湖北等地。以贵州产量大，质量优。销全国并出口。

【采收加工】夏、秋二季采挖，除去须根，洗净，置沸水中煮或蒸至无白心，晒至半干，除去外皮，晒干。

【性状】呈不规则**扁圆形，多有2~3个爪状分枝**，长1.5~5cm，厚0.5~1.5cm。**表面**

D. 糖类　　E. 生物碱类

17. 表面灰黄色或暗灰色，具纵纹和横裂纹，有的皮部横向断离露出木部，质韧，断面皮部厚，紫色或淡紫色，易与木部剥离，具有此特征的药材是

A. 玄参　　B. 天花粉　　C. 巴戟天

D. 胡黄连　　E. 茜草

18. 断面白色或淡黄色，富粉性，横切面可见黄色木质部略呈放射状排列，纵切面可见黄色条纹状木质部，气微，味微苦。此药材是

A. 党参　　B. 天花粉　　C. 桔梗

D. 白术　　E. 木香

19. 以下哪一项不是黄芪的性状特征

A. 表面灰黄或淡棕褐色　　B. 质硬而韧，断面强纤维性

C. 断面皮部橙红、木部金黄　　D. 味微甜、嚼之微有豆腥气

E. 菊花心

20. 有一根茎类药材，顶端有浅黄色残存叶基，习称“金包头”。此药材是

A. 知母　　B. 石菖蒲　　C. 玉竹

D. 太子参　　E. 山药

21. 有一块茎类药材呈椭圆形或长条形，略扁，顶端有红棕色至深棕色的芽习称“鹦哥嘴”，末端有圆脐形疤痕。质坚硬，断面较平坦，黄白色至淡棕色，角质样。

A. 郁金　　B. 玉竹　　C. 天麻

D. 黄精　　E. 莪术

22. 川贝母来源于

A. 百部科　　B. 百合科　　C. 兰科

D. 豆科　　E. 石蒜科

23. 一块茎类药材，断面浅黄白色，显粉性，密布细孔，在放大镜下可见薄壁组织呈海绵样的凹窝。它是

A. 苍术　　B. 泽泻　　C. 白术

D. 川芎　　E. 三七

24. 外层鳞叶2瓣，大小悬殊，大瓣紧抱小瓣，未抱部分呈新月形，习称“怀中抱月”；顶部闭合是

A. 松贝　　B. 青贝　　C. 炉贝

D. 浙贝　　E. 平贝母

25. 山慈菇、白及来源于

A. 蓼科　　B. 百合科　　C. 姜科

D. 兰科　　E. 禾本科

26. 重楼来源于

A. 茜草科　　B. 石竹科　　C. 百合科

D. 姜科　　E. 薯蓣科

27. 有一鳞茎类药材呈不规则卵圆形，似小蒜头，半透明。质坚硬，角质样，有蒜臭气。此药材是

A. 薤白　B. 百合　C. 山慈菇
D. 重楼　E. 川贝母

28. 一根茎类药材，表面棕红色，有灰棕色波状环节；断面纤维性，粗糙不平；气香，味辛。它是

A. 姜黄　B. 山药　C. 高良姜
D. 莪术　E. 干姜

29. 有2~3个爪状分枝。表面灰白色或黄白色，有数圈同心环节和棕色点状须根痕，上面有凸起的茎痕，下面有连接另一块茎的痕迹。质松软，断面类白色。味苦，嚼之有黏性。

A. 山药　B. 白及　C. 山慈菇
D. 川贝母　E. 薤白

二、B型选择题

[1~3]

A. 狮子盘头　B. 怀中抱月　C. 车轮纹
D. 金包头　E. 翘鼻头

1. 知母
2. 防己
3. 党参

[4~6]

A. 柴胡　B. 防风　C. 秦艽
D. 牛膝　E. 板蓝根

4. 长圆锥形或圆柱形，根头部有明显的密集环纹
5. 呈长纺锤形，残存的茎基有纤维状叶鞘
6. 圆柱形，根头部略膨大，可见轮状排列的叶柄残基和密集的疣状突起

[7~9]

A. 南沙参　B. 狗脊　C. 赤芍
D. 川芎　E. 百部

7. 切面粉白色或粉红色，皮部窄，木部放射状纹理明显的饮片是
8. 切面近边缘有1条棕黄色隆起的木质部环纹或条纹，外表偶有金黄色绒毛残留的饮片是
9. 纵切片呈蝴蝶状，切面灰白色或黄白色，散有黄棕色小油点的饮片是

[10~12]

A. 地黄　B. 胡黄连　C. 玄参
D. 巴戟天　E. 大黄

10. 粉末升华后置显微镜下可见针状、针簇状、棒状、板状结晶及黄色球状物的是
11. 断面略平坦，淡棕色至暗棕色，木部有4~10个类白色点状维管束排列成环
12. 不规则的团块状或长圆形，表面棕黑色或棕灰色，极皱缩，体重，质较软而韧，不易折断，断面棕黑色或乌黑色，有光泽，具黏性

[13~16]

A. 徐长卿　B. 龙胆　C. 白前

D. 白薇　　E. 秦艽

13. 气微，味极苦
14. 气微，味微甜
15. 气香，味微辛凉
16. 气微，味微苦

[17~21]

A. 外层鳞叶2枚，大小悬殊，大瓣紧抱小瓣
B. 表面黄白色，稍粗糙，常有黄棕色斑块（虎皮斑）
C. 外层鳞叶2枚，较大面肥厚，互相对合，其内有2~3枚小鳞叶及干缩残茎
D. 鳞叶单瓣肥厚，一面凹入，一面凸出，呈“元宝”状
E. 外层鳞叶大小相近，相对抱合，顶端开口，内有心芽及小鳞叶2~3枚及细圆柱形残茎

17. 松贝是
18. 青贝是
19. 炉贝是
20. 大贝是
21. 珠贝是

[22~25]

A. 块根　　B. 块茎　　C. 根茎
D. 鳞茎　　E. 根及根茎

22. 麦冬的药用部位为
23. 知母的药用部位为
24. 半夏的药用部位为
25. 川贝母的药用部位为

[26~28]

A. 鹦哥嘴　　B. 束腰　　C. 金包头
D. 过桥　　E. 星点

26. 黄连
27. 大黄
28. 山慈菇

[29~32]

A. 山药　　B. 白芍　　C. 白芷
D. 天花粉　　E. 防己

29. 断面白色，粉性，可见排列稀疏的放射状纹理
30. 断面白色，粉性，可见黄色点状维管束略呈放射状排列
31. 断面白色，粉性，尝之有黏性
32. 断面白色，粉性，形成层明显，有多数油点

三、X型选择题

1. 断面呈角质样的药材有

A. 白芍　B. 红参　C. 百部
D. 郁金　E. 天麻

2. 生晒山参的性状特征是
A. 主根粗短，多具2个支根呈人字形
B. 顶端根茎细长，常与主根等长或更长
C. 靠近主根的一段根茎较光滑无茎痕，习称“圆芦”
D. 根茎上有密集的茎痕，习称“芦碗”
E. 主根上部有稀疏粗横纹

3. 单子叶植物根的横切面特征有
A. 自中心向外为非放射状结构　B. 内皮层环较明显
C. 皮部窄　D. 中央有髓
E. 最外常为栓皮

4. 组织中含菊糖的药材有
A. 木香　B. 党参　C. 桔梗
D. 白术　E. 苍术

5. 人参、西洋参、三七都含有的成分有
A. 人参皂苷　B. 拟人参皂苷　C. 三七皂苷R1
D. 多糖　E. 阿魏酸

6. 来源于百合科的药材有
A. 山药　B. 天冬　C. 麦冬
D. 荆芥　E. 白芷

7. 天麻的性状鉴别特征
A. 椭圆形，略扁　B. 质柔韧
C. 表面有点状潜伏芽排列而成的横环纹　D. 鹦哥嘴
E. 肚脐疤

8. 半夏的主要性状特征有
A. 类球形
B. 椭圆形
C. 表面凹陷的茎痕周围密布小麻点状根痕
D. 断面洁白，富粉性
E. 味辛，麻舌刺喉

9. 下列天南星科的药材是
A. 续断　B. 天南星　C. 石菖蒲
D. 大黄　E. 半夏

10. 郁金的来源是
A. 温郁金　B. 姜黄　C. 广西莪术
D. 蓬莪术　E. 块根

11. 川贝母的商品规格有
A. 一轮贝母　B. 珠贝　C. 松贝

D. 青贝　　E. 炉贝

12. 浙贝母的商品规格有

A. 大贝　　B. 珠贝　　C. 松贝

D. 青贝　　E. 炉贝

13. 百部的来源

A. 直立百部　　B. 蔓生百部　　C. 对叶百部

D. 百部科　　E. 根茎

（陈育青　戚秀萍　傅　伟）

第二章

茎木类中药的鉴定

学习目标

知识目标

1. 掌握茎木类中药的性状和显微鉴别的共性特征。
2. 掌握槲寄生、木通、川木通、大血藤、苏木、鸡血藤、沉香、钩藤、石斛9种重点药材在来源、产地、性状鉴别、质量评价、典型显微理化特征等方面的主要内容。
3. 熟悉桑寄生、海风藤、青风藤、降香、通草、竹茹6种一般掌握药材在来源、主要性状鉴别方面的特征。
4. 了解茎木类中药的化学成分、常见伪品或代用品。

技能目标

能见药识名，并鉴定药材的真伪优劣。

扫码“学一学”

扫码“看一看”

茎木类中药是茎类中药（Caulis）和木类中药（Lignum）的总称，主要指药用植物地上茎或茎的一部分，多数为木本植物的茎或仅用其木材部分，少数是草本植物的茎藤。

药用部位是茎藤的如关木通、丁公藤、大血藤、清风藤；药用茎枝（Ramulus）的如桂枝，槲寄生、钩藤；药用茎刺（Spina）的如皂角刺。或其翅状附属物如鬼箭羽；茎的髓部（Medulla）入药，如灯心草，通草，小通草。草本植物的茎则列入全草类中药如麻黄等。

木类中药是木本植物的树干剥去树皮后的木材部分，包括形成层以内的部分，主要是次生木质部构成。木材可分为边材和心材两部分。边材形成较晚，含水分较多，颜色较浅，亦称“液材”；心材形成较早，位于木质部内方，蓄积了较多的树脂、树胶和挥发油等物质，颜色较深，质地常致密而重，常含有特殊的成分。因此，木类中药大多数采用心材，如沉香、檀香等。单子叶植物茎最外层为表皮，表皮下如有下皮厚壁细胞常为鉴别的特征，其内基本组织中散生多数有限外韧维管束，中央无髓（如石斛）。

一、性状鉴别

（一）茎类中药

应注意其形状、大小、表面、颜色、质地、断面及气味等，带叶的茎枝还应观察叶的特征。木质藤本植物的茎枝多呈圆柱形或扁圆柱形、方柱形，常扭曲不直。多有明显的节

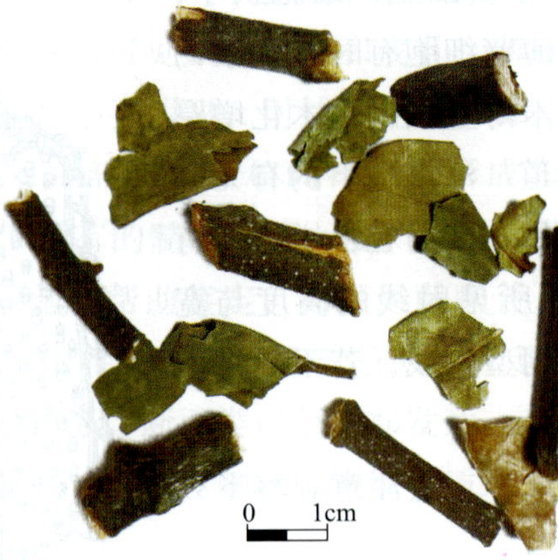

图 2-2-2　桑寄生药材图

槲寄生

Visci Herba

【来源】 本品为桑寄生科植物槲寄生 *Viscum coloratum*（Komar.）Nakai 的干燥带叶茎枝。常寄生于桦、榆、梨、枫杨、枫香等树上。

【产地】 主产于东北、华北地区，习称为“北寄生”。

【采收加工】 冬季至次春采割，除去粗茎，切段，干燥，或蒸后干燥。

【性状】 本品茎枝呈圆柱形，2~5 叉状分枝，长约 30cm，直径 0.3~1cm；表面黄绿色、金黄色或黄棕色，有纵皱纹；**节膨大**，节上有分枝或枝痕；**体轻，质脆**，易折断，断面不平坦，皮部黄色，木部色较浅，射线放射状，**髓部常偏向一边**。叶对生于枝梢，易脱落，无柄；**叶片呈长椭圆状披针形**，长 2~7cm，宽 0.5~1.5cm；先端钝圆，基部楔形，全缘；表面黄绿色，有细皱纹，主脉 5 出，中间 3 条明显；**革质**。气微，味微苦，**嚼之有黏性**。（图 2-2-3）

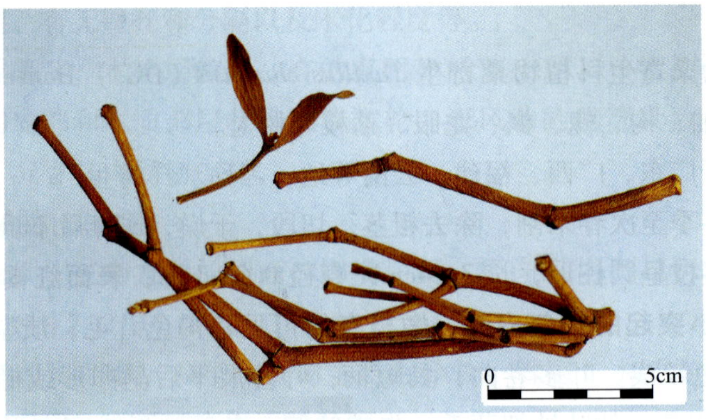

图 2-2-3　槲寄生

【化学成分】 主含槲寄生新苷Ⅰ~Ⅶ等多种双氢黄酮类化合物；紫丁香苷等。

【质量评价】

1. 经验鉴别　以枝嫩、色黄绿、叶多者为佳。

2. 浸出物　照醇溶性浸出物测定法的热浸法测定，用乙醇作溶剂，不得少于20.0%。

3. 含量测定　照高效液相色谱法测定，药材含紫丁香苷（$C_{17}H_{24}O_9$）不得少于0.040%。

【功效】祛风湿，补肝肾，强筋骨，安胎元。

知识拓展

槲寄生常见伪品简单鉴别

近来发现有用同属植物扁枝槲寄生的带叶茎枝混作槲寄生入药，习称“扁寄生”、“枫香寄生”等。其主要特点为：茎枝扁平，2～3叉状分支，长15～30cm；表面黄绿色或黄棕色，有明显的纵条纹或皱纹；节膨大而略扁，每节上部宽，下部渐窄，叶于枝梢节上呈鳞片状突起；质软不易折断；气微，味微苦。

海风藤

Piperis Kadsurae Caulis

【来源】本品为胡椒科植物海风藤 *Piper kadsura*（Choisy）Ohwi 的干燥藤茎。

【产地】主产于福建、广东、台湾、浙江等地。

【采收加工】夏、秋二季采割，除去根、叶，晒干。

【性状】本品呈扁圆柱形，微弯曲，长15～60cm，直径0.3～2cm。表面灰褐色或褐色，**粗糙**，有纵向棱状纹理及明显的节，节间长3～12cm，**节部膨大**，上生不定根。体轻，**质脆，易折断**，断面不整齐，皮部窄，木部宽广，灰黄色，导管孔多数，**射线灰白色，放射状排列，皮部与木部交界处常有裂隙**，中心有灰褐色髓。气香，味微苦、辛。（图2-2-4）

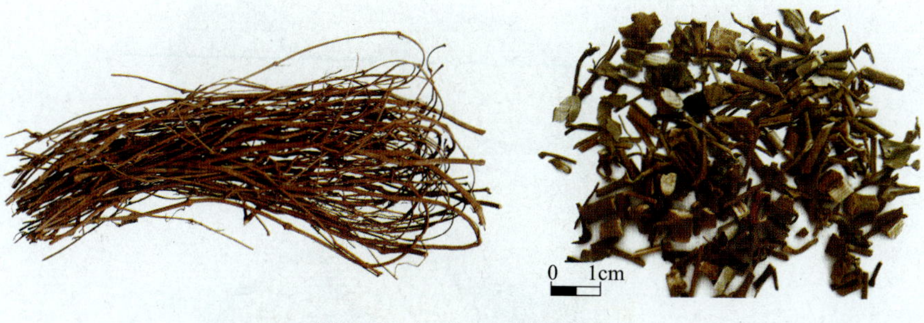

图2-2-4　海风藤药材图

【化学成分】主含细叶青蒌藤素、细叶青蒌藤烯酮、细叶青蒌藤醌醇、细叶青蒌藤酰胺，以细叶青蒌藤素含量最高，是一种有抑制肿瘤作用的成分，尚含挥发油及甾醇等成分。

【质量评价】以条粗壮、均匀、不脱皮、气香者为佳。

【功效】祛风湿，通经络，止痹痛。

知识拓展

海风藤常见伪品简单鉴别

名称	外表面	断面	气味
海风藤	粗糙，有纵向棱状纹理及明显的节，节部膨大，	体轻质脆，易折断，断面导管孔多数，射线放射状排列，常有裂隙，中心有灰褐色髓	气香，味微苦、辛
石楠藤	圆柱形，多缠绕成团，表面灰棕色，节部明显，稍膨大	质轻而脆，折断面中心有灰褐色的髓	气清香，味辛辣
异型南五味子	木质藤本，栓皮松而厚，除去外皮显红色	横断面射线不明显，髓部无小点	气香似樟木

青风藤

Sinomenii Caulis

【来源】本品为防己科植物青藤 *Sinomenium acutum*（Thunb.）Rehd. et Wils. 和毛青藤 *Sinomenium acutum*（Thunb.）Rehd. et wils. var. *cinereum* Rehd. et wils. 的干燥藤茎。

【产地】主产于江苏、浙江、湖北。

【采收加工】秋末冬初采割，扎把或切长段，晒干。

【性状】本品呈长圆柱形，常微弯曲，长 20~70cm 或更长，直径 0.5~2cm。表面绿褐色至棕褐色，有的灰褐色，有细纵纹和皮孔。节部稍膨大，有分枝。体轻，**质硬而脆，易折断**，断面不平坦，灰黄色或淡灰棕色，皮部窄，**木部射线呈放射状排列，髓部淡黄白色或黄棕色**。气微，味苦。(图 2-2-5)

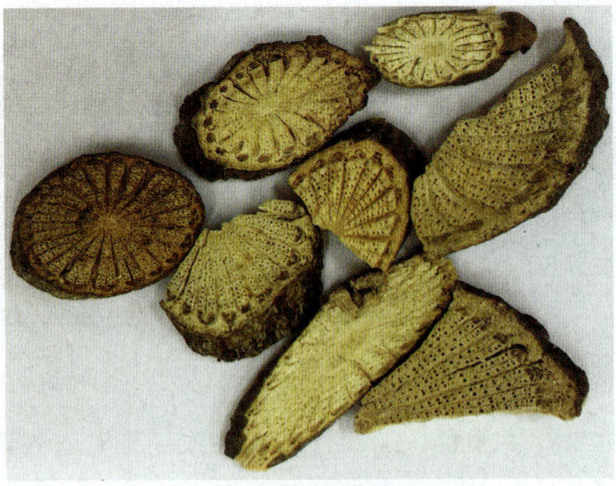

图 2-2-5　青风藤药材图

【化学成分】主含青藤碱。

【质量评价】以茎条粗壮、均匀者为佳。

【功效】祛风湿，通经络，利小便。

木　通

Akebiae Caulis

【来源】本品为木通科植物木通 *Akebia quinata*（Thunb.）Decne. 三叶木通 *Akebia trifoliata*（Thunb.）Koidz. 或白木通 *Akebia trifoliate*（Thunb.）Koidz. var. *australis*（Diels）Rehd. 的干燥藤茎。

【产地】木通主产江苏、浙江等地；三叶木通主产浙江、江西等地；白木通主产四川、湖北等地。

【采收加工】秋季采收，截取茎部，除去细枝，阴干。

【性状】**药材**　本品呈圆柱形，常稍扭曲，长 30~70cm，直径 0.5~2cm。表面灰棕色至灰褐色，**外皮粗糙而有许多不规则的裂纹或纵沟纹**，具突起的皮孔。节部膨大或不明显，具侧枝断痕。体轻，质坚实，不易折断，断面不整齐，皮部较厚，黄棕色，可见**淡黄色颗粒状小点**，木部黄白色，射线呈放射状排列，髓小或有时中空，黄白色或黄棕色。气微，味微苦而涩。

饮片　本品呈圆形、椭圆形或不规则形片。外表皮灰棕色或灰褐色。切面射线呈放射状排列，髓小或有时中空。气微，味微苦而涩。（图 2-2-6）

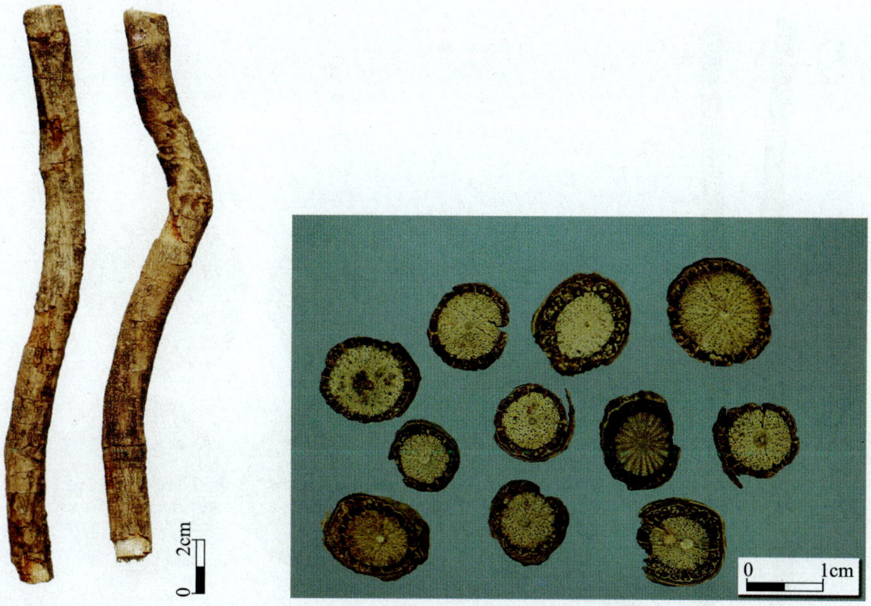

1　　　　2

图 2-2-6　木通药材图

1. 个子药材；2. 木通饮片

【化学成分】主含苯乙醇苷 B、木通皂苷、常春藤皂苷元等。

【质量评价】

1. 经验鉴别　以条匀，断面黄白色、无黑心者为佳。

2. 含量测定　照高效液相色谱法测定，药材含木通苯乙醇苷 B（$C_{23}H_{26}O_{11}$）不得少于 0.15%。

【功效】利尿通淋，清心除烦，通经下乳。

川木通

Clematidis Armandii Caulis

【来源】本品为毛茛科植物小木通 *Clematis armandii* Franch. 或绣球藤 *Clematis montana* Buch.-Ham. 的干燥藤茎。

【产地】主产于四川、贵州、湖南等地。

【采收加工】春、秋二季采收，除去粗皮，晒干，或趁鲜切薄片，晒干。

【性状】**药材** 本品呈长圆柱形，略扭曲，长 50~100cm，直径 2~3.5cm。表面黄棕色或黄褐色，有纵向凹沟及棱线；**节处多膨大**，有叶痕及侧枝痕。残存皮部易撕裂。**质坚硬**，不易折断。切片厚 2~4mm，边缘不整齐，残存皮部黄棕色，木部浅黄棕色或浅黄色，**有黄白色放射状纹理及裂隙，其间布满导管孔**，髓部较小，类白色或黄棕色，偶有空腔。气微，味淡。

饮片 本品呈类圆形厚片。切面边缘不整齐，残存皮部黄棕色，木部浅黄棕色或浅黄色，有黄白色放射状纹理及裂隙，其间密布细孔状导管，髓部较小，类白色或黄棕色，偶有空腔。气微，味淡。（图 2-2-7）

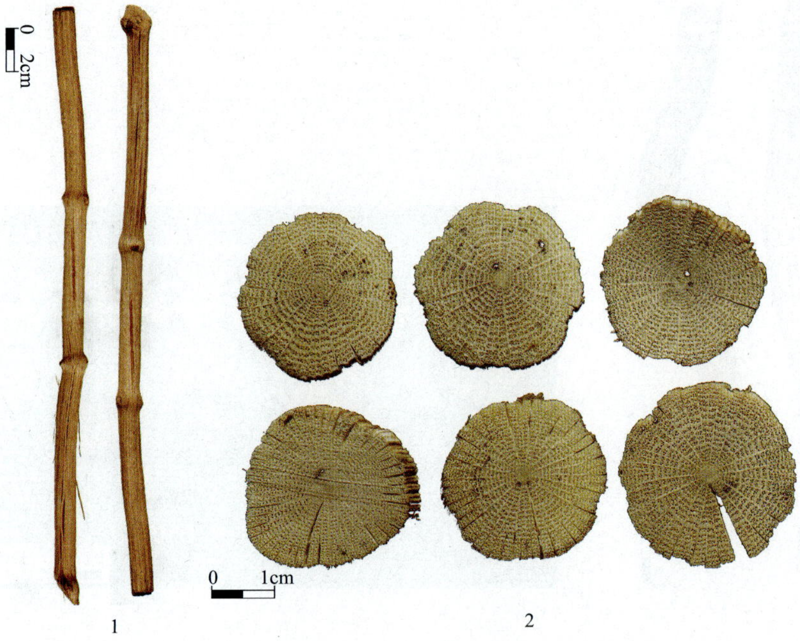

图 2-2-7 川木通药材图

1. 个子药材；2. 川木通饮片

【化学成分】主含皂苷类成分。

【质量评价】

1. 经验鉴别 以切面色黄白，无黑心者为佳。

2. 浸出物 照醇溶性浸出物测定法的热浸法测定，用 75% 乙醇作溶剂，不得少于 4.0%。

【功效】利尿通淋，清心除烦，通经下乳。

知识链接

关木通

为马兜铃科植物东北马兜铃的干燥藤茎，主产于辽宁、吉林、黑龙江等地，习称“关木通”。因含其肾毒性的马兜铃酸，一次大剂量或小剂量长期服用，可对肾脏造成不可逆转的损伤，可导致肾功能衰竭，故《中国药典》已将其删除，应注意鉴别。本品呈长圆柱形，略扭曲；表面灰黄色或棕黄色；体轻质硬，断面黄色或淡黄色，木部宽广，有多层整齐环状排列的导管排成同心环层，与类白色射线相交而呈蜘蛛网状；髓部明显，扁缩成条状；摩擦残余粗皮，有樟脑样臭；气微，味苦。(图 2-2-8)

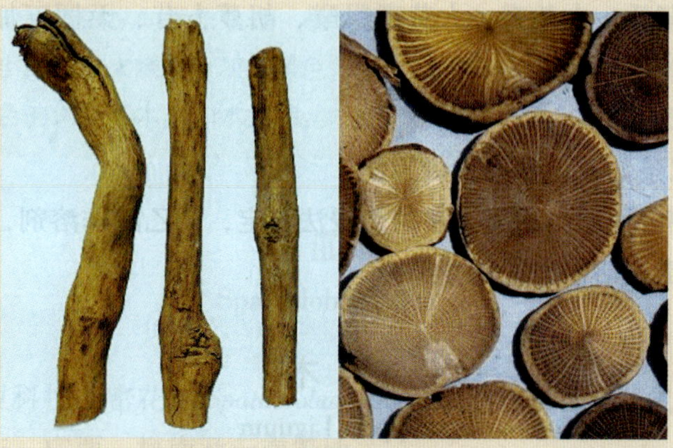

图 2-2-8　关木通药材图

大血藤

Sargentodoxae Caulis

【来源】本品为木通科植物大血藤 *Sargentodoxa cuneata*（Oliv.）Rehd. et Wils. 的干燥藤茎。

【产地】主产江西、湖北、四川等地。

【采收加工】秋、冬二季采收，除去侧枝，截段，干燥。

【性状】**药材**　本品呈圆柱形，略弯曲，长 30~60cm，直径 1~3cm。表面灰棕色，**粗糙，外皮常呈鳞片状剥落，剥落处显暗红棕色**，有的可见膨大的节和略凹陷的枝痕或叶痕。质硬，**断面皮部红棕色，有数处向内嵌入木部，木部黄白色**，有多数细孔状导管，射线呈放射状排列。气微，味微涩。

饮片　本品为类椭圆形的厚片。外表皮灰棕色，粗糙。切面皮部红棕色，有数处向内嵌入木部，木部黄白色，有多数导管孔，射线呈放射状排列。气微，味微涩。(图 2-2-9)

知识链接

钩藤临床应用

近年来钩藤在临床应用比较广泛，借其平肝潜阳之功，临床常用于治疗高血压。经药理实验证实，钩藤既有明显的降压功效，又有显著的镇静、抗惊厥作用，但却不产生嗜睡的副作用。大量临床实例证实，高血压患者在服用钩藤煎剂 2~7 日后，血压开始下降，10 日后渐达最佳效果。随血压下降，头痛、头晕、心慌、气短、失眠等症状逐渐减轻，甚至消失，早期高血压疗效更好。然而，钩藤不宜久煎，后下为妥。因钩藤煮沸 20 分钟后，其降压成分即被破坏。

竹　茹

Bambusae Caulis in Taenias

【来源】本品为禾本科植物青秆竹 *Bambusa tuldoides* Munro、大头典竹 *Sinocalamus beecheyanus*（Munro）McClure var. pubescens P. F. Li 或淡竹 *Phyllostachys nigra*（Lodd.）Munro var. *henonis*（Mitf.）Stapf ex Rendle 的茎秆的干燥中间层。

【产地】主产长江流域和南方各省。

【采收加工】全年均可采制，取新鲜茎，除去外皮，将稍带绿色的中间层刮成丝条，或削成薄片，捆扎成束，阴干。前者称“散竹茹”，后者称“齐竹茹”。

【性状】本品为卷曲成团的不规则丝条或呈长条形薄片状。宽窄厚薄不等，浅绿色、黄绿色或黄白色。纤维性，体轻松，质柔韧，有弹性。气微，味淡。（图 2-2-17）

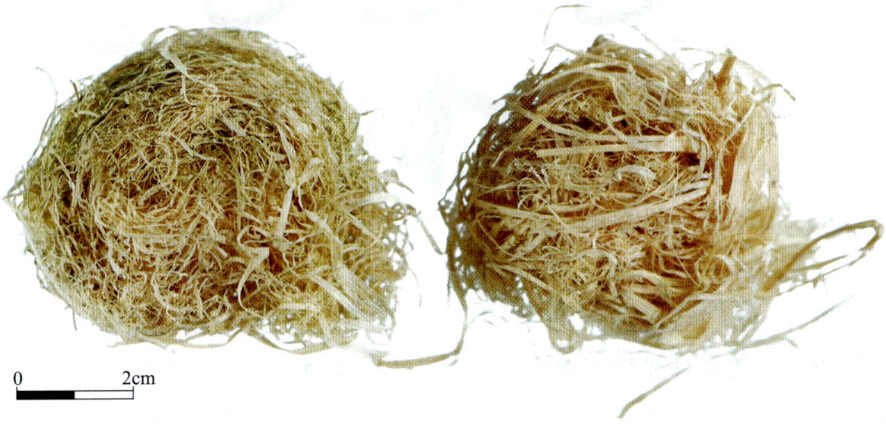

图 2-2-17　竹茹药材图

【质量评价】以色黄绿、丝均匀，细软者为佳。

【功效】清热化痰，除烦，止呕。

【功效】利尿通淋，清心除烦，通经下乳。

知识链接

关木通

为马兜铃科植物东北马兜铃的干燥藤茎，主产于辽宁、吉林、黑龙江等地，习称“关木通”。因含其肾毒性的马兜铃酸，一次大剂量或小剂量长期服用，可对肾脏造成不可逆转的损伤，可导致肾功能衰竭，故《中国药典》已将其删除，应注意鉴别。本品呈长圆柱形，略扭曲；表面灰黄色或棕黄色；体轻质硬，断面黄色或淡黄色，木部宽广，有多层整齐环状排列的导管排成同心环层，与类白色射线相交而呈蜘蛛网状；髓部明显，扁缩成条状；摩擦残余粗皮，有樟脑样臭；气微，味苦。(图 2-2-8)

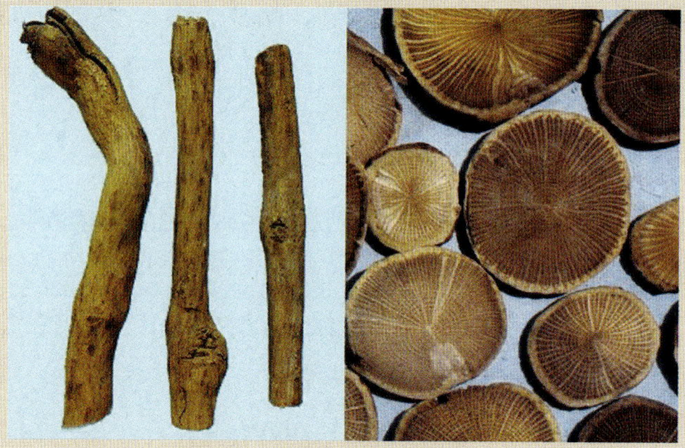

图 2-2-8 关木通药材图

大血藤

Sargentodoxae Caulis

【来源】本品为木通科植物大血藤 *Sargentodoxa cuneata*（Oliv.）Rehd. et Wils. 的干燥藤茎。

【产地】主产江西、湖北、四川等地。

【采收加工】秋、冬二季采收，除去侧枝，截段，干燥。

【性状】**药材** 本品呈圆柱形，略弯曲，长 30~60cm，直径 1~3cm。表面灰棕色，**粗糙，外皮常呈鳞片状剥落，剥落处显暗红棕色**，有的可见膨大的节和略凹陷的枝痕或叶痕。质硬，**断面皮部红棕色，有数处向内嵌入木部，木部黄白色**，有多数细孔状导管，射线呈放射状排列。气微，味微涩。

饮片 本品为类椭圆形的厚片。外表皮灰棕色，粗糙。切面皮部红棕色，有数处向内嵌入木部，木部黄白色，有多数导管孔，射线呈放射状排列。气微，味微涩。(图 2-2-9)

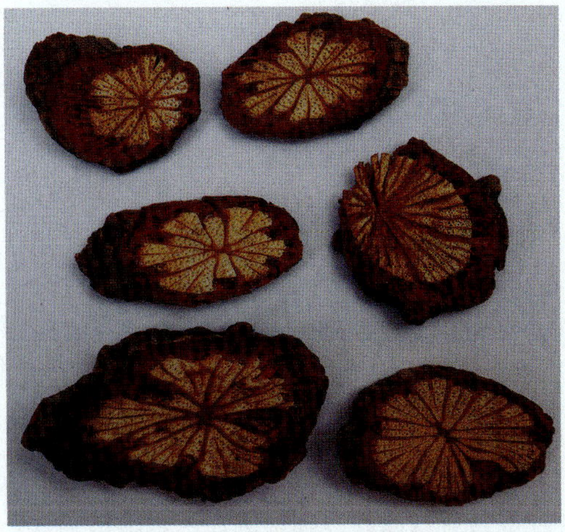

图 2-2-9 大血藤药材图

【化学成分】含鞣质、大黄素、大黄素甲醚、胡萝卜苷、无梗五加苷、β-谷甾醇及硬脂酸等。

【质量评价】

1. 经验鉴别 以条匀，粗如拇指者为佳。

2. 浸出物 照醇溶性浸出物测定法的热浸法测定，用乙醇作溶剂，不得少于 8.0%。

【功效】清热解毒，活血，祛风止痛。

苏 木

Sappan Lignum

【来源】本品为豆科植物苏木 *Caesalpinia sappan* L. 的干燥心材。

【产地】主产于广东、广西等地，印度、马来西亚、泰国亦有分布。

【采收加工】多于秋季采伐，除去白色边材，干燥。

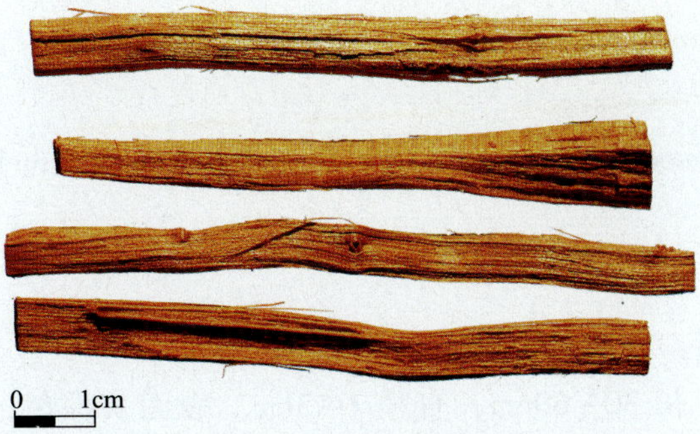

图 2-2-10 苏木药材图

【性状】本品呈长圆柱形或对剖半圆柱形，长 10～100cm，直径 3～12cm。**表面黄红色至棕红色**，具刀削痕，**常见纵向裂缝**。**质坚硬**。断面略具光泽，年轮明显，有的可见暗棕色、质松、带亮星的髓部。气微，味微涩。（图 2-2-10）

【鉴别】（1）取本品碎片，投于热水中，水被染成桃红色，加酸变成黄色，再加碱液，复变为红色；取本品火烧其灰呈白色。

（2）取本品碎片，滴加氢氧化钙试液显深红色。（检查苏木色素）

（3）取本品一小片，点火烧之，呈灰白色。

【化学成分】主含巴西苏木素，在空气中易氧化成巴西苏木色素，为苏木的红色色素成分；挥发油，油中主成分为 d-α-菲兰烃，罗勒烯，为苏木的香气成分。

【质量评价】

1. 经验鉴别 以粗大、质坚实、色黄红、不带白色边材者为佳。

2. 浸出物 热浸法测定醇溶性浸出物，不得少于7.0%。

3. 含量测定 照高效液相色谱法测定，药材含巴西苏木素（$C_{16}H_{14}O_5$）不得少于0.50%，（±）原苏木素B（$C_{16}H_{16}O_5$）不得少于0.50%。

【功效】活血祛瘀，消肿止痛。

知识拓展

苏木常见伪品简单鉴别

主要有：①豆科植物小叶红豆的干燥心材。呈不规则圆柱形或块状；表面棕红色或紫红至紫褐色，可见刀削痕和较粗糙的纵向木质纹理；横切面粗糙，无光泽，同心环（年轮）不甚明显；气微，味淡；取本品小片，点火烧之，灰呈黑色；取本品一小块，滴加石灰水，显污绿色或暗褐色。②用其他木材染色的伪制苏木，加水煮沸，水染成粉红色，取出木材已脱色。

鸡血藤

Spatholobi Caulis

【来源】本品为豆科植物密花豆 *Spatholobus suberectus* Dunn 的干燥藤茎。

【产地】主产广东、广西、海南及云南等地。

【采收加工】秋、冬二季采收，除去枝叶，切片，晒干。

【性状】本品为椭圆形、长矩圆形或不规则的斜切片，厚0.3~1cm。栓皮灰棕色，有的可见灰白色斑，栓皮脱落处显红棕色。质坚硬。切面木部红棕色或棕色，导管孔多数；**韧皮部有树脂状分泌物呈红棕色至黑棕色，与木部相间排列呈数个同心性椭圆形环或偏心性半圆形环；髓部偏向一侧。**气微，味涩。（图2-2-11）

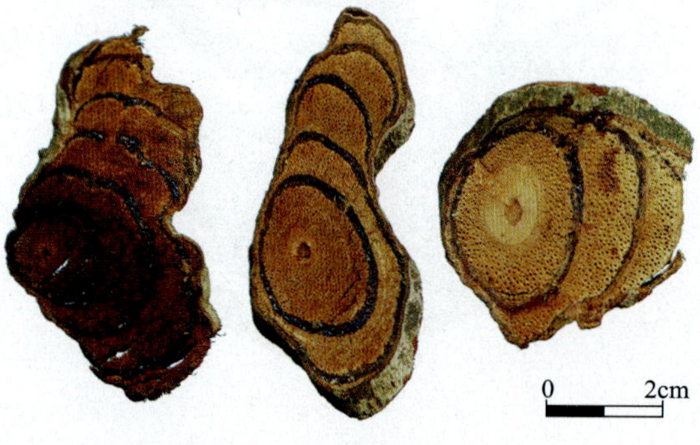

图2-2-11 鸡血藤药材图

【化学成分】主含异黄酮类，甘草素及表儿茶精，β-谷甾醇，胡萝卜苷，7-酮基-β-谷甾醇，原儿茶酸等。

【质量评价】

1. 经验鉴别 以树脂状分泌物多者为佳。

2. 浸出物 照醇溶性浸出物测定法的热浸法测定，用乙醇作溶剂，不得少于8.0%。

【功效】活血补血，调经止痛，舒筋活络。

知识拓展

鸡血藤常见伪品简单鉴别

名称	断面鉴别要点
鸡血藤	切面木部红棕色或棕色，导管孔多数；韧皮部有树脂状分泌物呈红棕色至黑棕色，与木部相间排列呈数个同心性椭圆形环或偏心性半圆形环；髓部偏向一侧。
山鸡血藤	断面皮部狭小，密布红棕色物，木部淡黄色，有多数放射状排列的小孔；质坚实；
过岗龙	切面皮部较薄，紫棕色，疏松呈颗粒状；木部导管众多，类圆形，有紫红与类白色相间排列的数层环；质坚硬
常春油麻藤	横切面韧皮部具树脂状分泌物呈棕褐色，木质部灰黄色，导管呈孔洞状，多放射性整齐排列，韧皮部与木质部相间排列呈数层同心性环，髓部细小，射线致密呈放射状；质坚硬，难折断，折断面呈纤维性；

降　香

Dalbergiae Odoriferae Lignum

【来源】本品为豆科植物降香檀 *Dalbergia odorifera* T. Chen 树干和根的干燥心材。

【产地】主产于广东、海南等地。

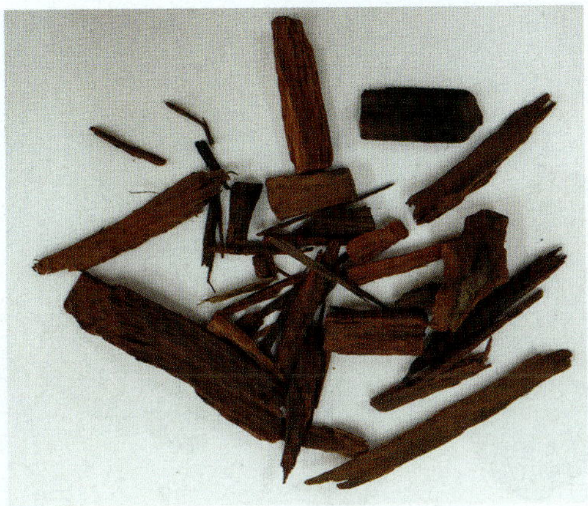

图 2-2-12　降香

【采收加工】全年均可采收，除去边材，阴干。

【性状】本品呈类圆柱形或不规则块状。**表面紫红色或红褐色，切面有致密的纹理**。**质硬，有油性**。气微香，味微苦。(图 2-2-12)

【鉴别】本品入水半浮于水或下沉；火烧有黑烟及油冒出，残留白色灰烬。

【化学成分】主含挥发油（1.76% ~ 9.70%）并含黄酮类成分。

【质量评价】以色紫红、质坚硬、富油性、无白色边材、入水下沉、香气浓者为佳。

【功效】化瘀止血，理气止痛。

沉　香

Aquilariae lignum resinatum

【来源】本品为瑞香科植物白木香 *Aquilaria sinensis*（Lour.）Gilg 含有树脂的木材。

【产地】主产海南、广东等地。

【采收加工】全年均可采收，割取含树脂的木材，除去不含树脂的部分，阴干。

【性状】本品呈不规则块、片状或盔帽状，有的为小碎块。表面凹凸不平，有刀痕，偶有孔洞，可见**黑褐色树脂与黄白色木部相间的斑纹**，孔洞及凹窝表面多呈朽木状。**质较坚实**。**断面刺状**。气芳香，味苦。（图 2-2-13）

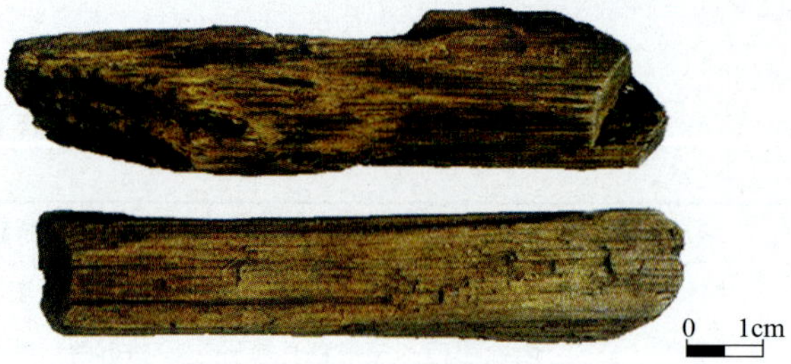

图 2-2-13　沉香药材图

【鉴别】（1）本品横切面：射线宽 1~2 列细胞，充满棕色树脂。导管圆多角形，直径 42~128μm，有的含棕色树脂。木纤维多角形，直径 20~45μm，壁稍厚，木化。木间韧皮部扁长椭圆状或条带状，常与射线相交，细胞壁薄，非木化，内含棕色树脂；其间散有少数纤维，有的薄壁细胞含草酸钙柱晶。（图 2-2-14）

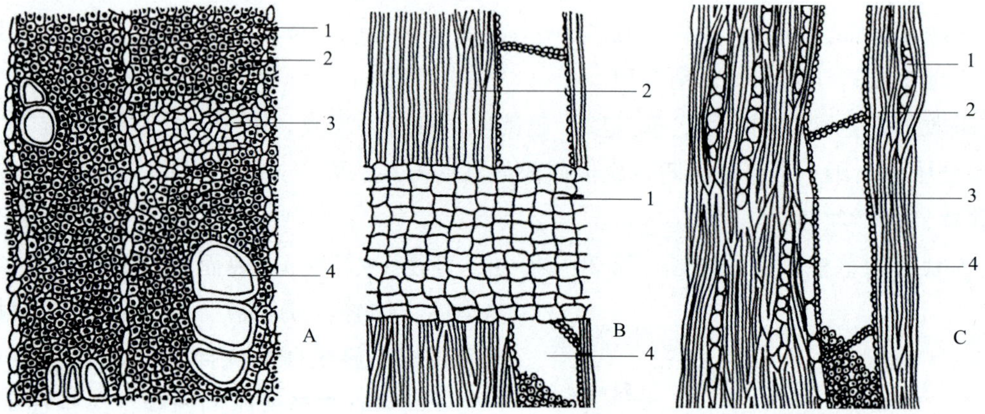

图 2-2-14　白木香组织图

A. 国产沉香横切面图；B. 国产沉香切向纵切面图；C. 国产沉香径向纵切面图

1. 木射线；2. 木纤维；3. 木间韧皮部；4. 导管

（2）燃之发浓烟及强烈香气，并有黑色油状物渗出。

（3）取醇溶性浸出物，进行微量升华，得黄褐色油状物，香气浓郁；于油状物上加盐酸 1 滴与香草醛少量，再滴加乙醇 1~2 滴，渐显樱红色，放置后颜色加深。

【化学成分】主含挥发油及树脂。油中白木香酸及白木香醛具有镇静作用。

【质量评价】

1. 经验鉴别　以色黑、质重、油足、香气浓者为佳。

2. 浸出物　照醇溶性浸出物测定法的热浸法测定，用乙醇作溶剂，不得少于 10.0%。

【功效】行气止痛，温中止呕，纳气平喘。

知识拓展

沉香常见伪品简单鉴别

名称	断面鉴别要点
白木香	不含黑色树脂，呈朽木状，无香气，味淡不苦；燃烧时无油渗出，烟气呛鼻
樟树	表面粗糙，黑褐色；质轻，较易折断，断面常枯朽状，有朽木气
红木	表面棕黑色或棕褐色，纹理细密质坚实，沉水或半沉水；火试无浓烟和香气
乌木	通体乌黑，质地沉重坚硬，能沉水中，纤维性强；火燃无浓香气和油渗的现象，熄火后灰烬灰白色

通　草

Tetrapanacis Medulla

【来源】本品为五加科植物通脱木 *Tetrapanax papyrifer*（Hook.）K. Koch 的干燥茎髓。

【产地】出产于贵州、云南等地。

【采收加工】秋季割取茎，截成段，趁鲜取出髓部，理直，晒干，称“通草棍”；将通草经层叠压平，用一定尺寸的四方模板截成的方形薄片，称“方通”；加工方通草时修裁下来的碎丝，称“丝通”。

【性状】通草棍：呈圆柱形，长 20～40cm，直径 1～2.5cm。表面白色或淡黄色，有浅纵沟纹。体轻，质松软，稍有弹性，易折断，**断面平坦，显银白色光泽**，中部有直径 0.3～1.5cm 的**空心或半透明的薄膜，纵剖面呈梯状排列**，实心者少见。气微，味淡。方通：呈方形的薄片，厚约 0.1cm；微透明、平滑、洁白、**形似纸质而软**，微有光泽。丝通：呈不整齐的细长条片状，微透明、平滑、色洁白、**形似白纸细条**。（图 2-2-15）

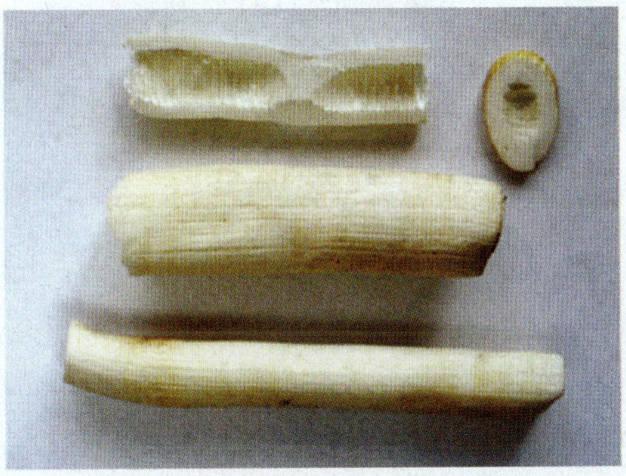

图 2-2-15　通草

【化学成分】主含肌醇、多聚戊糖、多聚甲基戊糖、阿拉伯糖、果糖、乳糖等。

【质量评价】以条粗，色洁白，有弹性者为佳。

【功效】清热利尿，通气下乳。

附药：小通草

本品为旌节花科植物喜马山旌节花 *Stachyurus himalaicus* Hook. f. et Thoms.、中国旌节花 *Stachyurus chinensis* Franch 或山茱萸科植物青荚叶 *Helwingia japonica*（Thunb.）的干燥茎髓。①旌节花：主产西南地区，呈圆柱形，直径 0.5～1cm；表面白色或淡黄色，无纹理；体轻，质松软，捏之能变形，有弹性，易折断，断面平坦，无空心，显银白色光泽；气微，味淡；水浸后有黏滑感。②青荚叶：主产四川、湖北等地。药材表面淡黄色，有浅纵条纹；质较

硬，捏之不易变形；水浸后无黏滑感。具有清热，利尿，下乳的功效。

灯心草 本品为灯心草科植物灯心草 *Juncus effuses* L. 的干燥茎髓。主产江苏、四川、云南、贵州等地。夏末至秋季割取茎，晒干，取出茎髓，理直，扎成小把。本品呈细圆柱形，长达90cm，直径0.1~0.3cm。表面白色或淡黄白色，有细纵纹。体轻，质软，略有弹性，易拉断，断面白色。气微，味淡。具有清心火，利小便的功效。

钩 藤

Uncariae Ramulus cum Uncis

【来源】本品为茜草科植物钩藤 *Uncaria rhynchophylla*（Miq.）Miq. ex Havil.、大叶钩藤 *Uncaria macrophylla* Wall.、毛钩藤 *Uncaria hirsuta* Havil.、华钩藤 *Uncaria sinensis*（Oliv.）Havil. 或无柄果钩藤 *Uncaria sessilifructus* Roxb. 的干燥带钩茎枝。

【产地】主产于广西、广东等地。

【采收加工】秋、冬二季采收，去叶，切段，晒干。

【性状】本品茎枝呈圆柱形或类方柱形，长2~3cm，直径0.2~0.5cm。表面红棕色至紫红色者具细纵纹，光滑无毛；黄绿色至灰褐色者有的可见白色点状皮孔，被黄褐色柔毛。**多数枝节上对生两个向下弯曲的钩（不育花序梗），或仅一侧有钩，另一侧为突起的疤痕；**钩略扁或稍圆，**先端细尖，基部较阔；**钩基部的枝上可见叶柄脱落后的窝点状痕迹和环状的托叶痕。质坚韧，断面黄棕色，皮部纤维性，髓部黄白色或中空。气微，味淡。（图2-2-16）

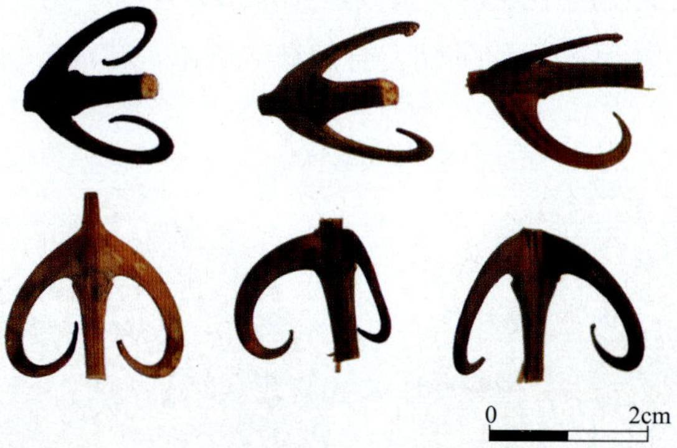

图2-2-16 钩藤

【鉴别】横切片置紫外光灯下观察，外皮呈浓紫褐色，切面呈蓝色。

【化学成分】含生物碱类成分，其中钩藤碱、异钩藤碱为降血压的有效成分，但遇热易分解，故不宜久煎。

【质量评价】

1. 经验鉴别 以双钩、茎细、钩结实，光滑、色紫红，无枯枝钩者为佳。

2. 浸出物 照醇溶性浸出物测定法的热浸法测定，用乙醇作溶剂，不得少于6.0%。

【功效】息风定惊，清热平肝。

知识链接

钩藤临床应用

近年来钩藤在临床应用比较广泛，借其平肝潜阳之功，临床常用于治疗高血压。经药理实验证实，钩藤既有明显的降压功效，又有显著的镇静、抗惊厥作用，但却不产生嗜睡的副作用。大量临床实例证实，高血压患者在服用钩藤煎剂2~7日后，血压开始下降，10日后渐达最佳效果。随血压下降，头痛、头晕、心慌、气短、失眠等症状逐渐减轻，甚至消失，早期高血压疗效更好。然而，钩藤不宜久煎，后下为妥。因钩藤煮沸20分钟后，其降压成分即被破坏。

竹　茹

Bambusae Caulis in Taenias

【来源】 本品为禾本科植物青秆竹 *Bambusa tuldoides* Munro、大头典竹 *Sinocalamus beecheyanus*（Munro）McClure var. pubescens P. F. Li 或淡竹 *Phyllostachys nigra*（Lodd.）Munro var. *henonis*（Mitf.）Stapf ex Rendle 的茎秆的干燥中间层。

【产地】 主产长江流域和南方各省。

【采收加工】 全年均可采制，取新鲜茎，除去外皮，将稍带绿色的中间层刮成丝条，或削成薄片，捆扎成束，阴干。前者称“散竹茹”，后者称“齐竹茹”。

【性状】 本品为卷曲成团的不规则丝条或呈长条形薄片状。宽窄厚薄不等，浅绿色、黄绿色或黄白色。纤维性，体轻松，质柔韧，有弹性。气微，味淡。（图2-2-17）

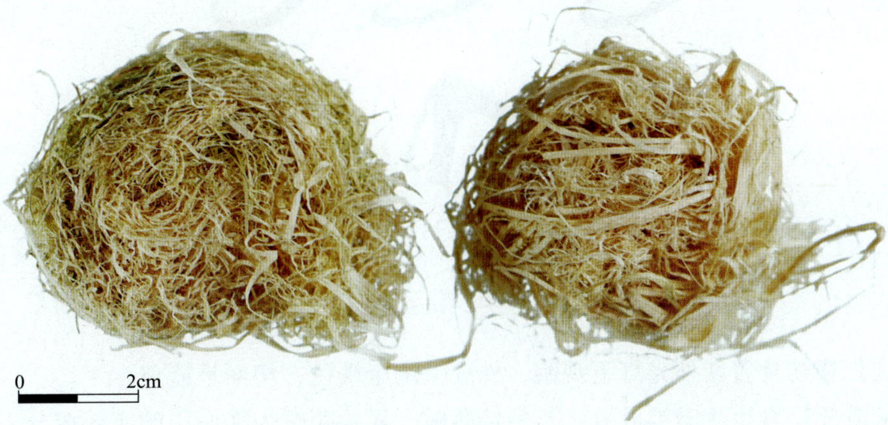

图2-2-17　竹茹药材图

【质量评价】 以色黄绿、丝均匀，细软者为佳。

【功效】 清热化痰，除烦，止呕。

石斛

Dendrobii caulis

【来源】本品为兰科植物金钗石斛 *Dendrobium nobile* Lindl.、鼓槌石斛 *Dendrobium chrysotoxum Lindl.* 或流苏石斛 *Dendrobium fimbriatum* Hook. 的栽培品及其同属植物近似种的新鲜或干燥茎。

【产地】主产于广西、贵州、广东、云南等地。

【采收加工】全年均可采收，鲜用者除去根和泥沙；干用者采收后，除去杂质，用开水略烫或烘软，再边搓边烘晒，至叶鞘搓净，干燥。

【性状】**药材　鲜石斛**　呈圆柱形或扁圆柱形，长约 30cm，直径 0.4~1.2cm。表面黄绿色，光滑或有纵纹，节明显，色较深，节上有膜质叶鞘。肉质多汁，易折断。气微，味微苦而回甜，嚼之有黏性。

金钗石斛　呈扁圆柱形，长 20~40cm，直径 0.4~0.6cm，节间长 2.5~3cm。表面金黄色或黄中带绿色，有深纵沟。质硬而脆，断面较平坦而疏松。气微，味苦。

鼓槌石斛　呈粗纺锤形，中部直径 1~3cm，具 3~7 节。表面光滑，金黄色，有明显凸起的棱。质轻而松脆，断面海绵状。气微，味淡，嚼之有黏性。

流苏石斛等　呈长圆柱形，长 20~150cm，直径 0.4~1.2cm，节明显，节间长 2~6cm。表面黄色至暗黄色，有深纵槽。质疏松，断面平坦或呈纤维性。味淡或微苦，嚼之有黏性。

饮片　本品呈扁圆柱形或圆柱形的段。表面金黄色、绿黄色或棕黄色，有光泽，有深纵沟或纵棱，有的可见棕褐色的节。切面黄白色至黄褐色，有多数散在的筋脉点。气微，味淡或微苦，嚼之有黏性。(图 2-2-18)

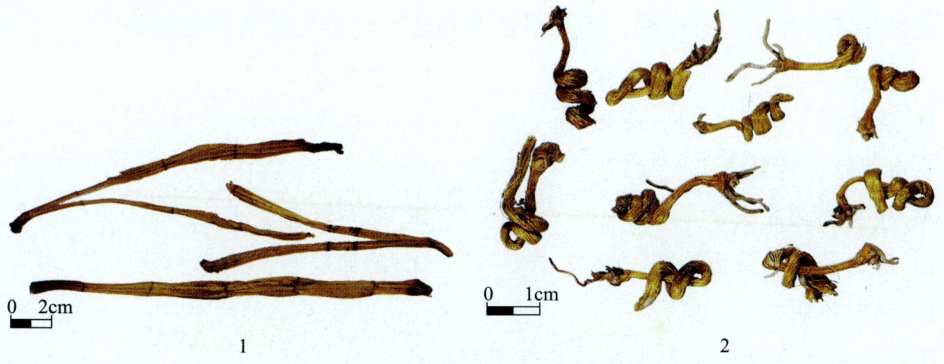

图 2-2-18　石斛药材图

1. 金钗石斛；2. 耳环石斛

【化学成分】含生物碱类成分。

【质量评价】

1. 经验鉴别　干石斛均以色金黄、有光泽、质柔韧者为佳。耳环石斛以色黄绿、饱满、结实者为佳。鲜石斛以色黄绿、肥满多汁、嚼之发黏者为佳。

2. 含量测定　照气相色谱法测定，本品含石斛碱（$C_{16}H_{25}NO_2$）不得少于 0.40%。

【功效】益胃生津，滋阴清热。

知识链接

铁皮石斛

本品为兰科植物铁皮石斛的干燥茎。11月至翌年3月采收，除去杂质，剪去部分须根，边加热边扭成螺旋形或弹簧状，烘干；或切成段，干燥或低温烘干，前者习称“铁皮枫斗”（耳环石斛）；后者习称“铁皮石斛”。铁皮枫斗呈螺旋形或弹簧状。通常为2~6个旋纹，茎拉直后长3.5~8cm，直径0.2~0.4cm。表面黄绿色或略带金黄色，有细纵皱纹，节明显，节上有时可见残留的灰白色叶鞘；一端可见茎基部留下的短须根。质坚实，易折断，断面平坦，灰白色至灰绿色，略角质状。气微，味淡，嚼之有黏性。铁皮石斛本品呈圆柱形的段，长短不等。

目标检测

一、A型选择题

1. 取某药材碎片投于热水，水被染成红色；加酸变成黄色，再加碱液，仍变成红色的是

A. 降香　B. 苏木　C. 大血藤　D. 鸡血藤　E. 桂枝

2. 钩藤来源于哪科植物

A. 唇形科　B. 茜草科　C. 桔梗科　D. 菊科　E. 藤黄科

3. 横切片置紫外光灯下观察，外皮呈浓紫褐色，切面呈蓝色的药材是

A. 鸡血藤　B. 钩藤　C. 大血藤　D. 苏木　E. 降香

4. 鸡血藤髓部的特点是

A. 中央髓部较大　B. 中央髓部较小　C. 髓部较大，偏向一侧　D. 髓部较小，偏向一侧　E. 髓部不明显

5. 药材钩藤（原植物名为钩藤）的表面特征是

A. 表面光滑无毛，红棕色至紫红色

B. 钩枝密被褐色长柔毛，钩的末端膨大成小球

C. 枝或钩的表面灰白色或灰棕色，有疣状凸起，被褐色粗毛

D. 表面黄绿色，常有宿存托叶

E. 钩枝具有稀疏的褐色柔毛，表面棕黄色或棕褐色，叶痕明显

6. 大血藤的断面特征为

A. 髓部偏向一侧

B. 皮部红棕色，有六处向内嵌入木部

C. 红棕色皮部与黄白色木部交互排列成 3~8 轮半圆形环
D. 形成层环呈多角形
E. 皮部厚，有棕色油点

7. 具有偏心性髓部的茎木类药材是
A. 大血藤 B. 钩藤 C. 鸡血藤
D. 川木通 E. 木通

8. 下列具有降压作用的中药材是
A. 鸡血藤 B. 钩藤 C. 大血藤
D. 苏木 E. 降香

9. 平整的横断面皮部呈红棕色环状，有数处向内嵌入，木部黄白色，有多数细孔状导管，射线红棕色，有此特征的茎木类药材是
A. 川木通 B. 肉桂 C. 钩藤
D. 沉香 E. 大血藤

10. 苏木的红色成分是
A. 巴西苏木素 B. 巴西苏木色素 C. 苏木酚
D. 罗勒烯 E. 菲兰烃

二、B 型选择题

[1~5]

A. 马兜铃酸 B. 皂苷类 C. 挥发油类
D. 生物碱类 E. 异黄酮类

1. 钩藤的主要化学成分是
2. 降香的主要化学成分是
3. 川木通的主要成分是
4. 鸡血藤的主要化学成分是
5. 关木通的主要成分是

[6~10]

A. 大血藤 B. 鸡血藤 C. 海风藤
D. 钩藤 E. 灯心草

6. 药材表面的颜色为红棕色至紫红色的为
7. 药材断面可以看到特殊的环纹的药材是
8. 味苦且有辛辣感的药材是
9. 药用部位为茎髓的是
10. 皮部红棕色嵌入木部的是

三、X 型选择题

1. 下列药材的药用部位为心材的有
A. 大血藤 B. 鸡血藤 C. 钩藤
D. 沉香 E. 苏木

2. 下列属于草质藤茎的特点的是
A. 草质茎藤较细长，多呈圆柱形，也有呈类方柱形

B. 表面多呈浅黄绿色，节和节间，叶痕均较明显

C. 断面纤维性或裂片状，类白色

D. 大部分草本植物茎，列入全草类中药

E. 质脆，易折断

3. 下列属于木类中药的性状鉴定的是

A. 木类中药多呈不规则的块状、厚片状或长条状

B. 表面颜色不一，有的具有黑褐色树脂状条纹或斑块

C. 有的表面黄红色至棕红色

D. 有的会因形成的季节不同而出现年轮

E. 质地和气味也可以帮助鉴别

4. 对木通药材的描述正确的是

A. 木通主产江苏、浙江、安徽、江西等省，白木通主产四川省

B. 药材的性状特征为断面不整齐，皮部较厚，木部黄白色，射线呈放射状排列，髓小或有时中空，黄白色或黄棕色

C. 显微鉴别中木通的木栓细胞无褐色内含物，而三叶木通中的木栓细胞常含有褐色内含物

D. 木通的中柱鞘部位含晶纤维束与含晶石细胞群交替排列成连续的浅波浪形环带

E. 白木通的主要区别为含晶石细胞群仅存在于射线外侧，维管束13个

（吕立铭）

第三章

皮类中药的鉴定

扫码“学一学”

学习目标

知识目标

1. 掌握皮类中药的性状和显微鉴别的共性特征。
2. 掌握牡丹皮、厚朴、肉桂、杜仲、黄柏、关黄柏、秦皮、地骨皮 8 种重点药材在来源、产地、性状鉴别、质量评价、典型显微理化特征等方面的主要内容。
3. 熟悉桑白皮、白鲜皮、苦楝皮、香加皮、五加皮、合欢皮 6 种一般掌握药材在来源、主要性状鉴别方面的特征。
4. 了解皮类中药的化学成分、常见伪品或代用品。

技能目标

能见药识名，并鉴定药材的真伪优劣。

皮类中药（Cortex）通常是以裸子植物或被子植物（多为木本双子叶植物）的茎干、枝和根的形成层以外部分入药的药材，它由外内向依次为周皮、皮层、初生和次生韧皮部等部分。以干皮、枝皮为主，如黄柏、肉桂、杜仲等；根皮较少，如牡丹皮、香加皮等；也有的干皮、枝皮和根皮同时入药，如厚朴。

一、性状鉴别

皮类中药因植物来源、取皮部位、采收和产地加工干燥方法的不同，形成表面及形态上等的变化特征。在进行皮类中药性状鉴别时主要应注意观察其形状、内表面、外表面、质地、断面、气味等。其中表面和断面特征、气味等，对于区别药材尤为重要，同时还要正确运用鉴别术语。现分述如下：

1. 形状 干皮多粗大而厚，呈长条状或板片状；枝皮则呈细条状或卷筒状；根皮多呈短片状或短小筒状。常用下列术语描述：①平坦：皮片呈板片状，较平整，如杜仲、黄柏；②弯曲：皮片向内表面横向弯曲，取自枝干或较小茎干的皮，易收缩而成弯曲状；③反曲：皮片向外表面略弯曲，皮的外层在凹下的一面，如石榴根皮；④槽状：皮片向一面卷曲的程度较大，形成半管状，如合欢皮；⑤筒状：皮片向一面卷曲，以至两侧相接，形成管状，如牡丹皮；⑥单卷状：皮片向一面卷曲，以至两侧重叠，如肉桂（桂通）；⑦双卷筒状：皮

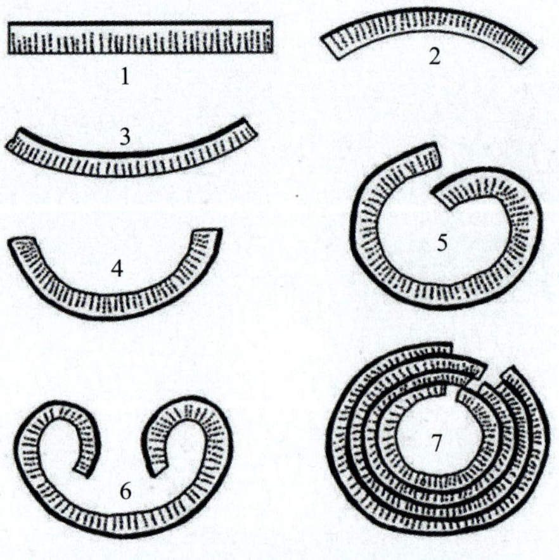

图 2-3-1 皮类中药的形状特征

1. 平坦；2. 弯曲；3. 反曲；4. 槽状；5. 单卷状；6. 双卷筒状；7. 复卷筒状

片两侧各自向同一面卷起，如厚朴（如意朴）；⑧复卷筒状：几个单卷或双卷状的皮片，相互重叠在一起，如锡兰桂皮。（图 2-3-1）

2. 外表面 未去除栓皮者一般较粗糙，具纵横裂纹、皱纹或皮孔。外表颜色多为灰黑色、灰褐色、棕褐色或棕黄色等，有的树干皮外表面常有斑片状的地衣、苔藓等物附生。有的常有片状剥离的落皮层和纵横深浅不同的裂纹，有时亦有各种形状的突起物而使树皮表面显得不平坦；多数树皮尚可见到皮孔，通常是横向的，也有纵向延长的，皮孔的边缘略突起，中央略向下凹，皮孔的形状、颜色、分布的密度，常是鉴别皮类中药的特征之一。如合欢皮的皮孔呈红棕色，椭圆形；牡丹皮的皮孔呈灰褐色，横长略凹陷状；杜仲的皮孔呈斜方形。少数皮类中药表面有刺毛，如红毛五加皮；有的药材表面有地衣斑，如肉桂；或有钉状物，如海桐皮等。部分皮类中药，木栓层已除去或部分除去而较光滑，如桑白皮、黄柏等。

3. 内表面 一般较外表面色浅，平滑或具粗细不等的纵向皱纹，有的显网状纹理，如椿皮。颜色各不相同，如肉桂呈红棕色，杜仲呈紫褐色，黄柏呈黄色，苦楝皮呈黄白色。有些含油的皮类中药，经刻划出现油痕，可根据油痕的情况并结合气味等，评价该药材的质量，如肉桂、厚朴等。

4. 折断面 皮类中药横断面的特征与其组织构造和排列方式有关，因此是皮类中药的重要特征，具有鉴别意义。常见的有下列类型：①平坦状：组织中富含薄壁组织而无纤维束或石细胞群的皮，折断面较平坦，无显著突起物，如牡丹皮、白鲜皮。②颗粒状：组织中富含石细胞群的皮，折断面常呈颗粒状突起，如肉桂。③纤维状：组织中富含纤维的皮，折断面有纤维状或刺状物突起，如桑白皮、秦皮、合欢皮。④层片状：组织中纤维束与薄壁组织成环带状间隔排列，折断时形成明显的层片状，如苦楝皮、黄柏。⑤其他：有些皮的断面外层较平坦或颗粒状，内层显纤维状，说明纤维主要存在于韧皮部，如厚朴。有的皮类中药在折断时有胶质丝状物相连，如杜仲。亦有些皮在折断时有粉尘出现，这些皮的组织较疏松，含有较多的淀粉，如白鲜皮。

5. 气味 气味与药材所含成分有密切关系。有的皮外形相似，但气味不同，如香加皮与地骨皮，前者有特殊香气，味苦而有刺激感，后者气味均较微弱（常以“槽皮白里无香气”概括其特征）；肉桂与桂皮，前者香气浓郁，味甜而辛辣，后者香气淡，味辛而凉。因此气味也是鉴别皮类中药的重要方面。

二、显微鉴别

1. 组织特征 皮类中药的构造一般可分为周皮、皮层、韧皮部进行观察。首先观察横切面各部分组织的界限和宽厚度，然后再进行各部组织的详细观察和描述。

（1）周皮 包括木栓层、木栓形成层与栓内层 3 部分。木栓层细胞多整齐地排列成行，细胞呈扁平形，切向延长，壁薄，栓化或木化，黄棕色或含红棕色物质。有的木栓细胞壁均匀地或不均匀地增厚并木化，如杜仲木栓细胞内壁特厚，肉桂的最内1列木栓细胞的外壁特别增厚。木栓层发达的程度随植物的种类不同而有较大的区别。木栓形成层细胞常为扁平而薄壁的细胞，在一般的皮类药材中不易区别。栓内层存在于木栓形成层的内侧，径向排列成行，细胞壁不栓化，亦不含红棕色物质，少数含叶绿体而显绿色，又称绿皮层。栓内层较发达时，其内部距木栓形成层较远的细胞形态，多为不规则形，此时常不易与皮层细胞区别。

（2）皮层　多由薄壁细胞组成，略切向延长，常可见细胞间隙，靠近周皮部分常分化成厚角组织。皮层中常可见到纤维、石细胞和各种分泌组织，如油细胞、乳管、黏液细胞等，常见的细胞内含物有淀粉粒和草酸钙结晶。如秦皮、黄柏有纤维、石细胞；肉桂、厚朴有油细胞；桑白皮有乳汁管；桑白皮、黄柏含草酸钙方晶；牡丹皮、苦楝皮含草酸钙簇晶；肉桂含草酸钙针晶。

（3）韧皮部　包括韧皮部束和射线两部分。韧皮部束外方，为初生韧皮部，主要由筛管和韧皮薄壁细胞组成，其筛管群常呈颓废状而皱缩，最外方常有厚壁组织如纤维束、石细胞群形成环带或断续的环带（过去也称为中柱鞘纤维）。次生韧皮部占大部分，除筛管和伴胞外，常有厚壁组织、分泌组织等，应注意其分布位置、分布特点和细胞特征，有些薄壁细胞内常可见到各种结晶体或淀粉粒。射线可分为髓射线和韧皮射线两种。髓射线较长，常弯曲状，外侧渐宽成喇叭口状；韧皮射线较短，两者都由薄壁细胞构成，不木化，细胞中常含有淀粉粒和草酸钙结晶。射线的宽度和形状在鉴别时较为重要。

2. 粉末特征　皮类中药的粉末鉴别，应注意观察各种细胞的形状、大小、壁厚、纹孔与纹孔沟的有无和排列情况；细胞内含物的有无及形态等，都是鉴定的重要依据。皮类中药的粉末特征中不应检出木质部的组织和细胞，如导管、管胞、木纤维、木薄壁细胞等。

桑白皮
Mori Cortex

【来源】本品为桑科植物桑 *Morus alba* L. 的干燥根皮。

【产地】全国各地均有产。

【采收加工】秋末叶落时至次春发芽前采挖根部，刮去黄棕色粗皮，纵向剖开，剥取根皮，晒干。

【性状】本品呈扭曲的卷筒状、槽状或板片状，长短宽窄不一，厚1~4mm。外表面白色或淡黄白色，较平坦，有的残留橙黄色或棕黄色鳞片状粗皮；内表面黄白色或灰黄色，有细纵纹。体轻，质韧，**纤维性强，难折断，易纵向撕裂，撕裂时有粉尘飞扬**。气微，味微甘。（图2-3-2）

【化学成分】主含四种黄酮类衍生物：桑皮素、桑皮色烯素、环桑皮素、环桑皮色烯素。另含香豆精类化合物东莨菪素及伞形花内酯、挥发油、谷甾醇、桑酮A、B及桑根酮C、D及桦皮酸等。

【质量评价】一般以色白，粉性足者为佳。

【功效】泻肺平喘，利水消肿。

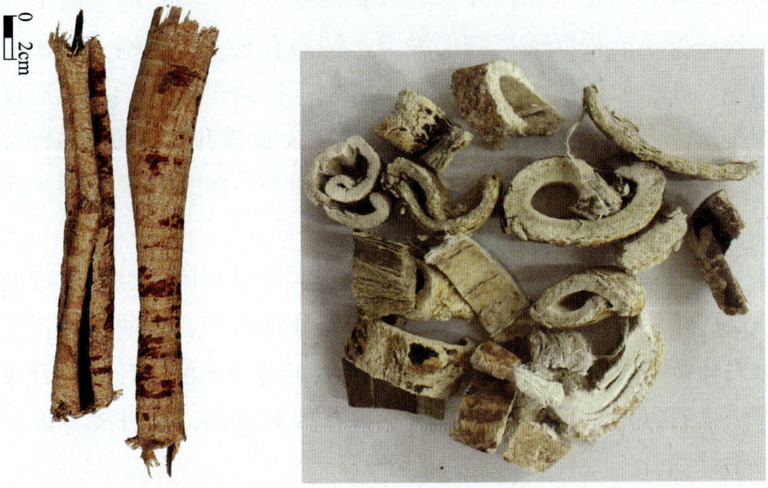

图 2-3-2　桑白皮药材图

1. 个子药材；2. 饮片

附药：桑枝

本品为桑科植物桑 *Morus alba* L. 的干燥嫩枝。全国各地均产。春末夏初采收，去叶，晒干，或趁鲜切片，晒干。本品呈长圆柱形，少有分枝，长短不一，直径 0.5～1.5cm。表面灰黄色或黄褐色，**有多数黄褐色点状皮孔及细纵纹**，并有灰白色略呈半圆形的叶痕和黄棕色的腋芽。**质坚韧，不易折断，断面纤维性**。切片厚 0.2～0.5cm，皮部较薄，木部黄白色，射线放射状，髓部白色或黄白色。气微，味淡。具有祛风湿，利关节功效。（图 2-3-3）

桑叶　本品为桑科植物桑 *Morus alba* L. 的干燥叶。全国各地均有产，以江苏、浙江一带为多。初霜后采收，除去杂质，晒干。本品多皱缩、破碎。完整者有柄，叶片展平后呈卵形或宽卵形，长 8～15cm，宽 7～13cm。先端渐尖，基部截形、圆形或心形，边缘有锯齿或钝锯齿，有的不规则分裂。上表面黄绿色或浅黄棕色，有的有小疣状突起；下表面颜色稍浅，叶脉突出，小脉网状，脉上被疏毛，脉基具簇毛。质脆。气微，味淡、微苦涩。习惯应用桑叶以经霜者为好，称“霜桑叶”或“冬桑叶”。具有疏散风热，清肺润燥，清肝明目功效。（图 2-3-4）

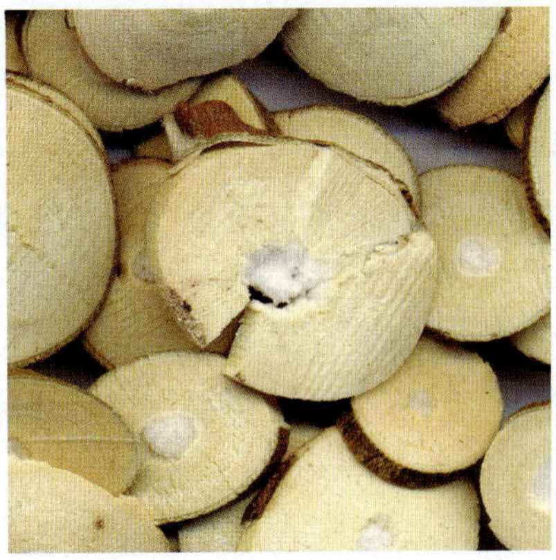

图 2-3-3　桑枝

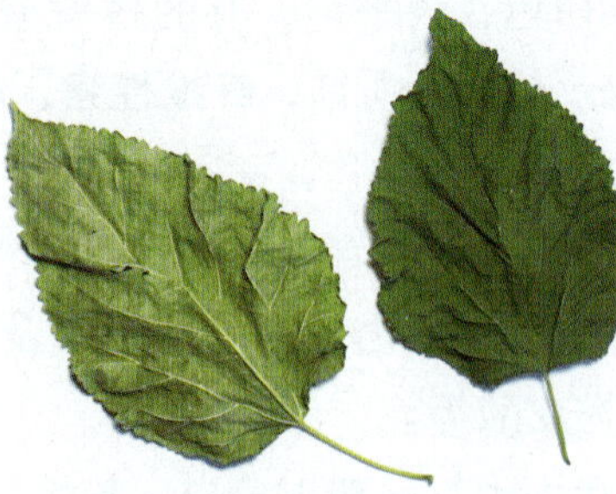

图 2-3-4　桑叶药材图

桑椹　本品为桑科植物桑 *Morus alba* L. 的干燥果穗。4~6 月果实变红时采收，晒干，或略蒸后晒干。本品为聚花果，由多数小瘦果集合而成，呈长圆形，长 1~2cm，直径 0.5~0.8cm。黄棕色、棕红色或暗紫色，有短果序梗。小瘦果卵圆形，稍扁，长约 2mm，宽约 1mm，外具肉质花被片 4 枚。气微，味微酸而甜。具有滋阴补血，生津润燥功效。(图 2-3-5)

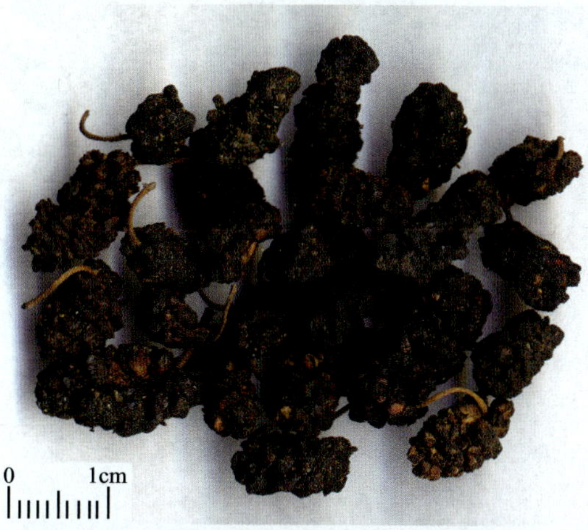

图 2-3-5　桑椹药材图

牡丹皮

Moutan Cortex

【来源】本品为毛茛科植物牡丹 *Paeonia suffruticosa* Andr. 的干燥根皮。

【产地】主产于安徽、河南、四川、湖南、陕西等省。

【采收加工】秋季采挖根部，除去细根和泥沙，剥取根皮，晒干或刮去粗皮，除去木心，晒干。前者习称“连丹皮”或“原丹皮”，后者习称“刮丹皮”或“粉丹皮”。

【性状】**药材**　连丹皮　呈筒状或半筒状，有纵剖开的裂缝，略向内卷曲或张开，长 5~20cm，直径 0.5~1.2cm，厚 0.1~0.4cm。外表面灰褐色或黄褐色，有多数横长皮孔样突起和细根痕，**栓皮脱落处粉红色**；内表面淡灰黄色或浅棕色，有明显的细纵纹，常见**发亮的结晶**。质硬而脆，易折断，断面较平坦，**淡粉红色，粉性**。气芳香，味微苦而涩。

刮丹皮　外表面有刮刀削痕，外表面红棕色或淡灰黄色，有时可见灰褐色斑点状残存外皮，其他特征同连丹皮。

饮片　本品呈圆形或卷曲形的薄片。连丹皮外表面灰褐色或黄褐色，栓皮脱落处粉红色；刮丹皮外表面红棕色或淡灰黄色。内表面有时可见发亮的结晶。切面淡粉红色，粉性。气芳香，味微苦而涩。(图 2-3-6)

【鉴别】取粉末进行微量升华，升华物在显微镜下呈长柱形、针状、羽状结晶，于结晶上滴加三氯化铁醇溶液，则结晶溶解而成暗紫色。(检查丹皮酚)

【化学成分】鲜皮中含丹皮酚原苷 5%~6%，但易受本身存在的酶水解成丹皮酚苷，根皮含丹皮酚、芍药苷、挥发油以及苯甲酸、植物甾醇、苯甲酰芍药苷和苯甲酰氧化芍药苷。丹皮酚具有镇痛、解痉作用，也有一定的抑菌作用。

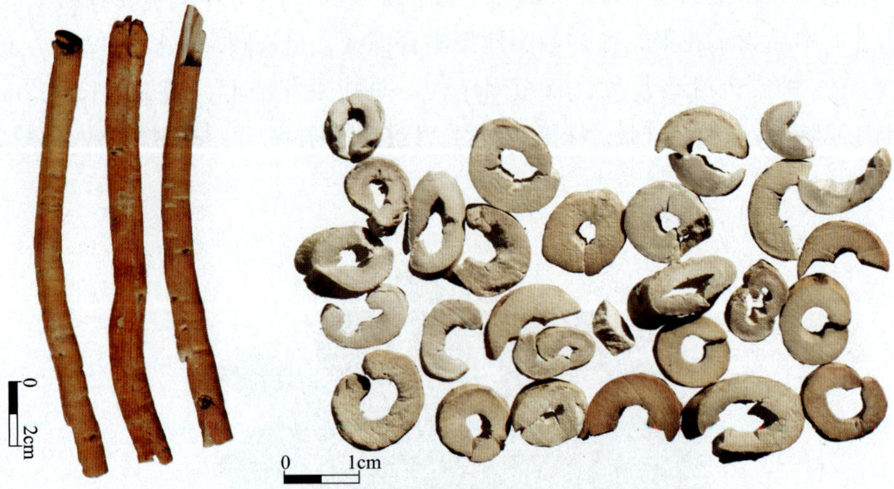

图 2-3-6　牡丹皮药材图

1. 个子药材；2. 牡丹皮饮片

【质量评价】

1. 经验鉴别　以条粗长、皮厚、无木心、断面白色、粉性足、香气浓、结晶多者为佳。

2. 浸出物　热浸法测定醇溶性浸出物，用乙醇作溶剂，不得少于 15.0%。

3. 含量测定　照高效液相色谱法测定，药材含丹皮酚（$C_9H_{10}O_3$）不得少于 1.2%。

【功效】清热凉血，活血化瘀。

白鲜皮

Dictamni Cortex

知识链接

始载于《神农本草经》，列为中品，陶弘景谓之："俗呼为白羊鲜。气息正似羊膻，故又名白膻"。

【来源】本品为芸香科植物白鲜 Dictamnus dasycarpus Turcz. 的干燥根皮。

【产地】主产于辽宁、河北、山东等地。

【采收加工】春、秋二季采挖根部，除去泥沙和粗皮，剥取根皮，干燥。

【性状】本品呈卷筒状，长 5~15cm，直径 1~2cm，厚 0.2~0.5cm。外表面灰白色或淡灰黄色，具细纵皱纹和细根痕，常有突起的颗粒状小点；内表面类白色，有细纵纹。质脆，**折断时有粉尘飞扬**，断面不平坦，略呈层片状，剥去外层，**迎光可见闪烁的小亮点。有羊膻气**，味微苦。（图 2-3-7）

【化学成分】含梣酮、黄柏酮、白鲜碱、挥发油等。梣酮为杀虫活性成分。

【质量评价】以条大、皮厚、色灰白色者为佳。

【功效】清热燥湿，祛风解毒。

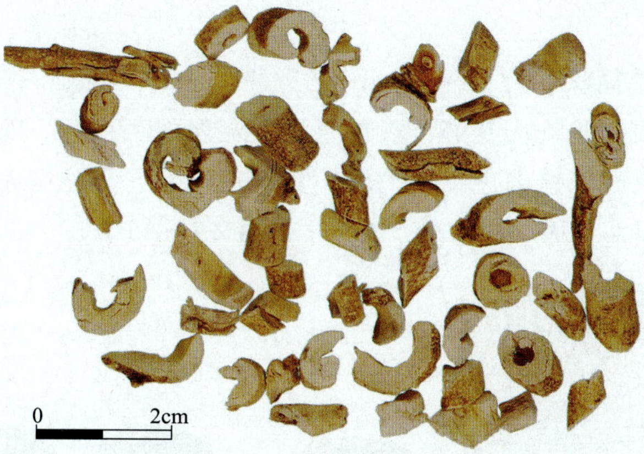

图 2-3-7　白鲜皮药材图

知识拓展

白鲜皮常见伪品简单鉴别

名称	外表面	断面	气味
白鲜皮	外表面灰白色或淡灰黄色，具细纵皱纹和细根痕，常有突起的颗粒状小点；内表面类白色，有细纵纹	质脆，折断时有粉尘飞扬，断面可见闪烁的小亮点	有羊膻气，味微苦
八角枫皮	表面青灰白色或灰褐色，具有细纵纹，内表面黄白色，光滑	质脆，断面黄白色	气腥，味苦；有小毒
鸡根皮	表面褐色或淡棕黄色，有较深纵纹或纵沟，有圆形侧根痕；内表面黄白色，具细皱纹	质韧，折断面棕黄色	气微，味微甜、略苦

厚　朴

Magnoliae Officinalis Cortex

【来源】本品为木兰科植物厚朴 *Magnolia officinalis* Rehd. et Wils. 或凹叶厚朴 *Magnolia officinalis* Rehd. et Wils. var. *bilobaRehd*. et Wils. 的干燥干皮、根皮及枝皮。

【产地】主产四川、湖北、浙江、江西等地。

【采收加工】4~6 月剥取，根皮和枝皮直接阴干；干皮置沸水中微煮后，堆置阴湿处，“发汗”至内表面变紫褐色或棕褐色时，蒸软，取出，卷成筒状，干燥。

【性状】**药材**　干皮　呈卷筒状或双卷筒状，长 30~35cm，厚 0.2~0.7cm，习称“筒朴”；近根部的干皮一端展开如喇叭口，长 13~25cm，厚 0.3~0.8cm，习称“靴筒朴”。外表面灰棕色或灰褐色，粗糙，有时呈鳞片状，较易剥落，有明显椭圆形皮孔和纵皱纹，刮去粗皮者显黄棕色。**内表面紫棕色或深紫褐色**，较平滑，**具细密纵纹，划之显油痕**。质坚硬，不易折断，**断面颗粒性**，外层灰棕色，内层紫褐色或棕色，**有油性，有的可见多数小亮星**。**气香**，味辛辣、微苦。

根皮（根朴）呈单筒状或不规则块片；有的弯曲似鸡肠，习称“鸡肠朴”。质硬，较易折断，断面纤维性。

枝皮（枝朴）呈单筒状，长 10~20cm，厚 0.1~0.2cm。质脆，易折断，断面纤维性。

饮片　本品呈弯曲的丝条状或单、双卷筒状。外表面灰褐色，有时可见椭圆形皮孔或纵皱纹。内表面紫棕色或深紫褐色，较平滑，具细密纵纹，划之显油痕。切面颗粒性，有油性，有的可见小亮星。气香，味辛辣、微苦。（图 2-3-8）

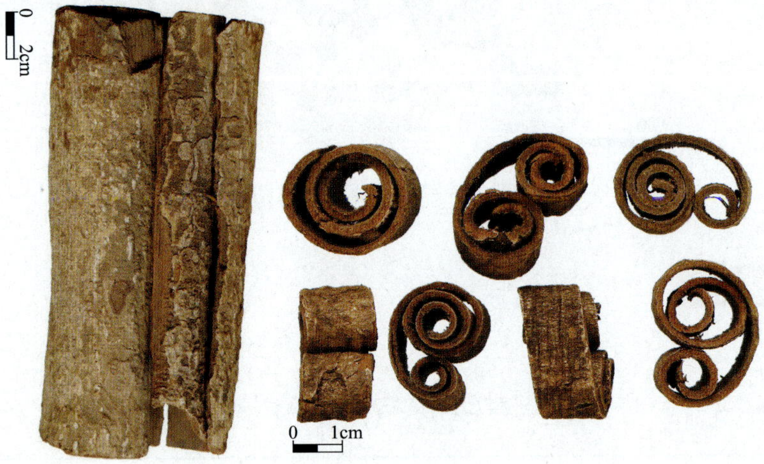

图 2-3-8　厚朴药材图

1. 个子药材；2. 厚朴饮片

【鉴别】（1）本品干皮横切面：①木栓层为 10 余列细胞；有的可见落皮层。②皮层外侧有石细胞环带，内侧散有多数油细胞和石细胞群。③韧皮部射线宽 1~3 列细胞；纤维多数个成束；亦有油细胞散在。（图 2-3-9）

粉末棕色。①纤维甚多，直径 15~32μm，壁甚厚，有的呈波浪形或一边呈锯齿状，木化，孔沟不明显。②石细胞类方形、椭圆形、卵圆形或不规则分枝状，直径 11~65μm，有时可见层纹。③油细胞椭圆形或类圆形，直径 50~85μm，含黄棕色油状物。（图 2-3-10）

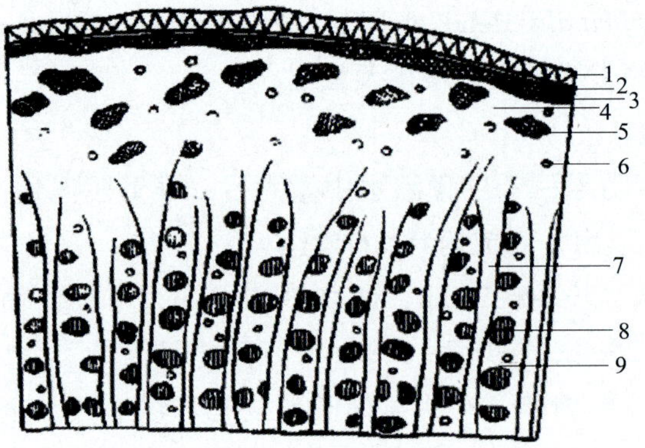

图 2-3-9　厚朴组织横切面简图

1. 木栓层；2. 木栓形成层；3. 栓内层（石细胞环带）；4. 皮层；胞群；5. 石细胞；6. 分泌细胞；7. 韧皮射线；8. 韧皮纤维束；9. 韧皮部

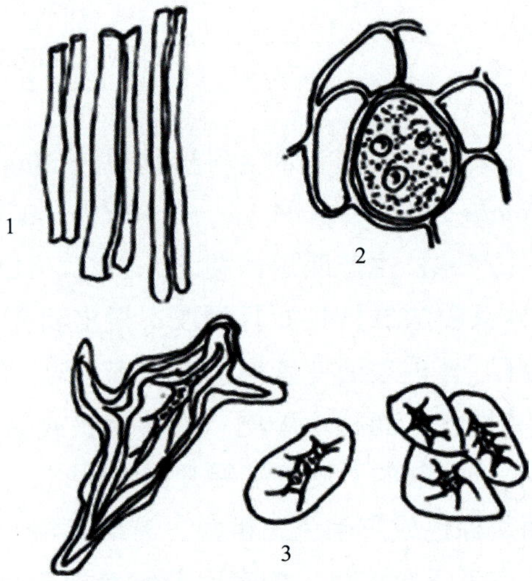

图 2-3-10　厚朴粉末图

1. 纤维；2. 油细胞；3. 石细胞

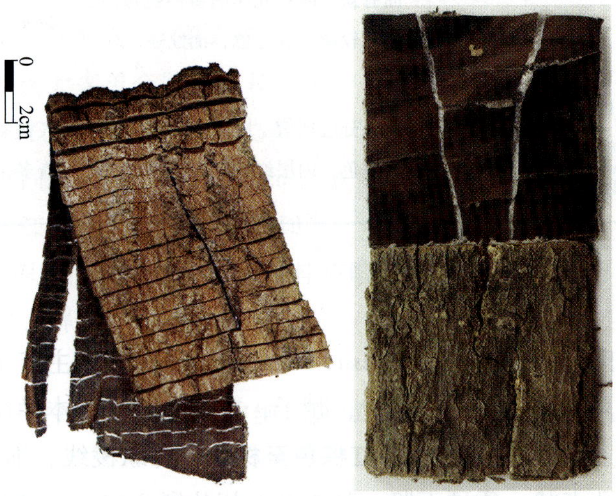

（2）取本品粗粉3g，加氯仿30ml，回流30分钟，滤过。取滤液，在紫外灯下，顶面观显紫色，侧面观显二层，上层黄绿色，下层棕色荧光。

【化学成分】主含挥发油。油中主要含α，β-桉油醇，占挥发油94%~98%，有镇静作用。另含厚朴酚（magnolol）约5%，有抗菌作用，还含其异构体和厚朴酚。

【质量评价】

1. 经验鉴别　以皮厚、肉细、油性足、内表面紫棕色且有发亮结晶物、香气浓者为佳。

2. 含量测定　照高效液相色谱法测定，药材含厚朴酚（$C_{18}H_{18}O_2$）与和厚朴酚（$C_{18}H_{18}O_2$）的总量不得少于2.0%。

【功效】燥湿消痰，下气除满。

知识拓展

厚朴常见伪品简单鉴别

名称	外表面	断面	气味
威氏木兰	表面灰白色，粗糙，内表面棕褐色	质坚韧，折断面纤维性甚强	气微香，味辛，微苦，微有麻舌感
凹叶木兰	表面灰褐色或棕褐色；栓皮大部刮去，内表面棕褐色，划之无油痕	质坚硬，折断面1/4较平整，内3/4为纤维性	气微香，味辛苦
滇康木兰	表面灰棕色或暗褐色，较光滑，内表面灰褐色	质坚韧，折断面外1/10平整；内9/10纤维性甚强	气微，味苦涩
山玉兰	表面灰棕色至灰褐色，栓皮大都刮尽，内表面棕褐色	质坚韧，折断面平整，内1/2为纤维性	气弱，味淡
湖北木兰	皮较厚，外表面灰褐色或暗棕色，粗糙，栓皮厚，呈片块状脱落，并常残留棕色至黄棕色斑痕	质硬，断面外侧呈颗粒状，内侧呈纤维状	气芳香，味辛辣、微苦
平南厚朴	树皮表面黑棕色至灰棕色，具横裂纹，圆形皮孔，栓皮剥落处显棕红色，内表面黄棕色	质坚韧，折断面内3/4为纤维性	气微香，味苦，微具辛辣感

肉　桂

Cinnamomi Cortex

【来源】本品为樟科植物肉桂 *Cinnamomum cassia* Presl 的干燥树皮。

【产地】主产于广东、广西、云南、福建等地。

【采收加工】多于秋季剥取，阴干。根据采收加工方法不同，有如下加工品：

（1）桂通（官桂）：为剥取栽培5~6年生幼树的干皮和粗枝皮、老树枝皮，不经压制，自然卷曲成筒状，长约30cm，直径2~3cm。

（2）企边桂：为剥取十年以上生的干皮，将两端削成斜面，突出桂心，夹在木制的凹

凸板中间，压成两侧向内卷曲的浅槽状。长约 40cm，宽 6~10cm。

（3）板桂：剥取老年树最下部近地面的干皮，夹在木制的桂夹内，晒至九成干，经纵横堆叠，加压，约一个月完全干燥，成为扁平板状。

（4）桂碎：在桂皮加工过程中的碎块。

【性状】 本品呈槽状或卷筒状，长 30~40cm，宽或直径 3~10cm，厚 0.2~0.8cm。外表面灰棕色，稍粗糙，有不规则的细皱纹和横向突起的皮孔，有的可见灰白色的斑纹；内表面红棕色，略平坦，**有细纵纹，划之显油痕**。质硬而脆，易折断，断面不平坦，外层棕色而较粗糙，内层红棕色而油润，**两层间有 1 条黄棕色的线纹**。**气香浓烈，味甜、辣**。（图 2-3-11）

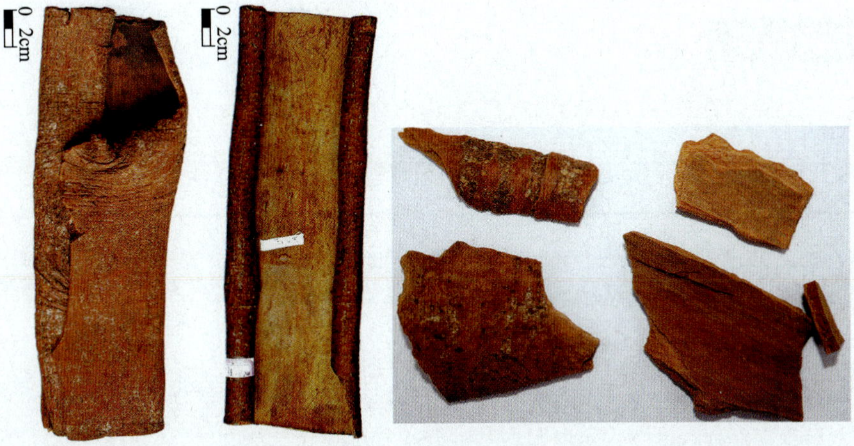

图 2-3-11　肉桂药材图

【鉴别】 本品横切面：①木栓细胞数列，最内层细胞外壁增厚，木化。②皮层散有石细胞和分泌细胞。③中柱鞘部位有石细胞群，断续排列成环，外侧伴有纤维束，石细胞通常外壁较薄。④韧皮部射线宽 1~2 列细胞，含细小草酸钙针晶；纤维常 2~3 个成束；油细胞随处可见。⑤薄壁细胞含淀粉粒。（图 2-3-12）

粉末红棕色。①纤维大多单个散在，长梭形，长 195~920μm，直径约至 50μm，壁厚，木化，纹孔不明显。②石细胞类方形或类圆形，直径 32~88μm，壁厚，有的一面菲薄。③油细胞类圆形或长圆形，直径 45~108μm。④草酸钙针晶细小，散在于射线细胞中。⑤木栓细胞多角形，含红棕色物。（图 2-3-13）

【化学成分】 主含挥发油，油中主成分为桂皮醛，并含鞣质、黏液、碳水化合物等。桂皮醛是肉桂镇静、镇痛、解热作用的有效成分。

【质量评价】

1. 经验鉴别　以不破碎、体重、外皮细、肉厚、断面色紫、油性大、香气浓厚、味甜辣，嚼之渣少者为佳。

2. 含量测定　照挥发油测定法测定，药材含挥发油不得少于 1.2%（ml/g）；照高效液相色谱法测定，药材含桂皮醛（C_9H_8O）不得少于 1.5%。

【功效】 补火助阳，引火归元，散寒止痛，温通经脉。

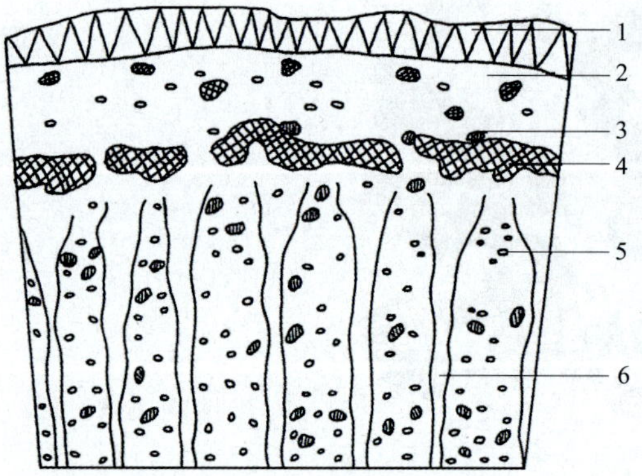

图 2-3-12 肉桂横切面简图

1. 木栓层；2. 皮层；3. 纤维束；4. 石细胞群；
5. 油细胞；6. 韧皮射线

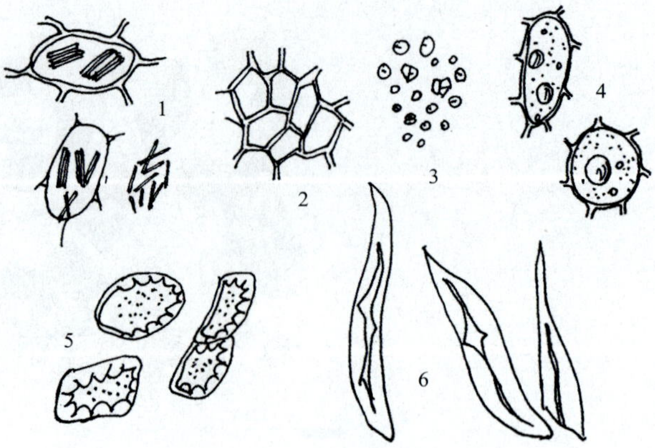

图 2-3-13 肉桂粉末图

1. 草酸钙针晶；2. 木栓细胞；3. 淀粉粒；
4. 油细胞；5. 石细胞；6. 纤维

知识拓展

肉桂常见伪品简单鉴别

名称	外表面	断面	气味
肉桂	外表面灰棕色，内表面红棕色，有细纵纹，划之显油痕	外层棕色而较粗糙，内层红棕色而油润，两层间有 1 条黄棕色的线纹	气香浓烈，味甜、辣
柴桂皮	外表面灰棕色，粗糙，内表面红棕色，划之油痕明显	内外层分层明显，外层较厚，切面有众多略具光泽的黄白色斑点，内层较薄，深棕色，油性强	具肉桂气并夹樟气，味辣，微甜
三桠乌药	外表面灰褐色，内表面暗红棕色或红棕色，有不明显的细纵纹，划之油痕不甚明显	内外分层明显，外层浅黄棕色或黄棕色，内层红棕色而油润	气微香，味淡、微辛，嚼之渣多，略带黏滑性

附药：桂枝

本品为樟科植物肉桂 *Cinnamomum cassia* Presl 的干燥嫩枝。主产于广东、广西、云南、福建等省区地。春、夏二季采收，除去叶，晒干，或切片晒干。本品呈长圆柱形，多分枝，长 30~75cm，粗端直径 0.3~1cm。**表面红棕色至棕色**，有纵棱线、细皱纹及小疙瘩状的叶痕、枝痕和芽痕，皮孔点状。质硬而脆，易折断。切片厚 2~4mm，**切面皮部红棕色，木部黄白色至浅黄棕色**，髓部略呈方形。**有特异香气**，味甜、微辛，皮部味较浓。具有发汗解肌，温通经脉，助阳化气，平冲降气功效。（图 2-3-14）

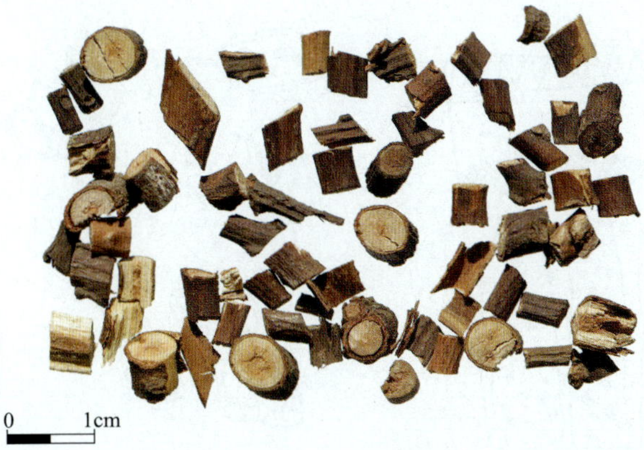

图 2-3-14　桂枝药材图

杜　仲

Eucommiae Cortex

【来源】本品为杜仲科植物杜仲 *Eucommia ulmoides* Oliv. 的干燥树皮。

【产地】主产于四川、贵州、湖北、云南等地。

【采收加工】4~6 月剥取，刮去粗皮，堆置“发汗”至内皮呈紫褐色，晒干。

【性状】**药材**　本品呈板片状或两边稍向内卷，大小不一，厚 3~7mm。外表面淡棕色或灰褐色，有明显的皱纹或纵裂槽纹，有的树皮较薄，未去粗皮，可见明显的皮孔。内表面暗紫色，光滑。质脆，易折断，**断面有细密、银白色、富弹性的橡胶丝相连**。气微，味稍苦。

饮片　本品呈小方块或丝状。外表面淡棕色或灰褐色，有明显的皱纹。内表面暗紫色，光滑。断面有细密、银白色、富弹性的橡胶丝相连。气微，味稍苦。（图 2-3-15）

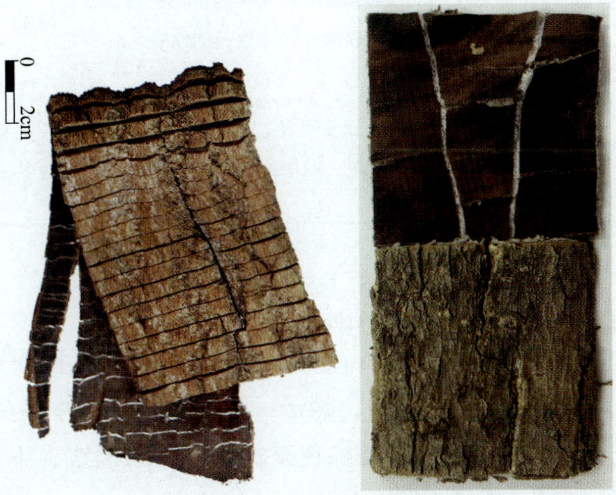

图 2-3-15　杜仲药材图

【鉴别】（1）粉末棕色。①橡胶丝成条或扭曲成团，表面显颗粒性。②石细胞甚多，大多成群，类长方形、类圆形、长条形或形状不规则，长约至 180μm，直径 20~80μm，壁厚，有的胞腔内含橡胶团块。③木栓细胞表面观多角形，直径 15~40μm，壁不均匀增厚，

木化，有细小纹孔；侧面观长方形，壁三面增厚，一面薄，孔沟明显。（图 2-3-16）

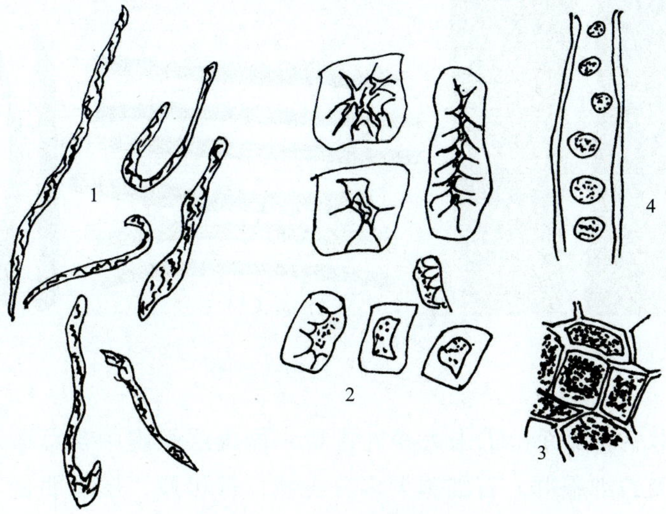

图 2-3-16　杜仲粉末图

1. 橡胶丝；2. 石细胞；3. 木栓细胞；4. 筛管

（2）取本品粉末 1g，加三氯甲烷 10ml，浸渍 2 小时，滤过。滤液挥干，加乙醇 1ml，产生具弹性的胶膜。

【化学成分】主含木脂素类成分，如松脂醇二-β-D 葡萄糖苷。另含环烯醚萜苷类，如京尼平苷、桃叶珊瑚苷等，杜仲皮折断后有银白色的杜仲胶（gutta-percha），为一种硬质橡胶。

【质量评价】

1. 经验鉴别　以皮厚、块大、去净粗皮、内表面暗紫色、断面丝多者为佳。

2. 浸出物　热浸法测定醇溶性浸出物，用 75% 乙醇作溶剂，不得少于 11.0%。

3. 含量测定　照高效液相色谱法测定，药材含松脂醇二葡萄糖苷（$C_{32}H_{42}O_{16}$）不得少于 0.10%。

【功效】补肝肾，强筋骨，安胎。

黄　柏

Phellodendri Chinensis Cortex

扫码"看一看"

【来源】本品为芸香科植物黄皮树 *Phellodendron chinense* Schneid. 的干燥树皮。

【产地】主产于四川、贵州、陕西、湖北、云南、湖南等地，习称"川黄柏"。

【采收加工】剥取树皮后，除去粗皮，晒干。

【性状】**药材**　本品呈板片状或浅槽状，长宽不一，厚 1~6mm。外表面黄褐色或黄棕色，平坦或具纵沟纹，有的可见皮孔痕及残存的灰褐色粗皮；内表面暗黄色或淡棕色，具细密的纵棱纹。体轻，质硬，**断面纤维性，呈裂片状分层**，深黄色。气微，**味极苦，嚼之有黏性**。

饮片　本品呈丝条状。外表面黄褐色或黄棕色。内表面暗黄色或淡棕色，具纵棱纹。切面纤维牲，呈裂片状分层，深黄色。味极苦。（图 2-3-17）

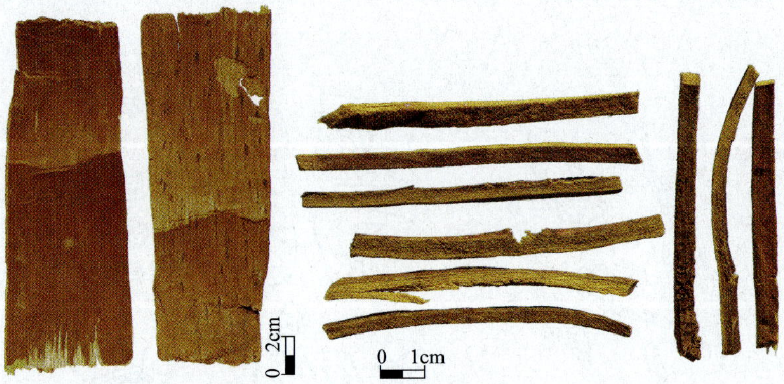

图 2-3-17　黄柏药材图

【鉴别】（1）本品横切面：①未去净外皮者，栓内层细胞中含草酸钙方晶。②皮层比较窄，散有纤维群及石细胞群，石细胞大多分支状，壁极厚，层纹明显。③韧皮部外侧有少数石细胞，纤维束切向排列呈断续的层带，纤维束周围薄壁细胞中常含有草酸钙方晶，形成晶纤维。④射线弯曲而细长。⑤薄壁细胞中含有细小的淀粉粒和草酸钙方晶，黏液细胞随处可见。（图 2-3-18）

粉末鲜黄色。①纤维鲜黄色，直径 16~38μm，常成束，周围细胞含草酸钙方晶，形成晶纤维；含晶细胞壁木化增厚。②石细胞鲜黄色，类圆形或纺锤形，直径 35~128μm，有的呈分枝状，枝端锐尖，壁厚，层纹明显；有的可见大型纤维状的石细胞，长可达 900μm。③草酸钙方晶众多。（图 2-3-19）

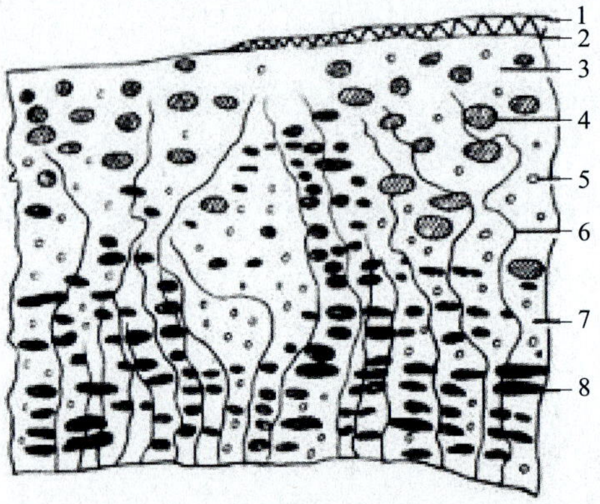

图 2-3-18　黄柏横切面简图

1. 木栓层；2. 木栓形成层；3. 皮层；4. 石细胞；5. 黏液细胞；6. 韧皮射线；7. 韧皮部；8. 纤维束

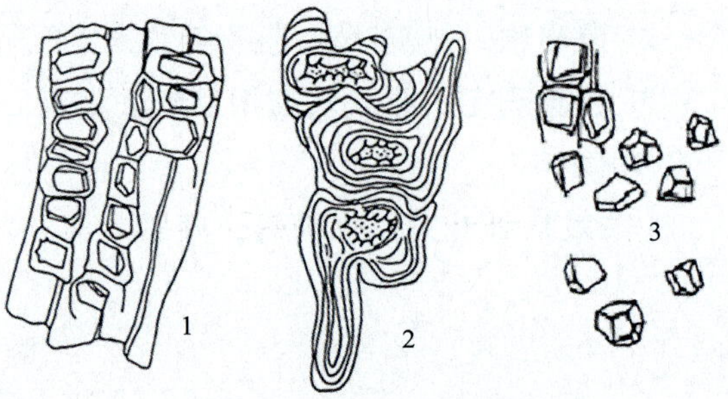

图 2-3-19　黄柏粉末图

1. 晶纤维；2. 石细胞；3. 草酸钙方晶

（2）取黄柏断面，置紫外光灯下观察，显亮黄色荧光。

【化学成分】主含多种生物碱，主要为小檗碱，并含少量黄柏碱、木兰碱、掌叶防己碱等。

【质量评价】

1. 经验鉴别　以皮厚、断面色黄者为佳。

2. 浸出物　冷浸法测定醇溶性浸出物，用稀乙醇作溶剂，不得少于 14.0%。

3. 含量测定　照高效液相色谱法测定，药材含小檗碱以盐酸小檗碱（$C_{20}H_{17}NO_4 \cdot HCl$）计，不得少于3.0%；含黄柏碱以盐酸黄柏碱（$C_{20}H_{23}NO_4 \cdot HCl$）计，不得少于0.34%。

【功效】清热燥湿，泻火除蒸，解毒疗疮。

知识拓展

黄柏常见伪品简单鉴别

名称	内、外表面	断面	气味
黄柏	外表面黄褐色或黄棕色，内表面暗黄色或淡棕色，具细密的纵棱纹	断面纤维性，呈裂片状分层，深黄色	气微，味极苦，嚼之有黏性
山杨	全体被染成鲜黄色；外表面粗糙，内表面细密	切面纤维性，裂片状分层，	气微、味淡，嚼之稍有麻舌感
臭辣树	外表面黄白色或土黄色	断面纤维性，呈裂片分层，浅黄色	气微，味苦涩，嚼之稍有黏性
木蝴蝶	外表面灰黄白色或灰棕黄色，栓皮厚粗糙，有的呈鳞片状；内表面淡黄或红棕色	断面淡黄或暗棕黄色	气微，味微苦涩，嚼之渣甚多

关黄柏

Phellodendri amurensis cortex

【来源】本品为芸香科植物黄檗 *Phellodendron amurense* Rupr. 的干燥树皮。

【产地】主产辽宁、吉林等地，习称“关黄柏”。

【采收加工】剥取树皮，除去粗皮，晒干。

【性状】**药材**　本品呈板片状或浅槽状，长宽不一，厚2~4mm。外表面黄绿色或淡棕黄色，较平坦，有不规则的纵裂纹，皮孔痕小而少见，偶有灰白色的粗皮残留；内表面黄色或黄棕色。体轻，质较硬，断面纤维性，有的呈裂片状分层，鲜黄色或黄绿色。气微，味极苦，嚼之有黏性。

饮片　本品呈丝状。外表面黄绿色或淡棕黄色，较平坦。内表面黄色或黄棕色。切面鲜黄色或黄绿色，有的呈片状分层。气微，味极苦。（图2-3-20）

【鉴别】本品粉末绿黄色或黄色。纤维鲜黄色，直径16~38μm，常成束，周围细胞含草酸钙方晶，形成晶纤维；含晶细胞壁木化增厚。石细胞鲜黄色，类圆形或纺锤形，直径35~80μm，有的呈分枝状，壁厚，层纹明显。草酸钙方晶直径约24μm。

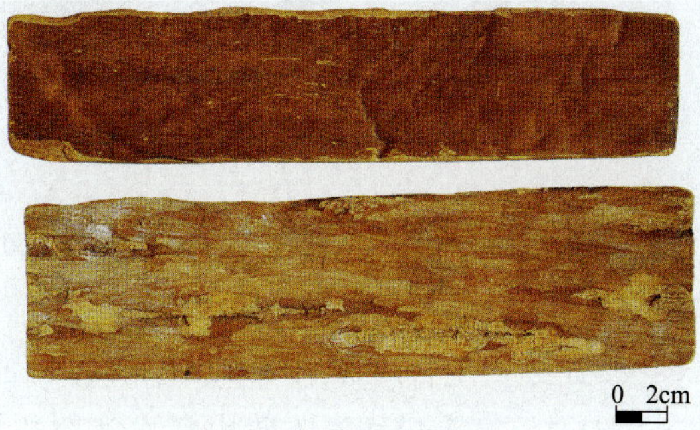

图2-3-20　关黄柏药材图

【化学成分】主含小檗碱、木兰花碱、黄柏碱、掌叶防己碱等多种生物碱及内酯、甾醇、黏液质等。

【质量评价】

1. 经验鉴别 以片张厚大、鲜黄色、无栓皮者为佳。

2. 浸出物 热浸法测定醇溶性浸出物，用60%乙醇作溶剂，不得少于17.0%。

3. 含量测定 照高效液相色谱法测定，药材含盐酸小檗碱（$C_{20}H_{17}NO_4 \cdot HCl$）不得少于0.60%，盐酸巴马汀（$C_{21}H_{21}NO_4 \cdot HCl$）不得少于0.30%。

【功效】清热燥湿，泻火除蒸，解毒疗疮。

苦楝皮

Meliae Cortex

【来源】本品为楝科植物川楝 *Melia toosendan* Sieb. et Zuec. 或楝 *Melia azedarach* L. 的干燥树皮和根皮。

【产地】川楝主产于四川、云南、贵州、甘肃等地；楝主产于山西、甘肃、山东、江苏等地。

【采收加工】春、秋二季剥取，晒干，或除去粗皮，晒干。

【性状】本品呈不规则板片状、槽状或半卷筒状，长宽不一，厚2~6mm。外表面灰棕色或灰褐色，粗糙，有交织的纵皱纹和点状灰棕色皮孔，除去粗皮者淡黄色；内表面类白色或淡黄色。质韧，不易折断，**断面纤维性，呈层片状，易剥离**。气微，味苦。（图2-3-21）

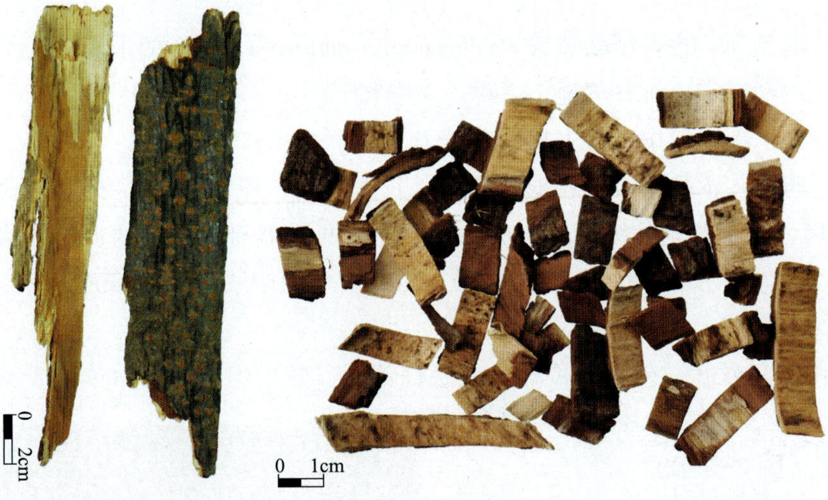

图2-3-21 苦楝皮

【鉴别】取本品一段，用手折叠揉搓，可分为多层薄片，层层黄白相间，每层薄片有极细的网纹。

【化学成分】主含川楝素（$C_{32}H_{40}O_{12}$）、苦楝萜酮内酯、苦楝萜醇内酯、苦楝皮萜酮、苦楝子三醇等。其中川楝素为驱虫的有效成分，川楝根皮中含量最高，干皮次之，树枝含量最低。干皮含量以冬季较高。

【质量评价】以除净粗皮及幼嫩树皮为佳。

【功效】杀虫，疗癣。

秦 皮

Fraxini Cortex

【来源】本品为木犀科植物苦枥白蜡树 *Fraxinus rhynchophylla* Hance、白蜡树 *Fraxinus chinensis* Roxb.、尖叶白蜡树 *Fraxinus szaboana* Lingelsh. 或宿柱白蜡树 *Fraxinus stylosa* Lingelsh. 的干燥枝皮或干皮。

【产地】苦枥白蜡树主产东北三省。白蜡树主产四川。尖叶白蜡树、宿柱白蜡树主产陕西。

【采收加工】春、秋二季剥取，晒干。

【性状】**枝皮** 呈卷筒状或槽状，长 10~60cm，厚 1.5~3mm。外表面灰白色、灰棕色至黑棕色或相间呈斑状，平坦或稍粗糙，并有灰白色圆点状皮孔及细斜皱纹，有的具分枝痕。内表面黄白色或棕色，平滑。质硬而脆，**断面纤维性**，黄白色。气微，味苦。

干皮 为长条状块片，厚 3~6mm。外表面灰棕色，具龟裂状沟纹及红棕色圆形或横长的皮孔。质坚硬，断面纤维性较强。(图 2-3-22)

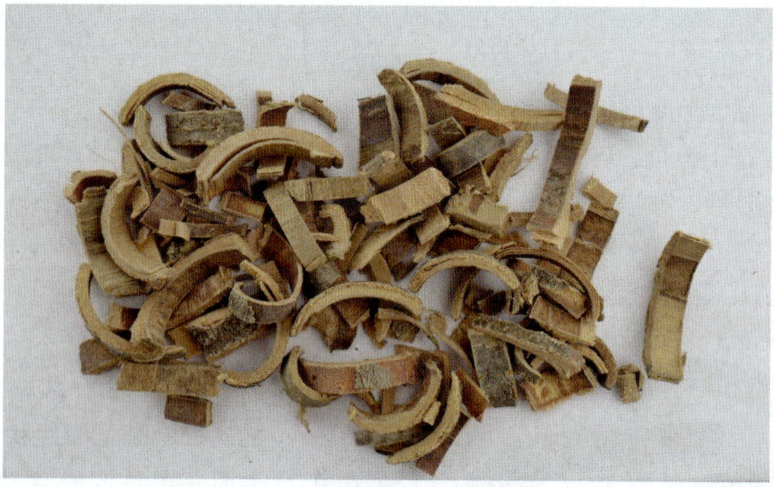

图 2-3-22 秦皮药材图

饮片 为长短不一的丝条状。外表面灰白色、灰棕色或黑棕色。内表面黄白色或棕色，平滑。切面纤维性。质硬。气微，味苦。

【鉴别】取本品少许浸入热水中，浸出液在日光下显碧蓝色荧光（因树皮含有荧光结晶物质秦皮甲、乙素）

【化学成分】主含有秦皮乙素（七叶树素）及秦皮甲素（七叶树苷）等香豆精类成分，尚含鞣质、甘露醇及生物碱。

【质量评价】

1. 经验鉴别 以条长、外皮薄且光滑者为佳。

2. 浸出物 热浸法测定醇溶性浸出物，用乙醇作溶剂，不得少于 8.0%。

3. 含量测定 照高效液相色谱法测定，药材含秦皮甲素（$C_{15}H_{16}O_9$）和秦皮乙素（$C_9H_6O_4$）的总量，不得少于1.0%。

【功效】清热燥湿，收涩止痢，止带，明目。

知识拓展

秦皮常见伪品简单鉴别

名称	内、外表面	质地、气味	水试
秦皮	外表面灰白色、灰棕色至黑棕色，内表面黄白色或棕色	质硬而脆，**断面纤维性**，黄白色，气微，味苦	热水或乙醇浸出液在日光下显碧蓝色荧光
核桃楸	外表浅灰棕色，有明显的猴脸状大型叶痕；内表面暗棕色，有细纹	质坚韧，不易折断，气微，味微苦	热水浸出液呈浅黄色或棕色，日光下无荧光
合欢	外表皮裂纹少，皮孔红棕色	气微香，味淡、微涩、稍刺舌	水浸液在日光下无荧光

香加皮

Periplocae Cortex

【来源】本品为萝藦科植物杠柳 *Periploca sepium* Bge. 的干燥根皮。

【产地】主产于山西、河南、河北、山东、甘肃、湖南等地，习称“北五加皮”。

【采收加工】春、秋二季采挖，剥取根皮，晒干。

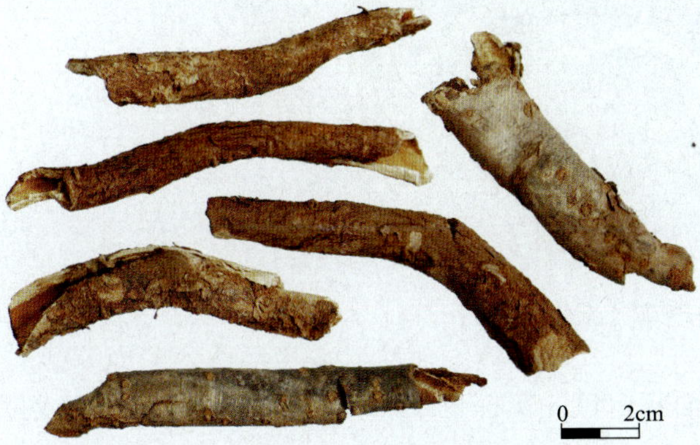

图2-3-23 香加皮药材图

【性状】本品呈卷筒状或槽状，少数呈不规则的块片状，长3～10cm，直径1～2cm，厚0.2～0.4cm。外表面灰棕色或黄棕色，**栓皮松软常呈鳞片状，易剥落**。内表面淡黄色或淡黄棕色，较平滑，有细纵纹。体轻，质脆，易折断，断面不整齐，黄白色。**有特异香气**，味苦。（图2-3-23）

【化学成分】主要含北五加苷-A、B、C、D、E、F、G、H、I、J、K。其中苷G为强心苷杠柳毒苷。而杠柳皂苷K、H_1、E为C_{21}甾苷，是孕甾烯醇酮的还原衍生物。香气成分为4-甲氧基水杨醛、α、β-香树精及其乙酸酯、β-谷甾醇及其葡萄糖苷等。

【质量评价】以块大、皮厚、香气浓，无木心者为佳。

【功效】利水消肿，祛风湿，强筋骨。

知识拓展

香加皮常见伪品简单鉴别

名称	鉴别要点
香加皮	栓皮松软常呈鳞片状，易剥落；内表面有细纵纹；有特异香气，味苦
白勒	呈不规则筒状，外表面灰红棕色，内表面灰褐色；折断面有棕色点状树脂道，可见其中的亮黄棕色油树脂；气微香，味微辛、苦
红毛五加	外表面黄棕色密被红棕色倒向一端的毛状针刺

五加皮
Acanthopanacis Cortex

【来源】本品为五加科植物细柱五加 *Acanthopanax gracilistylus* W. W. Smith 的干燥根皮。

【产地】主产于湖北、河南、四川、湖南、安徽等地，习称“南五加皮”。

【采收加工】夏、秋二季采挖根部，洗净，剥取根皮，晒干。

【性状】本品呈不规则卷筒状，长 5~15cm，直径 0.4~1.4cm，厚约 0.2cm。外表面灰褐色，**有稍扭曲的纵皱纹和横长皮孔样斑痕**；内表面淡黄色或灰黄色，有细纵纹。体轻，质脆，易折断，断面不整齐，灰白色。气微香，**味微辣而苦**。(图 2-3-24)

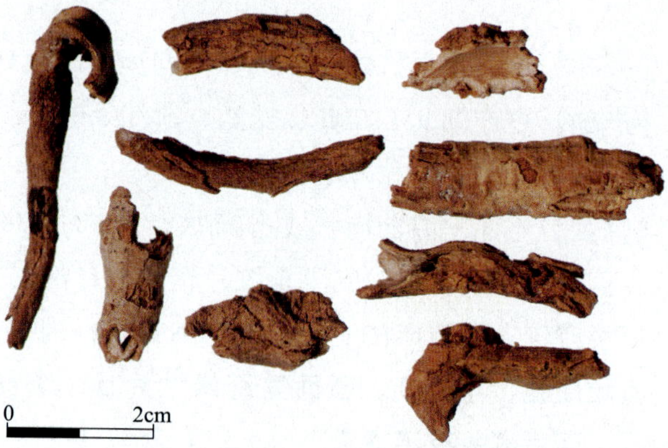

图 2-3-24　五加皮药材图

【化学成分】主含挥发油、树脂及紫丁香苷。

【质量评价】以皮厚、粗大、断面灰白色、气香，无木心者为佳。

【功效】祛风除湿，补益肝肾，强筋壮骨，利水消肿。

地骨皮
Lycii Cortex

【来源】本品为茄科植物枸杞 *Lycium chinense* Mill. 或宁夏枸杞 *Lycium barbarum* L. 的干燥根皮。

【产地】枸杞主产于河北、河南、山西、陕西等地，多为野生，以河南、山西产量较大，江苏、浙江品质较好；宁夏枸杞主产于宁夏、甘肃等地区。

【采收加工】春初或秋后采挖根部，洗净，剥取根皮，晒干。

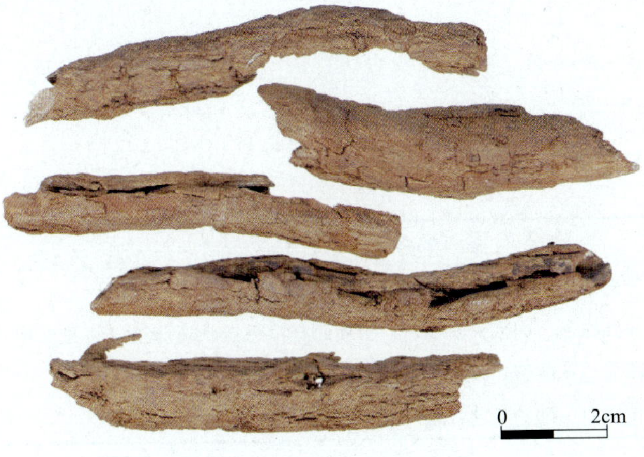

图 2-3-25　地骨皮药材图

【性状】本品呈筒状或槽状，长3～10cm，宽0.5～1.5cm，厚0.1～0.3cm。外表面灰黄色至棕黄色，粗糙，有不规则纵裂纹，**易成鳞片状剥落**。内表面黄白色至灰黄色，较平坦，有细纵纹。体轻，质脆，易折断，断面不平坦，外层黄棕色，内层灰白色。气微，味微甘而后苦。（图2-3-25）

【化学成分】主含甜菜碱、枸杞酰胺、桂皮酸、牛磺酸等。其中牛磺酸为降血糖的活性成分。

【质量评价】以块大、肉厚、无木心者为佳。

【功效】凉血除蒸，清肺降火。

合欢皮

Albiziae Cortex

【来源】本品为豆科植物合欢 *Albizia julibrissin* Durazz. 的干燥树皮。

【产地】主产湖北、江苏、安徽、浙江等地。

【采收加工】夏、秋二季剥取，晒干。

【性状】本品呈卷曲筒状或半筒状，长40～80cm，厚0.1～0.3cm。外表面灰棕色至灰褐色，稍有纵皱纹，有的成浅裂纹，密生明显的椭圆形横向皮孔，棕色或棕红色，偶有突起的横棱或较大的圆形枝痕，常附有地衣斑；内表面淡黄棕色或黄白色，平滑，**有细密纵纹**。质硬而脆，易折断，**断面呈纤维性片状**，淡黄棕色或黄白色。气微香，味淡、微涩、**稍刺舌，而后喉头有不适感**。（图2-3-26）

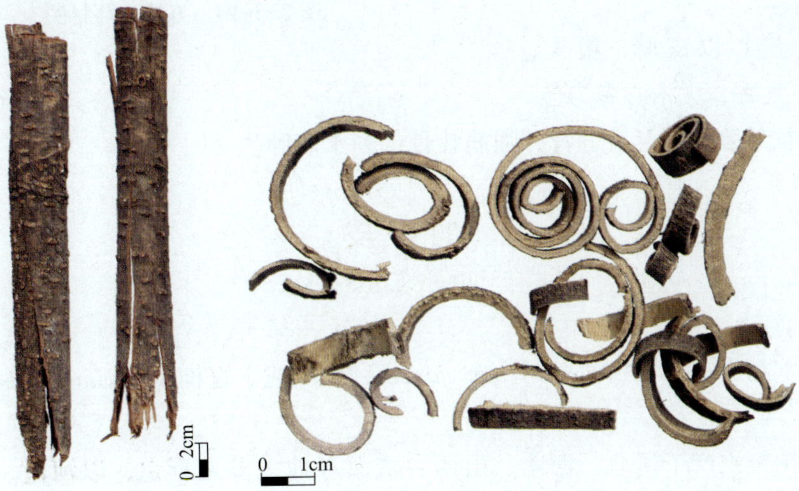

图 2-3-26　合欢皮药材图

【化学成分】主含皂苷，如金合欢皂苷元B、美基豆酸内酯、美基豆酸等及鞣质。
【质量评价】以皮细嫩，皮孔明显者为佳。
【功效】解郁安神，活血消肿。

目标检测

一、A型选择题

1. 皮类药材的入药部位是指
A. 周皮　　B. 木栓形成层以外的部分
C. 形成层以外的部分　　D. 落皮层
E. 韧皮部以外的部分

2. “川黄柏”来源于芸香科哪一种植物的树皮
A. 黄檗　　B. 黄皮树　　C. 橘
D. 酸橙　　E. 川椒

3. 以根皮入药的中药材是
A. 桑白皮　　B. 肉桂　　C. 黄柏
D. 杜仲　　E. 秦皮

4. 牡丹皮的主要产地是
A. 安徽　　B. 广东　　C. 河北
D. 东北　　E. 广西

5. 以下哪种药材的水浸出液在日光下呈碧蓝色荧光
A. 香加皮　　B. 黄柏　　C. 杜仲
D. 秦皮　　E. 肉桂

6. 药用部位为根皮，表面白色或淡黄白色，偶有残留的橙黄色粗皮，质韧，纤维性强的药材是
A. 牡丹皮　　B. 白鲜皮　　C. 香加皮
D. 五加皮　　E. 桑白皮

7. 以皮厚，肉细，油性足，内表面色紫棕而有发亮结晶状物，香气浓，渣少者为佳的药材是
A. 牡丹皮　　B. 肉桂　　C. 秦皮
D. 厚朴　　E. 杜仲

8. 粉末中有分枝状石细胞、纤维、油细胞的药材是
A. 肉桂　　B. 厚朴　　C. 香加皮
D. 牡丹皮　　E. 杜仲

9. 纤维性强，难折断，纤维层易成片地纵向撕裂，撕裂时有白色粉尘飞扬，该药材为
A. 秦皮　　B. 桑白皮　　C. 牡丹皮
D. 合欢皮　　E. 肉桂

10. 肉桂断面的特征是

A. 断面红棕色，纤维性强

B. 外侧呈棕色而粗糙，内侧红棕色而油润，中间有一条黄棕色的线纹

C. 断面黄白色而油润

D. 断面黄白色，纤维性强

E. 断面白色，中间有一条黄棕色的浅纹

11. 水浸液在日光下可见碧蓝色荧光的药材是

A. 秦皮　　B. 合欢皮　　C. 桑白皮

D. 厚朴　　E. 牡丹皮

12. 外表面淡灰棕色，内表面紫褐色，折断时可见细密银白色富弹性胶丝的药材是

A. 地骨皮　　B. 秦皮　　C. 杜仲

D. 五加皮　　E. 桑白皮

二、B 型选择题

[1~5]

A. 芍药苷　　B. 挥发油中以α、β-桉油醇为主

C. 挥发油中以桂皮醛为主　　D. 桃叶珊瑚苷

E. 含生物碱以小檗碱为主

1. 黄柏的主要有效成分

2. 杜仲的化学成分之一

3. 牡丹皮的重要化学成分

4. 厚朴的主要化学成分

5. 肉桂的主要化学成分

[6~10]

A. 桑白皮　　B. 厚朴　　C. 肉桂

D. 杜仲　　E. 黄柏

6. 石细胞分枝，有晶鞘纤维，含生物碱

7. 挥发油中以桂皮醛为主，樟科植物

8. 药用部分为根皮，含黄酮，挥发油等

9. 断面有银白色胶丝，此胶丝存在乳汁细胞中

10. 内表面色紫棕而有发亮结晶状物

[11~15]

A. 安徽、河南、四川、山东　　B. 四川、湖北、浙江、江西

C. 四川、贵州、吉林、辽宁　　D. 湖北、四川、贵州、河南

E. 广东、广西

11. 杜仲的主产地是

12. 黄柏的主产地是

13. 牡丹皮的主产地是

14. 厚朴的主产地是

15. 肉桂的主产地是

三、X 型选择题

1. 肉桂的性状特征是
   A. 均呈卷筒状或复卷筒状
   B. 外表面灰黑色
   C. 内表面红棕色、指甲刻划可见油痕
   D. 断面外侧棕色而较粗糙，内面红棕色而油润，中间有一条黄棕色线纹
   E. 有浓烈的特殊香气，味甜，辣
2. 厚朴的横切面显微特征是
   A. 木栓细胞多列，皮层外侧有石细胞环带
   B. 皮层中散有石细胞群和油细胞，纤维少见
   C. 韧皮部油细胞和纤维众多
   D. 射线细胞内有小针晶
   E. 韧皮部内侧有分枝状石细胞
3. 牡丹皮的特征是
   A. 毛茛科植物牡丹的干燥根皮
   B. 内表面常见白色发亮小结晶
   C. 薄壁细胞及细胞间隙中含草酸钙簇晶
   D. 粉末微量升华可见长柱形结晶及羽状簇晶
   E. 结晶遇三氯化铁乙醇溶液，显暗紫色
4. 有关白鲜皮，正确的说法有
   A. 芸香科植物白鲜的根皮
   B. 有羊膻气
   C. 质韧，纤维性强，气微，味甘甜
   D. 质疏松而脆，易折断，气香浓，味苦，稍有麻舌感
   E. 质脆，折断时有粉尘飞扬，味微苦
5. 下列对各药材的性状鉴别叙述正确的是
   A. 桑白皮质硬而脆，易折断，断面较平坦，粉性，断裂时有白色粉尘飞扬
   B. 牡丹皮栓皮脱落处呈粉红色，内表面淡灰黄色或浅棕色，有明显的细纵纹，常见发亮的结晶
   C. 厚朴（根朴）呈单筒状或不规则片状，有的弯曲似鸡肠，习称“鸡肠朴”
   D. 黄柏味极苦，嚼之有黏性，可使唾液染成黄色
   E. 肉桂质硬而脆，易折断，断面不平坦，外侧棕色而较粗糙，内侧红棕色而油润
6. 香加皮和地骨皮的区别有
   A. 香加皮来源于萝摩科植物杠柳的干燥根皮，而地骨皮是茄科植物枸杞的干燥根皮
   B. 香加皮形状呈卷筒状或槽状，少数呈不规则的片状
   C. 地骨皮外表面灰黄色至棕黄色，粗糙，具不规则纵裂纹，易呈鳞片状剥落
   D. 香加皮断面不整齐，黄白色；地骨皮断面不平坦，外层黄棕色，内层灰白色
   E. 香加皮气味有特异的香气，味苦，稍有麻舌感

（吕立铭）

扫码“学一学”

第四章

叶类中药的鉴定

学习目标

知识目标

1. 掌握叶类中药的性状和显微鉴别的共性特征。
2. 掌握淫羊藿、大青叶、枇杷叶、番泻叶、艾叶 5 种重点药材在来源、产地、性状鉴别、质量评价、典型显微理化特征等方面的主要内容。
3. 熟悉侧柏叶、石韦、枸骨叶、罗布麻叶 4 种一般掌握药材在来源、主要性状鉴别方面的特征。
4. 了解叶类中药的化学成分、常见伪品或代用品。

技能目标

能见药识名，并鉴定药材的真伪优劣。

叶类中药（Folium）是以药用植物的叶入药的药材的总称。大多采自双子叶植物的叶，其入药部位多数为完整而成熟的叶，如枇杷叶、大青叶、罗布麻叶、桉叶等；少数为嫩叶，如苦竹叶；也有带嫩枝的，如侧柏叶；有的为带叶的枝梢，如颠茄叶；有的为叶鞘纤维，如棕榈。多数以单叶入药；少数为复叶的小叶，如番泻叶。

一、性状鉴别

叶类中药多质地较薄，常皱缩卷曲或破碎。在性状观察时，首先应观察大多数的叶子的色泽及状态，如是完整的，还是破碎的；是单叶，还是复叶的小叶；是平展的，还是皱缩的；以及有无茎枝或叶轴等。由于叶类药材大多是干燥品，且叶片较薄，容易皱缩、破碎，可将叶片用水浸泡后展开，必要时可借助解剖镜或放大镜，或对光透视观察。主要应注意以下几点：①叶片的类型：单叶与复叶。②形状：常见的有披针形、椭圆形、卵形等，应注意叶片的外形、叶缘、叶端、叶基、叶脉、叶片分裂情况，同时注意叶柄、托叶、叶鞘的有无与特征。③大小：叶片的长度和宽度。④表面：叶的表面特征多样，有的具角质层，光滑无毛；有的仅下表面被毛茸；有的上、下表面均被毛茸；有的对光透视可见深色的条纹、透明腺点（油点）或灰色斑点（草酸钙结晶）；有的叶脉凸起或凹下；有的在放大镜下可察见凹陷的点状腺鳞。⑤色泽：一般呈暗绿色、灰绿色或黄绿色等，少数叶片呈紫色、蓝紫色等特殊颜色。⑥质地：草质、革质、纸质或肉质。⑦气味：可直接嗅闻，亦可在破碎、揉搓或热水浸泡后嗅闻与口尝。

二、显微鉴别

叶类中药的显微鉴别主要观察叶中脉部分横切片、表皮制片及粉末制片。

（一）叶横切片或表面制片

叶的横切片主要观察上、下表皮细胞的特征及附属物，栅栏组织的分布与分化程度，中脉维管束的类型、数目等。表面制片主要观察上、下表皮细胞的特征及附属物，如角质层、蜡被、结晶体、毛茸等。

1. 双子叶植物叶的构造　一般由表皮、叶肉和叶脉二部分组成（图 2-4-1）。

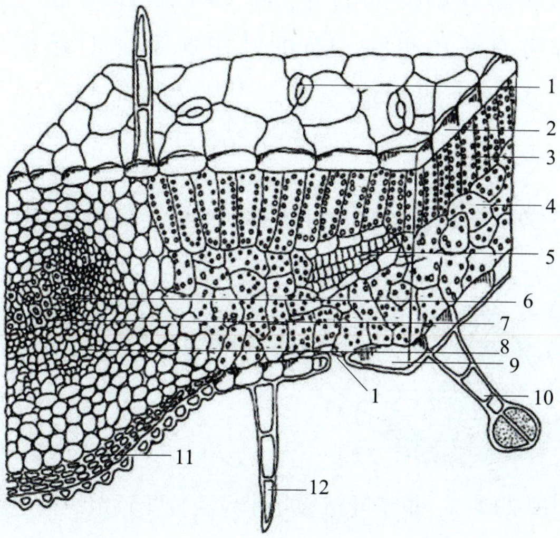

图 2-4-1　双子叶植物叶的组织构造模式图

1. 气孔；2. 上表皮；3. 栅栏组织；4. 海绵组织；5. 侧脉纵切面；6. 木质部；7. 形成层；8. 韧皮部；9. 下表皮；10. 腺毛；11. 厚角组织；12. 非腺毛

（1）表皮：表皮分为上表皮和下表皮。通常为一列排列紧密的扁平或近方形细胞，少数由多层细胞组成。表皮细胞的外壁常较厚，其外通常有角质层，角质层常呈波状、放射状、点状及条状等不同的纹理。有时可见到毛茸及气孔点。有的叶片上表皮细胞垂周壁较平直，而下表皮较弯曲，如枇杷叶；有的上、下表皮细胞的垂周壁均较弯曲，如薄荷叶，特别要注意表皮细胞中是否含有后含物及后含物的种类，有的表皮细胞垂周壁呈念珠状增厚；有的植物叶表皮细胞较大，内含葡萄状或螺旋状的钟乳体（碳酸钙结晶），如桑叶、穿心莲叶；有的植物叶的表皮细胞内含簇状橙皮苷结晶体，如薄荷叶；有的植物叶的表皮细胞内含黏液质，如番泻叶，表皮细胞中一般不含叶绿体。

叶的表皮常可见腺毛、非腺毛和气孔等附属物。腺毛和非腺毛的形态、细胞组成、排列情况、壁是否木化、分布密度及气孔类型、分布状况等亦为叶类中药重要的鉴别特征之一。气孔有各种类型，与植物的科属关系密切，如豆科多为平轴式，唇形科多为直轴式，有的叶片有几种形式的气孔。

（2）叶肉：是含叶绿体的薄壁组织，位于上、下表皮之间。通常分化为栅栏组织和海绵组织，称为异面叶或两面叶，如枇杷叶、薄荷叶等。也有的上下表皮细胞内方均有栅栏组织，这种叶称为等面叶，如罗布麻叶、桉叶、番泻叶等。

①栅栏组织　通常由 1 列至数列长圆柱形的细胞组成，细胞的长轴与表皮垂直，如大青叶、枇杷叶的栅栏组织为 3~4 列、洋地黄叶的栅栏组织多为 1 列、罗布麻叶上表面处的栅栏组织多为 2 列，下面多为 1 列。观察时注意栅栏组织的细胞列数、与海绵组织是否易区分、是否通过主脉、是否含有后含物等，一般栅栏组织是不通过主脉的，但有一些药材较特殊，栅栏组织通过主脉，如番泻叶、穿心莲叶等。

②海绵组织　占叶肉组织的大部分，有时有侧脉维管束分布。观察时注意是等面叶还

是异面叶（两面叶）；细胞内是否含有钟乳体、草酸钙结晶、橙皮苷结晶、色素；有无分泌细胞，如油细胞、黏液细胞、油室、间隙腺毛、乳汁管；有无异形细胞、厚壁细胞（石细胞）存在。它们的颜色、形状、分布都是非常重要的鉴别特征。

③叶脉　叶脉是叶片中的维管束，维管束在叶片横切面中的排列方式常因植物的种类而异。除注意其排列方式外，还应注意观察维管束的类型；中柱鞘厚壁组织的有无及其分布、形状；中脉上、下表皮内方有无厚角组织分布；栅栏组织是否通过主脉等。一般中脉维管束为外韧型，木质部位于上方（向茎面），略呈槽状或半月形，由导管和管胞等组成；韧皮部在木质部下方（背茎面）。有的为双韧维管束，如罗布麻叶。在木质部和韧皮部的外侧，常有纤维等厚壁组织围绕，如蓼大青叶；中脉部分的表皮下方常有厚角组织，有的叶中脉部分有栅栏组织通过，如番泻叶；有的中脉维管束分裂成2~3个或更多。

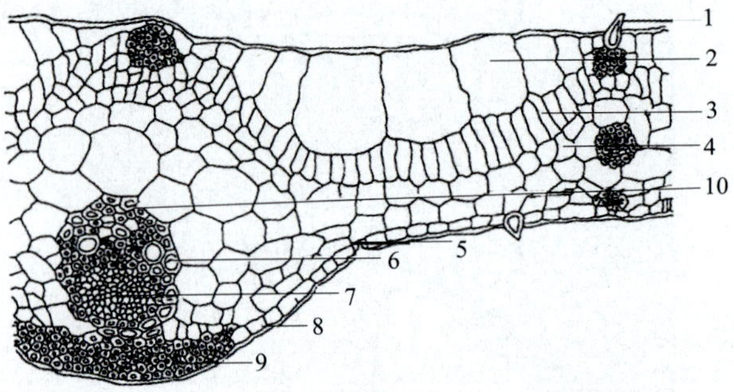

图2-4-2　单子叶植物叶片（淡竹叶）组织构造图

1. 非腺毛；2. 运动细胞；3. 栅栏组织；4. 海绵组织；5. 气孔；6. 木质部；7. 韧皮部；8. 下表皮；9. 纤维层；10. 维管束鞘

2. 单子叶植物叶的构造　类型较多，以禾本科植物淡竹叶为例（图2-4-2）。

（1）表皮：上表皮主要由大型的运动细胞组成，细胞径向延长呈长方形或方形，壁薄而弯曲；下表皮细胞较小，椭圆形，呈切向延长，排列紧密。上下表皮被角质层、气孔及毛茸。表面观气孔由两个中间狭长、两端膨大的哑铃形保卫细胞组成，保卫细胞外侧连接近圆三角形的副卫细胞。

（2）叶肉：栅栏组织为1列圆柱形薄壁栅状细胞组成，海绵组织为2~3列排列疏松的不规则圆形细胞，二者均含叶绿体。

（3）叶脉：主脉维管束为有限外韧形，其外围有1~2列纤维包围，组成维管束鞘。木质部导管稀少，排成“V”形，其下方为韧皮部。

（二）粉末特征

在显微镜下，叶类药材的粉末中常常可以观察到碎断的毛茸、表皮碎片、气孔、纤维、分泌组织、异型细胞、厚角组织、晶体及导管等。一般应注意以下几点：①表皮细胞：注意观察细胞的形状、大小、垂周壁的弯曲程度、增厚情况、角质层厚度等。②气孔：注意其类型、形状、大小、保卫细胞等。③毛茸：重点注意区分腺毛、腺鳞、非腺毛，观察非腺毛的细胞数目、形状，细胞壁的厚薄及疣状突起等；腺毛头部及柄部细胞的形状、数目及排列情况等。④厚壁组织：纤维常存在于叶脉碎片中，有的为晶纤维，如番泻叶，石细胞较少见。⑤分泌组织：有无及其类型。此外，通过叶肉碎片可观察栅栏细胞的列数、有无晶细胞层、特异细胞等。

（三）显微常数

在叶类中药的鉴别中，常见的显微常数有栅表比、气孔数、气孔指数、脉岛数、脉端数等，这些显微数据常因中药原植物种类不同而异，特别是一些同属不同来源的药材的鉴别，因而在叶类药材中具有较重要的鉴别意义。

1. 栅表比　栅表比是指叶片的1个表皮细胞下的栅栏细胞的平均数目。一般“栅表比”在同种植物中是比较恒定的，对同属不同种植物叶，具有鉴别意义。如尖叶番泻叶上表面的栅表比为 4.5~9.5~18.0，下表面为 3.5~7.0~14.5；狭叶番泻叶上表面为 2.0~7.5~12.1，下表面为 2.5~5.1~10.5。

2. 气孔数与气孔指数 气孔数是指每平方毫米叶表皮的气孔数目；气孔指数是指叶片单位面积上的气孔数占同面积内表皮细胞与气孔数之和的百分比。同种植物叶的气孔数虽有较大差异，但气孔指数则较恒定，常用来鉴定形态相似的叶类中药。例如：颠茄叶下表皮的气孔指数为 19.5~21.6~23.9；尖叶番泻叶下表皮的气孔指数为 11.4~12.2~13.0。

$$气孔指数=\frac{单位面积的气孔数\times 100}{单位面积上的气孔数+同面积表皮细胞数}$$

3. 脉岛数 叶脉中最微细的叶脉所包围的叶肉单位为一个脉岛；每平方毫米面积中脉岛的数目称为“脉岛数”。同种植物叶的脉岛数是恒定的，不受产地、植物生长年龄和叶片大小的影响，可作为叶类中药的鉴别特征之一。

4. 脉端数 脉端数是指叶的完全游离小脉或小脉的分枝末端数。

侧柏叶

Platycladi Cacumen

【来源】本品为柏科植物侧柏 *Platycladus orientalis*（L.）Franco 的干燥枝梢和叶。

【产地】主产于江苏、广东、海南、河北、山东等地，除新疆、青海外，全国各地均有栽培，为我国特产。

【采收加工】多在夏、秋二季采收，阴干。

【性状】本品多分枝，小枝扁平。**叶细小鳞片状，交互对生，贴伏于枝上**，深绿色或黄绿色。质脆，易折断。气清香，味苦涩、微辛。（图 2-4-3）

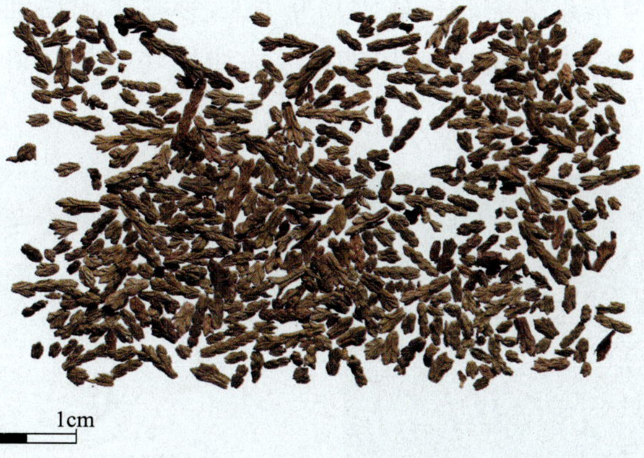

图 2-4-3 侧柏叶药材图

【化学成分】主含黄酮类成分，如槲皮苷、槲皮素、扁柏双黄酮、穗花杉双黄酮、香橙素等。尚含挥发油约 0.26%，主要为 α-侧柏酮、侧柏烯、小茴香酮、丁香烯、蒎烯及脂类成分棕榈酸、月桂酸、硬脂酸、肉豆蔻酸、油酸、亚油酸等。

【质量评价】以枝嫩、色深绿、无碎末者为佳。

【功效】凉血止血，化痰止咳，生发乌发。

知识拓展

柏子仁

本品为柏科植物侧柏干燥的成熟种仁。秋、冬二季采收成熟种子，晒干，去种皮，即得，种仁呈长卵圆形，外被膜质内种皮，顶端略尖，具深褐色小点，基部钝圆，色较浅，质软，富油性。气微香，味淡而有油腻感。具有养心安神，止汗润肠功效。

石　韦

Pyrrosiae Folium

【来源】本品为水龙骨科植物庐山石韦 *Pyrrosia sheareri*（Bak.）Ching、石韦 *Pyrrosia lingua*（Thunb.）Farwell 或有柄石韦 *Pyrrosia petiolosa*（Christ）Ching 的干燥叶。

【产地】前两者习称"大叶石韦"，后者习称"小叶石韦"。庐山石韦主产江西、湖南等地；石韦主产长江以南各省；有柄石韦主产东北。

【采收加工】全年均可采收，除去根茎和根，晒干或阴干。

【性状】庐山石韦　叶片略皱缩，展平后呈披针形，长 10~25cm，宽 3~5cm。先端渐尖，**基部耳状偏斜，且不对称**，全缘，边缘常向内卷曲；上表面黄绿色或灰绿色，散布有黑色圆形小凹点；下表面密生红棕色星状毛，**有的侧脉间布满棕色圆点状的孢子囊群**。叶柄具四棱，长 10~20cm，直径 1.5~3mm，略扭曲，有纵槽。叶片革质。气微，味微涩苦。

石韦　叶片披针形或长圆披针形，长 8~12cm，宽 1~3cm。**基部楔形，对称**。孢子囊群在侧脉间，排列紧密而整齐。叶柄长 5~10cm，直径约 1.5mm。

有柄石韦　叶片多卷曲呈筒状，展平后呈长圆形或卵状长圆形，长 3~8cm，宽 1~2.5cm。**基部楔形，对称**；下表面侧脉不明显，布满孢子囊群。叶柄长 3~12cm，直径约 1mm。（图 2-4-4）

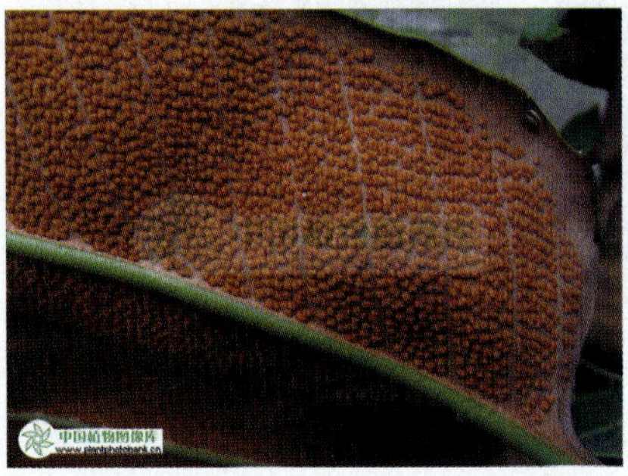

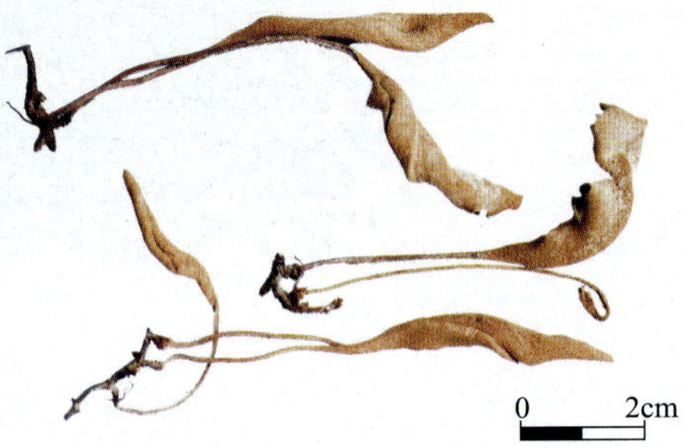

图 2-4-4　石韦药材图

【化学成分】含绿原酸、芒果苷、异芒果苷、延胡索酸、咖啡酸等。

【质量评价】以叶厚、完整、杂质少者为佳。

【功效】利尿通淋，清肺止咳，凉血止血。

淫羊藿

Epimedii Folium

【来源】本品为小檗科植物淫羊藿 *Epimedium brevicornu* Maxim.、箭叶淫羊藿 *Epimedium sagittatum*（*Sieb*. et Zucc.）Maxim.、柔毛淫羊藿 *Epimedium pubescens*. Maxim. 或朝鲜淫羊藿 *Epimedium koreanum* Nakai 的干燥叶。

【产地】主产四川、陕西等地。

【采收加工】夏、秋季茎叶茂盛时采收，晒干或阴干。

【性状】**药材** 淫羊藿 三出复叶；小叶片卵圆形，长 3~8cm，宽 2~6cm；先端微尖，顶生小叶基部心形，两侧小叶较小，**偏心形**，外侧较大，**呈耳状，边缘具黄色刺毛状细锯齿**；上表面黄绿色，下表面灰绿色，主脉 7~9 条，基部有稀疏细长毛，细脉两面突起，网脉明显；小叶柄长 1~5cm。叶片近革质。气微，味微苦。

箭叶淫羊藿 三出复叶，小叶片长卵形至卵状披针形，长 4~12cm，宽 2.5~5cm；先端渐尖，两侧小叶基部明显偏斜，外侧呈箭形。下表面疏被粗短伏毛或近无毛。叶片革质。

柔毛淫羊藿 **叶下表面及叶柄密被绒毛状柔毛**。

朝鲜淫羊藿 小叶较大，长 4~10cm，宽 3.5~7cm，先端长尖。叶片较薄。

饮片 本品呈丝片状。上表面绿色、黄绿色或浅黄色，下表面灰绿色，网脉明显，中脉及细脉凸出，边缘具黄色刺毛状细锯齿。近革质。气微，味微苦。（图 2-4-5）

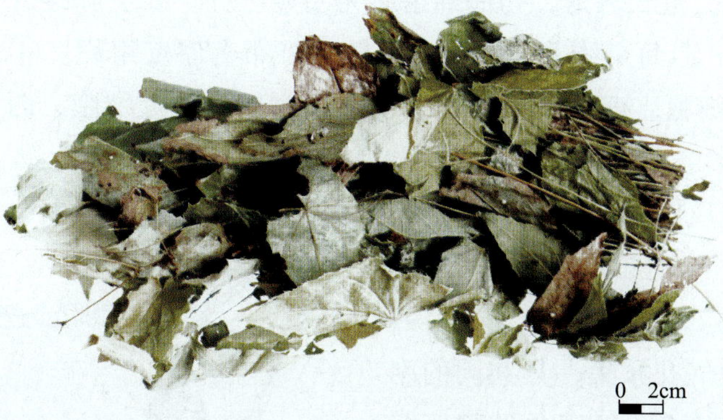

图 2-4-5 淫羊藿（油炙）

【化学成分】主含淫羊藿苷、淫羊藿次苷、淫羊藿新苷等黄酮苷类成分。

【质量评价】

1. 经验鉴别 以梗少、叶多、色黄绿、不破碎者为佳。

2. 浸出物 冷浸法测定醇溶性浸出物，用稀乙醇作溶剂，不得少于 15.0%。

3. 含量测定 照紫外-可见分光光度法测定，药材含总黄酮以淫羊藿苷（$C_{33}H_{40}O_{15}$）计，不得少于 5.0%；照高效液相色谱法测定，药材含淫羊藿苷（$C_{33}H_{40}O_{15}$）不得少于 0.50%。

【功效】补肾阳，强筋骨，祛风湿。

大青叶

Isatidis Folium

【来源】本品为十字花科植物菘蓝 *Isatis indigotica* Fort. 的干燥叶。

【产地】主产于河北、江苏、安徽、河南等地。

【采收加工】夏、秋二季分 2~3 次采收，除去杂质，晒干。

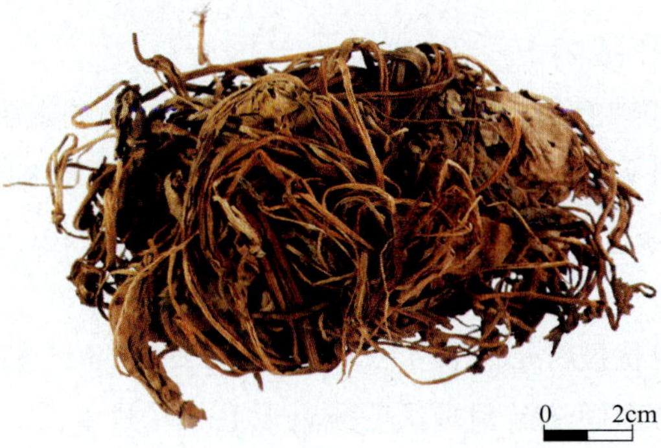

图 2-4-6　大青叶药材图

【性状】**药材**　本品多皱缩卷曲，有的破碎。完整叶片展平后呈长椭圆形至长圆状倒披针形，长 5~20cm，宽 2~6cm；上表面暗灰绿色，有的可见**色较深稍突起的小点**；先端钝，全缘或微波状，基部狭窄下延至叶柄呈翼状；叶柄长 4~10cm，淡棕黄色。质脆。气微，味微酸、苦、涩。（图 2-4-6）

饮片　本品为不规则的碎段。叶片暗灰绿色，叶上表面有的可见色较深稍突起的小点；叶柄碎片淡棕黄色。质脆。气微，味微酸、苦、涩。

【鉴别】（1）本品横切面：①上下表皮均为 1 列切向延长的细胞，外被角质层。②叶肉中栅栏细胞 3~4 列，近长方形，与海绵组织无明显区分。③主脉维管束 4~9 个，中间 1 个较大，均为外韧型；且每个维管束的上、下侧均分布有厚壁组织。④薄壁组织中分布含芥子酶的类圆形分泌细胞，直径 10~40μm，略小于周围的薄壁细胞，内含棕黑色颗粒状物质。（图 2-4-7）

粉末：绿褐色。①上表皮细胞垂周壁近平直，外被角质层；下表皮细胞垂周壁略弯曲，略呈念珠状增厚。②气孔下表皮较多，不等式，可见 2~3 个气孔聚集，具共同的副卫细胞，副卫细胞 3~4 个。③蓝色的靛蓝结晶，呈细小颗粒状或片状常聚集成堆，存在于叶肉细胞中。有时存在于表皮细胞中。此外，可见橙皮苷样结晶、厚角细胞及螺纹、网纹导管等。（图 2-4-8）

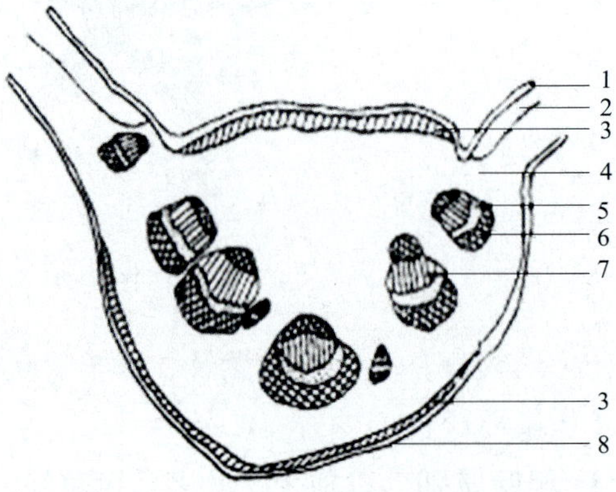

图 2-4-7　大青叶（主脉）横切面简图

1. 上表皮；2. 栅栏组织；3. 厚角组织；4. 海绵组织；5. 韧皮部；6. 纤维束；7. 木质部；8. 下表皮

（2）微量升华法　取本品粉末进行微量升华，镜检可见蓝色或紫红色细小针状、片状或簇状结晶。

（3）荧光法　取本品粉末水浸液，在紫外灯（365nm）下观察，呈现蓝色荧光。

【化学成分】主含菘蓝苷（大青素 B,）、靛玉红、色胺酮、β-谷甾醇等成分。其中菘蓝苷易被弱碱或酶水解，生成吲哚醇，继而氧化成靛蓝。

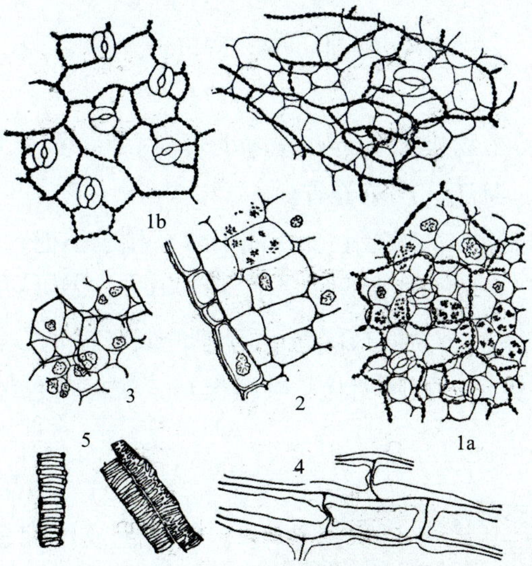

图 2-4-8　大青叶粉末图

1. 表皮（a. 上表皮；b. 下表皮）；2. 靛蓝结晶；3. 橙皮苷样结晶；4. 厚角组织；5. 导管

【质量评价】

1. 经验鉴别　以叶大完整，色暗灰绿色者为佳。

2. 浸出物　热浸法测定醇溶性浸出物，用乙醇作溶剂，不得少于 16.0%。

3. 含量测定　照高效液相色谱法测定，药材含靛玉红（$C_{16}H_{10}N_2O_2$）不得少于 0.020%。

【功效】清热解毒，凉血消斑。

知识拓展

1. 大青叶与蓼大青叶性状对比鉴别表

药材		蓼大青叶	大青叶
来源		蓼科植物蓼蓝的干燥叶	十字花科植物菘蓝的干燥叶
性状	颜色	蓝绿或蓝黑色	上表面暗灰绿色
	形状	完整的叶片展平后呈椭圆形或卵圆形，偶带膜质托叶鞘	完整的叶片展平后呈长圆形至长圆状倒披针形，基部渐狭下延至叶柄成翼状
	味	微涩而稍苦	微酸、苦、涩

2. 青黛　本品为马蓝、菘蓝、蓼蓝三种植物的茎、叶经水泡、石灰处理等加工而成的干燥粉末或多孔性团块。呈深蓝色粉末，体轻易飞扬，撒于水中能浮于水面；团块手捻即碎成细末，火烧时产生紫红色烟雾；微有草腥气，味淡。本品含靛玉红、靛蓝、色氨酮、靛棕、靛黄等。功效清热解毒，凉血消斑，泻火定惊。

枇杷叶

Eriobotryae Folium

【来源】本品为蔷薇科植物枇杷 *Eriobotrya japonica*（Thunb.）Lindl. 的干燥叶。

【产地】主产于江苏、浙江、广东等省。

【采收加工】全年均可采收，晒至七、八成干时，扎成小把，再晒干。

【性状】**药材** 本品呈长圆形或倒卵形，长 12~30cm，宽 4~9cm。先端尖，基部楔形，边缘有疏锯齿，近基部全缘。上表面灰绿色、黄棕色或红棕色，较光滑；**下表面密被黄色绒毛，主脉于下表面显著突起**，侧脉羽状；叶柄极短，被棕黄色绒毛。**革质而脆，易折断**。气微，味微苦。

饮片 本品呈丝条状。表面灰绿色、黄棕色或红棕色，较光滑。下表面可见绒毛，主脉突出。革质而脆。气微，味微苦。（图 2-4-9）

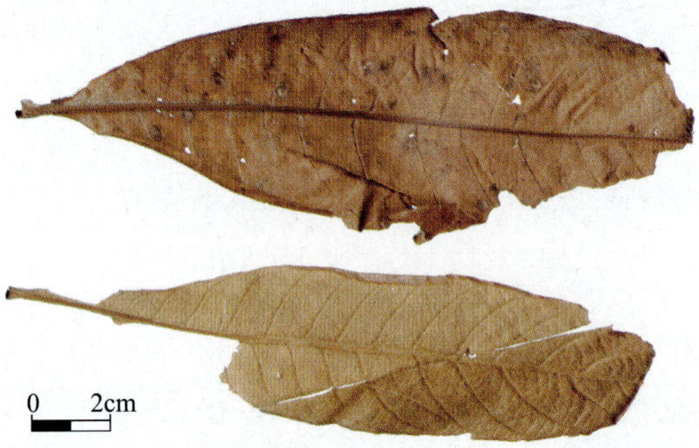

图 2-4-9 枇杷叶

【化学成分】含挥发油、熊果酸、齐墩果酸、苦杏仁苷、维生素 B_1 等。

【质量评价】

1. 经验鉴别 一般以叶完整，色灰绿者为佳。

2. 浸出物 热浸法测定醇溶性浸出物，用 75% 乙醇作溶剂，不得少于 18.0%。

3. 含量测定 照高效液相色谱法测定，药材含齐墩果酸（$C_{30}H_{48}O_3$）和熊果酸（$C_{30}H_{48}O_3$）的总量不得少于 0.70%。

【功效】清肺止咳，降逆止呕。

番泻叶

Sennae Folium

扫码“看一看”

【来源】本品为豆科植物狭叶番泻 *Cassia angustifolia* Vahl 或尖叶番泻 *Cassia acutifolia* Delile 的干燥小叶。

【产地】狭叶番泻叶主产于红海以东至印度一带，现以印度南端的丁内未利产量最大，故商品名又称“印度番泻叶”或“丁内未利番泻叶”。埃及、苏丹亦产，通常在开花前采摘，阴干后用水压机打包；尖叶番泻叶主产于埃及尼罗河上游，由埃及的亚历山大港输出，故又称“埃及番泻叶”或“亚历山大番泻叶”。现我国广东、海南及云南西双版纳等地也有栽培。

【采收加工】通常在 7~8 月果实近成熟时剪取枝条，摘取叶片，晒干，按全叶、碎叶分别包装。

【性状】狭叶番泻 呈长卵形或卵状披针形，长 1.5~5cm，宽 0.4~2cm，叶端急尖，

叶基稍不对称，全缘。**上表面黄绿色，下表面浅黄绿色**，无毛或近无毛，叶脉稍隆起。革质。气微弱而特异，味微苦，稍有黏性。

尖叶番泻　呈披针形或长卵形，略卷曲，叶端短尖或微突，**叶基不对称，两面均有细短毛茸**。（图 2-4-10）

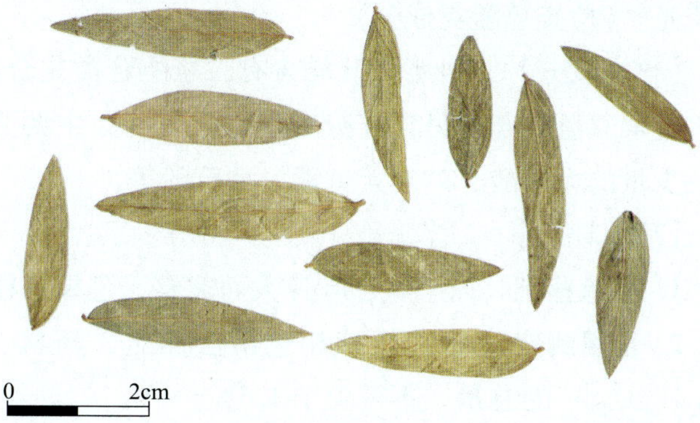

图 2-4-10　番泻叶

【鉴别】（1）两种番泻叶的显微特征相似。

叶片横切面：①表皮细胞 1 列类长方形，常含黏液质，外被角质层；上下表皮均有气孔和单细胞非毛腺。②叶肉组织为等面叶型。均有 1 列栅栏细胞，上表面的栅栏细胞长柱形约 150μm，通过主脉；下表面的栅栏细胞较短，靠主脉下方具厚角组织；海绵组织细胞中常含有草酸钙簇晶。③主脉维管束外韧型，上下两侧均有微木化的中柱鞘纤维束，且纤维外侧的薄壁细胞中含草酸钙方晶，形成晶鞘纤维。（图 2-4-11）

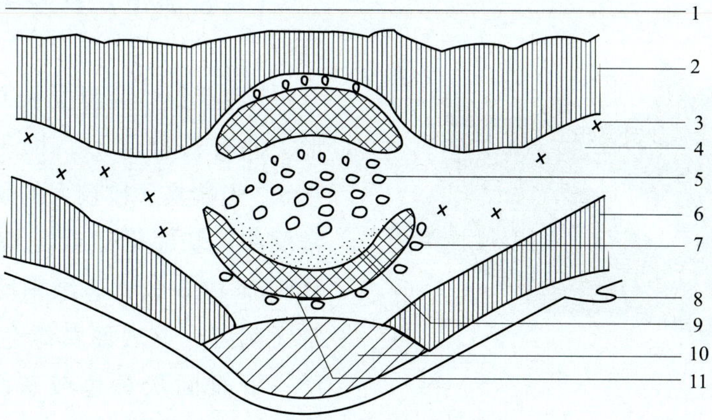

图 2-4-11　番泻叶横切面简图

1. 表皮；2. 6. 栅栏组织；3. 草酸钙簇晶；4. 海绵组织；5. 导管；7. 草酸钙棱晶；8. 非腺毛；9. 韧皮部；10. 厚角组织；11. 中柱鞘纤维

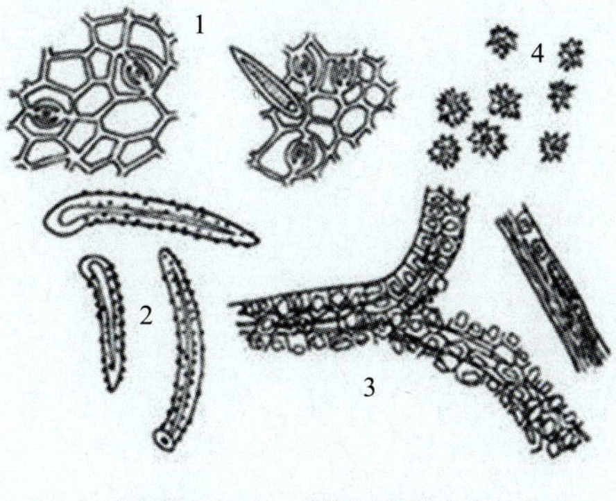

图 2-4-12　番泻叶粉末图

1. 表皮细胞及平轴式气孔；2. 非腺毛；3. 晶鞘纤维；4. 草酸钙簇晶

粉末淡绿色或黄绿色。①晶纤维多，草酸钙方晶直径 12～15μm。②非腺毛单细胞，长 100～350μm，直径 12～25μm，壁厚，有疣状突起。③草酸钙簇晶存在于叶肉薄壁细胞中，直径 9～20μm。④上下表皮细胞表面观呈多角形，垂周壁平直；上下表皮均有气孔，主为平轴式，副卫细胞大多为 2 个，也有 3 个。（图 2-4-12）

（2）粉末遇碱液产生红色。（检查蒽醌类成分）

取本品粉末的稀醇浸出液，滴于滤纸上，晾干，置紫外灯（365nm）下观察，可见棕红

色荧光。(检查蒽醌类成分)

【化学成分】二种番泻叶均含有二蒽酮苷类化合物，主要为番泻叶苷A、B、C、D、芦荟大黄素双蒽酮苷，另含有游离蒽醌及其苷，主要为大黄酸葡萄糖苷、芦荟大黄素葡萄糖苷及少量的大黄酸、芦荟大黄素、大黄酚等。

【质量评价】

1. 经验鉴别 以干燥、叶片大而完整、色绿、梗少，无黄叶、碎叶、杂质者为佳。

2. 含量测定 照高效液相色谱法测定，药材含番泻苷A（$C_{42}H_{38}O_{20}$）和番泻苷B（$C_{42}H_{38}O_{20}$）的总量，不得少于1.1%。

【功效】泻热行滞，通便，利水。

枸骨叶

Ilicis cornutae folium

【来源】本品为冬青科植物枸骨 *Ilex cornuta* Lindl. ex Paxt. 的干燥叶。

【产地】主产于河南、湖北、安徽、江苏等地。

【采收加工】秋季采收，除去杂质，晒干。

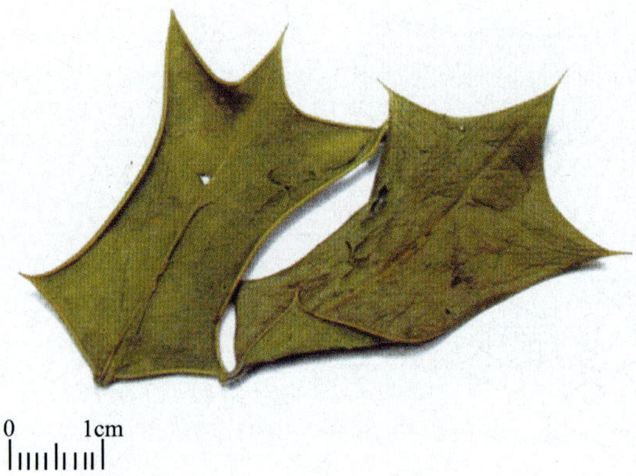

图2-4-13 枸骨叶

【性状】本品呈类长方形或矩圆状长方形，偶有长卵圆形，长3~8cm，宽1.5~4cm。先端具3枚较大的硬刺齿，顶端1枚常反曲，基部平截或宽楔形，两侧有时各具刺齿1~3枚，边缘稍反卷；长卵圆形叶常无刺齿。上表面黄绿色或绿褐色，有光泽，下表面灰黄色或灰绿色。叶脉羽状，叶柄较短。革质，硬而厚。气微，味微苦。（图2-4-13）

【化学成分】主含咖啡碱、皂苷、鞣质、苦味质等。

【质量评价】以色绿、无枝者为佳。

【功效】清热养阴，益肾，平肝。

罗布麻叶

Apocyni Veneti Folium

【来源】本品为夹竹桃科植物罗布麻 *Apocynum venetum* L. 的干燥叶。

【产地】主产于河北、陕西、山西、甘肃、内蒙古、辽宁、吉林、黑龙江、山东、江苏、安徽等地。

【采收加工】夏季采收，除去杂质，干燥。

【性状】本品多皱缩卷曲，有的破碎，完整叶片展平后呈椭圆状披针形或卵圆状披针形，长2~5cm，宽0.5~2cm。淡绿色或灰绿色，先端钝，有小芒尖，基部钝圆或楔形，边

缘具细齿，常反卷，两面无毛，叶脉于下表面突起；叶柄细，长约4mm。质脆。气微，味淡。（图2-4-14）

【化学成分】主含异槲皮苷（罗布麻甲素）和槲皮素（罗布麻乙素），以及芸香苷（芦丁）、金丝桃苷。另含有儿茶素、氨基酸、东莨菪内酯、氯化钾、多糖等。

【质量评价】以叶完整、色绿者为佳。

【功效】平肝安神，清热利水。

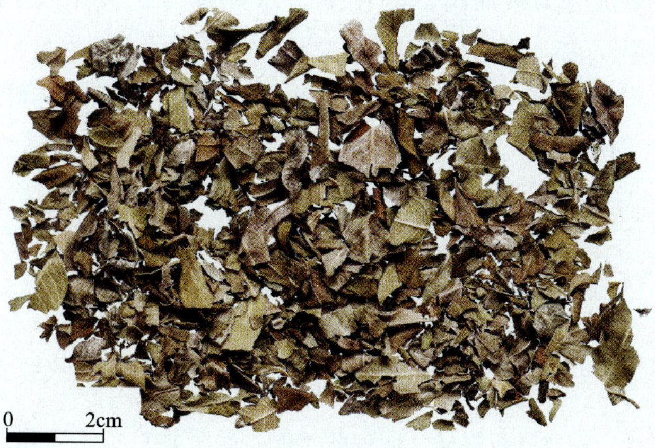

图2-4-14　罗布麻叶

知识链接

罗布麻叶的临床应用

新疆罗布泊地区自古多百岁老人，如此恶劣的环境竟是中国四大长寿地区之一，调查发现，这个地区的高血压、心脑血管发病率几乎为零！源自于他们经常以罗布麻叶、花代茶饮。

罗布麻因罗布泊而得名，罗布泊深居于古楼兰王国的神秘之地——出产全国最好的罗布麻，具有清除血管壁沉积物、软化血管、降压清脂、常年稳压的药理作用。《本草纲目》、《中华人民共和国药典》等十余部医学巨著都对罗布麻叶降压、降脂、软化血管、强心、安神助眠等功效有详实、肯定的记载；临床具有保肝、护肝降血脂、降血压作用，现多用罗布麻花、叶制成罗布麻茶，大大降低心血管疾病的发病率。

艾　叶

Artemisiae Argyi Folium

【来源】本品为菊科植物艾 Artemisia argyi Lévl. et Vant. 的干燥叶。

【产地】全国各地均产，其中湖北蕲春县所产质量最好，为道地产区，习称"蕲艾"。

【采收加工】夏季花未开时采摘，除去杂质，晒干。

【性状】本品多皱缩、破碎，有短柄。完整叶片展平后呈卵状椭圆形，羽状深裂，裂片椭圆状披针形，边缘有不规则的粗锯齿；上表面灰绿色或深黄绿色，**有稀疏的柔毛和腺点；下表面密生灰白色绒毛**。质柔软。气清香，味苦。（图2-4-15）

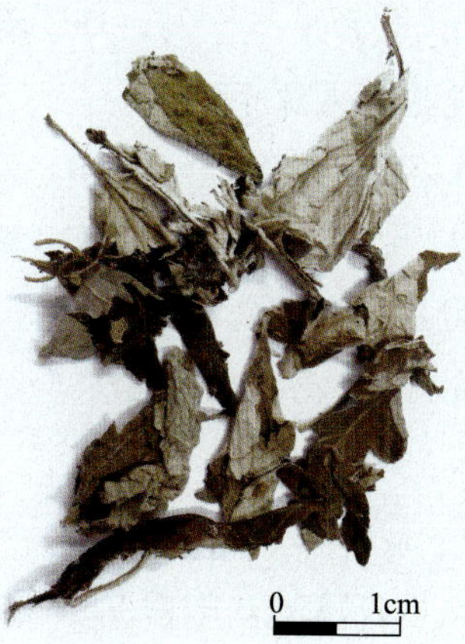

图2-4-15　艾叶

【化学成分】主含挥发油及黄酮类成分，油中主要成分为桉油精、侧柏酮、水芹烯等，其中反式香苇醇和1-α-松油醇具较强的平喘作用。

【质量评价】以色青、背面灰白色、绒毛多、叶厚、质柔软、香气浓郁者为佳。

【功效】温经止血，散寒止痛；外用祛湿止痒。

知识链接

蕲春四宝

湖北省蕲春县（旧称蕲州府、蕲阳县）位于湖北东陲，大别山南麓，长江中游北岸，佳山秀水、灵秀所钟，人杰地灵，物华天宝，是明代伟大的医药学家李时珍的故乡，不仅孕育了鸿篇巨著《本草纲目》，还有蕲竹、蕲艾、蕲龟、蕲蛇，世称“蕲春四宝”。

目标检测

一、A型选择题

1. 下列药材中既有草酸钙簇晶，又有非腺毛的是

A. 蓼大青叶　B. 大青叶　C. 牡丹皮

D. 广藿香　E. 细辛

2. 下列植物来源于柏科的为

A. 石韦　B. 枇杷叶　C. 侧柏叶

D. 大青叶　E. 穿心莲

3. 下列除哪一项外均为叶类中药显微鉴定常做的制片

A. 横切面　B. 上表面制片　C. 纵切面

D. 粉末制片　E. 下表面制片

4. 下列哪些药材含有芥子酶分泌细胞

A. 蓼大青叶　B. 大青叶　C. 番泻叶

D. 紫苏叶　E. 桑叶

5. 枇杷叶来源于

A. 蔷薇科　B. 豆科　C. 十字花科

D. 木兰科　E. 蓼科

6. 商品大青叶来源于

A. 十字花科的菘蓝　B. 爵床科的马蓝

C. 蓼科的蓼蓝　D. 马鞭草科的路边青

E. 豆科槐蓝

7. 可进行微量升华的叶类中药为

A. 桑叶　B. 番泻叶　C. 大青叶

D. 紫苏叶　E. 枇杷叶

8. 紫苏叶主要化学成分为

A. 香豆素　　B. 倍半萜　　C. 挥发油

D. 皂苷　　E. 蒽醌类

二、B 型选择题

[1~5]

A. 蒽醌类　　B. 挥发油　　C. 黄酮

D. 靛玉红　　E. 生物碱

1. 大青叶所含的主要化学成分之一
2. 侧柏叶含有的主要化学成分
3. 番泻叶含有的主要化学成分之一
4. 蓼大青叶含有的主要化学成分
5. 艾叶所含有的主要化学成分

[6~10]

A. 枇杷叶　　B. 侧柏叶　　C. 艾叶

D. 番泻叶　　E. 蓼大青

6. 下表面密被黄色绒毛，革质而脆，易折断的是
7. 叶细小鳞片状，交互对生，贴伏于枝上的是
8. 主产于河南、河北、浙江、四川等的是
9. 主产于印度、埃及的是
10. 主产于安徽、山东、湖北、河北等的是

三、X 型选择题

1. 罗布麻叶所含的化学成分为

A. 黄酮类化合物　　B. 生物碱　　C. 挥发油

D. 氨基酸　　E. 橡胶

2. 石韦的来源为

A. 水龙骨科植物庐山石韦的干燥叶

B. 水龙骨科植物石韦的干燥叶

C. 水龙骨科植物有柄石韦的干燥叶

D. 水龙骨科植物庐山石韦的地上部分

E. 水龙骨科植物石韦的地上部分

3. 叶的显微鉴别主要观察

A. 上、下表皮　　B. 木质部　　C. 海绵组织

D. 栅栏组织　　E. 叶脉

4. 番泻叶的显微特征是

A. 叶肉组织为等面型

B. 气孔平轴式

C. 单细胞非腺毛，壁厚，多疣状突起

D. 有晶鞘纤维

E. 海绵组织中含有草酸钙棱晶，形成晶鞘纤维

5. 大青叶的特征是

A. 为蓼科植物蓼蓝的干燥叶

B. 叶缘处可见多列式锥状多细胞非腺毛

C. 叶肉中栅栏组织细胞不显著

D. 气孔不等式气孔

E. 细胞内含草酸钙针晶

6. 下列属于叶类中药性状鉴别范围的是

A. 观察大量叶子所显示的颜色和状态，是单叶还是复叶，有无茎枝或叶轴

B. 观察其特征时常需要将其浸泡在水中使之湿润并展开后观察

C. 在观察叶片的表面特征时，可借助解剖镜或放大镜仔细观察叶的上下表面的毛茸、腺点等

D. 还应注意有无叶鞘和叶托

E. 鉴定时要选择有代表性的样品来观察

（吕立铭）

第五章

花类中药的鉴定

学习目标

知识目标

1. 掌握花类中药的性状和显微鉴别的共性特征。
2. 掌握辛夷、玫瑰花、丁香、洋金花、金银花、山银花、款冬花、菊花、红花、蒲黄10种重点药材在来源、产地、性状鉴别、质量评价、典型显微理化特征等方面的主要内容。
3. 熟悉槐花、野菊花、西红花、谷精草4种一般掌握药材在来源、主要性状鉴别方面的特征。
4. 了解花类中药的化学成分、常见伪品或代用品。

技能目标

能见药识名，并鉴定药材的真伪优劣。

扫码“学一学”

花（Flos）类中药通常包括干燥的花、花序或花的某一部分。完整的花包括已开放的花（如洋金花、红花）和未开放的花蕾（如辛夷、丁香、金银花、槐米）；花序包括已开放的花序（如菊花、旋覆花）和未开放（如款冬花、密蒙花），或是带花的果穗；花的某一部分，包括雄蕊（如莲须）、花柱（如玉米须）、柱头（如西红花）、花粉粒（如蒲黄、松花粉）等。

一、性状鉴别

扫码“看一看”

花类中药在性状鉴别时首先应注意观察药材样品的全形、颜色、大小、气味。花类中药经过采制、干燥常干缩、破碎而改变了形状，常见的有圆锥状、棒状、团簇状、丝状、粉末状等；颜色、气味较新鲜时淡。以完整花入药者，应注意观察花萼、花冠、雄蕊群和雌蕊群的数目，及其着生位置、形状、颜色、被毛与否、气味等；如以花序入药，还需注意花序类别、总苞，或苞片的数目、形状、大小、颜色等。菊科植物还需观察花序托的形状、有无被毛等。另外在鉴别时，常将药材放在温水中软化，以便观察它们的构造，必要时需借助放大镜、解剖镜进行观察。

二、显微鉴别

花类中药的显微鉴别除花梗和膨大花托需制作横切片外，一般只制作表面制片和粉末观察。

（一）表面制片

1. 苞片和萼片 在构造上与叶相类似，通常叶肉组织分化不明显，故鉴定时以观察表面结构特征为主。上表皮（内表皮）和下表皮（外表皮）细胞的形态，有无气孔和毛茸的分布以及气孔和毛茸的类型、形状及分布情况等在鉴定中有较重要的意义。叶肉组织常不分化，大多呈海绵组织状，可能有含结晶的细胞、分泌组织和异型细胞，如洋金花中有草酸钙砂晶。

2. 花冠（花瓣） 花瓣构造与花萼近似，但气孔小而常退化。上表皮细胞常呈乳头状或毛茸状突起，无气孔，如密蒙花花冠裂片顶端的表皮细胞呈乳突状、红花则呈短绒毛状；下表皮细胞的垂周壁常呈波状弯曲、具内脊或向胞腔内弯曲而形成小囊状胞间隙，有时有少数毛茸及气孔存在。叶肉组织几乎不分化，由数层排列疏松的薄壁组织构成，有时可见分泌组织及贮藏物质，如丁香花瓣中有油室，红花的花冠中有管状分泌组织且内贮红色物质。维管束细小，仅见少数螺纹导管。

3. 雄蕊 雄蕊包括花丝和花药两部分。花丝结构简单，其表皮有时被表皮毛，如闹羊花花丝下部被两种非腺毛。花药有两个药瓣组成，每瓣有两个药室即花粉囊，其中有花粉粒。花粉囊的表皮层内侧是纤维层，纤维层细胞除平周壁外，其他各面有网状、条状、螺旋状、环状或点状增厚，且大多木化。花粉粒的形状、大小、表面纹理、萌发孔等，对花类中药的鉴定有重要意义。花粉粒形状多样，如金银花、洋金花、红花花粉粒为圆球形、丁香为三角形、闹羊花为四分体等；表面有的光滑如番红花、槐米，有的有刺状突如菊花、旋覆花、红花、金银花，有的有辐射状纹理如洋金花或有网状纹理如蒲黄等。花粉粒的外壁有萌发孔或萌发沟，一般双子叶植物具有3个或3个以上的萌发孔，单子叶植物和裸子植物的萌发孔只有1个。花粉粒的形状和萌发孔数常因观察面（极面观或赤道面观）的不同而改变，应加以辨别。

4. 雌蕊 由子房、花柱和柱头组成。子房的表皮多为薄壁细胞，表皮细胞层常有毛茸和各种形状的突起，有的表皮细胞分化成多细胞束状毛，如闹羊花；有的表皮细胞含有草酸钙柱晶，如旋覆花。子房内壁着生胚珠（ovule），胚珠着生的位置称胎座，胎座类型也有鉴别意义。花柱表皮细胞一般无特异处，有些表皮细胞分化成毛状物，如红花；在有管道的花柱中，围绕着花柱管道的传递组织可能是乳头状的。雌蕊柱头的表皮细胞，特别是顶端表皮细胞常呈乳头状突起，如红花；或者分化成绒毛状，如番红花；但也有不突起的，如洋金花。

5. 花梗和花托 有些花类中药常带有部分花梗和花托。横切面构造与茎相似，应注意表皮、皮层、内皮层、维管束及髓部是否明显，有无厚壁组织、分泌组织存在，有无草酸钙结晶、淀粉粒等。

此外，雄蕊及雌蕊柱头的显微鉴定，一般可做整体装片，透化后进行观察。

（二）粉末鉴定

花类粉末药材的显微鉴定，以花粉粒、花粉囊内壁纤维细胞增厚特征、非腺毛、腺毛为要点，并注意草酸钙结晶、分泌组织及色素细胞等。

辛　夷

Magnoliae Flos

【来源】 本品为木兰科植物望春花 *Magnolia biondii* Pamp.、玉兰 *Magnolia denudata* Desr. 或武当玉兰 *Magnolia sprengeri* Pamp. 的干燥花蕾。

【产地】 主产于河南、安徽、湖北等省。

【采收加工】 冬末春初花未开放时采收，除去枝梗，阴干。

【性状】 望春花　呈长卵形，似毛笔头，长 1.2~2.5cm，直径 0.8~1.5cm。基部常具短梗，长约 5mm，**梗上有类白色点状皮孔**。苞片 2~3 层，每层 2 片，两层苞片间有小鳞芽，**苞片外表面密被灰白色或灰绿色茸毛**，内表面类棕色，无毛。花被片 9，棕色，外轮花被片 3，条形，约为内两轮长的 1/4，呈萼片状，内两轮花被片 6，每轮 3，轮状排列。雄蕊和雌蕊多数，螺旋状排列。体轻，质脆。气芳香，味辛凉而稍苦。

玉兰　长 1.5~3cm，直径 1~1.5cm。基部枝梗较粗壮，**皮孔浅棕色**。**苞片外表面密被灰白色或灰绿色茸毛**。花被片 9，内外轮同型。

武当玉兰　长 2~4cm，直径 1~2cm。基部枝梗粗壮，**皮孔红棕色**。**苞片外表面密被淡黄色或淡黄绿色茸毛**，有的最外层苞片茸毛已脱落而呈黑褐色。花被片 10~12（15），内外轮无显著差异。（图 2-5-1）

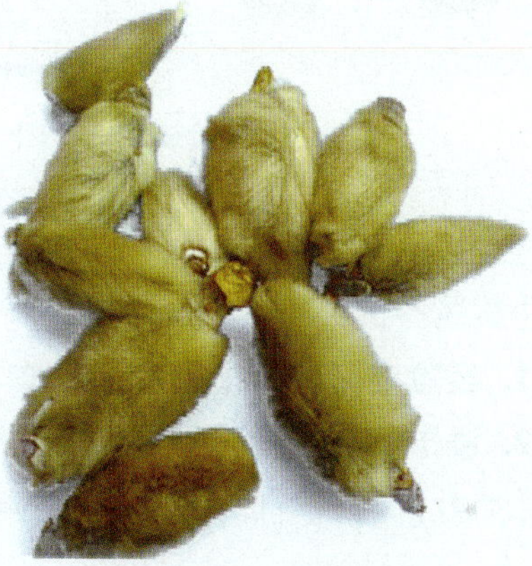

图 2-5-1　辛夷药材图

【化学成分】 含挥发油。

【质量评价】

1. 经验鉴别　以个大、质坚实、气味浓者为佳。

2. 含量测定　照挥发油测定法，药材含挥发油不得少于 1.0%（ml/g）；照高效液相色谱法，药材含木兰脂素（$C_{23}H_{28}O_7$）不得少于 0.40%。

【功效】 散风寒，通鼻窍。

知识链接

辛夷传说

辛夷，能治鼻炎、鼻塞、鼻窦炎等鼻疾，是治鼻渊之要药。说起辛夷花的名字还有一个传说。古代有一举人得了一种怪病，经常头昏头痛，鼻子流脓流涕，腥臭难闻，四处求医，均无效果，有一天，朋友来看他说道："老兄，天下这么大，本地医生治不好，何不到外地求医？"他听后觉得有道理，走了很多地方都没有治好鼻病。后来在一个夷人居住的地方，遇见一白发老人，在一株落叶灌木上采了几朵紫红色的花苞，告诉他："就是这种药，你每天早晚采几朵煮鸡蛋吃，用不了一个月准能治好你的病"。他连服半月，果然积年鼻疾告愈。举人便向老人要了些草药种子带回家种在房前屋后，遇有鼻疾的人，他就用这种药给人治病，都收到了显著疗效。后来，人们问："这种药先开花后长叶，叫什么名字？"他想了想，这是辛庆年从夷人那里得来的，便道："这药叫辛夷花"。

玫瑰花

Rosae Rugosae Flos

【来源】本品为蔷薇科植物玫瑰 *Rosa rugosa* Thunb. 的干燥花蕾。

【产地】全国各地均有栽培。

【采收加工】春末夏初花将开放时分批采摘，及时低温干燥。

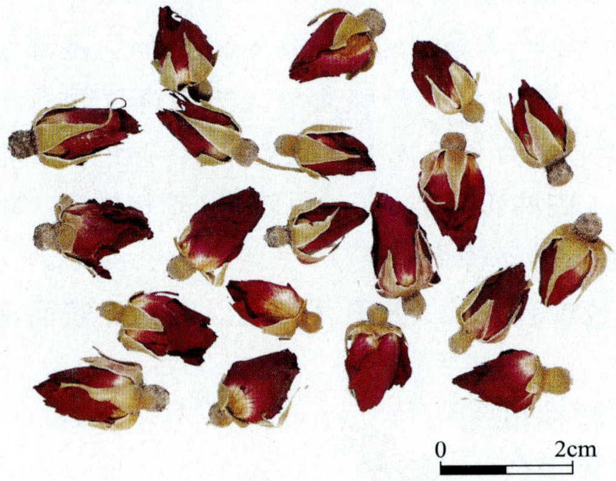

图 2-5-2　玫瑰花药材图

【性状】本品略呈半球形或不规则团状，直径 0.7～1.5cm。残留花梗上被细柔毛，**花托半球形**，与花萼基部合生；**萼片5，披针形**，黄绿色或棕绿色，被有细柔毛；花瓣多皱缩，展平后宽卵形，**呈覆瓦状排列**，紫红色，有的黄棕色；雄蕊多数，黄褐色；花柱多数，柱头在花托口集成头状，略突出，短于雄蕊。体轻，质脆。气芳香浓郁，味微苦涩。（图 2-5-2）

【化学成分】主含挥发油、槲皮素、矢车菊双苷、有机酸、β-胡萝卜素、脂肪油等。

【质量评价】

1. 经验鉴别　以花朵大、完整、瓣厚、色紫、色泽鲜、不露蕊、香气浓者为佳。

2. 浸出物　热浸法测定醇溶性浸出物，用 20% 乙醇作溶剂，不得少于 28.0%。

【功效】行气解郁，和血，止痛。

槐　花

Sophorae Flos

【来源】本品为豆科植物槐 *Sophora japonica* L. 的干燥花及花蕾。前者习称“槐花”，后者习称“槐米”。

【产地】主产于河北、天津、北京、山东、广西、辽宁等地。

【采收加工】夏季花开放或花蕾形成时采收，及时干燥，除去枝、梗及杂质。

【性状】槐花　皱缩而卷曲，花瓣多散落。完整者花萼钟状，黄绿色，先端 5 浅裂；花瓣 5，黄色或黄白色，1 片较大，近圆形，先端微凹，其余 4 片长圆形。雄蕊 10，其中 9 个基部连合，花丝细长。雌蕊圆柱形，弯曲。体轻。气微，味微苦。

槐米　呈卵形或椭圆形，长 2～6mm，直径约 2mm。花萼下部有数条纵纹。萼的上方为黄白色未开放的花瓣。花梗细小。**体轻，手捻即碎**。气微，味微苦涩。（图 2-5-3）

【化学成分】主含芦丁、槐花米甲素、槐花米乙素、槐花米丙素等。

【质量评价】一般以个大、紧缩、色绿者为佳。

【功效】凉血止血，清肝泻火。

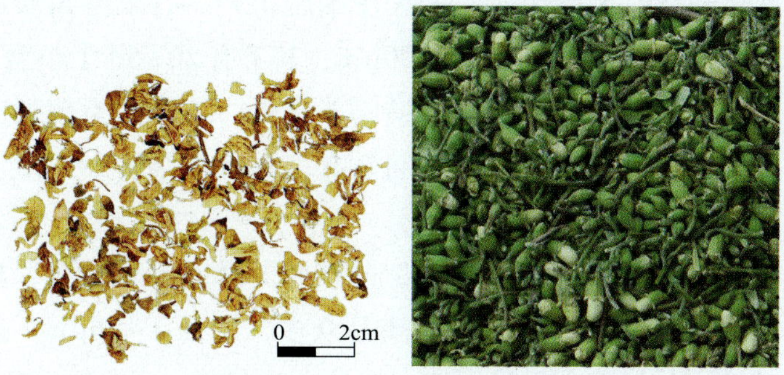

图 2-5-3 槐花药材图

1. 槐花；2. 槐米

附药：槐角

为豆科植物槐 *Sophora japonica* L. 的干燥成熟果实。冬季采收，除去杂质，干燥。本品荚果呈串珠状；表面黄绿色或黄褐色，皱缩而粗糙，背缝线一侧呈黄色；质柔润，干燥皱缩，易在收缩处折断，断面黄绿色，有黏性；种子 1~6 粒，肾形，表面光滑，棕黑色，一侧有灰白色圆形种脐；质坚硬，子叶 2，黄绿色；果肉气微，味苦，种子嚼之有豆腥气。具有清热泻火，凉血止血的功效。（图 2-5-4）

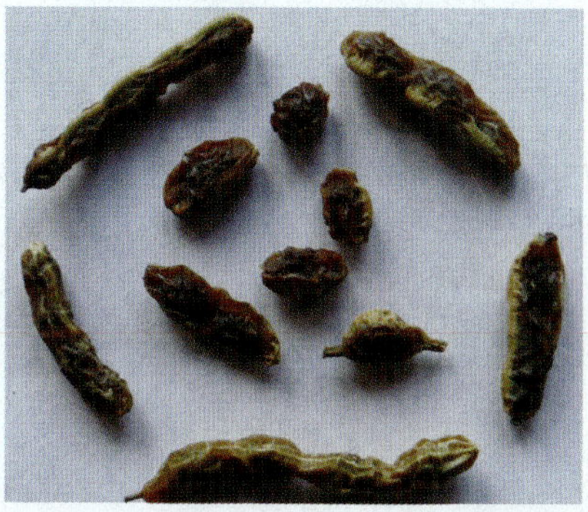

图 2-5-4 槐角

丁 香

Caryophylli Flos

【来源】 本品为桃金娘科植物丁香 *Eugenia caryophyllata* Thunb. 的干燥花蕾，俗称“公丁香”。

【产地】 产于坦桑尼亚、印度尼西亚、马来西亚及东非沿岸国家。以桑给巴尔岛产量大，质量佳。现我国海南、广东等省有栽培。

【采收加工】 当花蕾由绿色转红时采摘，晒干。

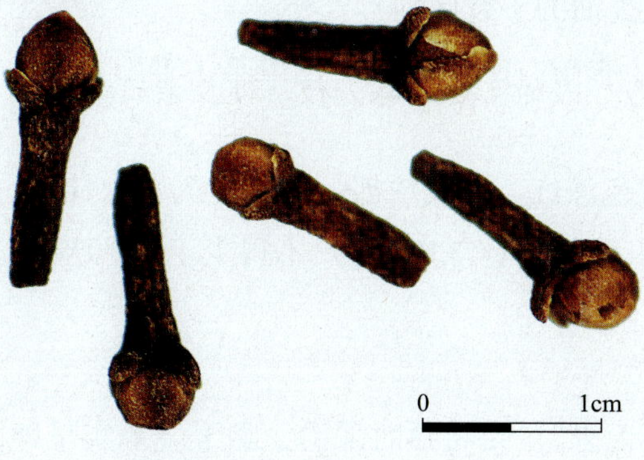

图 2-5-5 丁香

【性状】 本品略呈**研棒状**，长 1~2cm。花冠圆球形，直径 0.3~0.5cm，**花瓣 4，复瓦状抱合**，棕褐色或褐黄色，花瓣内为雄蕊和花柱，搓碎后可见众多黄色细粒状的花药。萼筒圆柱状，略扁，有的稍弯曲，长 0.7~1.4cm，直径 0.3~0.6cm，**红棕色或棕褐色**，上部有 4 **枚三角状的萼片，十字状分开**。质坚实，**富油性。气芳香浓烈，味辛辣、有麻舌感**。（图 2-5-5）

【鉴别】（1）本品萼筒中部横切面：①表皮细胞 1 列，有较厚角质层。②皮层外侧散有 2～3 列径向延长的椭圆形油室，长 150～200μm；其下有 20～50 个小型双韧维管束，断续排列成环，维管束外围有少数中柱鞘纤维，壁厚，木化。③内侧为数列薄壁细胞组成的通气组织，有大型腔隙。④中心轴柱薄壁组织间散有多数细小维管束，薄壁细胞含众多细小草酸钙簇晶。（图 2-5-6）

粉末暗红棕色。①纤维梭形，顶端钝圆，壁较厚。②花粉粒众多，极面观三角形，赤道表面观双凸镜形，具 3 副合沟。③草酸钙簇晶众多，直径 4～26μm，存在于较小的薄壁细胞中。④油室多破碎，分泌细胞界限不清，含黄色油状物。（图 2-5-7）

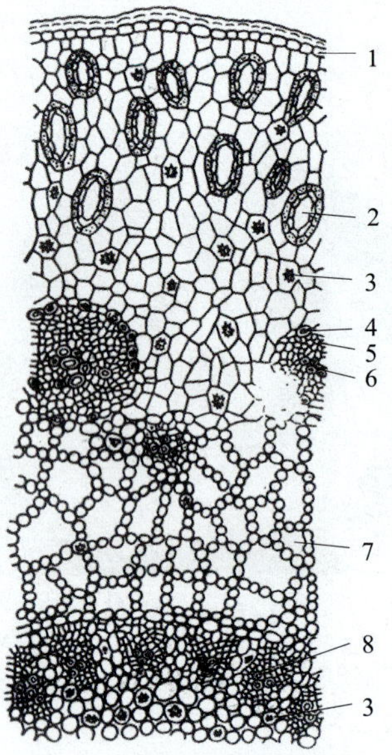

图 2-5-6　丁香萼筒中部横切面图

1. 表皮；2. 油室；3. 草酸钙结晶；4. 韧皮纤维；5. 韧皮部；6. 木质部；7. 气室；8. 中柱的双韧维管束

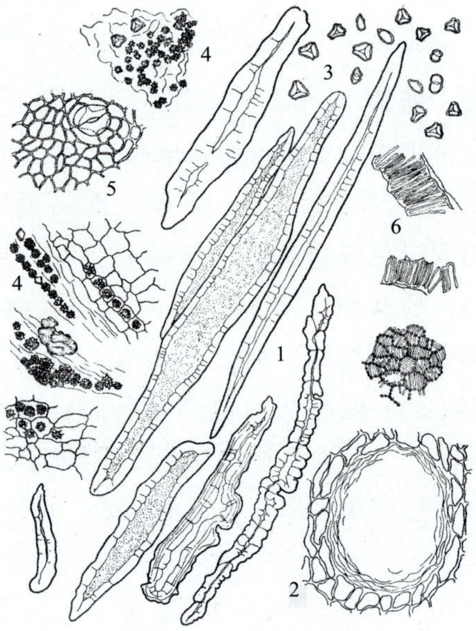

图 2-5-7　丁香粉末图

1. 纤维；2. 油室；3. 花粉粒；4. 草酸钙簇晶；5. 花托表皮细胞；6. 花粉囊内壁细胞

（2）取粉末约 0.5g，置小玻璃管中，加氯仿 2ml，浸渍约 5 分钟，吸取氯仿浸液 2～3 滴于载玻片上，速加 3% 氢氧化钠的氯化钠饱和液 1 滴，加盖玻片，不久，即有簇状细针形丁香酚钠结晶产生。

本品放入水中，则萼筒部垂直下沉（与已去油的丁香区别）。

【化学成分】主含挥发油，油中主成分为丁香酚、β-丁香烯、乙酰基丁香酚等。

【质量评价】

1. 经验鉴别　以完整、个大、油性足、颜色深红、香气浓郁、入水下沉者为佳。

2. 含量测定　照气相色谱法测定，药材含丁香酚（$C_{10}H_{12}O_2$）不得少于 11.0%。

【功效】温中降逆，补肾助阳。

附药：母丁香

本品为丁香的干燥近成熟果实，又名“鸡舌香”。果将熟时采摘，晒干。果实呈卵圆形至长椭圆形；表面黄棕色或褐棕色，有细皱纹；顶端有齿状宿存萼片 4 枚，向内弯曲呈钩状，基部具果柄痕；果皮与种皮薄壳状，可剥离，种仁倒卵形，暗棕色，由两片肥厚的子

叶抱合而成，子叶形如鸡舌，故名“鸡舌香”；显油性，中央有一条明显的纵沟，内有胚，呈细杆状；质坚硬，难破碎；气香，味辛辣。具有温中降逆，补肾助阳的功效。(图 2-5-8)

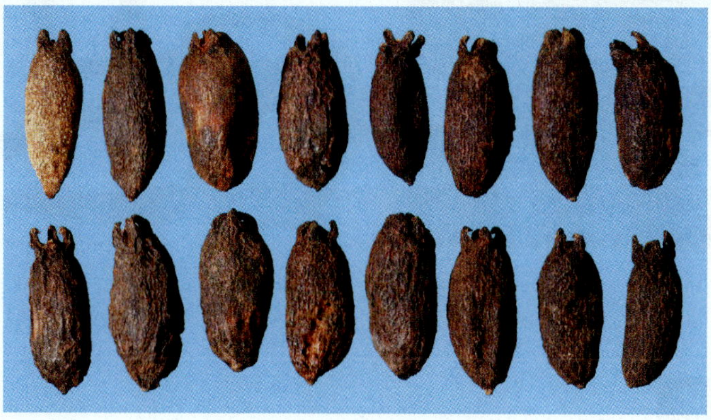

图 2-5-8 母丁香药材图

知识拓展

丁香油

为丁香花蕾水蒸汽蒸馏出的挥发油。无色或淡黄色的液体，具丁香的特异香气。露置空气中或贮存日久，即渐变棕色，亦渐变稠。药用丁香油含丁香酚 85%~90%，用作香料和兴奋剂、芳香剂、防腐剂及龋齿局部镇痛剂。

洋金花

Daturae Flos

【来源】本品为茄科植物白花曼陀罗 *Datura metel* L. 的干燥花。

【产地】主产于江苏，广东、浙江、安徽等地，习称南洋金花。

【采收加工】4~11 月花初开时采收，晒干或低温干燥。

【性状】本品多皱缩成条状，完整者长 9~15cm。花萼呈筒状，长为花冠的 2/5，灰绿色或灰黄色，先端 5 裂，**基部具纵脉纹 5 条**，表面微有茸毛；**花冠呈喇叭状**，淡黄色或黄棕色，先端 5 浅裂，裂片有短尖，**短尖下有明显的纵脉纹 3 条**，两裂片之间微凹；雄蕊 5，花丝贴生于花冠筒内，长为花冠的 3/4；雌蕊 1，柱头棒状。**烘干品质柔韧**，气特异；**晒干品质脆**，气微，味微苦。(图 2-5-9)

【化学成分】主含总生物碱。主要为东莨菪碱、莨菪碱、去甲莨菪碱、阿托品等。

【质量评价】

1. 经验鉴别 以朵大、不破碎，花冠肥厚者佳。

2. 浸出物 热浸法测定醇溶性浸出物，用乙醇作溶剂，不得少于 9.0%。

3. 含量测定 照高效液相色谱法测定，药材含东莨菪碱（$C_{17}H_{21}NO_4$）不得少于 0.15%。

【功效】平喘止咳，解痉定痛。

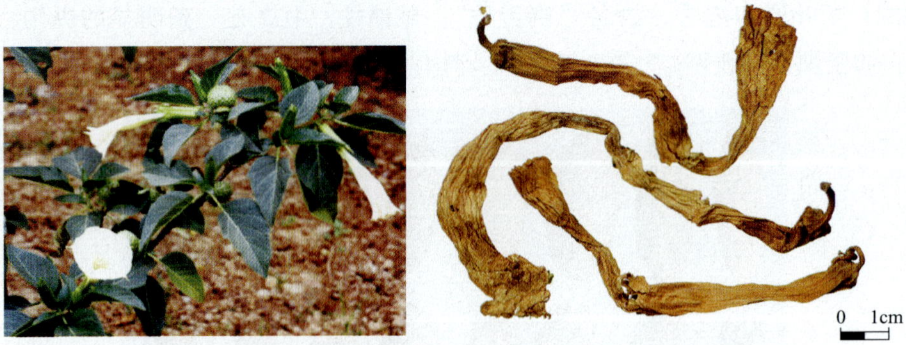

图 2-5-9 洋金花

知识拓展

洋金花常见伪品简单鉴别

部分地区习用同属植物毛曼陀罗及曼陀罗等同属多种植物的花作洋金花药用。前者习称“北洋金花”；后者习称“野洋金花”。前者密被毛茸；花冠边缘 5 裂片；三角形，花丝与花冠近等长，柱头戟形。后者花较小，花冠上有紫色脉纹。

金银花

Lonicerae Japonicae Flos

【来源】本品为忍冬科植物忍冬 *Lonicera japonica* Thunb. 的干燥花蕾或带初开的花。主产于河南、山东，多为栽培。

【产地】全国大部地区均产，以河南密县产者为最佳，称“密银花”或“怀银花”，山东产的“东银花”“济银花”产量大，质量好。

【采收加工】夏初花开放前采收，干燥。

【性状】本品呈棒状，上粗下细，略弯曲，长 2～3cm，上部直径约 3mm，下部直径约 1.5mm。**表面黄白色或绿白色（贮久色渐深），密被短柔毛**。偶见叶状苞片。花萼绿色，先端 5 裂，裂片有毛，长约 2mm。开放者花冠筒状，**先端二唇形**；雄蕊 5，附于筒壁，黄色；雌蕊 1，子房无毛。气清香，味淡、微苦。（图 2-5-10）

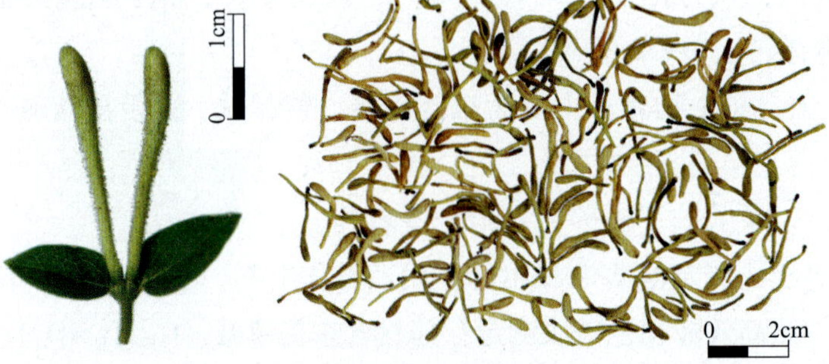

图 2-5-10 金银花

【鉴别】粉末浅黄色。①腺毛有二种，一种头部呈倒圆锥形，顶部略平坦，侧面观由10~30个细胞排成2~4层，直径40~108μm，腺柄2~6个细胞，长80~700μm；另一种头部类圆形或略扁圆形，由4~20个细胞组成，直径24~80μm，腺柄2~4个细胞。腺毛头部细胞含黄棕色分泌物。②非腺毛为单细胞，有两种，一种长而弯曲，壁薄，壁疣明显；另一种较短，壁较厚，具壁疣，少数具单或双螺纹。③花粉粒众多，黄色，类圆形，直径60~90μm，外壁表面有细密短刺及圆形细颗粒状雕纹，具3孔沟。④薄壁细胞中含细小草酸钙簇晶，直径6~45μm。(图2-5-11)

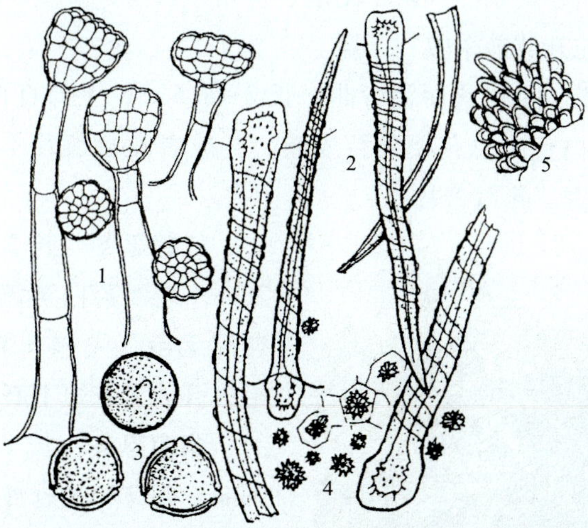

图2-5-11 金银花粉末图

1. 腺毛；2. 非腺毛；3. 花粉粒；4. 草酸钙簇晶；5. 柱头顶端表皮细胞

【化学成分】主含有机酸类，如绿原酸、异绿原酸；黄酮类，为木犀草素及木犀草素-7-葡萄糖苷；三萜皂苷类有马钱素。其中绿原酸、异绿原酸为主要的抗菌有效成分。

【质量评价】

1. 经验鉴别 以花蕾多、色淡、质柔软、气清香者为佳。

2. 含量测定 照高效液相色谱法测定，药材含绿原酸（$C_{16}H_{18}O_9$）不得少于1.5%；含木犀草苷（$C_{21}H_{20}O_{11}$）不得少于0.050%。

【功效】清热解毒，疏散风热。

知识拓展

金银花掺伪品及其鉴别

近年来，因市场需求量急增，金银花的掺伪使杂现象严重。掺入物有黄芫花、毛瑞香、扁豆花、夜香树花、金银花药渣、面粉、玉米面、蔗糖、食盐、白矾、白砂土、滑石粉、石英粉、萝卜条、锯末、细砂等，掺伪金银花表面常黏附细粉状物，体重而脆，掺糖者味甜；掺盐者味咸；掺矾者味涩；用热水泡之，水层混浊或有沉淀产生。

山银花

Lonicerae flos

【来源】本品为忍冬科植物灰毡毛忍冬 *Lonicera macranthoides* Hand. -Mazz.、红腺忍冬 *Lonicera hypoglauca* Miq.、华南忍冬 *Lonicera Confusa* DC. 或黄褐毛忍冬 *Lonicera fulvotomentosa* Hsu et S. C. Cheng 的干燥花蕾或带初开的花。

【产地】主产于四川、广东、广西、湖南、贵州、云南、安徽、浙江等省。

【采收加工】夏初花开放前采收，干燥。

【性状】**灰毡毛忍冬** 呈棒状而稍弯曲，长 3~4.5cm，上部直径约 2mm，下部直径约 1mm。表面绿棕色至黄白色。总花梗集结成簇，开放者花冠裂片不及全长之半。质稍硬，手捏之稍有弹性。气清香。味微苦甘。

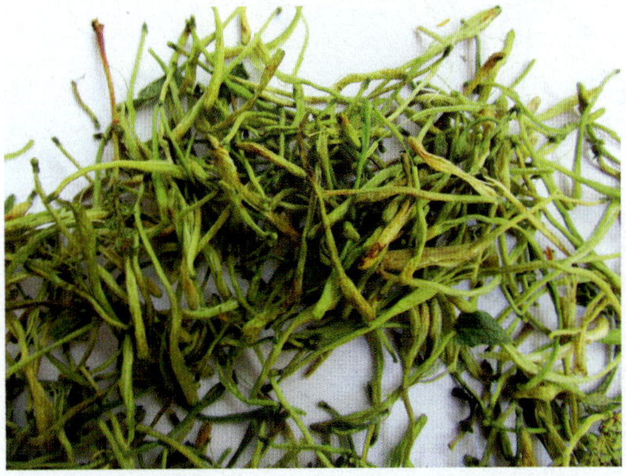

图 2-5-12 山银花药材图

红腺忍冬 长 2.5~4.5cm，直径 0.8~2mm。表面黄白至黄棕色，无毛或疏被毛，萼筒无毛，先端 5 裂，裂片长三角形，被毛，开放者花冠下唇反转，花柱无毛。

华南忍冬 长 1.6~3.5cm，直径 0.5~2mm。萼筒和花冠密被灰白色毛。

黄褐毛忍冬 长 1~3.4cm，直径 1.5~2mm。花冠表面淡黄棕色或黄棕色，密被黄色茸毛。(图 2-5-12)

【化学成分】主含款冬酮、款冬二醇、芸香苷、金丝桃苷、挥发油等。

【质量评价】

1. 经验鉴别 以花蕾多、色淡、质柔软、气清香者为佳。

2. 含量测定 照高效液相色谱法测定，药材含绿原酸（$C_{16}H_{18}O_9$）不得少于 2.0%，含灰毡毛忍冬皂苷乙（$C_{65}H_{106}O_{32}$）和川续断皂苷乙（$C_{58}H_{86}O_{22}$）的总量不得少于 5.0%。

【功效】清热解毒，疏散风热。

款冬花

Farfarae Flos

【来源】本品为菊科植物款冬 *Tussilago farfara* L. 的干燥花蕾。

【产地】主产于河南、甘肃、山西、陕西等省。

【采收加工】12 月或地冻前当花尚未出土时采挖，除去花梗和泥沙，阴干。

【性状】本品呈长圆棒状。**单生或 2~3 个基部连生**，习称“连三朵”，长 1~2.5cm，直径 0.5~1cm。上端较粗，下端渐细或带有短梗，**外面被有多数鱼鳞状苞片**。苞片外表面紫红色或淡红色，**内表面密被白色絮状茸毛**。体轻，撕开后可见白色茸毛。气香，味微苦而辛，**嚼之呈棉絮状**。(图 2-5-13)

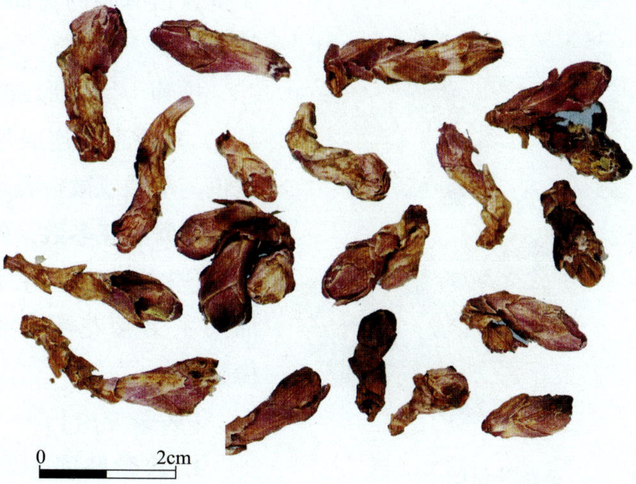

图 2-5-13　款冬花药材图

【化学成分】主含款冬酮、款冬二醇、芦丁、金丝桃苷、挥发油等。

【质量评价】

1. 经验鉴别　以蕾大、肥壮、色紫红鲜艳、花梗短者为佳，木质老梗及已开花者不可供药用。

2. 浸出物　热浸法测定醇溶性浸出物，用乙醇作溶剂，不得少于 20.0%。

3. 含量测定　照高效液相色谱法测定，药材含款冬酮（$C_{23}H_{34}O_5$）不得少于 0.070%。

【功效】润肺下气，止咳化痰。

菊　花

Chrysanthemi Flos

【来源】本品为菊科植物菊 *Chrysanthemum morifolium* Ramat. 的干燥头状花序。

【产地】主产于安徽、浙江、河南等地。四川、河北、山东等地亦产。安徽亳州、涡阳产者，习称亳菊；安徽滁州产者，习称滁菊；安徽歙县、浙江德清（清菊）产者，习称贡菊；浙江嘉兴、桐乡等产者，习称杭菊花；河南产者，习称怀菊。

【采收加工】药材按产地和加工方法不同，分为“亳菊”“滁菊”“贡菊”“杭菊”。9~11 月花盛开时分批采收，阴干（亳菊）或焙干（贡菊），或熏（滁菊）、蒸（杭菊）后晒干。

【性状】亳菊　呈倒圆锥形或圆筒形，有时稍压扁呈扇形，直径 1.5~3cm，离散。总苞碟状；总苞片 3~4 层，卵形或椭圆形，草质，黄绿色或褐绿色，外面被柔毛，边缘膜质。花托半球形，无托片或托毛。舌状花数层，雌性，位于外围，类白色，**劲直，上举**，纵向折缩，散生**金黄色腺点；管状花多数，两性，位于中央，为舌状花所隐藏**，黄色，顶端 5 齿裂。瘦果不发育，无冠毛。体轻，质柔润，干时松脆。气清香，味甘、微苦。

滁菊　呈不规则球形或扁球形，直径 1.5~2.5cm。舌状花类白色，不规则扭曲，内卷，边缘皱缩，有时可见**淡褐色腺点；管状花大多隐藏**。

贡菊　呈扁球形或不规则球形，直径 1.5~2.5cm。舌状花白色或类白色，斜升，上部

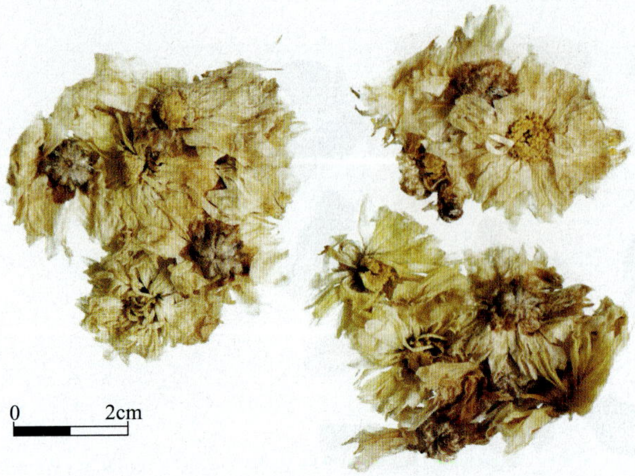

图 2-5-14　菊花药材图

反折，边缘稍内卷而皱缩，通常**无腺点；管状花少，外露**。

杭菊　呈碟形或扁球形，直径 2.5～4cm，常数个相连成片。舌状花类白色或黄色，平展或微折叠，彼此粘连，通常**无腺点；管状花多数，外露**。（图 2-5-14）

【化学成分】花主含挥发油约 0.2%，油中主为菊花酮、龙脑、龙脑乙酸酯、樟脑等。

【质量评价】

1. 经验鉴别　均以花朵完整、颜色新鲜、气清香、少梗叶者为佳。

2. 含量测定　照高效液相色谱法测定，药材含绿原酸（$C_{16}H_{18}O_9$）不得少于 0.20%，含木犀草苷（$C_{21}H_{20}O_{11}$）不得少于 0.080%，含 3,5-O-二咖啡酰基奎宁酸（$C_{25}H_{24}O_{12}$）不得少于 0.70%。

【功效】散风清热，平肝明目，清热解毒。

野菊花

Chrysanthemi Indici Flos

【来源】本品为菊科植物野菊 *Chrysanthemum indicum* L. 的干燥头状花序。

【产地】主产江苏、四川、广西、山东等地，全国各地均有分布。

【采收加工】秋、冬二季花初开放时采摘，晒干，或蒸后晒干。

【性状】本品呈**类球形**，直径 0.3～1cm，棕黄色。总苞由 4～5 层苞片组成，外层苞片卵形或条形，外表面中部灰绿色或浅棕色，通常被白毛，边缘膜质；内层苞片长椭圆形，膜质，外表面无毛。总苞基部有的残留总花梗。舌状花 1 轮，黄色至棕黄色，皱缩卷曲；管状花多数，深黄色。体轻。气芳香，味苦。（图 2-5-15）

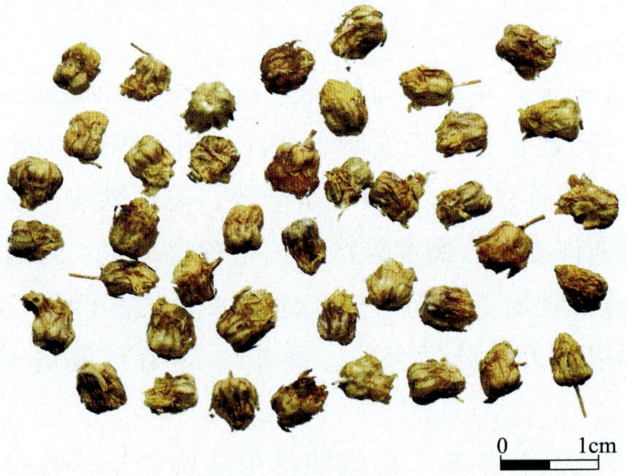

图 2-5-15　野菊花药材图

【化学成分】主含挥发油、野菊花内酯、野菊花醇、野菊花三醇、野菊花酮等。

【质量评价】以完整、色黄、气香者为佳。

【功效】清热解毒，泻火平肝。

红 花

Carthami Flos

【来源】本品为菊科植物红花 *Carthamus tinctorius* L. 的干燥花。

【产地】主产于河南、四川、云南、浙江、新疆、河北等省区。

【采收加工】夏季花由黄变红时采摘，阴干或晒干。

【性状】本品为不带子房的管状花，长1~2cm。表面红黄色或红色。花冠筒细长，先端5裂，裂片呈狭条形，长5~8cm；雄蕊5，花药聚合成筒状，黄白色；柱头长圆柱形，顶端微分叉。质柔软。气微香，味微苦。(图2-5-16)

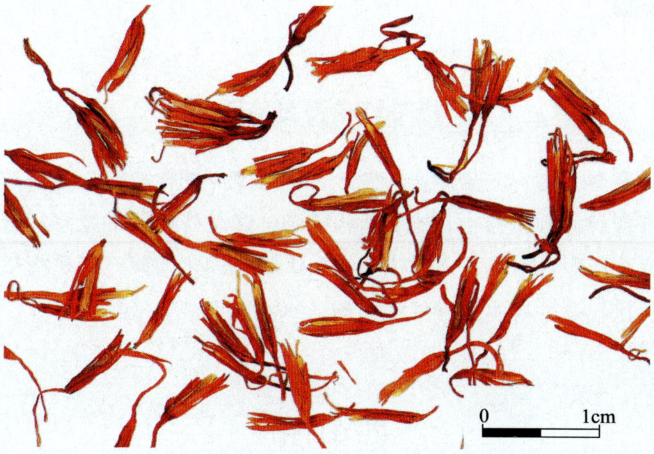

图2-5-16　红花药材图

【鉴别】（1）粉末橙黄色。①花冠、花丝、柱头碎片多见，各部均有长管状分泌细胞，常位于导管旁，直径约至66μm，含黄棕色至红棕色分泌物。②花冠顶端表皮细胞外壁突起呈短绒毛状。③柱头及花柱上部表皮细胞分化成圆锥形单细胞毛，先端较尖或稍钝。④花粉粒类圆形、椭圆形或橄榄形，直径约至60μm，外壁有齿状突起，萌发孔3个。(图2-5-17)

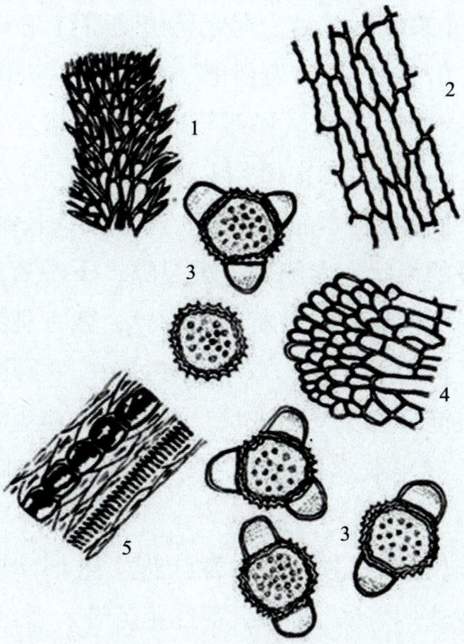

图2-5-17　红花粉末图

1. 柱头细胞；2、4. 花瓣顶端细胞及花瓣细胞；3. 花粉粒；5. 分泌管碎片

（2）红花浸渍过夜，溶液显金黄色，而花不褪色。滤过，残渣加10%碳酸钠溶液，浸渍，滤过。滤液加醋酸使成酸性，即发生红色沉淀。

取本品1g，加稀乙醇10ml，浸渍。倾出浸出液，于浸出液内悬挂一滤纸条，5分钟后把滤纸条放入水中，随即取出，滤纸条上部显淡黄色，下部显淡红色（检查红花苷）。

【化学成分】主含红花苷、新红花苷、红花醌苷、山柰素、羟基红花黄色素A等。不同成

熟期的红花所含成分有差异，花的颜色也不相同：淡黄色花主要含新红花苷、微量红花苷；黄色花主要含红花苷，橘红色花主要含红花苷及红花醌苷，水溶性黄色素成分中羟基红花黄色素A为主要成分。

【质量评价】

1. 经验鉴别 以花细、色红而鲜艳、无枝刺、质柔润、手握软如茸毛者为佳。

2. 浸出物 冷浸法测定水溶性浸出物，不得少于30.0%。

3. 含量测定 照高效液相色谱法测定，药材含羟基红花黄色素A（$C_{27}H_{32}O_{16}$）不得少于1.0%；含山柰素（$C_{15}H_{10}O_6$）不得少于0.050%。

【功效】活血通经，散瘀止痛。

知识拓展

掺杂红花及其鉴别

红花的掺杂品通常有二种：一是掺入一些极细的泥沙、糖粉或面粉，用手握之松开后，于上留有少量花粉及一层灰黄色细粉样物，捻之有粗糙感；二是将染色的纸浆切成细丝状，拌入红糖掺入红花中，鉴别时可取少许红花放入水中搅拌，纸浆丝即化为浆；三是将菊花的舌状花染色冒充，仔细观察可见舌状花瓣，用水浸泡红色即褪，水液也会被染成红色。

西红花

Croci stigma

【来源】本品为鸢尾科植物番红花 *Crocus sativus* L. 的干燥柱头。

【产地】原产于伊朗、西班牙、法国、德国以及中亚西亚一带，我国浙江、江苏、上海、河南、北京、西藏等地引种栽培。

【采收加工】10~11月中下旬，晴天早晨采花，于室内摘取柱头，晒干或低温烘干。

【性状】本品呈线形，三分枝，长约3cm。暗红色，上部较宽而略扁平，顶端边缘显不整齐的齿状，内侧有一短裂隙，下端有时残留一小段黄色花柱。体轻，质松软，无油润光泽，干燥后质脆易断。气特异，微有刺激性，味微苦。（图2-5-18）

【鉴别】（1）取本品浸水中，可见橙黄色成直线下降，并逐渐扩散，水被染成黄色，无沉淀。柱头呈喇叭状，有短缝；在短时间内，用针拨之不破碎。

（2）取本品少量，置白瓷板上，加硫酸1滴，酸液显蓝色经紫色缓缓变为红褐色或棕色。

【化学成分】主含番红花总苷14.8%（进口品）或23%以上（国产品），主要成分有番红花苷-1，2，3，4、番红花苦苷、番红花酸二甲酯、番红花酸、番红花醛、挥发油。

【质量评价】以身长，色紫红，滋润而有光泽，黄色花柱少，味辛凉者为佳。

【功效】活血化瘀，凉血解毒，解郁安神。

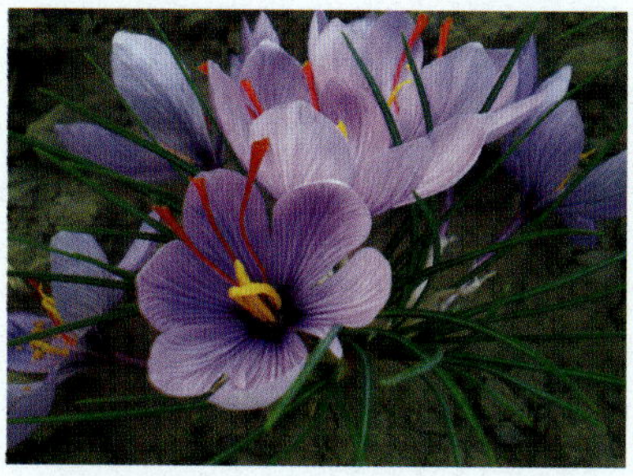

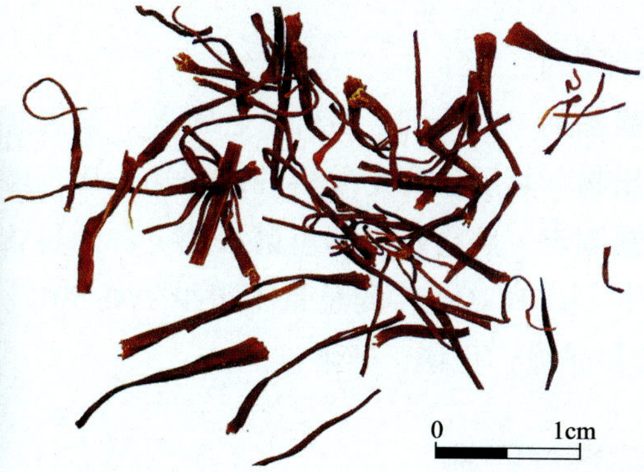

图 2-5-18　西红花药材图

知识拓展

西红花常见伪品简单鉴别

本品价格昂贵，伪品或掺伪较多，应注意鉴别。①用莲须、金针菜或菊花染色冒充者，全体呈红色，无黄色部分，用水浸泡，水被染成红色；呈条片状或丝状，而非花柱状或喇叭状。②用印度西朗草苗冒充者，其条粗硬，不呈花柱形，色紫红，无光泽。③用化学纸浆做成丝状，外包一层淀粉，经染色并加少许油质冒充者，浸在水中不成喇叭状，加碘液可变成蓝色。④掺有合成染料或其他色素，则水溶液常呈红色或橙黄色，而非黄色。⑤淀粉及糊精等的掺伪，可用碘试液检识。⑥如有矿物油或植物油掺杂，则在纸上留有油渍。⑦若有甘油、硝酸铵等水溶性物质掺杂，则水溶性浸出物含量增高。⑧掺杂非挥发性盐类，则灰分含量增高。

蒲　黄

Typhae Pollen

【来源】本品为香蒲科植物水烛香蒲 *Typha angustifolia* L.、东方香蒲 *Typha orientalis* Presl 或同属植物的干燥花粉。

【产地】主产于江苏、浙江、山东、安徽、湖北等省。

【采收加工】夏季采收蒲棒上部的黄色雄花序，晒干后碾轧，筛取花粉。剪取雄花后，晒干，成为带有雄花的花粉，即为草蒲黄。

【性状】本品为黄色粉末。体轻，**放水中则飘浮水面。手捻有滑腻感，易附着手指上**。气微，味淡。(图 2-5-19)

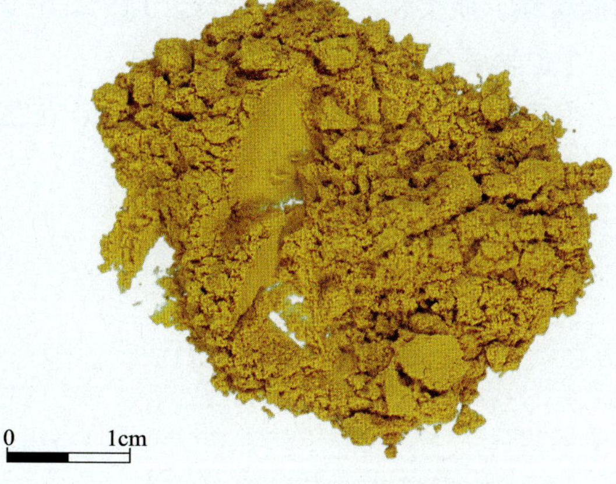

图 2-5-19　蒲黄药材图

【化学成分】主含黄酮类化合物，异鼠

李素-3-O-新橙皮糖苷、香蒲新苷、芦丁、槲皮素、异鼠李素等，还含有机酸、氨基酸等成分。

【质量评价】

1. 经验鉴别 以粉细、质轻、色鲜黄、滑腻感强者为佳。草蒲黄品质较次。

2. 浸出物 热浸法测定醇溶性浸出物，用乙醇作溶剂，不得少于15.0%。

3. 含量测定 照高效液相色谱法测定，药材含异鼠李素-3-O-新橙皮苷（$C_{28}H_{32}O_{16}$）和香蒲新苷（$C_{34}H_{42}O_{20}$）的总量不得少于0.50%。

【功效】止血，化瘀，通淋。

知识拓展

蒲黄掺伪品及其鉴别

近年来，因市场需求量急增，金银花的掺伪使杂现象严重。掺入物有黄芫花、毛瑞香、扁豆花、夜香树花、金银花药渣、面粉、玉米面、蔗糖、食盐、白矾、白砂土、滑石粉、石英粉、萝卜条、锯末、细砂等，掺伪金银花表面常黏附细粉状物，体重而脆，掺糖者味甜；掺盐者味咸；掺矾者味涩；用热水泡之，水层混浊或有沉淀产生。

谷精草

Eriocauli Flos

【来源】本品为谷精草科植物谷精草 *Eriocaulon buergerianum* Koern. 的干燥带花茎的头状花序。

【产地】主产江苏、浙江等地。

【采收加工】秋季采收，将花序连同花茎拔出，晒干。

【性状】本品**头状花序呈半球形**，直径4~5mm。底部有**苞片层层紧密排列**，苞片淡黄绿色，有光泽，**上部边缘密生白色短毛**；花序顶部灰白色。揉碎花序，可见多数黑色花药和细小黄绿色未成熟的果实。花茎纤细，长短不一，直径不及1mm，淡黄绿色，有数条扭曲的棱线。质柔软。气微，味淡。（图2-5-20）

【化学成分】主含黄酮类化合物。

【质量评价】以珠大而紧、灰白色、花茎短、黄绿色、无根、叶及杂质者为佳。

【功效】疏散风热，明目退翳。

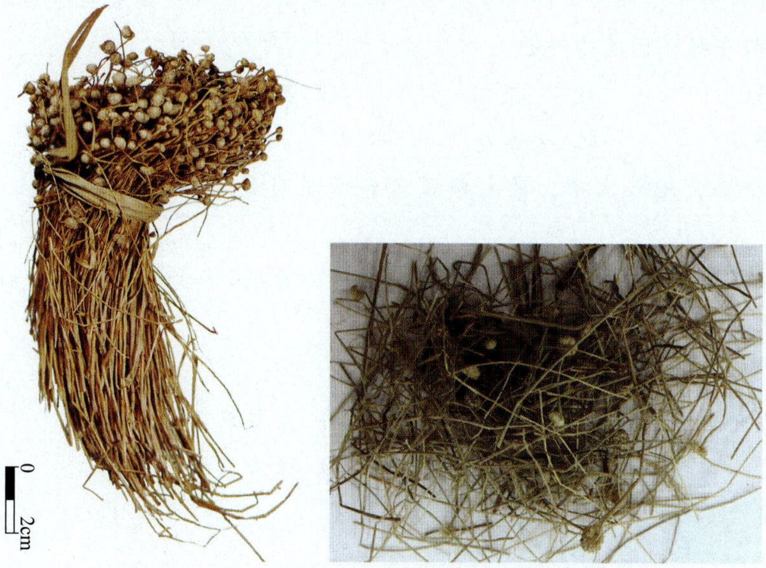

图 2-5-20 谷精草药材图

目标检测

一、A 型选择题

1. 花蕾呈研棒状，长 1~2cm，表面棕褐色至褐黄色，有细粒状花药的药材是
   A. 金银花　　B. 洋金花　　C. 款冬花
   D. 丁香　　E. 红花
2. 槐花来源于豆科植物槐的干燥
   A. 花萼　　B. 花蕊　　C. 花蕾及花
   D. 花冠　　E. 花序
3. 花头（头状花序）撕开后，有白色丝状绵毛的花类药材是
   A. 槐花　　B. 辛夷　　C. 款冬花
   D. 菊花　　E. 红花
4. 下列哪种药材的花粉具网状雕纹及单孔
   A. 辛夷　　B. 丁香　　C. 洋金花
   D. 金银花　　E. 蒲黄
5. 来源于菊科，药用干燥头状花序的药材为
   A. 金银花　　B. 菊花　　C. 辛夷
   D. 款冬花　　E. 丁香
6. 下列对花类药材的采收加工时间不正确的是
   A. 辛夷的采收时间冬末春初花未开时
   B. 通常当花蕾由绿色转红时采摘
   C. 金银花采收时间为花开时采收
   D. 蒲黄为夏季采收蒲棒上部的黄色雄花序，晒干后碾压，筛取花粉

E. 西红花为开花期晴天的早晨采花，摘取柱头，盖一张薄吸水纸后晒干

7. 具有麻醉止痛作用的中药是

A. 辛夷　　B. 红花　　C. 款冬花

D. 洋金花　　E. 金银花

8. 取药材少许，浸入水中，散出橙黄色色素呈直线下降，逐渐扩散，水被染成黄色的是

A. 金银花　　B. 西红花　　C. 菊花

D. 款冬花　　E. 槐花

9. 下列关于金银花的叙述中，错误的是

A. 表面黄白色，均无毛　　B. 主要以花蕾入药

C. 主产河南、山东　　D. 味淡、微苦

E. 别名双花

10. 西红花的药用部分是

A. 花粉　　B. 花序　　C. 花蕾

D. 管状花　　E. 柱头

11. 金银花的药用部位是

A. 花柱　　B. 开放的花　　C. 雄蕊

D. 凋谢的花　　E. 花蕾或初开的花

12. 呈研棒状，棕褐色，气味芳香浓烈，味辛辣，有麻舌感的药材是

A. 金银花　　B. 洋金花　　C. 丁香

D. 西红花　　E. 辛夷

13. 呈长卵形，似毛笔头，苞片外表面密被灰白色或灰绿色具光泽的长绒毛，内表面无毛有此特征的花类药材是

A. 丁香　　B. 金银花　　C. 菊花

D. 款冬花　　E. 辛夷

14. 丁香的药用部位是

A. 叶　　B. 根与根茎　　C. 根

D. 花蕾　　E. 果实

15. 药用部位为菊科管状花的药材是

A. 红花　　B. 野菊花　　C. 菊花

D. 旋覆花　　E. 西红花

二、B型选择题

［1~5］

A. 香蒲科水烛香蒲的花粉　　B. 鸢尾科番红花的柱头

C. 菊科红花不带子房的管状花　　D. 木兰科望春花的花蕾

E. 菊科菊的头状花序

1. 蒲黄的药用部分

2. 西红花的药用部分

3. 红花的药用部分

4. 辛夷的药用部分
5. 菊花的药用部位

[6~10]

A. 辛夷　B. 槐花　C. 丁香
D. 洋金花　E. 金银花

6. 主产于山东、河南，忍冬科植物
7. 含黄酮类化合物，豆科植物
8. 花蕾为药用部分，木兰科植物
9. 主产于江苏、浙江、福建、广东，茄科植物
10. 药用部位为花蕾

[11~15]

A. 红花　B. 蒲黄　C. 西红花
D. 番泻叶　E. 蓼大青叶

11. 主产于河北、山东、辽宁、陕西等
12. 鲜黄色细粉，无臭味，淡
13. 原产西班牙、希腊
14. 主产于河南、河北、浙江、四川等
15. 主产于埃及等地

[16~20]

A. 红花　B. 丁香　C. 西红花
D. 夏枯草　E. 玉米须

16. 药用仅为花的某一部分的是
17. 药用部分为完整的花的是
18. 药用部分为尚未开放的花蕾的是
19. 药用部分为带花的果穗的是
20. 药用部位为柱头的是

[21~25]

A. 柱头　B. 花粉　C. 未开放的花序
D. 干燥头状花序　E. 干燥花

21. 红花的药用部位是
22. 西红花的药用部位是
23. 蒲黄的药用部位是
24. 款冬花的药用部位是
25. 菊花的药用部位是

三、X型选择题

1. 来源于菊科的中药有

A. 菊花　B. 槐花　C. 密蒙花
D. 款冬花　E. 旋覆花

2. 红花的粉末特征有

A. 分泌管　　B. 花粉粒类球形
C. 柱头表皮细胞分化成圆锥形单细胞毛　　D. 螺纹导管
E. 草酸钙簇晶

3. 金银花的粉末特征有
A. 非腺毛　　B. 花粉粒　　C. 腺毛
D. 螺纹导管　　E. 草酸钙簇晶

4. 药用部位为花粉的中药是
A. 丁香　　B. 蒲黄　　C. 松花粉
D. 夏枯草　　E. 芫花

5. 西红花的性状特征为
A. 线状，三分枝
B. 暗红色
C. 柱头呈喇叭状，有短缝
D. 柱头边缘不整齐，呈细齿状，内方有一短裂缝
E. 气微，味甜

6. 丁香的特征是
A. 为桃金娘科植物丁香的干燥花蕾
B. 表面用指甲划时有油渗出，入水则萼筒垂直下沉
C. 皮层外侧薄壁组织间油室众多，内含挥发油
D. 花粉粒极面观略呈三角形，赤道面观双凸镜形，具3副合沟，角端各有一萌发孔
E. 主含挥发油

7. 以花蕾入药的药是
A. 丁香　　B. 红花　　C. 槐米
D. 番红花　　E. 款冬花

（吕立铭）

第六章

果实及种子类中药的鉴定

扫码"学一学"

学习目标

知识目标

1. 掌握果实及种子类中药的性状和显微鉴别的共性特征，五味子、苦杏仁、补骨脂、小茴香、吴茱萸、马钱子、砂仁等中药显微鉴别方法。
2. 掌握五味子、木瓜、山楂、补骨脂、枳壳、吴茱萸、小茴香、山茱萸、连翘、女贞子、枸杞子、瓜蒌、砂仁、豆蔻、苦杏仁、桃仁、沙苑子、决明子、酸枣仁、薏苡仁、菟丝子共计21种药材在来源、产地、性状鉴别、质量评价、典型显微理化特征等方面的主要内容。
3. 熟悉其余50种一般掌握药材在来源、主要性状鉴别方面的特征。
4. 了解果实及种子类中药的化学成分、常见伪品或代用品。

技能目标

能见药识名，并鉴定药材的真伪优劣。

果实（fructus）及种子（semen）类中药是指以植物的果实或种子入药的一类药材。在商品药材中二者常一起入药，如五味子、枸杞等；少数药材以果实的形式贮存、销售，临用时再剥去果皮，如砂仁等。这两类药材关系密切，故列入一章，但果实与种子属于植物的两种不同器官，具有不同的形态和组织构造，因此分别概述。

第一节　果实类中药的鉴定

果实类中药常采用成熟或将近成熟的果实入药。药用部位包括果穗、完整的果实和部分果实。如桑椹是以整个果穗入药；五味子、女贞子是以完整的果实入药；陈皮是以果皮入药；甜瓜蒂是以带有少部分果皮的果柄入药；柿蒂是以果实上的宿萼入药；而橘络、丝瓜络则是以中果皮部分的维管束组织入药。

一、性状鉴别

果实类中药在进行性状鉴别时应注意观察其形状、大小、颜色、顶端、基部、表面、质地、断面及气味等特征。果实类药材形状各异，有的呈类圆形或类球形，如五味子、山楂等；有的呈半球形或半椭圆形，如枳壳、木瓜等；有的呈不规则多角形，如八角茴香；有的呈圆柱形，如小茴香。一般果实类中药表面多带有附属物，如顶端有花柱基，下部有果柄，或有果柄脱落的痕迹，如枳实、香橼；有的带有宿存的花被，如地肤子；有时可见凹下的油点，如陈皮、吴茱萸；有些伞形科植物的果实，表面具有隆起的肋线，如小茴香、蛇床子；有的果实具有纵直棱角，如使君子。对于完整的果实，还要观察种子的性状特征。此外，果实类中药常有浓烈的香气及特殊的味感，如陈皮有浓郁香气，枸杞子味甜，鸦胆子味极苦，乌梅味极酸等。果实类剧毒中药，如巴豆、马钱子等，口尝时应特别注意安全。

二、显微鉴别

果实由果皮及种子组成，果皮的构造包括外果皮、中果皮及内果皮三部分。

1. 外果皮　果皮的最外层组织，相当于叶的下表皮。常为1列表皮细胞，外被角质层，偶有气孔。表皮细胞有时有毛茸等附属物存在，多数为非腺毛，少数有腺毛，如吴茱萸；也有的有腺鳞，如蔓荆子。有时表皮细胞中嵌有油细胞，如五味子、陈皮等。

2. 中果皮　位于外果皮与内果皮之间，相当于叶肉组织。通常较厚，大多数由薄壁细胞组成，中部有散在的细小维管束。细胞中有的含淀粉粒，如五味子。可能有石细胞、油细胞、油室或油管等存在，如小茴香的中果皮内可见油管。

3. 内果皮　果皮的最内层组织，相当于叶的上表皮。大多由1列薄壁细胞组成。有的内果皮细胞全为石细胞，如胡椒；有些核果的内果皮，则由多层石细胞组成；有的以5~8个狭长的薄壁细胞互相并列为一群，各群以斜角联合呈镶嵌状，称为“镶嵌细胞”，如伞形科植物小茴香。

火麻仁

Cannabis Semen

【来源】本品为桑科植物大麻 *Cannabis sativa* L. 的干燥成熟果实。

【产地】全国各地均有栽培。

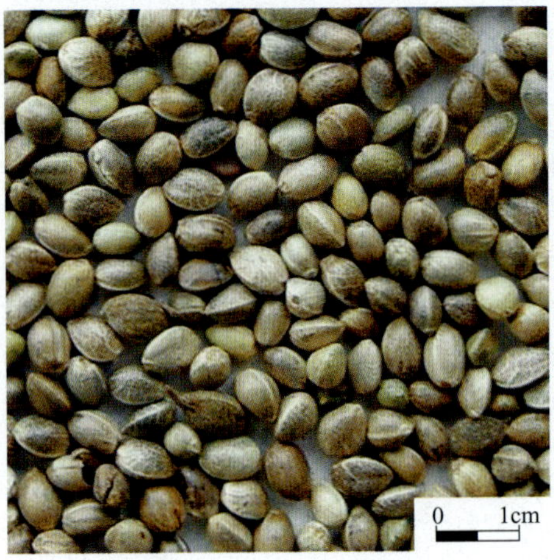

图2-6-1　火麻仁药材图

【采收加工】秋季果实成熟时采收，除去杂质，晒干。

【性状】本品呈卵圆形，长4~5.5mm，直径2.5~4mm。表面灰绿色或灰黄色，**有微细的白色或棕色网纹，两边有棱，顶端略尖**，基部有1圆形果梗痕。果皮薄而脆，易破碎。种皮绿色，子叶2，乳白色，富油性。气微，味淡。（图2-6-1）

【化学成分】含葫芦巴碱、甜菜碱、脂肪油及蛋白质等。

【质量评价】以颗粒饱满、种仁乳白色者为佳。

【功效】润肠通便。用于血虚津亏，肠燥便秘。

扫码“看一看”

五味子

Schisandrae Chinensis Fructus

【来源】本品为木兰科植物五味子 *Schisandra chinensis*（Turcz.）Baill. 的干燥成熟果实。习称“北五味子”。

【产地】主产于黑龙江、吉林及辽宁等地，销全国并出口。

【采收加工】秋季果实成熟时采摘，晒干或蒸后晒干，除去果梗及杂质。

知识链接

五味子始载于《神农本草经》。雷□谓：“凡小颗皮皱泡者，有白色盐霜一重，其味酸咸苦辛甘味全者真也。”李时珍谓：“五味，今有南北之分，南产者色红，北产者色黑。入滋补药，必用北产者乃良。亦可取根种之，当年就旺，若二月种子，次年乃旺，须以架引之。”

【性状】**药材**　本品呈**不规则的球形或扁球形**，直径 5~8mm。表面**红色、紫红色或暗红色**，皱缩，显油润；有的表面呈黑红色或出现“**白霜**”。果肉柔软，种子 1~2 枚，肾形，表面棕黄色，有光泽，种皮薄而脆。果肉气微，**味酸**；种子破碎后，有香气，味辛、微苦。（图 2-6-2）

【鉴别】（1）本品横切面　①外果皮为 1 列方形或长方形细胞，壁稍厚，散有油细胞，外被角质层。②中果皮薄壁细胞 10 余列，含淀粉粒，散有小型外韧型维管束；③内果皮为 1 列小方形薄壁细胞。④种皮最外层为 1 列径向延长的石细胞，壁厚，纹孔和孔沟细密；其下为数列类圆形、三角形或多角形石细胞，纹孔较大；石细胞层下为数列薄壁细胞，种脊部位有维管束；油细胞层为 1 列长方形细胞，含棕黄色油滴；再下为 3~5 列小形细胞；种皮内表皮为 1 列小细胞，壁稍厚，胚乳细胞含脂肪油滴及糊粉粒。（图 2-6-3）

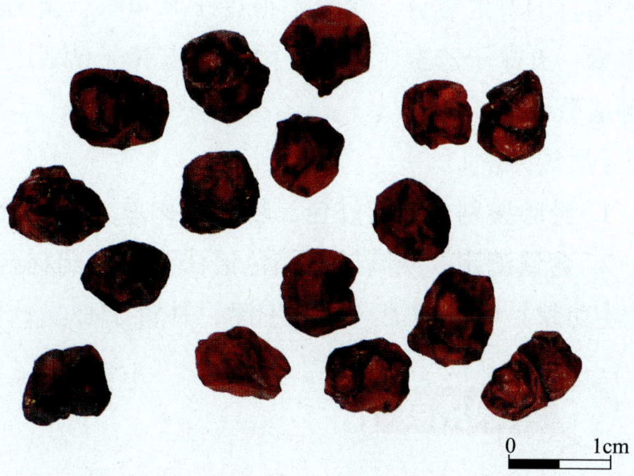

图 2-6-2　五味子药材图

粉末暗紫色。①种皮表皮石细胞表面观呈多角形或长多角形，直径 18~50μm，壁厚，孔沟极细密，胞腔内含深棕色物。②种皮内层石细胞呈多角形、类圆形或不规则形，直径约至 83μm，壁稍厚，纹孔较大。③果皮表皮细胞表面观类多角形，垂周壁略呈连珠状增厚，表面有角质线纹；表皮中散有油细胞。④中果皮细胞皱缩，含暗棕色物，并含淀粉粒。（图 2-6-4）

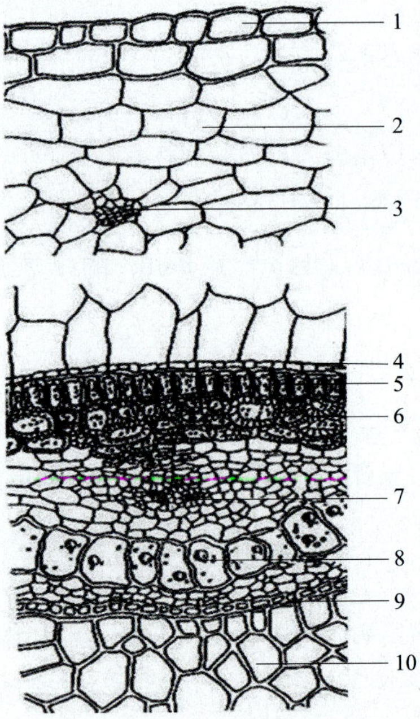

图 2-6-3　五味子横切面组织图

1. 外果皮；2. 中果皮；3. 维管束；4. 内果皮；
5. 种皮外层石细胞；6. 种皮内层石细胞；
7. 种脊维管束；8. 油细胞；9. 种皮内表皮细胞；
10. 胚乳细胞

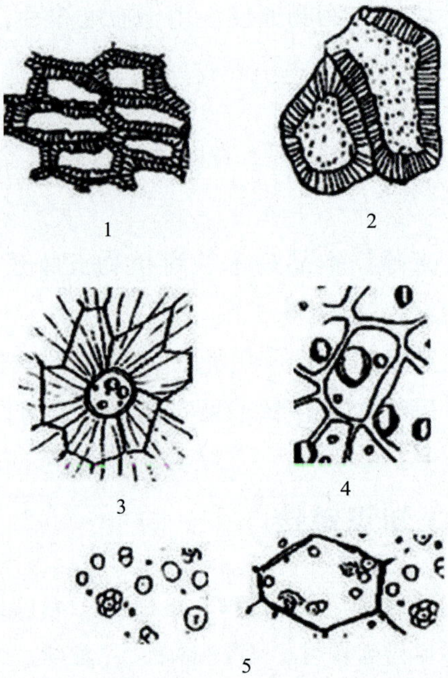

图 2-6-4　五味子粉末图

1. 种皮外层石细胞；2. 种皮内层石细胞；
3. 果皮表皮分泌细胞及角质层纹理；
4. 胚乳细胞及脂肪油；5. 淀粉粒

【化学成分】五味子果皮和成熟种皮中含有木脂素为 5%～22%，其中五味子醇甲是五味子药材的有效成分，含量不得少于 0.40%。此外还有 γ-五味子素、去氧五味子素、五味子甲素、五味子乙素、五味子丙素、五味子醇乙、五味子酯甲、五味子酯乙及挥发油等 20 余种成分。

【质量评价】

1. 经验鉴别　以紫红色、粒大、肉厚、有油性及光泽者为佳。

2. 含量测定　照高效液相色谱法测定，药材含五味子醇甲不得少于 0.40%。

【功效】收敛固涩，益气生津，补肾宁心。

知识拓展

五味子与伪品的对比

品名		特　征
正品	五味子	呈不规则圆球形，直径 5～8 毫米，表面紫红色，陈货颜色发暗，呈褐色，果肉皱缩，柔润，尝之有较浓的酸味，内有黄色肾形种子 2 粒，个别含种子 1 粒，种皮颜色光亮，捏碎有香味，味辛苦。
	南五味子	呈不规则圆球形，直径 3～5 毫米，略小于辽五味，颜色没有辽五味红，干品多呈棕红色，较辽五味果肉薄，内含肾形种子 1～2 粒，味微酸，辛苦。

品名		特　征
伪品	山葡萄	与南五味子极为相似，果实轻泡，外皮易捏碎，无皱缩，无气味，内含圆形种子若干粒，种子切开后，种芯呈黑褐色，而正品南五味子种子肾形，切开后种芯肉呈白色，这是辨别五味子同山葡萄的最明显区别，另外，五味子果肉与种子不易剥离，种子与果皮粘连一起，果肉紧包住种子，果皮柔软，用手轻捻，有韧性。而山葡萄果皮干燥，较薄，与种子不密贴，用手轻捻，则皮碎籽出。

附药：南五味子

本品为木兰科植物华中五味子 *Schisandra sphenanthera* Rehd. et Wils. 的干燥成熟果实。秋季果实成熟时采摘，晒干，除去果梗和杂质。本品呈球形或扁球形，直径 4～6mm。表面棕红色至暗棕色，干瘪，皱缩，果肉常紧贴于种子上。种子 1～2，肾形，表面棕黄色，有光泽，种皮薄而脆。果肉气微，味微酸。具收敛固涩，益气生津，补肾宁心的功效。

覆盆子
Bubi Fructus

【来源】本品为蔷薇科悬钩子属植物华东覆盆子 *Rubus chingii* Hu 的干燥果实。

【产地】主产于浙江、湖北、江西、福建等地。

【采收加工】夏初果实由绿变绿黄时采收，除去梗、叶，置沸水中略烫或略蒸，取出，干燥。

【性状】**药材**　本品为聚合果，由多数小核果聚合而成，呈圆锥形或扁圆锥形，高 0.6～1.3cm，直径 0.5～1.2cm。表面黄绿色或淡棕色，顶端钝圆，基部中心凹入。宿萼棕褐色，下有果梗痕。小果易剥落，每个小果呈半月形，背面密被灰白色茸毛，两侧有明显的网纹，腹部有突起的棱线。体轻，质硬。气微，味微酸涩。（图 2-6-5）

【化学成分】含枸橼酸、苹果酸等有机酸，糖类及少量维生素 C。

【质量评价】以个大、饱满、粒整、结实、色灰绿、无叶梗者为佳。

【功效】益肾，固精，缩尿。

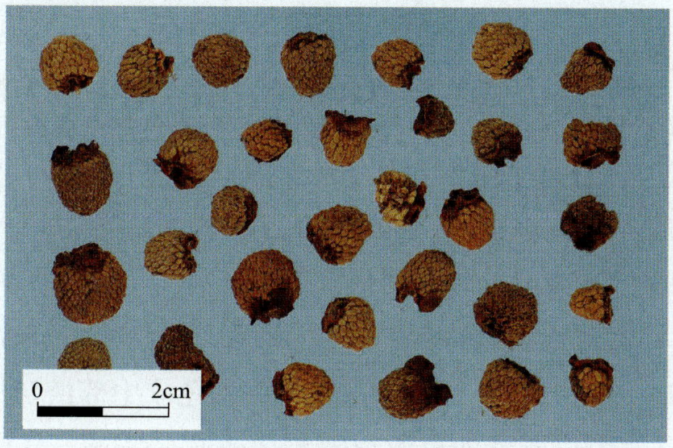

图 2-6-5　覆盆子药材图

木 瓜

Chaenomelis Fructus

【来源】本品为蔷薇科植物贴梗海棠 *Chaenomeles speciosa*（Sweet）Nakai 的干燥近成熟果实。

【产地】主产安徽、浙江、湖北、四川等地。

【采收加工】夏、秋二季果实绿黄时采收，置沸水中烫至外皮灰白色，对半纵剖，晒干。

【性状】**药材** 本品长圆形，**多纵剖成两半**，长 4~9cm，宽 2~5cm，厚 1~2.5cm。外表面紫红色或红棕色，有不规则的**深皱纹**；剖面边缘向内卷曲，果肉红棕色，中心部分凹陷，棕黄色；种子扁长三角形，多脱落。质坚硬。气微清香，味酸。（图 2-6-6）

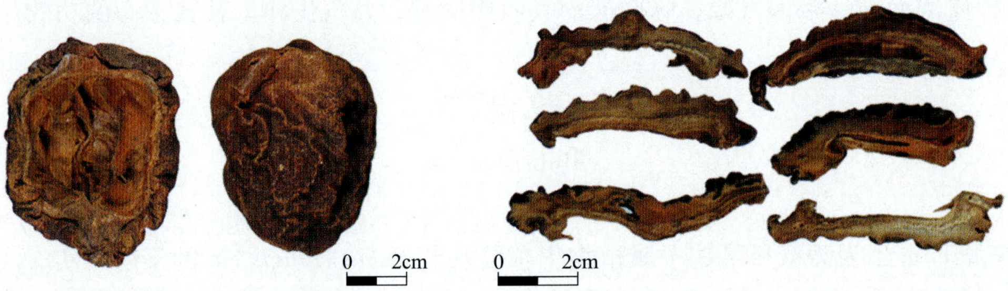

图 2-6-6 木瓜药材图

【化学成分】含苹果酸、酒石酸、枸橼酸、皂苷及黄酮类，鲜果含过氧化氢酶，种子含氢氰酸。

【质量评价】

1. 经验鉴别 以个大、皮皱、紫红色者为佳。

2. 含量测定 照高效液相色谱法测定，药材含齐墩果酸、熊果酸的总量不得少于 0.50%。

【功效】平肝舒筋，和胃化湿。

山 楂

Crataegi Fructus

【来源】本品为蔷薇科植物山里红 *Crataegus pinnatifida* Bge. var. *major* N. E. Br. 或山楂 *Crataegus pinnatifida* Bge. 的干燥成熟果实。

【产地】主产于山东、河北、河南、辽宁等地，多为栽培品。

【采收加工】秋季果实成熟时采收，切片，干燥。

【性状】**药材** 本品**圆形或类圆形片**，皱缩不平，直径 1~2.5cm，厚 0.2~0.4cm。外皮红色，具皱纹，有灰白色小斑点。果肉深黄色至浅棕色。中部横切片具 5 粒浅黄色果核，但核多脱落而中空。有的切片上可见短而细的果梗或花萼残迹。气微清香，**味酸**、微甜。（图 2-6-7）

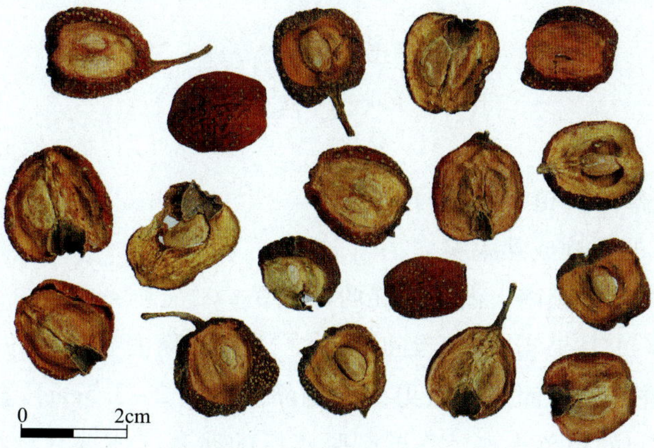

图 2-6-7　山楂药材图

【鉴别】盐酸-镁粉反应显桃红色，三氯化铝纸片反应显黄绿色荧光。

【化学成分】含三萜类成分，如熊果酸、齐墩果酸；黄酮类成分，如槲皮素、芦丁、牡荆素等；其他类成分，如苦杏仁苷、表儿茶精、皂苷等。

【质量评价】

1. 经验鉴别　以个大、皮红、肉厚者为佳。

2. 含量测定　照高效液相色谱法测定，药材含有机酸以枸橼酸计，不得少于 5.0%。

【功效】消食健胃，行气散瘀，化浊降脂。

乌　梅

Mume Fructus

【来源】本品为蔷薇科植物梅 *Prunus mume*（Sieh.）Sieb. et Zucc. 的干燥近成熟果实。

【产地】主产四川、浙江等地。

【采收加工】夏季果实近成熟时采收，低温烘干后闷至色变黑。

【性状】**药材**　本品呈类环形或扁球形，直径 1.5~3cm。表面乌黑色或棕黑色，皱缩不平，基部有圆形果梗痕。果核坚硬，椭圆形，棕黄色，表面有凹点；种子扁卵形，淡黄色。气微，味极酸。(图 2-6-8)

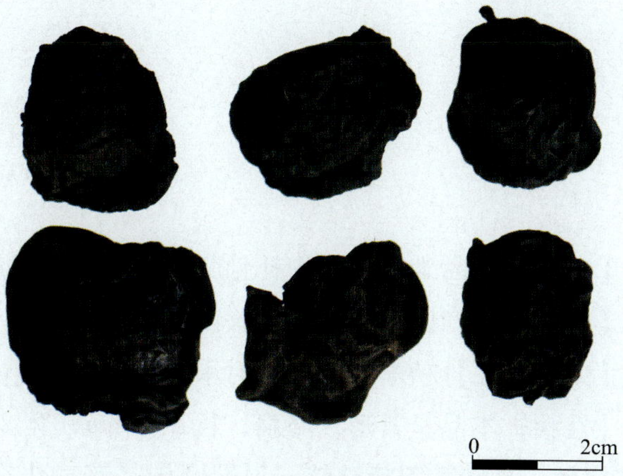

图 2-6-8　乌梅药材图

【化学成分】含苦杏仁苷及枸橼酸、苹果酸等多种有机酸。

【质量评价】以个大、肉厚、核小、外皮乌黑色、不破裂露核、柔润、味极酸者为佳。

【功效】敛肺，涩肠，生津，安蛔。

金樱子

Rosae Laevigatae Fructus

【来源】本品为蔷薇科植物金樱子 *Rosa laevigata* Michx. 的干燥成熟果实。

【产地】主产于广东、湖南、浙江、江西等地。

【采收加工】10~11 月果实成熟变红时采收，干燥，除去毛刺。

【性状】本品为花托发育而成的假果，呈**倒卵形**，长 2~3.5cm，直径 1~2cm。表面红黄色或红棕色，有突起的棕色小点，系毛刺脱落后的残基。顶端有盘状花萼残基，中央有黄色柱基，下部渐尖。质硬。切开后，花托壁厚 1~2mm，内有多数坚硬的小瘦果，内壁及瘦果均有淡黄色绒毛。无臭，味甘、微涩。（图 2-6-9）

【化学成分】含金樱子多糖、苹果酸、枸橼酸及鞣质等。

【质量评价】以个大、色红黄、去净毛刺者为佳。

【功效】固精缩尿，涩肠止泻。

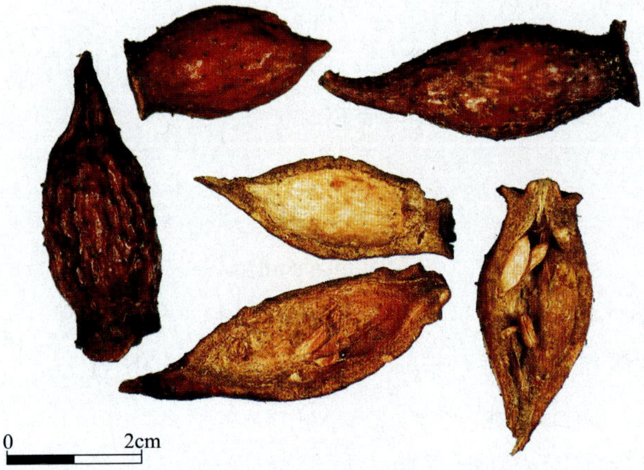

图 2-6-9　金樱子药材图

补骨脂

Psoraleae Fructus

【来源】本品为豆科植物补骨脂 *Psoralea corylifolia* L. 的干燥成熟果实。

【产地】主产四川、河南、陕西、安徽等地。

【采收加工】秋季果实成熟时采收果序，晒干，搓出果实，除去杂质。

【性状】本品呈**肾形**，略扁，长 3~5mm，宽 2~4mm，厚约 1.5mm。表面**黑色**、**黑褐色或灰褐色**，具**细微网状皱纹**。顶端圆钝，有一小突起，凹侧有果梗痕。质硬。果皮薄，与种子不易分离；种子 1 枚，子叶 2，黄白色，有油性。气香，味辛、微苦。（图 2-6-10）

【鉴别】本品横切面：①果皮表皮细胞 1 列，有时可见小形腺毛；表皮下为薄壁组织，内有众多碗形**壁内腺**（内生腺体）沿周边排列，内含油滴；并散有维管束。②种皮表皮为

1列栅状细胞，其下为1列哑铃状支持细胞，向内为数列薄壁细胞，散有外韧型纸管束。③色素细胞1列，扁平。④子叶细胞类方形、多角形，充满糊粉粒与油滴。(图2-6-11)

粉末灰黄色。①种皮表皮栅状细胞壁呈“V”字形增厚。②种皮支持细胞断面观哑铃状，表面观类圆形，可见环状增厚壁（侧壁增厚部分）。③果皮表皮细胞壁皱缩，细胞界限不清，表面观可见密集的大型内生腺体及少数小腺毛。气孔小，退化。④**草酸钙小柱晶**成片存在于中果皮碎片中。(图2-6-12)

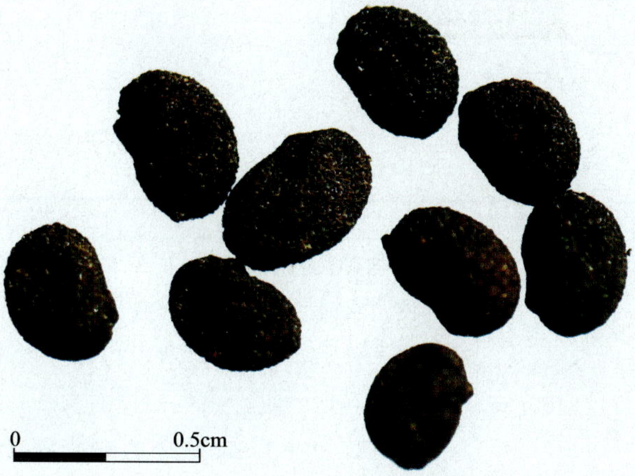

图2-6-10　补骨脂药材图

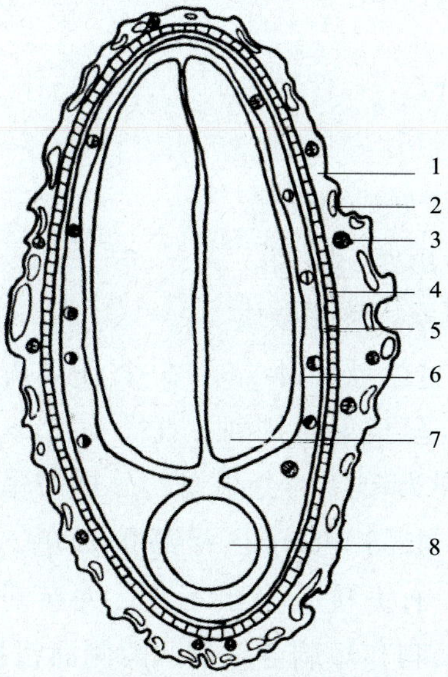

图2-6-11　补骨脂横切面简图

1. 果皮；2. 壁内腺；3. 维管束；4. 种皮外表皮；5. 种皮下皮；6. 种皮内表皮；7. 子叶；8. 胚根

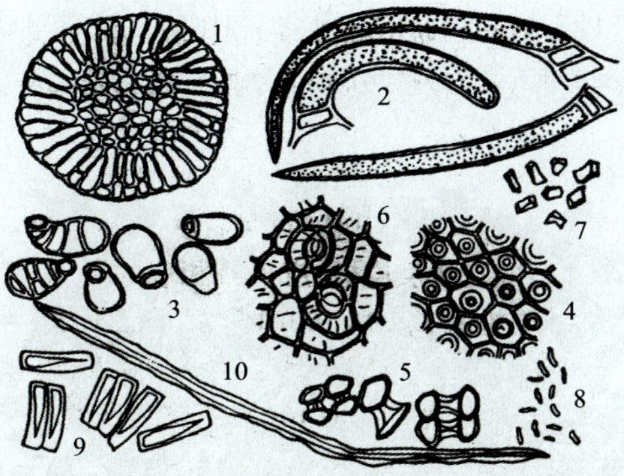

图2-6-12　补骨脂表面片及解离组织图

1. 壁内腺；2. 非腺毛；3. 腺毛；4. 支持细胞顶面观；5. 支持细胞侧面观；6. 表皮及气孔；7. 草酸钙方晶；8. 草酸钙小柱晶；9. 种皮栅状细胞；10. 萼片维管束纤维

【化学成分】果实含挥发油约20%、有机酸、一种甲基糖苷、碱溶性树脂、不挥发性萜类油、皂苷。种子含香豆精类补骨脂素和异补骨脂素共约1.1%、黄酮类补骨脂黄酮、甲基补骨脂黄酮、异补骨脂黄酮和查耳酮类补骨脂查耳酮、异补骨脂查耳酮、单萜烯酚衍生物补骨脂酚；尚含挥发油、树脂、脂肪油。

【质量评价】

1. 经验鉴别　以粒大、色黑。饱满、坚实、无杂质者为佳。

2. 含量测定　照高效液相色谱法测定，药材含补骨脂素和异补骨脂素的总量不得少于0.70%。

【功效】温肾助阳，纳气，止泻。

知识拓展

补骨脂与伪品的对比

品名		特征
正品	补骨脂	呈扁椭圆形或略似肾形，长3~5毫米，直径2~4毫米，厚约1.5毫米，中央微凹，表面黑棕色，粗糙，具细微网状皱纹及细密腺点，少数果实外有淡灰棕色的宿萼；果皮薄，与种皮不易分离，剥开后内有种仁1枚，具子叶2片，淡棕色至淡黄棕色，富含油脂；因含有较多的挥发油，闻之气微香，口尝味苦。
伪品	毛曼陀罗子	呈扁肾形，大小个与正品差不多，表面黄棕色，也具细微的网状纹理，但边缘有明显不规则的弯曲沟纹，背侧呈弓形隆起，腹侧具黑色的种柄，种脐呈深缝状；种子剖开后，胚乳为白色，胚曲折，略显油性；气微，闻之无香气，口尝味苦微辛。

蒺藜

Tribuli Fructus

【来源】本品为蒺藜科植物蒺藜 *Tribulus terrestris* L. 的干燥成熟果实。

【产地】主产河南、河北、山东、安徽、江苏、四川、山西、陕西。

【采收加工】秋季果实成熟时采割植株，晒干，打下果实，除去杂质。

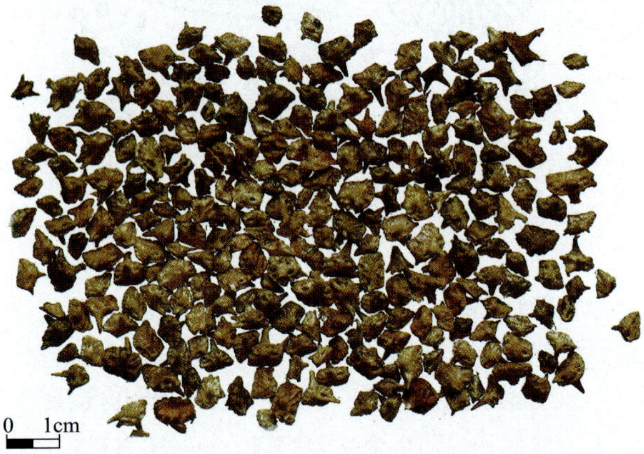

图2-6-13 蒺藜药材图

【性状】本品由5个分果瓣组成，呈放射状排列，直径7~12mm。常裂为单一的分果瓣，分果瓣呈斧状，长3~6mm；背部黄绿色，隆起，有纵棱及多数小刺，并有对称的长刺和短刺各1对，两侧面粗糙，有网纹，灰白色。质坚硬。无臭，味苦、辛。(图2-6-13)

【化学成分】含皂苷、蒺藜苷、紫云英苷等。

【功效】平肝解郁，活血祛风，明目，止痒。

花椒

Zanthoxyli Pericarpium

【来源】本品为芸香科植物青椒 *Zanthoxylum schinifolium* Sieb. et Zucc. 或花椒 *Zanthoxylum bungeanum* Maxim. 的干燥成熟果皮。

【产地】主产河北、山西、陕西、甘肃、河南等地。此外黑龙江、四川、湖北、青海、湖南、广西等地亦产。

【采收加工】秋季采收成熟果实，晒干，除去种子和杂质。

【性状】青椒　多为2~3个上部离生的小蓇葖果，集生于小果梗上，蓇葖果球形，沿腹缝线开裂，直径3~4mm。外表面灰绿色或暗绿色，散有多数油点和细密的网状隆起皱纹；内表面类白色，光滑。内果皮常由基部与外果皮分离。残存种子呈卵形，长3~4mm，直径2~3mm，表面黑色，有光泽。气香，味微甜而辛。

花椒　蓇葖果多单生，直径4~5mm。外表面紫红色或棕红色，散有多数疣状突起的油点，直径0.5~1mm，对光观察半透明；内表面淡黄色。香气浓，味麻辣而持久。（图2-6-14）

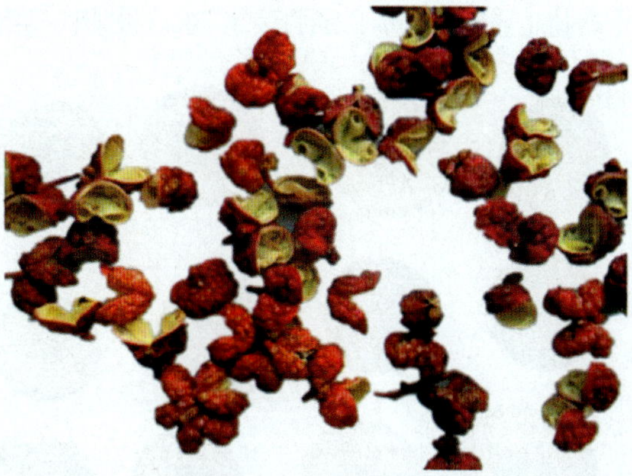

图2-6-14　花椒药材图

【化学成分】含挥发油，尚含甾醇、不饱和有机酸等。

【质量评价】以身干个大、色红、无梗、皮细、颗粒均匀者为佳。

【功效】泻水逐饮；外用杀虫疗疮。

枳　壳

Aurantii Fructus

【来源】本品为芸香科植物酸橙 *Citrus aurantium* L. 及其栽培变种的干燥未成熟果实。

【产地】主产江西、四川、湖北、贵州等地。

【采收加工】7月果皮尚绿时采收，自中部横切为两半，晒干或低温干燥。

【性状】本品呈**半球形**，直径3~5cm。外果皮棕褐色或褐色，有颗粒状突起，突起的顶端有**凹点状油室**；有明显的花柱残迹或果梗痕。切面中果皮黄白色，光滑而稍隆起，厚0.4~1.3cm，边缘散有1~2列油室，瓤囊7~12瓣，少数至15瓣，汁囊干缩呈棕色至棕褐色，内藏种子。**质坚硬**，不易折断。气清香，**味苦、微酸**。（图2-6-15）

【鉴别】取本品粉末0.5g，加甲醇10ml，加热回流10分钟，滤过，取滤液1ml，加四氢硼钾约5mg，摇匀，加盐酸数滴，溶液显樱红色至紫红色。

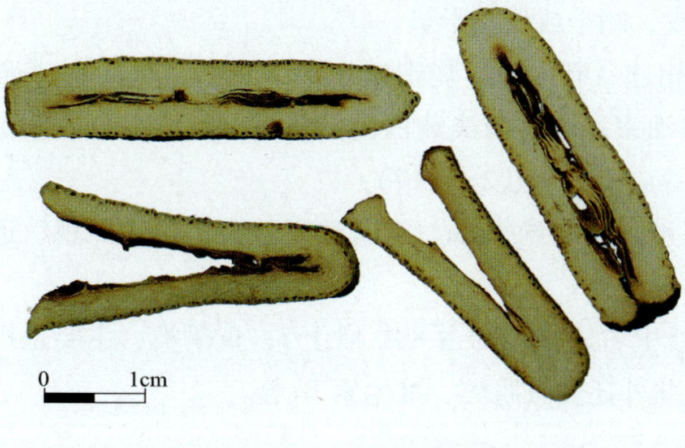

图2-6-15　枳壳药材图

【化学成分】含挥发油和黄酮类成分。

【质量评价】

1. 经验鉴别　以外果皮色绿褐、果肉厚、质坚硬、香气浓者为佳。

2. 含量测定　照高效液相色谱法测定，药材含柚皮苷不得少于4.0%，新橙皮苷不得少于3.0%。

【功效】理气宽中，行滞消胀。

枳　实

Aurantii Immaturus Fructus

【来源】本品为芸香科植物酸橙 *Citrus aurantium* L. 及其栽培变种或甜橙 *Citrus sinensis* Osbeck 的干燥幼果。

【产地】分布江苏、浙江、广东、贵州、四川、江西等地。

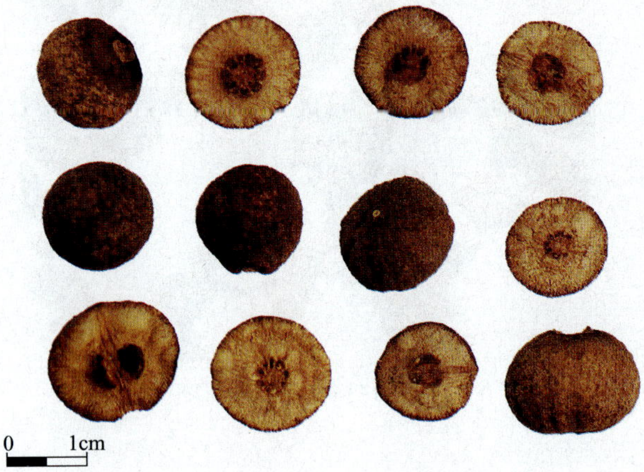

图 2-6-16　枳实药材图

【采收加工】5~6 月收集自落的果实，除去杂质，自中部横切为两半，晒干或低温干燥，较小者直接晒干或低温干燥。

【性状】本品呈半球形，少数为球形，直径 0.5~2.5cm。外果皮黑绿色或暗棕绿色，具颗粒状突起和皱纹，有明显的花柱残迹或果梗痕。切面中果皮略隆起，黄白色或黄褐色，厚 0.3~1.2cm，边缘有 1~2 列油室，瓤囊棕褐色。质坚硬。气清香，味苦、微酸。（图 2-6-16）

【化学成分】含挥发油，且多含黄酮苷等。

【质量评价】以外果皮黑绿色、果皮厚而肉呈凸起状、质坚实、香气浓郁者为佳。

【功效】破气消积，化痰散痞。

陈　皮

Citri Reticulatae Pericarpium

【来源】本品为芸香科植物橘 *Citrus reticulata* Blanco 及其栽培变种的干燥成熟果皮。药材分为“陈皮”和“广陈皮”。

【产地】各产橘区均产。均为栽培。

【采收加工】采摘成熟果实，剥取果皮，晒干或低温干燥。

【性状】　陈皮　常剥成数瓣，基部相连，有的呈不规则的片状，厚 1~4mm。外表面橙红色或红棕色，有细皱纹及凹下的点状油室；内表面浅黄白色，粗糙，附黄白色或黄棕色筋络状维管束。质稍硬而脆。气香，味辛、苦。（图 2-6-17）

广陈皮　常 3 瓣相连，形状整齐，厚度均匀，约 1mm。点状油室较大，对光照视，透明清晰。质较柔软。

【化学成分】主含挥发油 2%~4%（油中右旋柠檬烯占 80% 以上）；黄酮类，主要是橙皮苷、橘皮素、新橙皮苷、川陈皮素等，此外还含有肌醇、维生素 B_1 等。

【质量评价】以粒大、色黑。饱满、坚实、无杂质者为佳。

【功效】理气健脾，燥湿化痰。

附药：橘核

本品为芸香科植物橘 *Citrus reticulata* Blanco 及其栽培变种的干燥成熟种子。果实成熟后收集，洗净，晒干。本品略呈卵形，长 0.8 ~ 1.2cm，直径 0.4~0.6cm。表面淡黄白色或淡灰白色，光滑，一侧有种脊棱线，一端钝圆，另端渐尖成小柄状。外种皮薄而韧，内种皮菲薄，淡棕色，子叶 2，黄绿色，有油性。气微，味苦。具理气，散结，止痛功效，用于疝气疼痛，睾丸肿痛，乳痈乳癖。

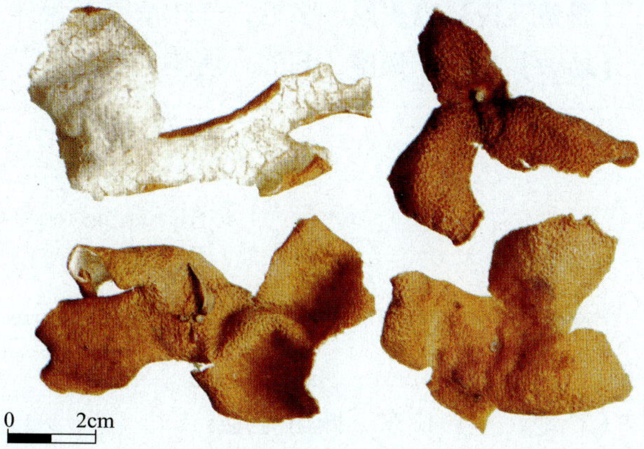

图 2-6-17　陈皮药材图

橘红

本品为芸香科植物化州桔 *Citrus grandis* Osbeck var. tomentosa Hort. 或橘 *Citrus reticulata* Blanco 及其栽培变种的干燥外层果皮。秋末冬初果实成熟后采收，用刀削下外果皮，晒干或阴干。本品呈长条形或不规则薄片状，边缘皱缩向内卷曲。外表面黄棕色或橙红色，存放后呈棕褐色，密布黄白色突起或凹下的油室。内表面黄白色，密布凹下透光小圆点。质脆易碎。气芳香，味微苦、麻。

化橘红

Citri Grandis Exocarpium

【来源】本品为芸香科植物化州柚 *Citrus grandis* Tomentosa 或柚 *Citrus grandis*（L.）Osbeck 的未成熟或近成熟的干燥外层果皮。前者习称“毛橘红”，后者习称“光五爪”。

【产地】主产广东、广西等地。

【采收加工】夏季果实未成熟时采收，置沸水中略烫后，将果皮割成 5 或 7 瓣，除去果瓤及部分中果皮，压制成形，干燥。

【性状】化州柚：呈对折的七角或展平的五角星状，单片呈柳叶形。完整者展平后直径 15~28cm，厚 0.2~0.5cm。外表面黄绿色，密布茸毛，有皱纹及小油室；内表面黄白色或淡黄棕色，有脉络纹。质脆，易折断，断面不整齐，外缘有 1 列不整齐的下凹的油室，内侧稍柔而有弹性。气芳香，味苦、微辛。（图 2-6-18）

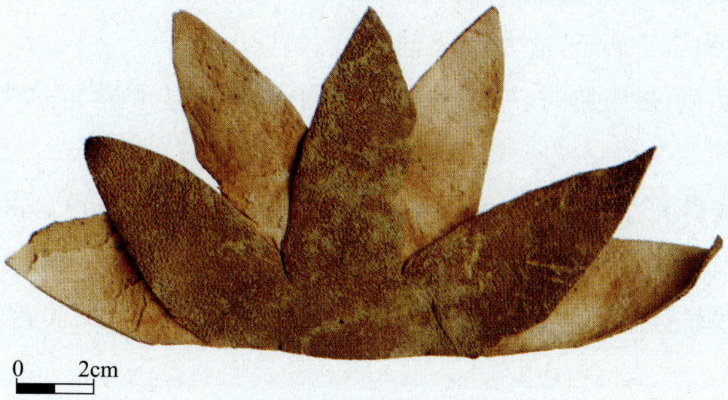

图 2-6-18　化橘红药材图

柚：外表面黄绿、色黄棕色，无毛。

【化学成分】含挥发油、柚皮苷、新橙皮苷等。

【质量评价】以皮厚、多毛，气味浓厚者为佳。

【功效】散寒，燥湿，利气，消痰。

佛手

Citri Sarcodactylis Fructus

【来源】本品为芸香科柑橘属植物佛手 *Citrus medica* L. var. *sarcodactylis* Swingle 的干燥果实。

【产地】主产广东、四川等地。

【采收加工】秋季果实尚未变黄或变黄时采收，纵切成薄片，晒干或低温干燥。

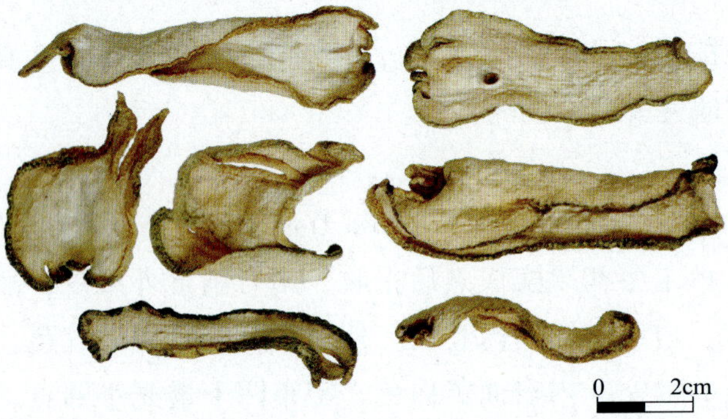

图 2-6-19 佛手药材图

【性状】本品为类椭圆形或卵圆形的薄片，常皱缩或卷曲。长 6~10cm，宽 3~7cm，厚 0.2~0.4cm。顶端稍宽，常有 3~5 个手指状的裂瓣，基部略窄，有的可见果梗痕。外皮黄绿色或橙黄色，有皱纹及油点。果肉浅黄白色，散有凹凸不平的线状或点状维管束。质硬而脆，受潮后柔韧。气香，味微甜后苦。(图 2-6-19)

【化学成分】含佛手内酯、柠檬内酯、橙皮苷、棕榈酸等。

【质量评价】以片大、皮黄、肉白、香气浓者为佳。

【功效】舒肝理气，和胃止痛。

吴茱萸

Euodiae Fructus

【来源】本品为芸香科植物吴茱萸 *Euodia rutaecarpa*（Juss.）Benth.、石虎 *Euodia rutaecarpa*（Juss.）Benth. var. officinalis（Dode）Huang 或疏毛吴茱萸 *Euodia rutaecarpa*（Juss.）Benth. var. bodinieri（Dode）Huang 的干燥近成熟果实。

【产地】主产于长江以南各地，以贵州、广西产量大，质佳。

【采收加工】多为栽培。8~11 月果实尚未开裂时，剪下果枝，晒干或低温干燥，除去枝、叶、果梗等杂质。

【性状】本品呈球形或略呈五角状扁球形，直径 2~5mm。表面暗黄绿色至褐色，粗糙，有多数点状突起或凹下的油点。顶端有五角星状的裂隙，基部残留被有黄色茸毛的果梗。质硬而脆，横切面可见子房 5 室，每室有淡黄色种子 1 粒。气芳香浓郁，味辛辣而苦。(图 2-6-20)

【化学成分】含挥发油，主要是吴萸烯，并含罗勒烯。生物碱，吴茱萸碱、吴茱萸次碱、羟基吴茱萸碱、去氢吴茱萸碱等及甾体、花色苷等。

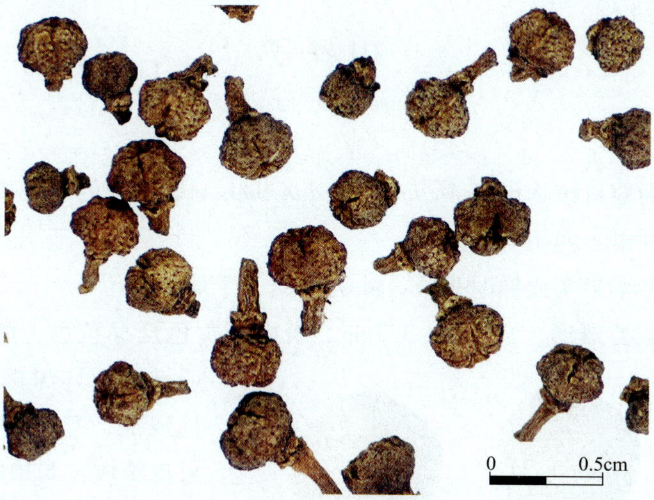

图 2-6-20　吴茱萸药材图

【质量评价】以粒小、饱满坚实、色绿、香气浓烈者为佳。

【功效】散寒止痛，降逆止呕，助阳止泻。

鸦胆子

Bruceae Fructus

【来源】本品为苦木科植物鸦胆子 *Brucea javanica*（L.）Merr. 的干燥成熟果实。

【产地】主产广西及广东等省区。

【采收加工】秋季果实成熟时采收，除去杂质，晒干。

【性状】本品呈卵形，长 6～10mm，直径 4～7mm。表面黑色或棕色，有隆起的网状皱纹，网眼呈不规则的多角形，两侧有明显的棱线，顶端渐尖，基部有凹陷的果梗痕。果壳质硬而脆，种子卵形，长 5～6mm，直径 3～5mm，表面类白色或黄白色，具网纹；种皮薄，子叶乳白色，富油性。无臭，味极苦。（图 2-6-21）

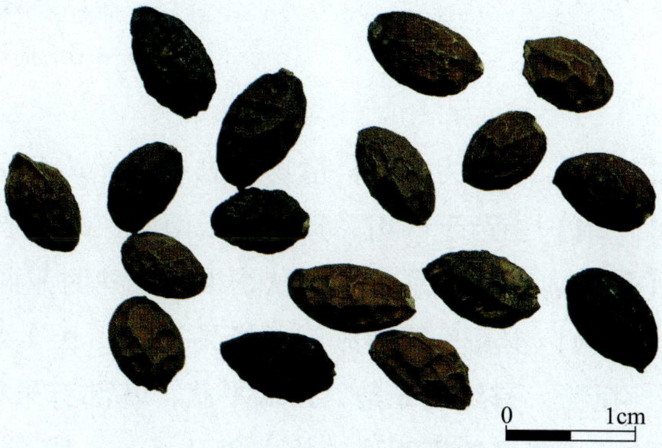

图 2-6-21　鸦胆子药材图

【化学成分】鸦胆子含生物碱（鸦胆子碱和鸦胆宁等）、糖苷（鸦胆灵、鸦胆子苷等）、酚性成分（鸦胆子酚等）和一种羟基羧酸称鸦胆子酸等。

【质量评价】以质坚、仁白、油性足者为佳。

【功效】清热解毒，截疟，止痢，腐蚀赘疣。

川楝子

Toosendan Fructus

【来源】本品为楝科植物川楝 *Melia toosendan* Sieb. et Zucc. 的干燥成熟果实。

【产地】主产甘肃、四川等地。

【采收加工】冬季果实成熟时采收，除去杂质，干燥。

【性状】本品呈类球形，直径 2~3.2cm。表面金黄色至棕黄色，微有光泽，少数凹陷或皱缩，具深棕色小点。顶端有花柱残痕，基部凹陷，有果梗痕。外果皮革质，与果肉间常成空隙，果肉松软，淡黄色，遇水润湿显黏性。果核球形或卵圆形，质坚硬，两端平截，有 6~8 条纵棱，内分 6~8 室，每室含黑棕色长圆形的种子 1 粒。气特异，味酸、苦。（图 2-6-22）

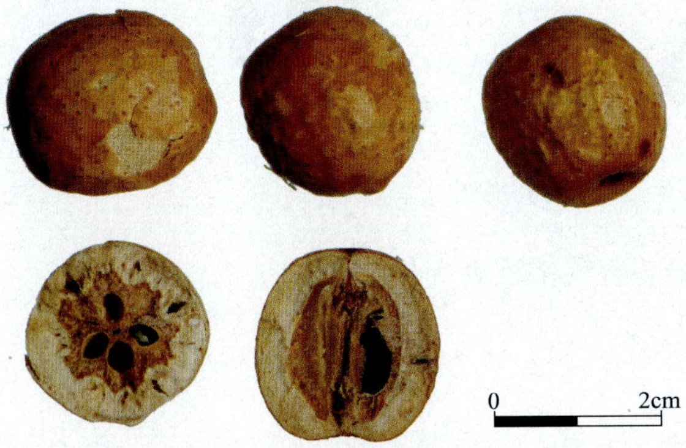

图 2-6-22　川楝子药材图

【化学成分】含驱蛔有效成分川楝素，以及生物碱、山柰醇、树脂、鞣质等。

【质量评价】以表面金黄色，肉黄白色，厚而松软者为佳。

【功能主治】疏肝泄热；行气止痛；杀虫。

巴　豆

Crotonis Fructus

【来源】本品为大戟科植物巴豆 *Croton tiglium* L. 的干燥成熟果实。

【产地】主产于四川、贵州、云南、广西等省区。

【采收加工】多系栽培。秋季果实成熟时采收，堆置 2~3 天，摊开，干燥。

【性状】本品呈**卵圆形，一般具三棱**，长 1.8~2.2cm，直径 1.4~2cm。表面灰黄色或稍深，粗糙，**有纵线 6 条**，顶端平截，基部有果梗痕。破开果壳，可见 **3 室**，每室含种子 1 粒。种子呈略扁的椭圆形，长 1.2~1.5cm，直径 0.7~0.9cm，表面棕色或灰棕色，一端有小点状的种脐及种阜的疤痕，另端有微凹的合点，其间有隆起的种脊；外种皮薄而脆，内种皮呈白色薄膜；种仁黄白色，油质。无臭，味辛辣。有毒。（图 2-6-23）

【化学成分】含巴豆油，其中有油酸、亚油酸、巴豆油酸、顺芷酸等的甘油酯。另含蛋白质，其中含有一种类似蓖麻子毒蛋白的毒性球蛋白，巴豆素。尚含巴豆苷。

【质量评价】以个大、饱满、种仁色白者佳。粒较空、种仁泛油变色者质次。

【功效】泻寒积，通关窍，逐痰，行水，杀虫。

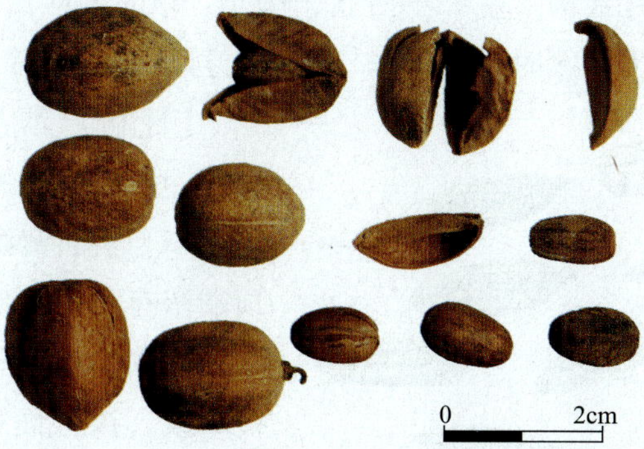

图 2-6-23　巴豆药材图

扫码“学一学”

使君子

Quisqualis Fructus

【来源】本品为使君子科植物使君子 *Quisqualis indica* L. 的干燥成熟果实。

【产地】主产于四川、广东、广西等省区。

【采收加工】秋季果皮变紫黑色时采收，除去杂质，干燥。

【性状】本品呈椭圆形或卵圆形，具 5 条纵棱，偶有 4~9 棱，长 2.5~4cm，直径约 2cm。表面黑褐色至紫黑色，平滑，微具光泽。顶端狭尖，基部钝圆，有明显圆形的果梗痕。质坚硬，横切面多呈**五角星形**，棱角处壳较厚，中间呈类圆形空腔。种子长椭圆形或纺锤形，长约 2cm，直径约 1cm；表面棕褐色或黑褐色，有多数纵皱纹；种皮薄，易剥离；子叶 2，黄白色，有油性，断面有裂纹。气微香，味微甜。（图 2-6-24）

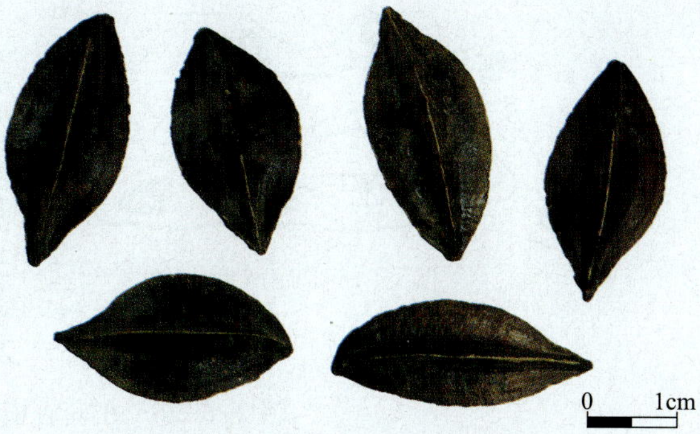

图 2-6-24　使君子药材图

【化学成分】种子含使君子酸钾，并含脂肪油 20%~27%。油中含油酸 48.2%、棕树酸 29.2%、硬脂酸 9.1%、亚油酸 9.0%、肉豆蔻酸 4.5%、花生酸、甾醇。种子尚含蔗糖、葡萄糖、果糖、戊聚糖、苹果酸、柠檬酸、琥珀酸、生物碱如 N-甲基烟酸内盐、脯氨酸等。果壳也含使君子酸钾。花含矢车菊素单糖苷。

【质量评价】以个大、颗粒饱满、种仁色黄、味香甜而带油性者为佳。

【功效】杀虫消积。

小茴香

Foeniculi Fructus

【来源】本品为伞形科植物茴香 *Foeniculum vuLgare* Mill. 的干燥成熟果实。

【产地】我国各地均有栽培。主产于西北、华北、东北地区。

【采收加工】秋季果实初熟时采割植株，晒干，打下果实，除去杂质。

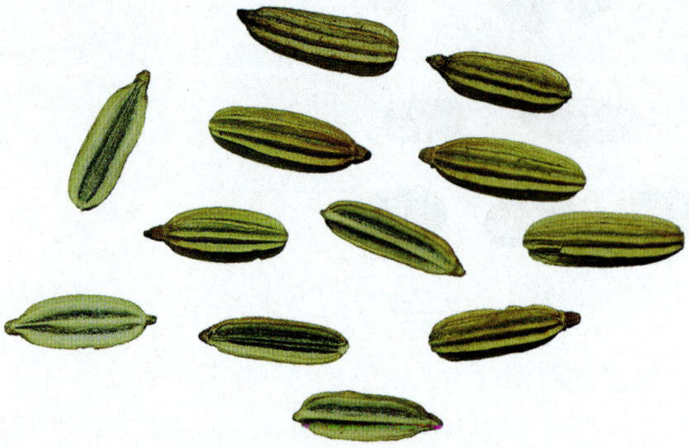

图 2-6-25 小茴香药材图

【性状】本品为**双悬果**，呈圆柱形，有的稍弯曲，长 4 ~ 8mm，直径 1.5 ~ 2.5mm。表面**黄绿色或淡黄色**，两端略尖，顶端留有黄棕色突起的柱基，基部有时有细小的果梗。分果呈长椭圆形，背面**有纵棱 5 条**，接合面平坦而较宽。横切面略呈五边形，背面的四边约等长。有**特异香气**，味微甜、辛。（图 2-6-25）

【鉴别】分果横切面 ①外果皮为 1 列扁平细胞，外被角质层。②中果皮纵棱处有维管束，其周围有多数木化网纹细胞；③背面纵棱间各有大的椭圆形棕色油管 1 个，**接合面有油管 2 个，共 6 个**。④内果皮为 1 列扁平薄壁细胞，细胞长短不一。⑤种皮细胞扁长，含棕色物。⑥胚乳细胞多角形，含多数糊粉粒，每个糊粉粒中含有细小草酸钙簇晶。（图 2-6-26）

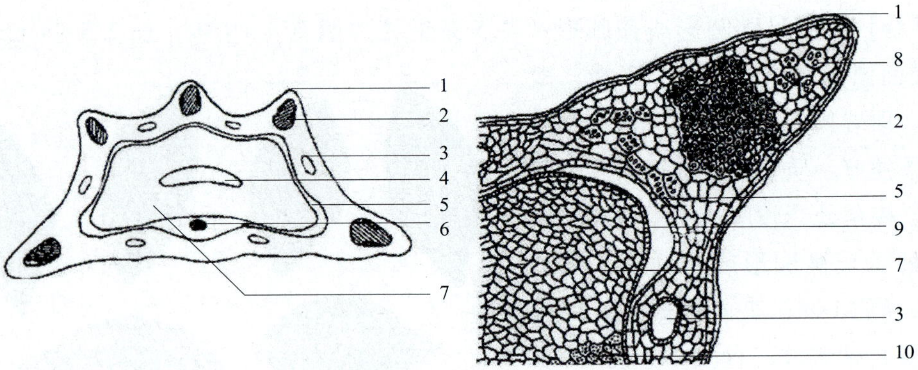

图 2-6-26 小茴香横切面简图与详图

1. 外果皮；2. 维管束；3. 油管；4. 胚；5. 内果皮；6. 种脊维管束；7. 内胚乳；8. 网纹细胞；9. 种皮；10. 糊粉粒

本品粉末绿黄色或黄棕色。①**网纹细胞**类长方形或类圆形，壁稍厚，微木化，具大形网状纹孔；②**油管**碎片黄棕色或深红棕色，分泌细胞多角形，含棕色分泌物；③内果皮细胞狭长，由 5~8 个细胞为 1 组；以其长轴相互作不规则方向**镶嵌状**排列；④**内胚乳细胞**多角形，壁稍厚，内充满脂肪油和糊粉粒，每个**糊粉粒**中含小簇晶 1 个，直径 3.5 ~ 7μm。⑤尚有外果皮细胞、种皮细胞、木纤维、木薄壁细胞、导管等。（图 2-6-27）

【化学成分】含有挥发油 1.6% ~ 2.7%，油中主要含有茴香脑、茴香醛、柠檬烯等。另外，含有槲皮素、7-羟基香豆素、甾醇等。

【质量评价】

1. 经验鉴别 以粒大饱满、黄绿色、气味浓者为佳。

2. 含量测定 照高效液相色谱法测定，药材含反式茴香脑不得少于 1.4%。

【功效】散寒止痛，理气和胃。

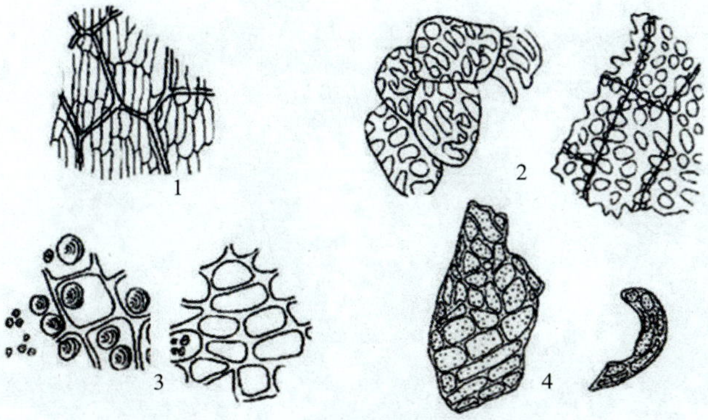

图 2-6-27 小茴香粉末图

1. 镶嵌细胞；2. 网纹细胞；3. 内胚乳细胞；4. 油管碎片

知识拓展

小茴香与伪品的对比

品名		特 征
正品	小茴香	呈长椭圆形，有的稍弯曲，长 4~8 毫米，直径 1.5~2.5 毫米，表面黄绿色或淡黄色，两端略尖，顶端残留有黄棕色突起的柱基，基部有时有细小的果柄，背面有纵棱 5 条，有特殊香气，味微甜、辛。
伪品	莳萝	外形和小茴香相似，但较小且圆，为广椭圆形，扁平，长 3~4 毫米，直径 2~3 毫米，厚约 1 毫米，背棱稍突起，侧棱延展成翅。

蛇床子

Cnidii Fructus

【来源】本品为伞形科植物蛇床 *Cnidium monnieri*（L.）Cuss. 的干燥成熟果实。

【产地】主产于河北、山东、广西、浙江等省区。

【采收加工】夏、秋二季果实成熟时采收，除去杂质，晒干。

【性状】本品为双悬果，呈椭圆形，长 2~4mm，直径约 2mm。表面灰黄色或灰褐色，顶端有 2 枚向外弯曲的柱基，基部偶有细梗。**分果的背面有薄而突起的纵棱 5 条**，接合面平坦，有 2 条棕色略突起的纵棱线。果皮松脆，揉搓易脱落，种子细小，灰棕色，显油性。气香，味辛凉，**有麻舌感**。（图 2-6-28）

【化学成分】含挥发油 1.3%，主要成分为蒎烯、莰烯、异戊酸龙脑酯、异龙脑。

【质量评价】以颗粒饱满、灰黄色、气味浓厚者为佳。

【功效】温肾助阳，祛风，燥湿，杀虫。

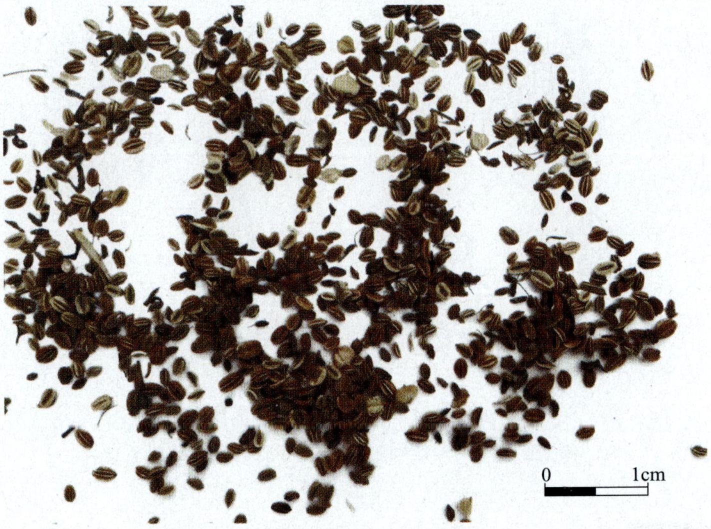

图 2-6-28　蛇床子药材图

山茱萸

Corni Fructus

【来源】本品为山茱萸科植物山茱萸 *Cornus officinalis* Sieb. Et Zucc. 的干燥成熟果肉。

【产地】主产于浙江临安、淳安及河南、安徽、山西等省。

【采收加工】秋末冬初果皮变红时采收果实，用文火烘或置沸水中略烫后，及时除去果核，干燥。

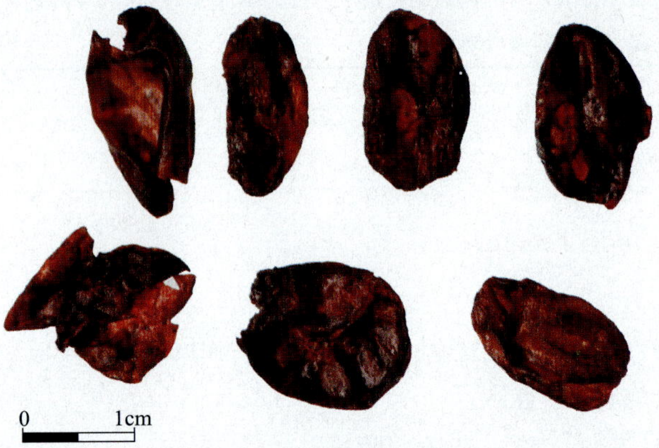

图 2-6-29　山茱萸药材图

【性状】本品呈**不规则的片状或囊状**，长 1 ~ 1.5cm，宽 0.5 ~ 1cm。表面紫红色至紫黑色，皱缩，有光泽。顶端有的有圆形宿萼痕，基部有果梗痕。质柔软。气微，味酸、涩、微苦。（图 2-6-29）

【化学成分】含环烯醚萜苷类化合物、有机酸类、鞣质及维生素 A。

【质量评价】以无核、皮肉肥厚、色红油润者佳。

【功效】补益肝肾，收涩固脱。

连　翘

Forsythiae Fructus

【来源】本品为木犀科植物连翘 *Forsythia suspensa*（Thunb.）Vahl 的干燥果实。

【产地】主产于山西、陕西等地。

【采收加工】秋季果实初熟尚带绿色时采收，除去杂质，蒸熟，晒干，习称“青翘”；果实熟透时采收，晒干，除去杂质，习称“老翘”。

【性状】本品呈长卵形至卵形，稍扁，长 1.5~2.5cm，直径 0.5~1.3cm。表面有不规则的纵皱纹及多数凸起的小斑点，两面各有 1 条明显的纵沟。顶端锐尖，基部有小果梗或已脱落。青翘多不开裂，表面绿褐色，凸起的灰白色小斑点较少，质硬；种子多数，黄绿色，细长，一侧有翅。老翘自顶端开裂或裂成两瓣，表面黄棕色或红棕色，内表面多为浅黄棕色，平滑，具一纵隔；质脆；种子棕色，多已脱落。气微香，味苦。(图 2-6-30)

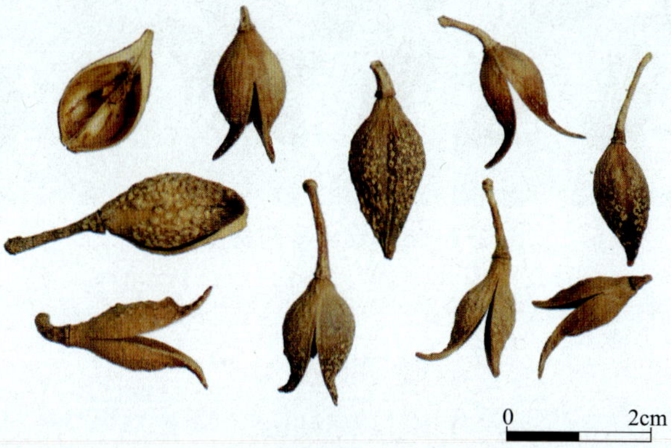

图 2-6-30 连翘药材图

【化学成分】含连翘酚、连翘苷、连翘酯苷 A 等。

【质量评价】

1. 经验鉴别 青翘以色青绿、无枝梗者为佳；老翘以色黄、壳厚、无种子、纯净者为佳。

2. 含量测定 照高效液相色谱法测定，药材含连翘酯苷 A 不得少于 0.25%。

【功效】清热解毒，消肿散结。

女贞子

Ligustri Lucidi Fructus

【来源】本品为木犀科植物女贞 *Ligustrum lucidum* Ait. 的干燥成熟果实。

【产地】主产于浙江、江苏、福建、湖南等省。

【采收加工】冬季果实成熟时采收，除去枝叶，稍蒸或置沸水中略烫后，干燥或直接干燥。

【性状】本品呈**卵形、椭圆形或肾形**，长 6~8.5mm，直径 3.5~5.5mm。表面黑紫色或灰黑色，皱缩不平，基部有果梗痕或具宿萼及短梗。体轻。外果皮薄，中果皮较松软，易剥离，内果皮木质，黄棕色，具纵棱，破开后种子通常为 1 粒，肾形，紫黑色，油性。无臭，味甘、微苦涩。(图 2-6-31)

【化学成分】含女贞子苷、洋橄榄苦苷、齐墩果酸、桦木醇等。

【质量评价】以粒大、饱满、色蓝黑，质坚实者为佳。

【功效】滋补肝肾，明目乌发。

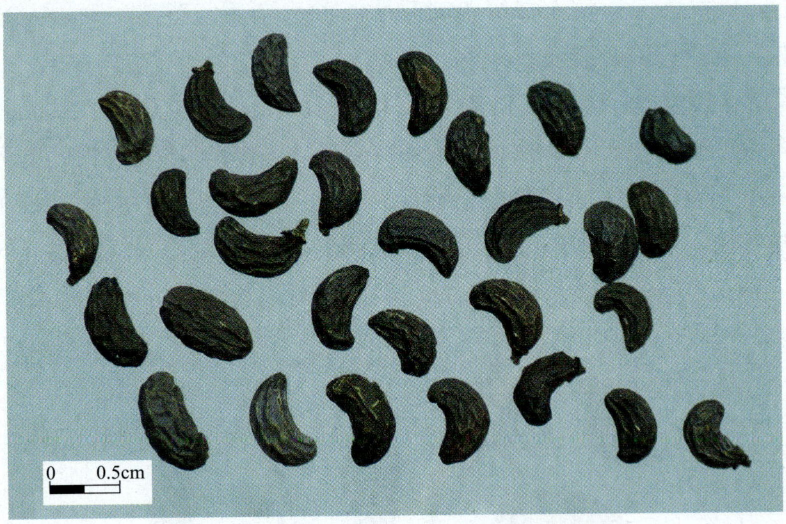

图 2-6-31　女贞子药材图

蔓荆子

Viticis Fructus

【来源】本品为马鞭草科植物单叶蔓荆 *Vitex trifolia* L. var. *simplicifolia* Cham. 或蔓荆 *Vitex trifolia L.* 的干燥成熟果实。

【产地】单叶蔓荆主产于山东、江西、浙江等省。蔓荆主产于广东、广西等省区。

【采收加工】秋季果实成熟时采收，除去杂质，晒干。

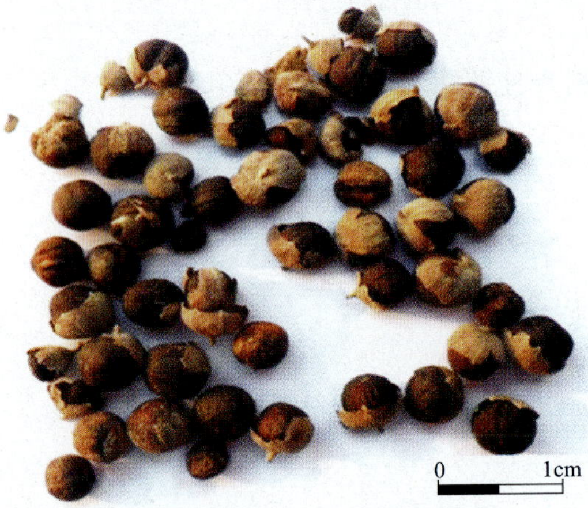

图 2-6-32　蔓荆子药材图

【性状】本品呈球形，直径 4~6mm。表面灰黑色或黑褐色，被灰白色粉霜状茸毛，有纵向浅沟 4 条，顶端微凹，基部有灰白色宿萼及短果梗。萼长为果实的 1/3~2/3，5 齿裂，其中 2 裂较深，密被茸毛。体轻，质坚韧，不易破碎。横切面可见 4 室，每室有种子 1 枚。气特异而芳香，味淡、微辛。(图 2-6-32)

【化学成分】单叶蔓荆果实和叶含挥发油，主要成分为莰烯和蒎烯，并含有微量生物碱和维生素 A；果实中尚含牡荆子黄酮，即紫花牡荆素。

蔓荆果实含少量（0.01%）蔓荆子碱。

【质量评价】以粒大、饱满、气芳香、无杂质者为佳。

【功效】疏散风热，清利头目。

夏枯草
Prunellae Spica

【来源】本品为唇形科植物夏枯草 *Prunella vulgaris* L. 的干燥果穗。

【产地】主产于江苏、安徽、河南等省。

【采收加工】夏季果穗呈棕红色时采收，除去杂质，晒干。

【性状】本品呈棒状，略扁，长 1.5～8cm，直径 0.8～1.5cm，淡棕色至棕红色。全穗由数轮至 10 数轮宿萼与苞片组成，每轮有对生苞片 2 片，呈扇形，先端尖尾状，脉纹明显，外表面有白毛。每一苞片内有花 3 朵，花冠多已脱落，宿萼二唇形，内有小坚果 4 枚，卵圆形，棕色，尖端有白色突起。体轻。气微，味淡。（图 2-6-33）

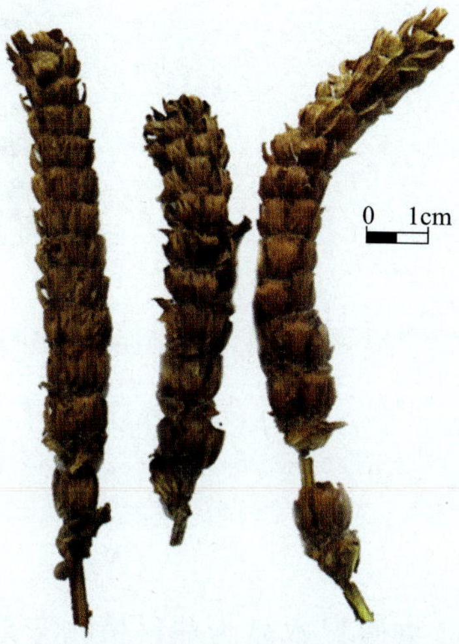

图 2-6-33　夏枯草药材图

【鉴别】取本品粉末 1g，加乙醇 15ml，加热回流 1 小时，滤过。取滤液 1ml，置蒸发皿中，蒸干，残渣加醋酐 1 滴使溶解，再加硫酸微量，即显紫色，后变暗绿色。

【化学成分】含三萜皂苷，其苷元是齐墩果酸。鞣质、挥发油、生物碱、水溶性盐类等。

【质量评价】以色紫褐、穗大、摇之作响者为佳。

【功效】清火，明目，散结，消肿。

紫苏子
Perillae Fructus

【来源】本品为唇形科植物紫苏 *Perilla frutescens*（L.）Britt. 的干燥成熟果实。

【产地】主产湖北、江苏、河南、山东、江西、浙江、四川等地。

【采收加工】秋季果实成熟时采收，除去杂质，晒干。

【性状】本品呈卵圆形或类球形，直径约 1.5mm。表面灰棕色或灰褐色，有微隆起的暗紫色网纹，基部稍尖，有灰白色点状果梗痕。果皮薄而脆，易压碎。种子黄白色，种皮膜质，子叶 2，类白色，有油性。压碎有香气，味微辛。（图 2-6-34）

【化学成分】种子含脂肪油（45.30%）及维生素 B_1。

【质量评价】以颗粒饱满、均匀、灰棕色、无杂质者为佳。

【功效】降气化痰，止咳平喘，润肠通便。

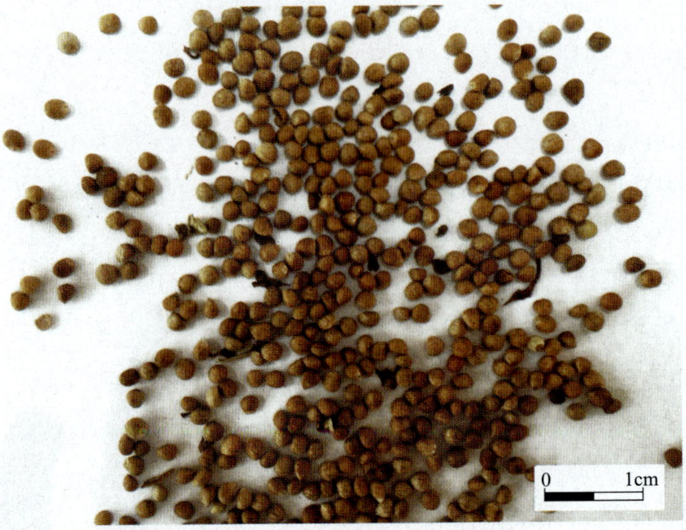

图 2-6-34　紫苏子药材图

枸杞子

Lycii Fructus

【来源】本品为茄科植物宁夏枸杞 *Lycium barbarum* L. 的干燥成熟果实。

【产地】主产于宁夏，甘肃、青海、新疆河北等地亦产，多栽培。

【采收加工】夏、秋二季果实呈红色时采收，热风烘干，除去果梗，或晾至皮皱后，晒干，除去果梗。

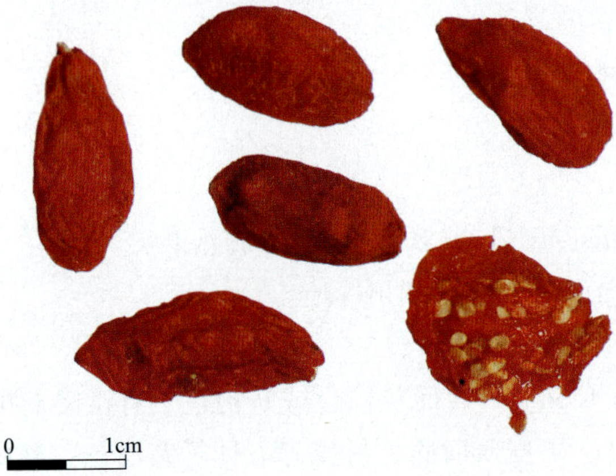

图 2-6-35　枸杞子药材图

【性状】本品呈类纺锤形或椭圆形，长 6~20mm，直径 3~10mm。表面红色或暗红色，顶端有小突起状的花柱痕，基部有白色的果梗痕。果皮柔韧，皱缩；果肉肉质，柔润。种子 20~50 粒，类肾形，扁而翘，长 1.5~1.9mm，宽 1~1.7mm，表面浅黄色或棕黄色。气微，味甜。（图 2-6-35）

【化学成分】含枸杞多糖、胡萝卜素、抗坏血酸、硫胺素和核黄素，亦含烟酸、甜菜碱等成分及天冬氨酸、谷氨酸等多种氨基酸。

【质量评价】

1. 经验鉴别　以粒大、肉厚、种子少、色红、质柔软者为佳。粒小、肉薄、种子多、色灰红老质次。

2. 含量测定　照高效液相色谱法测定，药材含甜菜碱不得少于 0.30%。

【功效】滋补肝肾，益精明目。

栀　子

Gardeniae Fructus

【来源】本品为茜草科植物栀子 *Gardenia jasminoides* Ellis 的干燥成熟果实。

【产地】主产于湖南、江西、湖北、浙江等省。

【采收加工】9~11 月果实成熟呈红黄色时采收，除去果梗及杂质，蒸至上汽或置沸水中略烫，取出，干燥。

【性状】本品呈**长卵圆形或椭圆形**，长 1.5~3.5cm，直径 1~1.5cm。表面红黄色或棕红色，具**6 条翅状纵棱**，棱间常有 1 条明显的纵脉纹，并有分枝。顶端残存萼片，基部稍尖，有残留果梗。果皮薄而脆，略有光泽；内表面色较浅，有光泽，具 2~3 条隆起的假隔膜。种子多数，扁卵圆形，集结成团，深红色或红黄色，表面密具细小疣状突起。气微，味微酸而苦。(图 2-6-36)

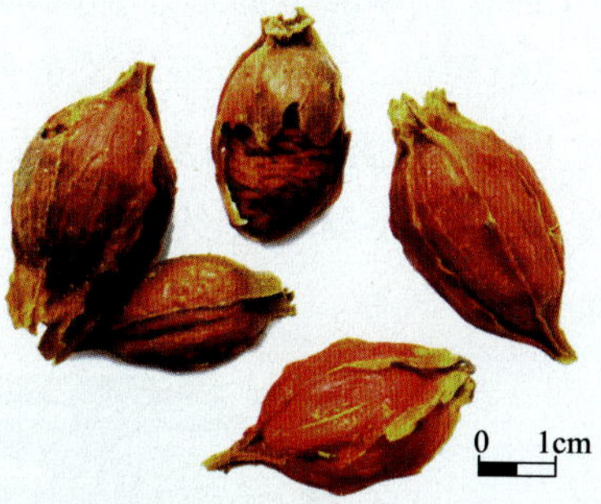

图 2-6-36　栀子药材图

【鉴别】取本品粉末 0.2g，加水 5ml，置水浴中加热 3 分钟，滤过。取滤液 5 滴，置蒸发皿中，蒸干，加硫酸 1 滴，即显蓝绿色，迅速变为褐色，继转为紫褐色。

【化学成分】含多种环烯醚萜苷类：如栀子苷、羟异栀子苷、山栀苷、栀子新苷等。另含色素、三萜类、有机酸等物质。

【质量评价】以个小、完整、仁饱满、内外色红者为佳。个大、外皮棕黄色、仁较瘪、色红黄者质次。

【功效】泻火除烦，清热利尿，凉血解毒。

知识拓展

栀子与伪品的对比

品名		特　征
正品	栀子	呈长卵圆形或椭圆形，长 1.5~3.5cm，直径 1~1.5cm。表面红黄色或棕红色，具 6 条翅状纵棱，棱间常有 1 条明显的纵脉纹，并有分枝。顶端残存萼片，基部稍尖，有残留果梗。果皮薄而脆，略有光泽；内表面色较浅，有光泽，具 2~3 条隆起的假隔膜。种子多数，扁卵圆形，集结成团，深红色或红黄色，表面密具细小疣状突起。气微，味微酸而苦。
伪品	水栀子	与栀子相似，但较长大。长 3~7cm，直径 1~2cm，表面隆起的纵棱较高，棕红色，集结成团。浸入水中染成棕红色。气特异，味苦微酸。

罗汉果

Siraitia Fructus

【来源】 本品为葫芦科植物罗汉果 *Siraitia grosvenorii*（Swingle）C. Jeffrey ex A. M. Lu et Z. Y. Zhang 的干燥果实。

【产地】 主产于广西、江西、广东等地。

【采收加工】 秋季果实由嫩绿变深绿色时采收，晾数天后，低温干燥。

【性状】 本品呈卵形、椭圆形或球形，长 4.5～8.5cm，直径 3.5～6cm。表面褐色、黄褐色或绿褐色，有深色斑块及黄色柔毛，有的有 6～11 条纵纹。顶端有花柱残痕，基部有果梗痕。体轻，质脆，果皮薄，易破。果瓤（中、内果皮）海绵状，浅棕色。种子扁圆形，多数，长约 1.5cm，宽约 1.2cm；浅红色至棕红色，两面中间微凹陷，四周有放射状沟纹，边缘有槽。气微，味甜。(图 2-6-37)

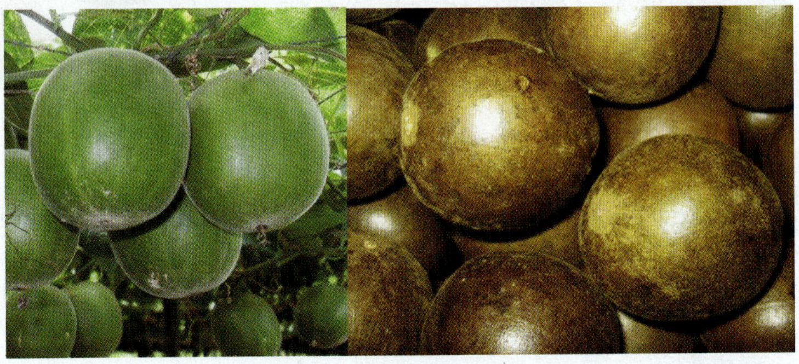

图 2-6-37 罗汉果药材图

【化学成分】 含非糖甜味的成分，主要是三萜苷类。

【质量评价】 以形圆、个大、坚实、摇之不响、色黄褐者为佳。

【功效】 清热润肺，滑肠通便。

瓜 蒌

Trichosanthis Fructus

【来源】 本品为葫芦科植物栝楼 *Trichosanthes kirilowii* Maxim. 或双边栝楼 *Trichosan-thes rosthornii* Harms 的干燥成熟果实。

【产地】 栝楼主产于山东长清、肥城等地，河北、山西等省亦产。双边栝楼主产于江西、湖北、湖南等省。

【采收加工】 秋季果实成熟时，连果梗剪下，置通风处阴干。

【性状】 呈类球形或宽椭圆形，长 7～15cm，直径 6～10cm。**表面橙红色或橙黄色**，皱缩或较光滑，**顶端有圆形的花柱残基，基部略尖，具残存的果梗**。轻重不一。质脆，易破开，内表面黄白色，**有红黄色丝络，果瓤橙黄色，黏稠**，与多数种子粘结成团。**具焦糖气**，味微酸、甜。(图 2-6-38)

【质量评价】 以个大、不破、颜色橙黄、糖味浓者为佳。

【功效】清热涤痰，宽胸散结，润燥滑肠。

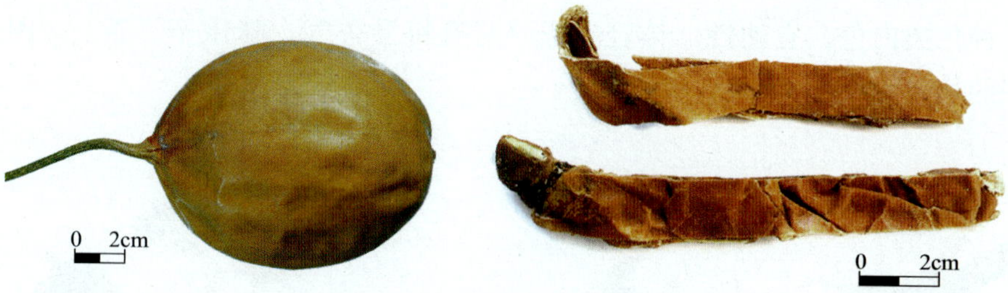

图 2-6-38　瓜蒌药材图

附药：瓜蒌皮

本品为葫芦科植物栝楼 *Trichosanthes kirilowii* Maxim. 或双边栝楼 *Trichosanthes rosthornii* Harms 的干燥成熟果皮。秋季采摘成熟果实，剖开，除去果瓤及种子，阴干。本品常切成 2 至数瓣，边缘向内卷曲，长 6~12cm。外表面橙红色或橙黄色，皱缩，有的有残存果梗；内表面黄白色。质较脆，易折断。具焦糖气，味淡、微酸。具清化热痰，利气宽胸的功效。

瓜蒌子

本品为葫芦科植物栝楼 *Trichosanthes kirilowii* Maxim. 或双边栝楼 *Trichosanthes rosthornii* Harms 的干燥成熟种子。秋季采摘成熟果实，剖开，取出种子，洗净，晒干。栝楼：呈扁平椭圆形，长 12~15mm，宽 6~10mm，厚约 3. 5mm。表面浅棕色至棕褐色，平滑，沿边缘有 1 圈沟纹。顶端较尖，有种脐，基部钝圆或较狭。种皮坚硬；内种皮膜质，灰绿色，子叶 2，黄白色，富油性。气微，味淡。双边栝楼：较大而扁，长 15~19mm，宽 8~10mm，厚约 2. 5mm。表面棕褐色，沟纹明显而环边较宽。顶端平截。具润肺化痰，滑肠通便的功效。

鹤　虱

Carpesii Fructus

【来源】本品为菊科植物天名精 *Carpesium abrotanoides* L. 的干燥成熟果实。

【产地】主产河南、山西、贵州。陕西、甘肃，湖北等地亦产。

【采收加工】秋季果实成熟时采收，晒干，除去杂质。

【性状】本品呈圆柱状，细小，长 3~4mm，直径不及 1mm。表面黄褐色或暗褐色，具多数纵棱。顶端收缩呈**细喙状**，先端扩展成灰白色圆环；基部稍尖，有着生痕迹。果皮薄，纤维性，种皮菲薄透明，子叶 2，类白色，稍有油性。气特异，味微苦。（图 2-6-39）

【质量评价】以颗粒均匀、饱满者为佳。

【功效】杀虫消积。

附药：南鹤虱

本品为伞形科植物野胡萝卜 *Daucus carota* L. 的干燥成熟果实。主产江苏、河南、湖北、浙江。秋季果实成熟时割取果枝，晒干，打下果实，除去杂质。本品为双悬果，呈椭圆形，多裂为分果，分果长 3~4mm，宽 1. 5~2. 5mm。表面淡绿棕色或棕黄色，顶端有花柱残基，基部钝圆，背面隆起，具4条窄翅状次棱，翅上密生1列黄白色钩刺，刺长约1.5mm，次棱间的凹下处有不明显的主棱，其上散生短柔毛，接合面平坦，有3条脉纹，上具柔毛。种仁类白色，有油性。体轻。搓碎时有特异香气，味微辛、苦。（图2-6-40）具杀虫消积的功效。

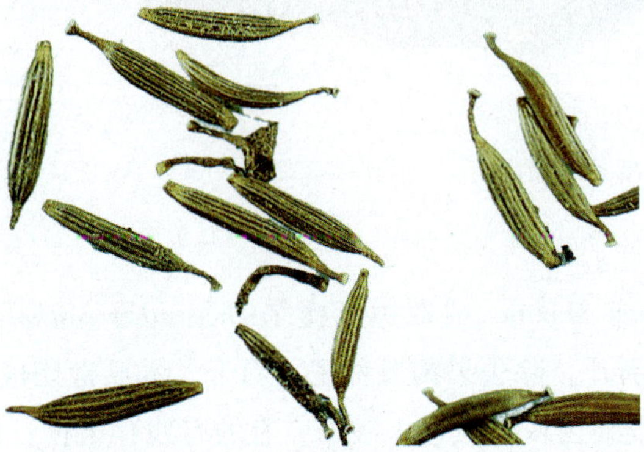

图2-6-39　鹤虱药材图

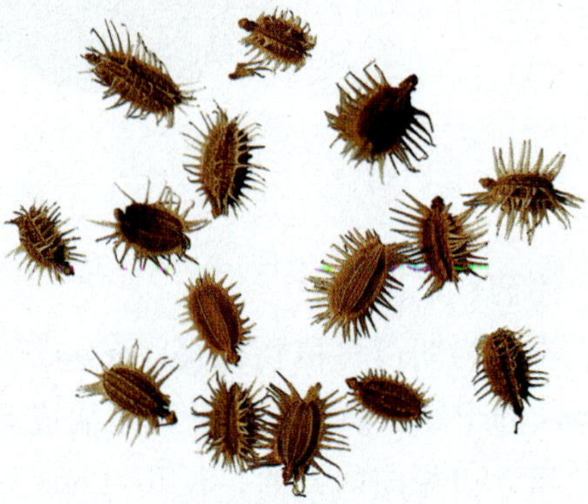

图2-6-40　南鹤虱药材图

苍耳子

Xanthii Fructus

【来源】本品为菊科植物苍耳 *Xanthium sibiricum* Patr. 的干燥成熟带总苞的果实。

【产地】全国各地均产。

【采收加工】秋季果实成熟时采收，干燥，除去梗、叶等杂质。全草亦可入药。

【性状】本品呈纺锤形或卵圆形，长1～1.5cm，直径0.4～0.7cm。表面黄棕色或黄绿色，全体有钩刺，顶端有2枚较粗的刺，分离或相连，基部有果梗痕。质硬而韧，横切面中央有纵隔膜，2室，各有1枚瘦果。瘦果略呈纺锤形，一面较平坦，顶端具1突起的花柱基，果皮薄，灰黑色，具纵纹。种皮膜质，浅灰色，子叶2，有油性。气微，味微苦。（图2-6-41）

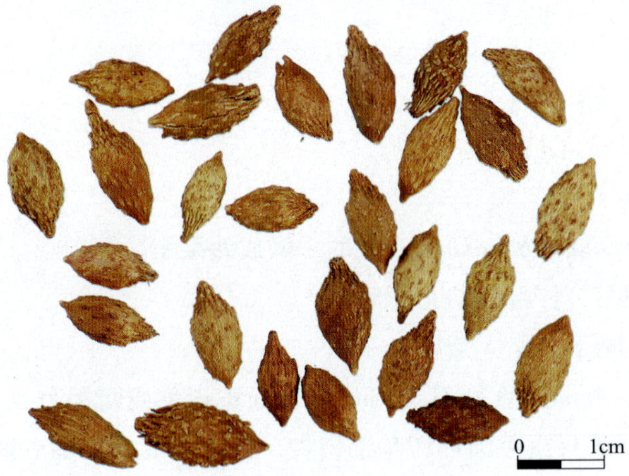

图2-6-41　苍耳子药材图

【化学成分】含苍耳苷、苍耳醇、异苍耳醇及脂肪油等。

【质量评价】以粒大饱满色黄绿者为佳。

【功效】散风除湿，通鼻窍。

牛蒡子

Arctii Fructus

【来源】本品为菊科植物牛蒡 *Arctium lappa* L. 的干燥成熟果实。

【产地】主产于东北及浙江等省。

【采收加工】秋季果实成熟时采收果序，晒干，打下果实，除去杂质，再晒干。

【性状】本品呈**长倒卵形**，略扁，微弯曲，长 5~7mm，宽 2~3mm。表面灰褐色，带**紫黑色斑点**，有数条纵棱，通常中间 1~2 条较明显。顶端钝圆，稍宽，顶面有圆环，中间具点状花柱残迹；基部略窄，着生面色较淡。果皮较硬，子叶 2，淡黄白色，富油性。无臭，味苦后微辛而稍麻舌。（图 2-6-42）

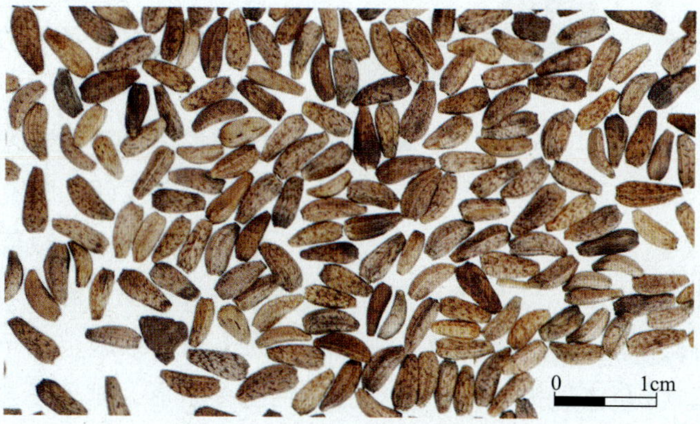

图 2-6-42　牛蒡子药材图

【化学成分】含牛蒡苷、牛蒡酚 A、B、脂肪油等。

【质量评价】以粒大、饱满、外皮灰褐色者佳。

【功效】疏散风热，清利头目。

砂　仁

Amomi Fructus

【来源】本品为姜科植物阳春砂 *Amomum villosum* Lour.、绿壳砂 *Amomum villosum* Lour. var. *xanthioides* T. L. Wu et Senjen 或海南砂 *Amomum longiligulare* T. L. Wu 的干燥成熟果实。

【产地】阳春砂主产于广东阳春，故名“阳春砂仁”或“春砂仁”，云南、广西亦产；绿壳砂主产于越南、缅甸、泰国，我国云南亦产；海南砂主产于海南。

【采收加工】夏、秋二季果实成熟时采收，晒干或低温干燥。

知识链接

始载于《药性论》，名缩砂密。谓："缩砂密出波斯国。"《本草图经》载："缩砂密生南地，今惟岭南山泽间有之。苗茎似高良姜，高三四尺。"从历代本草记载可见，自古砂仁产地就有国产、进口之分，"绿壳砂仁"即为进口者，"阳春砂仁"即为岭南栽培者。

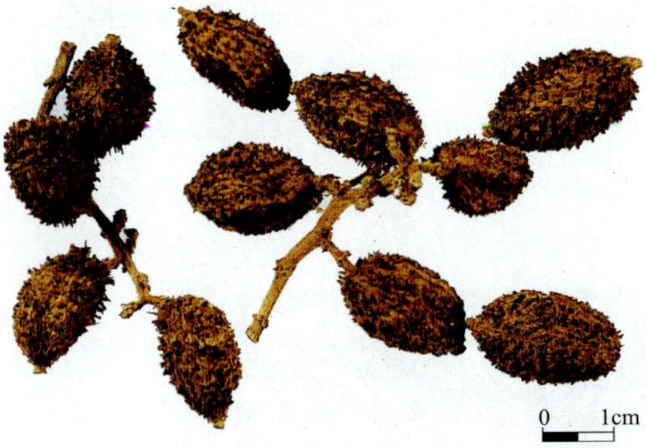

图 2-6-43　砂仁药材图

【性状】本品呈椭圆形或卵圆形，有**不明显的三棱**，长 1.5～2cm，直径 1～1.5cm。表面棕褐色，**密生刺状突起**，顶端有花被残基，基部常有果梗。果皮薄而软。种子集结**成团，具三钝棱**，中有白色隔膜，将种子团分成 3 瓣，每瓣有种子 5～26 粒。种子为不规则多面体，直径 2～3mm；表面棕红色或暗褐色，有细皱纹，外被淡棕色膜质假种皮；质硬，胚乳灰白色。**气芳香而浓烈，味辛凉、微苦**。（图 2-6-43）

【鉴别】本品种子横切面　①假种皮有时残存。②种皮表皮细胞 1 列，径向延长，壁稍厚；下皮细胞 1 列，含棕色或红棕色物。油细胞层为 1 列油细胞，长 76～106μm，宽 16～25μm，含黄色油滴。③色素层为数列棕色细胞，细胞多角形，排列不规则。④内种皮为 1 列栅状厚壁细胞，黄棕色，内壁及侧壁极厚，细胞小，内含硅质块。⑤外胚乳细胞含淀粉粒，并有少数细小草酸钙方晶。内胚乳细胞含细小糊粉粒和脂肪油滴。（图 2-6-44）

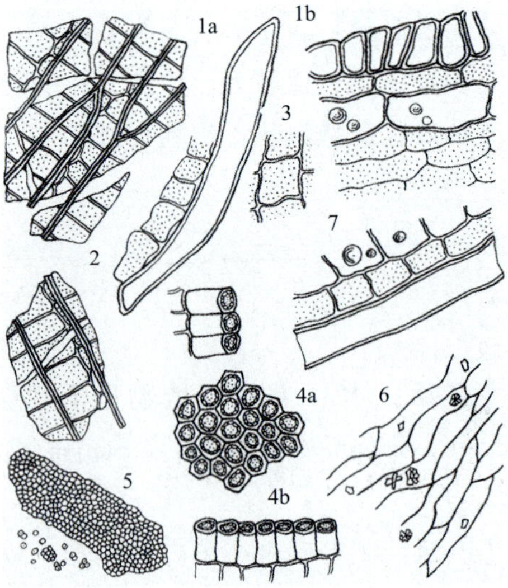

图 2-6-44　砂仁（阳春砂）种子粉末图

1. 表皮细胞（a. 表面观；b. 断面观）；
2. 下皮细胞；3. 油细胞层；
4. 内种皮细胞（a. 表面观；b. 断面观）；
5. 外胚乳细胞及淀粉团；
6. 假种皮及草酸钙结晶；7. 色素细胞

本品粉末灰棕色。①内种皮厚壁细胞红棕色或黄棕色，表面观多角形，壁厚，非木化，胞腔内含硅质块；断面观为 1 列栅状细胞，内壁及侧壁极厚，胞腔偏外侧，内含硅质块。②种皮表皮细胞淡黄色，表面观长条形，常与下皮细胞上下层垂直排列；下皮细胞含棕色或红棕色物。③色素层细胞皱缩，界限不清楚，含红棕色或深棕色物。④外胚乳细胞类长方形或不规则形，充满细小淀粉粒集结成的淀粉团，有的包埋有细小草酸钙方晶。⑤内胚乳细胞含细小糊粉粒和脂肪油滴。油细胞无色，壁薄，偶见油滴散在。（图 2-6-45）

【化学成分】阳春砂仁种子含挥发油 3% 以上，油中含乙酸龙脑酯（53.9%）、樟脑（16.55%）、樟烯（9.55%）、柠檬烯（8.78%）、

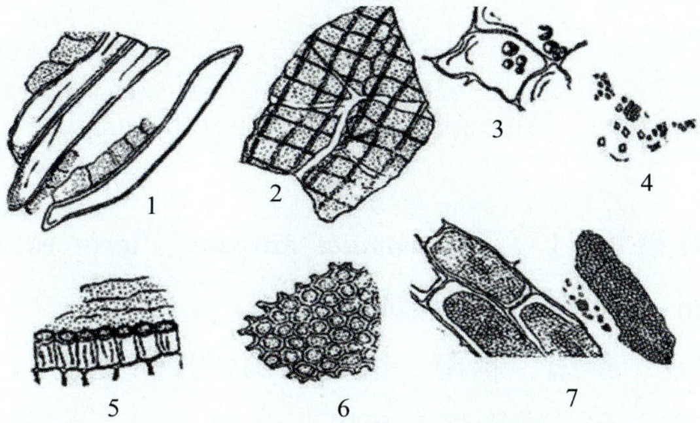

图 2-6-45 阳春砂仁粉末图

1. 种皮表皮细胞表面观；2. 下皮细胞；3. 油细胞；4. 草酸钙方晶；
5. 种皮表皮细胞断面观；6. 内种皮厚壁细胞；7. 色素层

苦橙油醇、桉油精等。另含黄酮类成分。

【质量评价】以个大、坚实、仁饱满、气味浓厚者为佳。以阳春砂仁质量为优。

【功效】化湿开胃，温脾止泻，理气安胎。

草 果

Tsaoko Fructus

【来源】本品为姜科植物草果 *Amomum tsao-ko* Crevost et Lemaire 的干燥成熟果实。

【产地】主产于云南、广西、贵州等省区。

【采收加工】秋季果实成熟时采收，除去杂质，晒干或低温干燥。

【性状】本品呈**长椭圆形，具三钝棱**，长 2~4cm，直径 1~2.5cm。表面**灰棕色至红棕色**，具纵沟及棱线，顶端有圆形突起的柱基，基部有果梗或果梗痕。果皮质坚韧，易纵向撕裂。剥去外皮，中间有黄棕色隔膜，将种子团分成 3 瓣，每瓣有种子多为 8~11 粒。种子呈圆锥状多面体，直径约 5mm；表面红棕色，外被灰白色膜质的假种皮，种脊为一条纵沟，尖端有凹状的种脐；质硬，胚乳灰白色。有**特异香气**，味辛、微苦。（图 2-6-46）

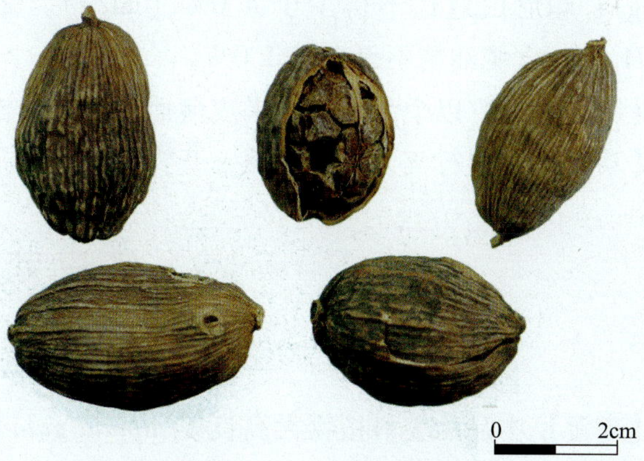

图 2-6-46 草果药材图

【化学成分】含挥发油等。

【质量评价】以个大、饱满，表面红棕色者为佳。

【功效】燥湿温中，除痰截疟。

豆 蔻

Amomi Fructus Rotundus

【来源】本品为姜科植物白豆蔻 *Amomum kravanh* Pierre *ex* Gagnep. 或爪哇白豆蔻 *Amomum compactum* Soland *ex* Maton 的干燥成熟果实。

【产地】主产于柬埔寨、泰国、越南、缅甸等国。按产地不同分为“原豆蔻”和“印尼白蔻”。目前在我国海南省和云南南部有栽培。

【采收加工】夏、秋间果实成熟时采收，晒干或低温干燥。

【性状】原豆蔻　呈类球形，直径1.2～1.8cm。表面**黄白色至淡黄棕色，有3条较深的纵向槽纹**，顶端有突起的柱基，**基部有凹下的果柄痕，两端均具浅棕色绒毛**。果皮体轻，质脆，易纵向裂开，内分3室，每室含种子约10粒；种子呈不规则多面体，背面略隆起，直径3～4mm，表面暗棕色，有皱纹，并被有残留的假种皮。气芳香，味辛凉略似樟脑。(图2-6-47)

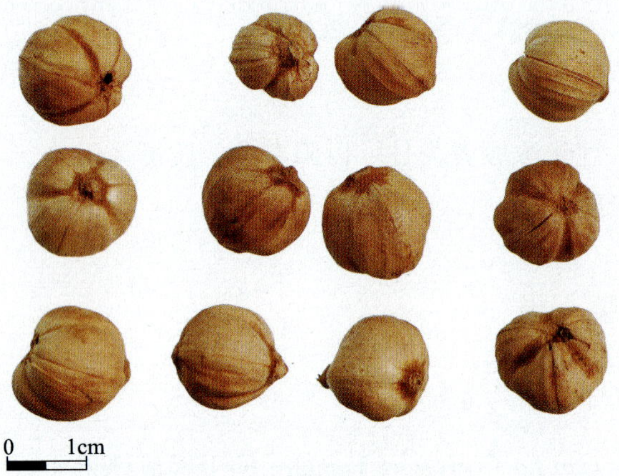

图2-6-47　豆蔻药材图

印尼白蔻个略小。表面黄白色，有的微显紫棕色。果皮较薄，种子瘦瘪。气味较弱。

【化学成分】①挥发油　照挥发油测定法测定，原豆蔻仁含挥发油不得少于5.0%(ml/g)；印尼白蔻仁不得少于4.0%(ml/g)。②桉油精　照气相色谱法测定，豆蔻仁($C_{10}H_{18}O$)含棱油精不得少于3.0%。

【质量评价】以个大完整、果皮薄而白、种仁饱满、气味浓者为佳。

【功效】化湿行气，温中止呕，开胃消食。

红豆蔻

Galangae Fructus

【来源】本品为姜科植物大高良姜 *Alpinia galanga* Willd. 的干燥成熟果实。

【产地】主产于广东、广西、海南、云南等省区。

【采收加工】秋季果实变红时采收，除去杂质，阴干。

【性状】本品呈长球形，中部略细，长0.7～1.2cm，直径0.5～0.7cm。表面红棕色或暗红色，略皱缩，顶端有黄白色管状宿萼，基部有果梗痕。果皮薄，易破碎。种子6，扁圆形或三角状多面形，黑棕色或红棕色，外被黄白色膜质假种皮，胚乳灰白色。气香，味辛辣。(图2-6-48)

【化学成分】果实含挥发油。

【质量评价】以颗粒饱满、气味辛辣者为佳。

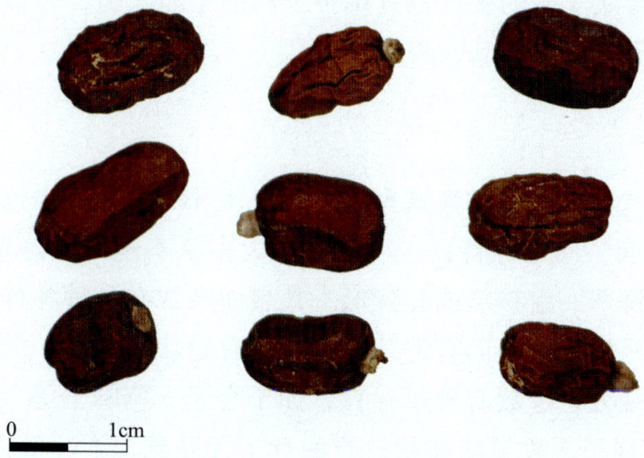

图 2-6-48　红豆蔻药材图

【功效】燥湿散寒、醒脾消食。

益　智

Alpiniae Oxyphyllae Fructus

【来源】本品为姜科植物益智 *Alpinia oxyphylla* Miq. 的干燥成熟果实。

【产地】主产于海南省山区，广东雷州半岛、广西等地亦产。

【采收加工】夏、秋间果实由绿变红时采收，晒干或低温干燥。

【性状】本品呈**椭圆形，两端略尖**，长 1.2~2cm，直径 1~1.3cm。表面棕色或灰棕色，**有纵向凹凸不平的突起棱线 13~20 条**，顶端有花被残基，基部常残存果梗。果皮薄而稍韧，与种子紧贴，种子集结成团，中有隔膜将种子团分为 3 瓣，每瓣有种子 6~11 粒。种子呈不规则的扁圆形，略有钝棱，直径约 3mm，表面灰褐色或灰黄色，外被淡棕色膜质的假种皮；质硬，胚乳白色。有**特异香气**，味辛，微苦。(图 2-6-49)

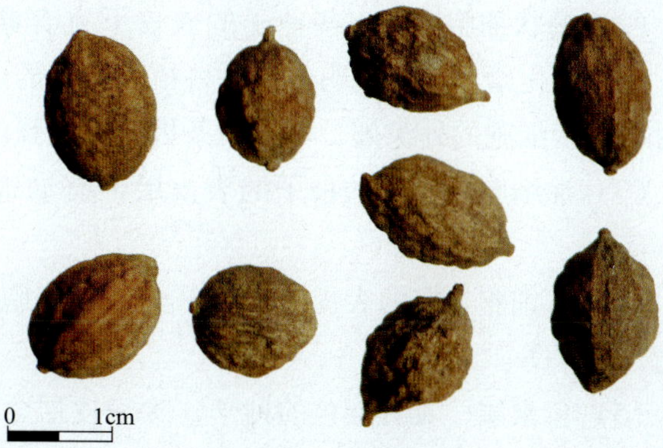

图 2-6-49　益智药材图

【化学成分】果实含挥发油约 0.7%，油中主成分为桉油精、圆柚酮、姜烯、姜醇等。

【质量评价】以粒大饱满、气味浓者为佳。

【功效】温脾止泻，摄唾涎，暖肾，固精缩尿。

第二节　种子类中药的鉴定

种子类中药是采用成熟种子入药，包括种皮和种仁。多数为完整的干燥成熟种子，如决明子；少数为种子的一部分，如龙眼肉用假种皮；绿豆衣用种皮；肉豆蔻是用除去种皮的种仁；莲子心是用除去子叶的胚。也有用种子的加工品入药，如将大豆发芽作为大豆黄卷入药；淡豆豉是用种子的发酵品入药。

一、性状鉴别

种子类中药在性状鉴别时应注意观察其形状、大小、颜色、表面纹理、种脐、合点和种脊、质地、纵横剖面、气味等特征。种子形状大多呈不规则圆球形、类球形、扁圆形，少数种子呈线形、纺锤形、扁心形或心肾形。其表面通常有各种各样的纹理，如蓖麻子带有色泽鲜艳的花纹；马钱子的表面有毛茸；木蝴蝶有翅状物。种子类中药表面除常有的种脐、合点和种脊等特征外，少数有种阜存在，如千金子、蓖麻子等。种仁部分，有的种子具发达的胚乳，如马钱子，故呈纽扣状；有的种子无胚乳，子叶常特别肥厚，如苦杏仁、桃仁则呈扁心形。有的种子浸入水中显黏性，如车前子、白芥子。

二、显微鉴别

种子的构造包括种皮、胚乳和胚三个部分，其中多以种皮为主要鉴别特征。

1. 种皮 种子的构造通常因植物的种类不同而异。种子通常只有1层种皮，但有的种子有内外两层种皮，而种皮常由下列1种或多种组织组成。

（1）表皮层 多由1列薄壁细胞组成。有的表皮细胞充满黏液质，如白芥子；有的表皮细胞部分或全部特化成非腺毛，如马钱子、牵牛子；有的表皮细胞中有散在的石细胞，如苦杏仁、桃仁；有的表皮细胞全由石细胞组成，如葨苕子；有的表皮细胞成为狭长的栅状细胞，其细胞壁常有不同程度的木化增厚，如青葙子；有的表皮细胞中含有色素，如牵牛子。

（2）栅状细胞层 一些种子的表皮下方有栅状细胞层，由1~3列狭长的细胞排列而成，壁多木化增厚，如决明子等豆科植物；有的内壁和侧壁增厚，而外壁菲薄，如白芥子；有时在栅状细胞的外缘处，可见一条折光率很强的光辉带，如菟丝子、牵牛子。

（3）油细胞层 有的种子的表皮层下有油细胞层，细胞大，内含挥发油，如白豆蔻、砂仁等。

（4）石细胞 有的表皮内层几乎全为石细胞，如瓜蒌仁；或内种皮为石细胞层，如白豆蔻、草果等。

（5）色素层 具有颜色的种子，除表皮层含色素物质外，内层细胞也含色素物质，如豆蔻等。

（6）营养层 多数种皮中，通常有数列薄壁细胞中贮有淀粉粒，为营养层。在种子发育过程中，种子成熟后营养层往往成为扁缩颓废的薄层。有的营养层中还有1层含糊粉粒的细胞。

2. 胚乳 有外胚乳和内胚乳，通常由贮藏脂肪油和糊粉粒的薄壁细胞组成。外胚乳多颓废，少数发达，大多数种子有内胚乳。即使在无胚乳的种子中，也可见到1~2列残存的内胚乳细胞，如杏仁。胚乳细胞的细胞壁大多为纤维素，也有为半纤维素的增厚壁，其上具有明显微细的纹孔，新鲜时可见胞间联丝，如马钱子。胚乳细胞中有的含草酸钙结晶；有的糊粉粒中也有小簇晶存在，如小茴香。也有少数种子的种皮内层与外胚乳的折合层，不规则地伸入于内胚乳中，形成错入组织，如槟榔。

3. 胚　胚是种子中未发育的幼体，包括胚根、胚茎、胚芽及子叶 4 部分。通常子叶占胚的较大部分，子叶的构造与叶大致相似，其表皮下方常可看到明显的栅栏组织，胚的其他部分全由薄壁细胞组成。胚乳和胚中贮藏脂肪油、蛋白质和淀粉粒等营养物质。蛋白质通常以糊粉粒形式存在，而在植物器官中只有种子含有糊粉粒，所以糊粉粒是确定种子类中药的主要标志。

扫码“学一学”

白　果

Ginkgo Semen

【来源】本品为银杏科植物银杏 *Ginkgo biloba* L. 的干燥成熟种子。

【产地】主产于江苏、广西、四川、河南、山东、湖北等地。

【采收加工】秋季种子成熟时采收，除去肉质外种皮，洗净，稍蒸或略煮后，烘干。

【性状】本品略**呈椭圆形，一端稍尖，另端钝**，长 1.5～2.5cm，宽 1～2cm，厚约 1cm。表面黄白色或淡棕黄色，平滑，具 2～3 条棱线。中种皮（壳）骨质，坚硬。内种皮膜质，种仁**宽卵球形或椭圆形，一端淡棕色，另一端金黄色**，横断面外层黄色，胶质样，内层淡黄色或淡绿色，粉性，中间有空隙。气微，味甘、微苦。（图 2-6-50）

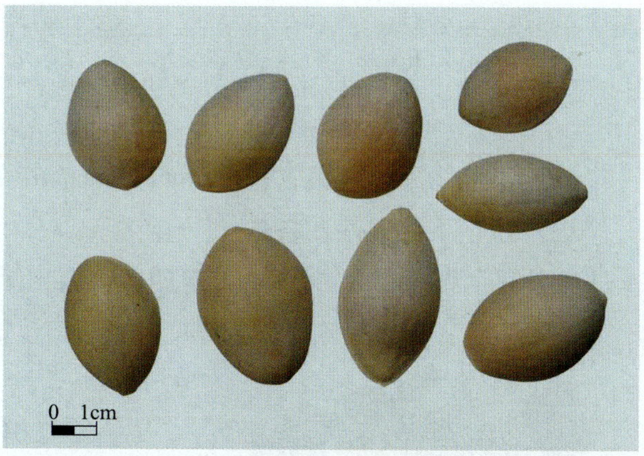

图 2-6-50　白果药材图

【化学成分】含银杏内酯、槲皮素、芦丁、白果素、银杏素等。

【质量评价】以颗粒饱满者为佳。

【功效】敛肺定喘，止带缩尿。生食有毒。

王不留行

Vaccariae Semen

【来源】本品为石竹科植物麦蓝菜 *Vaccaria segetalis*（Neck.）Garcke 的干燥成熟种子。

【产地】主产于江苏、河北、河南、陕西等地。

【采收加工】夏季果实成热、果皮尚未开裂时采割植株，晒干，打下种子，除去杂质，再晒干。

【性状】本品呈球形，直径约 2mm。表面黑色，少数红棕色，略有光泽，有细密颗粒状突起，一侧有 1 凹陷的纵沟。质硬。胚乳白色，胚弯曲成环，子叶 2。气微，味微涩、苦。炒王不留行　本品呈类球形爆花状，表面白色，质松脆。（图 2-6-51）

【化学成分】含王不留行黄酮苷、王不留行皂苷、棉籽糖等。

【质量评价】以饱满、身干、杂质少、色黑者为佳。

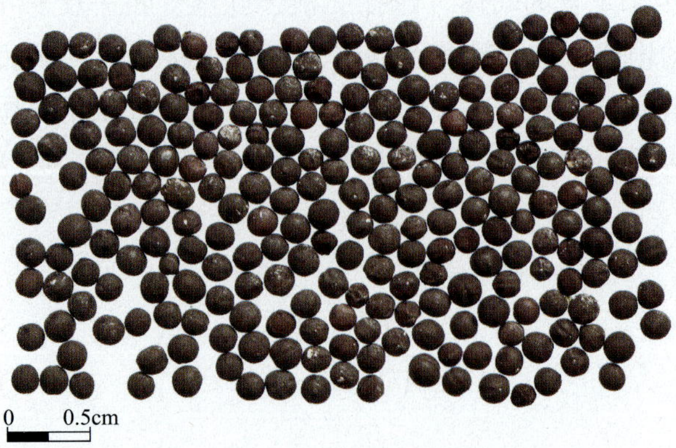

图 2-6-51　王不留行药材图

【功效】活血通经，下乳消肿，利尿通淋。

莲　子

Nelumbinis Semen

【来源】本品为睡莲科植物莲 *Nelumbo nucifera* Gaertn. 的干燥成熟种子。

【产地】主产于我国南北各省。

【采收加工】秋季果实成熟时采割莲房，取出果实，除去果皮，干燥。

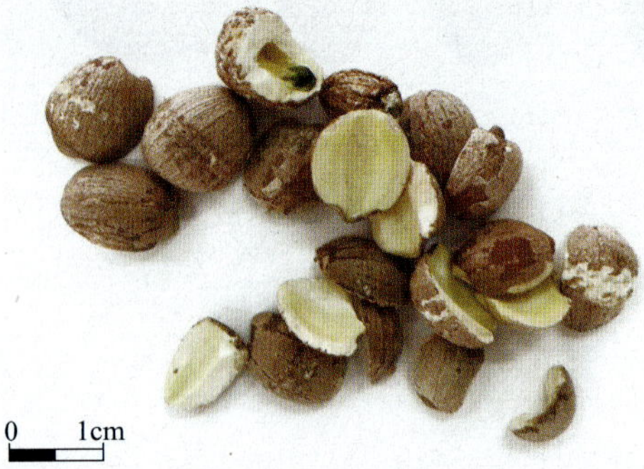

图 2-6-52　莲子药材图

【性状】本品略呈**椭圆形或类球形**，长 1.2~1.8cm，直径 0.8~1.4cm。表面**浅黄棕色至红棕色，有细纵纹和较宽的脉纹**。一端中心呈乳头状突起，深棕色，多有裂口，其周边略下陷。质硬，种皮薄，不易剥离。子叶 2，黄白色，肥厚，**中有空隙，具绿色莲子心**。气微，味甘、微涩；莲子心味苦。(图 2-6-52)

【化学成分】含淀粉、生物碱、维生素等。

【质量评价】以个大、饱满者为佳。

【功效】补脾止泻，止带，益肾涩精，养心安神。

芡　实

Euryales Semen

【来源】本品为睡莲科植物芡 *EuryaLe feror* Salisb. 的干燥成熟种仁。

【产地】主产于黑龙江、云南、广东等地。

【采收加工】秋末冬初采收成熟果实，除去果皮，取出种子，洗净，再除去硬壳（外种皮），晒干。

【性状】本品**呈类球形，多为破粒**，完整者直径 5~8mm。表面有棕红色内种皮，一端黄白色，约占全体 1/3，有凹点状的种脐痕，除去内种皮显白色。质较硬，断面白色，粉

性。气微，味淡。（图 2-6-53）

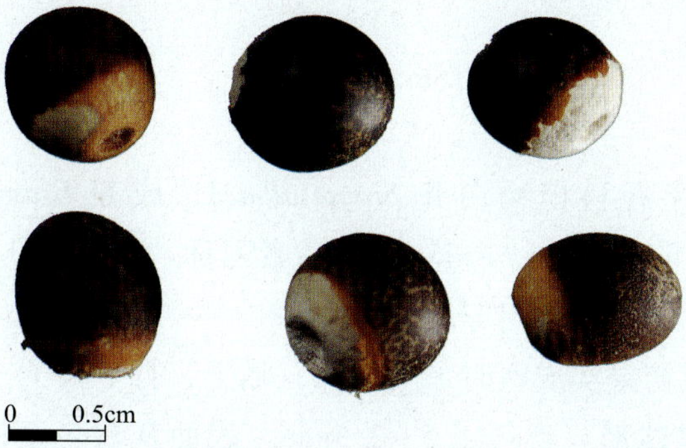

图 2-6-53　芡实药材图

【化学成分】含淀粉、黄酮类化合物等。

【质量评价】以个大、颗粒完整者为佳。

【功效】益肾固精，补脾止泻，除湿止带。

肉豆蔻

Myristicae Semen

【来源】本品为肉豆蔻科肉豆蔻属植物肉豆蔻 *Myristica fragrans* Houtt. 的干燥种仁。

【产地】主产于马来西亚、印度尼西亚、斯里兰卡等国。

【采收加工】4~6 月及 11~12 月摘取成熟的果实，剖开皮，剥去假种皮，再敲开壳状的种皮，取出种仁用石灰乳浸一天后，低温烘干，或者不浸石灰乳直接烘干。

【性状】本品呈卵圆形或椭圆形，长 2~3cm，直径 1.5~2.5cm。表面灰棕色或灰黄色，有时外被白粉（石灰粉末）。**全体有浅色纵行沟纹及不规则网状沟纹**。种脐位于宽端，**呈浅色圆形突起，合点呈暗凹陷**。种脊呈纵沟状，连接两端。质坚，断面显棕黄色相杂的大理石花纹，宽端可见干燥皱缩的胚，富油性。气香浓烈，味辛。（图 2-6-54）

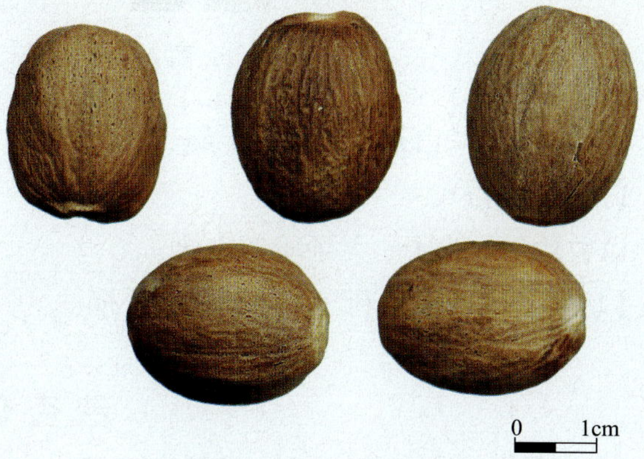

图 2-6-54　肉豆蔻药材图

【化学成分】含挥发油 2%~9%，包括 d-莰烯及 α-蒎烯等。其脂肪中，肉豆蔻酸含量达 70%~80%，并含有毒物质肉豆蔻醚。

【质量评价】以个大、体重、坚实、香浓者为佳。

【功效】温中行气，涩肠止泻。

芥 子

Sinapis Semen

【来源】本品为十字花科植物白芥 *Sinapisalba* L. 或芥 *Brassicajuncea*（L.）Czern. *et* Coss. 的干燥成熟种子。前者习称“白芥子”，后者习称“黄芥子”。

【产地】主产安徽、河南、四川等地。

【采收加工】夏末秋初果实成熟时采割植株，晒干，打下种子，除去杂质。

【性状】白芥子　**呈球形**，直径 1.5~2.5mm。表面**灰白色至淡黄色，具细微的网纹**，有明显的点状种脐。种皮薄而脆，破开后内有白色折叠的子叶，有油性。气微，味辛辣。

黄芥子　较小，直径 1~2mm。表面**黄色至棕黄色，少数呈暗红棕色**。**研碎后加水浸湿，则产生辛烈的特异臭气**。（图 2-6-55）

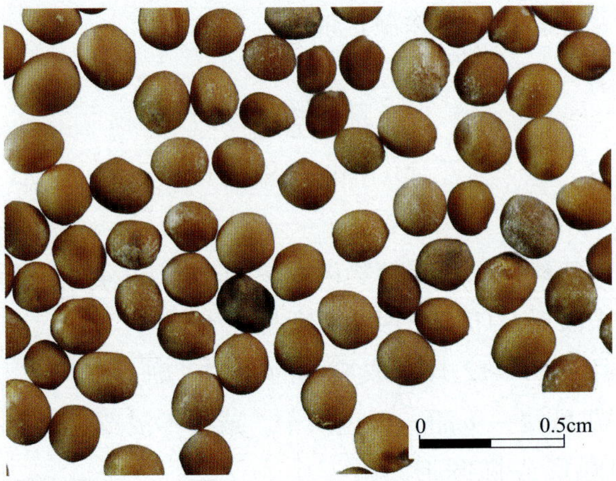

图 2-6-55　芥子药材图

【化学成分】白芥子苷、芥子酶、芥子碱、芥子苷、芥子酸等。

【质量评价】

以粒均匀、身干、无杂质者为佳。

【功效】温肺豁痰利气，散结通络止痛。

苦杏仁

Armeniacae Semen Amarum

【来源】本品为蔷薇科植物山杏 *Prunus armenaca* L. *var. ansu* Maxim.、西伯利亚杏 *Prunus sibirica* L.、东北杏 *Prunus mandshurica*（Maxim.）Koehne 或杏 *Prunus armeni. aca* L. 的干燥成熟种子。

【产地】主产于北方，以内蒙东部、辽宁、河北、吉林产量最大。杏多为栽培品种，其余均为野生。

【采收加工】夏季采收成熟果实，除去果肉和核壳，取出种子，晒干。

【性状】**药材**　本品呈扁心形，长 1~1.9cm，宽 0.8~1.5cm，厚 0.5~0.8cm。**表面黄**

棕色至深棕色，一端尖，另端钝圆，肥厚，左右不对称，尖端一侧有短线形种脐，圆端合点处向上具多数深棕色的脉纹。种皮薄，子叶2，乳白色，富油性。气微，味苦。(图2-6-56)

饮片　①燀苦杏仁：偏心形，表面乳白色或黄白色；有特异香气，味苦。②炒苦杏仁：形如苦杏仁，表面淡黄色或棕黄色，微带焦斑，有香气，味苦。③杏仁霜：灰白色粉末状。

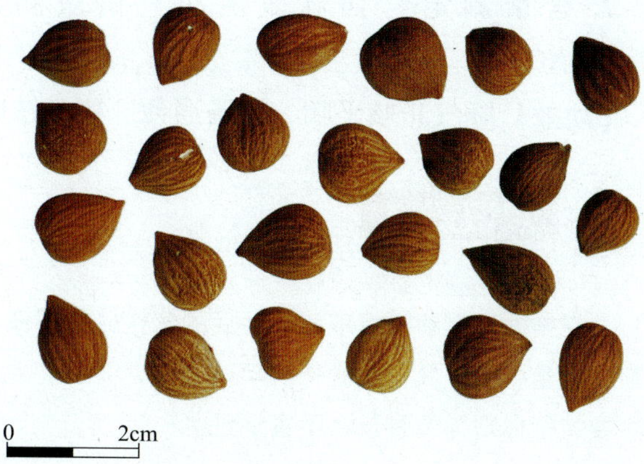

图2-6-56　苦杏仁药材图

【鉴别】（1）横切面：①种皮表皮细胞1层，间有**近圆形橙黄色石细胞**，常单个散在或者3~5成群，部分突出表皮外，部分埋于表皮里，**埋于表皮里的部分有大的纹孔**。②表皮下为多层薄壁细胞，**有小型维管束**。③外胚乳细胞为1层颓废组织。④内胚乳细胞含糊粉粒及脂肪油。⑤子叶薄壁细胞含有脂肪油和糊粉粒。(图2-6-57)

粉末黄白色，多成团。①**种皮石细胞单个散在或成群，黄棕色或淡黄色**，侧面观多呈**卵圆形或类圆形，底部宽**，壁厚3~5μm，层纹少见或无，孔沟很密，上部壁厚5~10μm，层纹明显，孔沟少；**表面观呈类圆形、多角形，纹孔大而密**；②种皮**外表皮薄壁细胞黄棕色或棕色，多皱缩**，界限不清，常与石细胞相连；③子叶细胞含糊粉粒和油细胞；④较大糊粉粒含细小草酸钙簇晶，直径2~6μm。此外还有螺纹导管及胚乳细胞等。(图2-6-58)

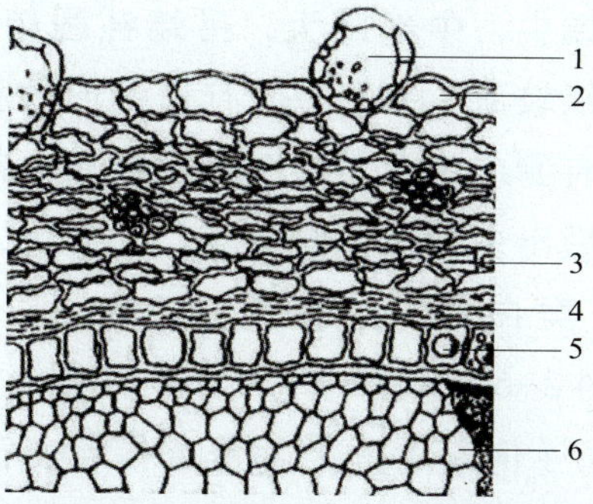

图2-6-57　苦杏仁横切面组织图

1. 石细胞；2. 种皮外层表皮细胞；3. 薄壁细胞；4. 外胚乳；5. 内胚乳；6. 子叶细胞

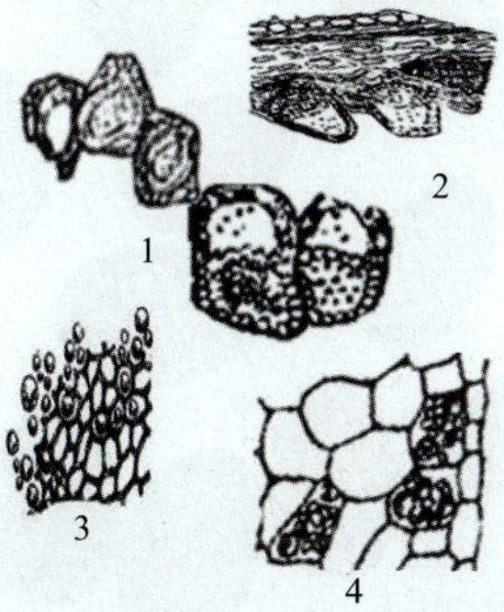

图2-6-58　苦杏仁粉末图

1. 石细胞；2. 种皮表皮细胞；3. 内胚乳；4. 子叶细胞

（2）①取本品数粒，加水共研，产生苯甲醛的特殊香气。②苦味酸钠反应呈阳性。取本品数粒，捣碎，即取约0.1g，置试管中，加水数滴使湿润，试管中悬挂一条三硝基苯酚试纸，用软木塞塞紧，置温水浴中，10分钟后，试纸显砖红色。

【化学成分】主含苦杏仁苷约3%，脂肪油约50%；另含苦杏仁酶、樱叶酶等及可溶性蛋白质。种子研碎后加水放置，苦杏仁苷受苦杏仁酶的作用，生成氢氰酸、苯甲醛和葡萄糖。

【质量评价】

1. 经验鉴别　以颗粒饱满、完整、味苦者为佳。

2. 含量测定 照高效液相色谱法测定，本品按干燥品计算，含苦杏仁苷（$C_{20}H_{27}NO_{11}$），不得少于3.0%。

【功效】降气止咳平喘，润肠通便。用于咳嗽气喘，胸满痰多，肠燥便秘。

知识拓展

在市面有销售被提取脂肪油后的苦杏仁的现象，虽然被提取脂肪油后不影响其止咳成分氢氰酸的含量，但是其润肠通便的功效全无，并且，此"苦杏仁"不利于贮存，易变质，影响疗效。主要特征体现为无种皮，不富油性。

桃 仁

Persicae Semen

【来源】本品为蔷薇科植物桃 *Prunus persica*（L.）Batsch 或山桃 *Prunus davidiana*（Carr.）Franch. 的干燥成熟种子。

【产地】全国大部分有产，主产于四川、陕西、河北、山东等省。

【采收加工】果实成熟后采收，除去果肉和核壳，取出种子，晒干。

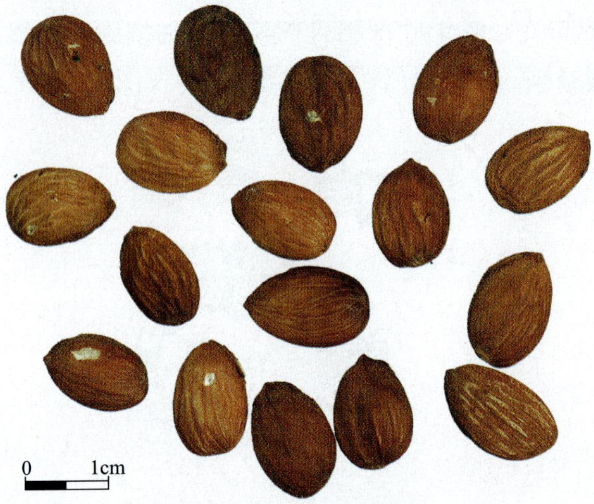

图2-6-59 桃仁药材图

【性状】本品呈**扁长卵形**，长1.2~1.8cm，宽0.8~1.2cm，厚0.2~0.4cm。表面黄棕色至红棕色，密布颗粒状突起。**一端尖，中部膨大，另端钝圆稍偏斜，边缘较薄**。尖端一侧有短线形种脐，圆端有颜色略深不甚明显的合点，**自合点处散出多数纵向维管束**。种皮薄，子叶2，**类白色，富油性**。气微，味微苦。（图2-6-59）

【化学成分】含苦杏仁苷、苦杏仁酶、尿囊素酶等。

【质量评价】以颗粒饱满、均匀、完整者为佳。

【功效】活血祛瘀，润肠通便，止咳平喘。孕妇慎用。

郁李仁

Pruni Semen

【来源】本品为蔷薇科植物欧李 *Prunus humilis* Bge.、郁李 *Prunus jaPonica* Thunb. 或长柄扁桃 *Prunus pedunculata* Maxim. 的干燥成熟种子。

【产地】欧李主产于辽宁、黑龙江、河北、山东等地。前二种习称"小李仁"，后一种习称“大李仁”。

【采收加工】夏、秋二季采收成熟果实，除去果肉和核壳，取出种子，干燥。

【性状】小李仁　本品呈卵形，长5~8mm，直径3~5mm。**表面黄白色或浅棕色，一端尖，另端钝圆**。尖端一侧有线形种脐，圆端中央有深色合点，**自合点处向上具多条纵向维管束脉纹**。种皮薄，子叶2，乳白色，富油性。气微，味微苦。（图2-6-60）

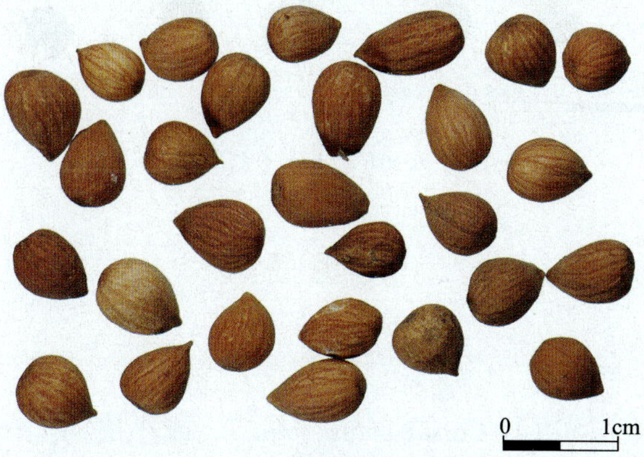

图2-6-60　郁李仁药材图

大李仁　本品长6~10mm，直径5~7mm。表面黄棕色。

【化学成分】含苦杏仁苷、脂肪油等。

【质量评价】以颗粒饱满、完整者为佳。

【功效】润肠通便，下气利水。

沙苑子

Astragali Complanati Semen

【来源】本品为豆科植物扁茎黄芪 *Astragalus complanatus* R. Br. 的干燥成熟种子。

【产地】主产于陕西、河北、辽宁、山西等地。

【采收加工】秋末冬初果实成熟尚未开裂时采割植株，晒干，打下种子，除去杂质。

【性状】本品略**呈肾形**，稍扁，长2~2.5mm，宽1.5~2mm，厚约1mm。**表面光滑，褐绿色或灰褐色，边缘一侧微凹处具圆形种脐**。质坚硬，不易破碎。子叶2，淡黄色，胚根弯曲，长约1mm。气微，味淡，**嚼之有豆腥味**。盐沙苑子，本品形如沙苑子，表面鼓起，深褐绿色或深灰褐色。气微，味微咸，嚼之有豆腥味。以颗粒饱满、身干、无杂质、色绿褐者为佳。（图2-6-61）

【化学成分】含沙苑子苷、杨梅皮素、紫云英苷等。

【质量评价】以颗粒饱满、色绿褐、无杂质者为佳。

【功效】补肾助阳，固精缩尿，养肝明目。

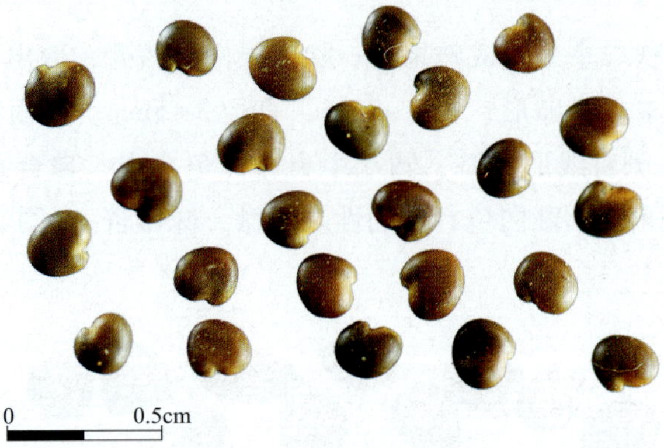

图 2-6-61　沙苑子药材图

决明子

Cassiae Semen

【来源】 本品为豆科植物决明 *Cassia obtusifolia* L. 或小决明 *Cassia tora* L. 的干燥成熟种子。

【产地】 主产于广东、安徽、江苏、四川等地，但近年来全国各地多有栽培，产量较大，一般均为自产自销。

【采收加工】 秋季采收成熟果实，晒干，打下种子，除去杂质。

【性状】 ①决明　**略呈菱方形或短圆柱形，两端平行倾斜**，长 3~7mm，宽 2~4mm。表面**绿棕色或暗棕色，平滑有光泽**。一端较平坦，另端斜尖，背腹面各有 1 条突起的棱线，棱线两侧各有 1 条斜向对称而色较浅的线形凹纹。**质坚硬，不易破碎**。种皮薄，子叶 2，黄色，**呈“S”形折曲并重叠**。②小决明呈短圆柱形，较小，长 3~5mm，宽 2~3mm。表面棱线两侧各有 1 片宽广的浅黄棕色带。甘、苦、咸，微寒。③炒决明子：微微鼓起，表面绿褐色或暗棕色，偶有焦斑；微有香气。（图 2-6-62）

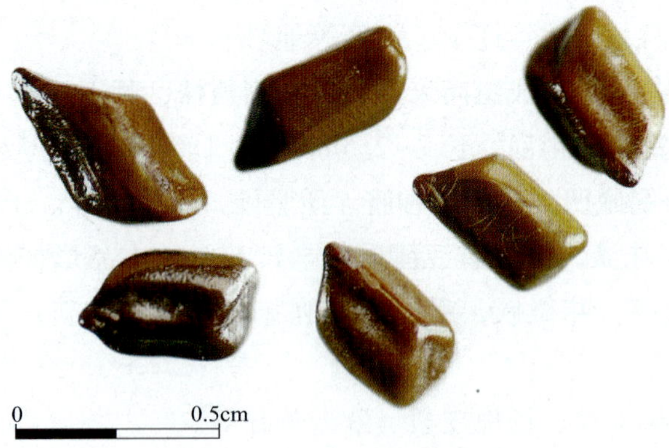

图 2-6-62　决明子药材图

【化学成分】 含大黄酚、大黄素、决明苷等。

【质量评价】

1. 经验鉴别　以颗粒饱满、色泽光亮者为佳。

2. 含量测定　照高效液相色谱法测定，药材含橙黄决明素不得少于0.08%；药材含大黄酚不得少于0.20%，炒决明子不得少于0.12%。

【功效】清热明目，润肠通便。

白扁豆
Lablab Semen Album

【来源】本品为豆科植物扁豆 *Dolichos lablab* L. 的干燥成熟种子。

【产地】全国大部分地区有产。

【采收加工】秋、冬二季采收成熟果实，晒干，取出种子，再晒干。

【性状】本品呈**扁椭圆形或扁卵圆形**，长8~13mm，宽6~9mm，厚约7mm。表面淡黄白色或淡黄色，平滑，略有光泽，**一侧边缘有隆起的白色眉状种阜**。**质坚硬**。**种皮薄而脆**，子叶2，肥厚，黄白色。气微，味淡，**嚼之有豆腥气**。(图2-6-63)

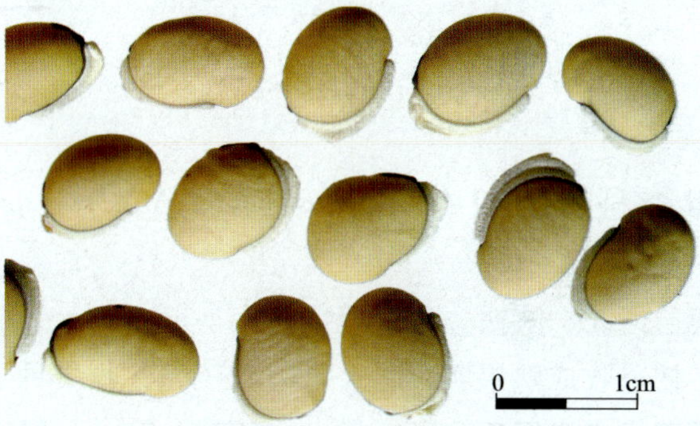

图2-6-63　白扁豆药材图

【化学成分】含棕榈酸、亚油酸、反油酸、硬脂酸等。

【质量评价】以粒大、饱满、色白者为佳。

【功效】健脾化湿，和中消暑。炒白扁豆健脾化湿。

淡豆豉
Sojae Semen Praeparatum

【来源】本品为豆科植物大豆 *Gzyczne max*（L.）Merr. 的成熟种子的发酵加工品。

【产地】全国各地均产。

【采收加工】取桑叶、青蒿各70~100g，加水煎煮，滤过，煎液拌入净大豆1000g中，等吸尽后，蒸透，取出，稍晾，再置容器内，用煎过的桑叶、青蒿渣覆盖，闷使发酵至黄衣上遍时，取出，除去药渣，洗净，置容器内再闷15~20天，至充分发酵、香气溢出时，取出，略蒸，干燥，即得。

【性状】本品呈椭圆形，略扁，长0.6~1cm，直径0.5~0.7cm。表面黑色，皱缩不平。质柔软，断面棕黑色。气香，味微甘。(图2-6-64)

【化学成分】含维生素B_1、维生素B_2、氨基酸、钙、铁等。

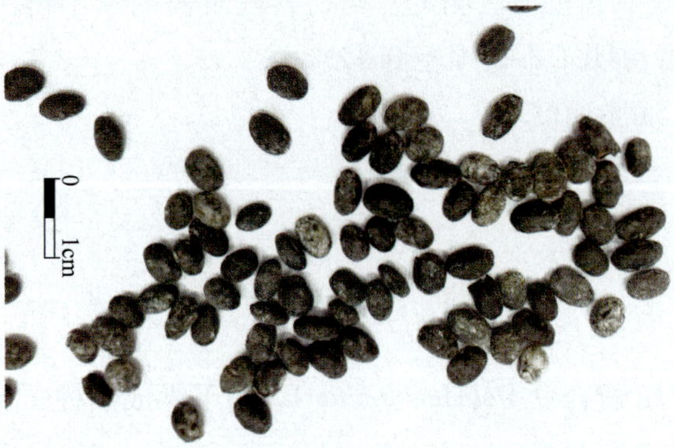

图 2-6-64　淡豆豉药材图

【质量评价】以颗粒完整者为佳。

【功效】解表，除烦，宣发郁热。

酸枣仁

Ziziphi Spinosae Semen

【来源】本品为鼠李科植物酸枣 *Ziziphus jujuba* Mill. *var. spinosa*（Bunge）Hu *ex* H. F. Chou 的干燥成熟种子。

【产地】主产于河南、河北、陕西、辽宁等地。

【采收加工】秋末冬初采收成熟果实，除去果肉和核壳，收集种子，晒干。

【性状】本品**呈扁圆形或扁椭圆形**，长 5~9mm，宽 5~7mm，厚约 3mm。**表面紫红色或紫褐色，平滑有光泽，有的有裂纹。有的两面均呈圆隆状突起**；有的一面较平坦，中间或有 1 条隆起的纵线纹；另一面**稍突起；一端凹陷，可见线形种脐**；另端有细小突起的合点。种皮较脆，胚乳白色，子叶 2，浅黄色，富油性。气微，味淡。炒酸枣仁形如酸枣仁，表面微鼓起，微有焦斑；略有焦香气，味淡。（图 2-6-65）

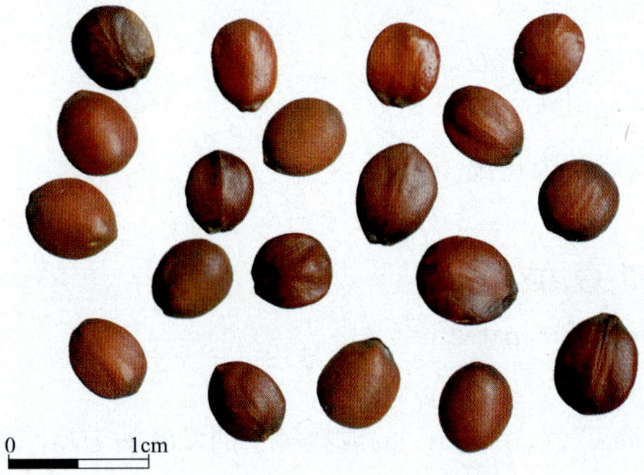

图 **2-6-65**　酸枣仁药材图

【鉴别】本品粉末棕红色。①**种皮栅状细胞棕红色，表面观多角形**，直径约 15μm，壁厚，**木化**，胞腔小；**侧面观呈长条形**，外壁增厚，侧壁上、中部甚厚，下部渐薄；底面观类多角形或圆多角形。②种皮内表皮细胞棕黄色，**表面观长方形或类方形，垂周壁连珠状增厚**，木化。子叶表皮细胞含细小草酸钙簇晶和方晶。

【化学成分】含酸枣仁苷 A、酸枣仁苷 B、斯皮诺素、白桦脂酸、白桦脂醇等。

【质量评价】

1. 经验鉴别　以粒大、饱满、完整、有光泽、外皮紫红色、无核者为佳。

2. 杂质（核壳等） 不得超过5%。

3. 黄曲霉毒素 本品每1000g含黄曲霉毒素B_1不得过5ug，含黄曲霉毒素G_2、黄曲霉毒素G_1、黄曲霉毒素B_2、黄曲霉毒素B_1的总量不得过10ug。

4. 含量测定 照高效液相色谱法含酸枣仁皂苷A不得少于0.030%；斯皮诺素不得少于0.080%。

【功效】养心补肝，宁心安神，敛汗，生津。

知识拓展

酸枣仁与常见伪品简单鉴别

名称		外表面
正品	酸枣仁	呈扁圆形或扁椭圆形，表面紫红色或紫褐色，平滑有光泽，有的有裂纹。有的两面均呈圆隆状突起；有的一面较平坦，中间或有1条隆起的纵线纹；另一面稍突起；一端凹陷，可见线形种脐；另端有细小突起的合点
伪品	滇枣仁	呈扁圆形或略呈扁心形，表面光滑，有光泽，淡黄色至棕黄色，有颜色较淡的麻点
伪品	枳椇子	类圆形，较小；背面微隆起，腹面较平坦，有纵向隆起的种脊；表面红棕色、棕黑色或绿棕色，平滑，有强烈的光泽

胖大海

Sterculiae Lychnophorae Semen

扫码“学一学”

【来源】本品为梧桐科植物胖大海 *Sterculia lychnophora* Hance 的干燥成熟种子。

【产地】主产于越南、泰国、印度尼西亚和马来西亚等国。

【采收加工】4~6月摘取成熟的种子，晒干。

【性状】本品呈**纺锤形或椭圆形**，长2~3cm，直径1~1.5cm。**先端钝圆，基部略尖而歪**，具浅色的圆形种脐。表面棕色或暗棕色，微有光泽，具不规则的干缩皱纹。**外层种皮极薄，质脆，易脱落**。中层种皮较厚，黑褐色，质松易碎，**遇水膨胀成海绵状**。断面可见散在的树脂状小点。内层种皮可与中层种皮剥离，稍革质，内有2片肥厚胚乳，广卵形；子叶2枚，菲薄，紧贴于胚乳内侧，与胚乳等大。气微，味淡，嚼之有黏性。（图2-6-66）

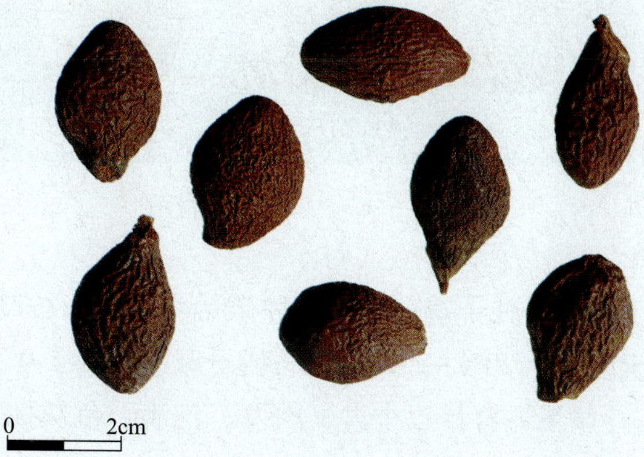

图2-6-66 胖大海药材图

【化学成分】含聚戊糖、黏液质、胖大海素等。

【质量评价】以个坚硬、外皮细、黄棕色、有细皱纹与光泽、不破皮者为佳。

【功效】清热润肺，利咽开音，润肠通便。

知识拓展

胖大海与常见伪品简单鉴别

名称		外表面
正品	胖大海	纺锤形或椭圆形，长 2~3cm，直径 1~1.5cm。先端钝圆，基部略尖而歪，具浅色的圆形种脐。表面棕色或暗棕色，微有光泽，具不规则的干缩皱纹。外层种皮极薄，质脆，易脱落
伪品	圆粒苹婆	呈圆球型，表面皱纹较密，浸水中虽膨胀但速度慢，仅能达原体积 2 倍，种子无胚乳，子叶 2 枚，甚肥厚
伪品	橄榄	呈扁平圆形，背面稍隆起，腹面较平，表面红棕色至红褐色，平滑光泽，基部有描圆形点状的种脐，顶端有微凸的合点，腹面有一条纵行而隆起的种脊

马钱子

Strychni Semen

【来源】本品为马钱科植物马钱 *Strychnos nu r-vomica* L. 的干燥成熟种子。

【产地】主产于印度、越南、缅甸、泰国。多进口，销全国。

【采收加工】冬季采收成熟果实，取出种子，洗净附着的果肉，晒干。

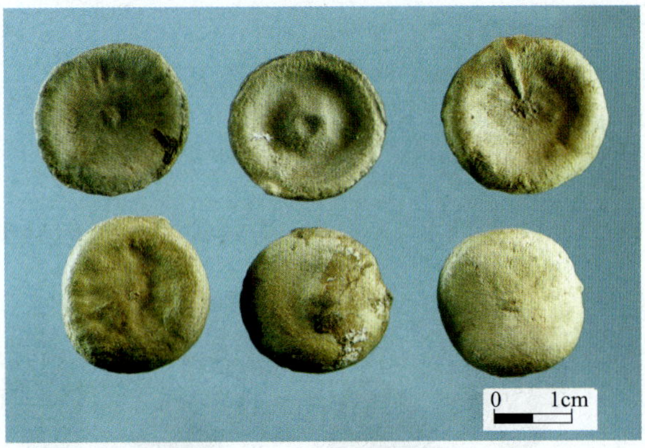

图 2-6-67　马钱子药材图

【性状】本品呈**纽扣状圆板形，常一面隆起，一面稍凹下**，直径 1.5~3cm，厚 0.3~0.6cm。表面密被灰棕或灰绿色**绢状茸毛**，自中间向四周呈辐射状排列，有**丝样光泽**。边缘稍隆起，较厚，有突起的珠孔，底面中心有突起的圆点状种脐。质坚硬，平行剖面可见淡黄白色胚乳，角质状，子叶心形，叶脉 5~7 条。气微，味极苦。有剧毒，口尝慎重。(图 2-6-67)

【化学成分】主含番木鳖碱（士的宁）及马钱子碱，并含多种微量生物碱。按高效液相法测定，本品按干燥品计算，含士的宁应为 1.20%~2.20%，马钱子碱不得少于 0.80%。

【质量评价】以个大、肉厚、饱满、色灰棕微带绿、茸毛细密、质坚、无破碎者为佳，有剧毒，入药需炮制品。

【功效】通络止痛，散结消肿。

菟丝子

Cuscutae Semen

【来源】本品为旋花科植物南方菟丝子 *Cuscuta australis*. 或菟丝子 *Cuscuta chinensis* Lam. 的干燥成熟种子。

【产地】主产于江苏、辽宁、吉林、河北等省。

【采收加工】秋季果实成熟时采收植株，晒干，打下种子，除去杂质。

【性状】本品呈**类球形**，直径 1~2mm。表面灰棕色至棕褐色，粗糙，**种脐线形或扁圆形**。**质坚实，不易以指甲压碎**。气微，味淡。(图 2-6-68)

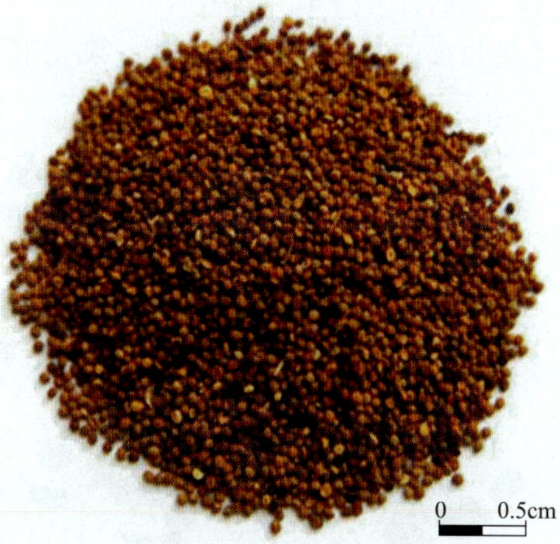

图 2-6-68　菟丝子药材图

【鉴别】取本品少量，加沸水浸泡后，表面有黏性；加热煮至种皮破裂时，可露出黄白色卷旋状的胚，形如吐丝。

【化学成分】甾醇类、黄酮类、香豆精类和糖及氨基酸等。

【质量评价】

1. 经验鉴别　以色灰黄、颗粒饱满、身干、无杂质者为佳。

2. 含量测定　照高效液相色谱法测定，金丝桃苷（$C_{21}H_{20}O_{12}$）不得少于 0. 10%。

【功效】补益肝肾，固精缩尿，安胎，明目，止泻；外用消风祛斑。

知识拓展

菟丝子与伪品的对比

品名		特　征
正品	菟丝子	呈类球形，直径 1~2mm。表面灰棕色至棕褐色，粗糙，种脐线形或扁圆形。质坚实，不易以指甲压碎。
伪品	欧洲菟丝子	种子多两粒黏在一起，单粒呈卵圆形或不规则多面体，直径约 1mm；表面灰棕色或灰绿色，常有 2~3 个深凹陷。沸水煮易破裂。
	日本菟丝子	呈类椭圆形，有明显的喙状凸起，直径 2~3mm，表面淡褐色或黄棕色，有光泽，可见条状纹理，种脐下陷，线型，沸水煮易破裂。

牵牛子

Pharbitidis Semen

【来源】 本品为旋花科植物裂叶牵牛 *Pharbitis nil*（L.）Choisy 或圆叶牵牛 *Pharbitis purpurea*（L.）Voigt 的干燥成熟种子。

【产地】 主产于辽宁省。

【采收加工】 秋末果实成熟、果壳未开裂时采割植株，晒干，打下种子，除去杂质。

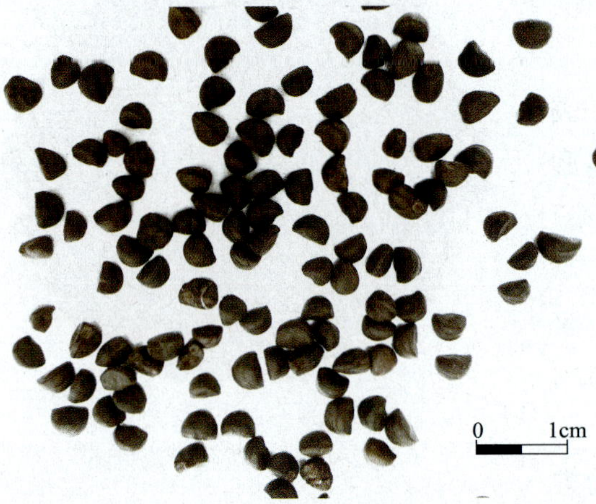

图 2-6-69　牵牛子药材图

【性状】 本品**似橘瓣状**，长 4~8mm，宽 3~5mm。表面**灰黑色或淡黄白色，背面有一条浅纵沟，腹面棱线的下端有一点状种脐，微凹**。质硬，横切面可见淡黄色或黄绿色皱缩折叠的子叶，微显油性。气微，味辛、苦，有麻感。（图 2-6-69）

【化学成分】 含牵牛子苷、咖啡酸、脂肪油等。

【质量评价】 以颗粒饱满、身干、杂质少者为佳。

【功效】 泻水通便，消痰涤饮，杀虫攻积。

木蝴蝶

Oroxyli Semen

【来源】 本品为紫葳科植物木蝴蝶 *Oroxylum indicum*（L.）Vent. 的干燥成熟种子。

【产地】 主产云南、广西、贵州等地。

【采收加工】 秋、冬二季采收成熟果实，暴晒至果实开裂，取出种子，晒干。

【性状】 本品为**蝶形薄片**，除基部外**三面延长成宽大菲薄的翅**，长 5~8cm，宽 3.5~4.5cm。表面浅黄白色，**翅半透明，有绢丝样光泽，上有放射状纹理，边缘多破裂**。体轻，剥去种皮，可见一层薄膜状的胚乳紧裹于子叶之外。子叶 2，蝶形，黄绿色或黄色，长径 1~1.5cm。气微，味微苦。（图 2-6-70）

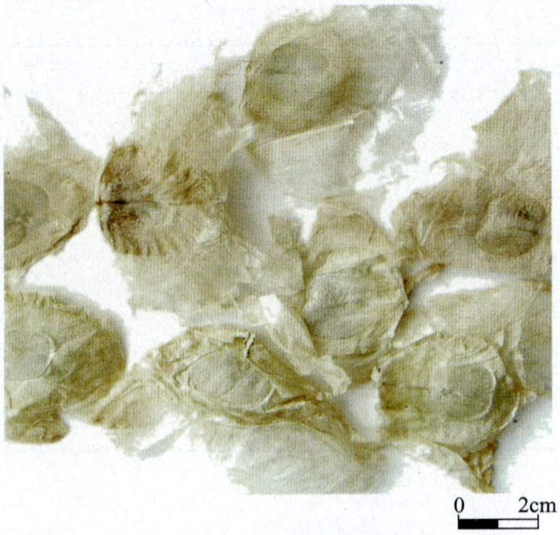

图 2-6-70　木蝴蝶药材图

【化学成分】 含油酸、苯甲酸、木蝴蝶苷等。

【质量评价】以个大、完整者为佳。

【功效】清肺利咽，疏肝和胃。

薏苡仁

Coicis Semen

【来源】本品为禾本科植物薏苡 *Coix lacrymajobi* L. var. *mayuen*（Roman.）Stapf 的干燥成熟种仁。

【产地】主产河北、福建等地。

【采收加工】秋季果实成熟时采割植株，晒干，打下果实，再晒干，除去外壳、黄褐色种皮和杂质，收集种仁入药。

【性状】本品呈**宽卵形或长椭圆形**，长 4~8mm，宽 3~6mm。表面乳白色，光滑，偶有残存的黄褐色种皮。一端钝圆，另端较宽而微凹，有 1 淡棕色点状种脐。**背面圆凸，腹面有 1 条较宽而深的纵沟**。质坚实，断面白色，粉性。气微，味微甜。（图 2-6-71）

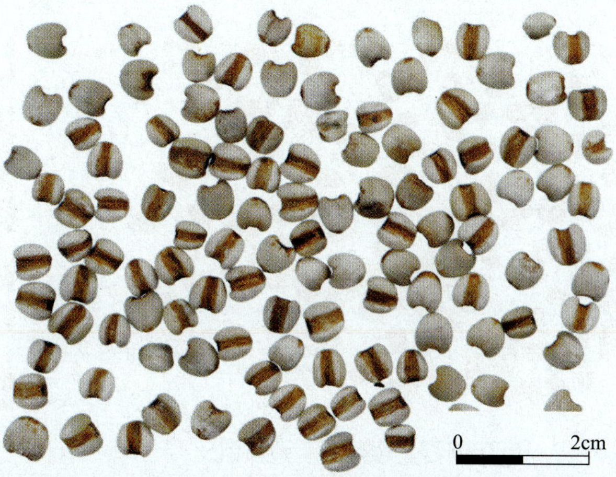

图 2-6-71　薏苡仁药材图

【化学成分】含甘油三油酸酯、薏苡素、薏苡多糖等。

知识链接

薏苡仁油的抗癌作用

药理研究表明，薏苡仁油对多种移植性肿瘤及人体癌细胞移植于裸鼠的癌体均有较明显的抑癌作用，其具有一定的免疫功能增强作用，另外还有一定的镇痛效应。其抗癌活性成分为甘油三油酸酯、甘油三亚油酸酯等甘油三酯组分。我国研制的注射用薏苡仁油（康莱特注射液）已在 10 多个国家获得发明专利，也是我国第一个经美国 FDA 批准在美开展临床研究的抗肿瘤注射剂。

【质量评价】以个大，饱满、色白、完整无破碎者为佳。

【功效】利水渗湿，健脾止泻，除痹，排脓，解毒散结。

葶苈子

Descurainiae Semen

Lepidii Semen

【来源】本品为十字花科植物播娘蒿 *Descurainia sophia*（L.）Webb. *ex* Prantl. 或独行菜

Lepidium apetalum Willd. 的干燥成熟种子。

【产地】播娘蒿主产于华东、中南等地；独行菜主产于华北、东北等地。前者习称“南葶苈子”，后者习称“北葶苈子”。

【采收加工】夏季果实成熟时采割植株，晒干，搓出种子，除去杂质。

【性状】南葶苈子　呈**长圆形略扁**，长0.8~1.2mm，宽约0.5mm。表面棕色或红棕色，**微有光泽，具纵沟2条**，其中1条较明显。一端钝圆，**另端微凹或较平截，种脐类白色**，位于凹入端或平截处。气微，味微辛、苦，略带黏性。(图2-6-72)

北葶苈子　呈扁卵形，长1~1.5mm，宽0.5~1mm。一端钝圆，另**端尖而微凹，种脐位于凹入端**。味微辛辣，黏性较强。(图2-6-73)

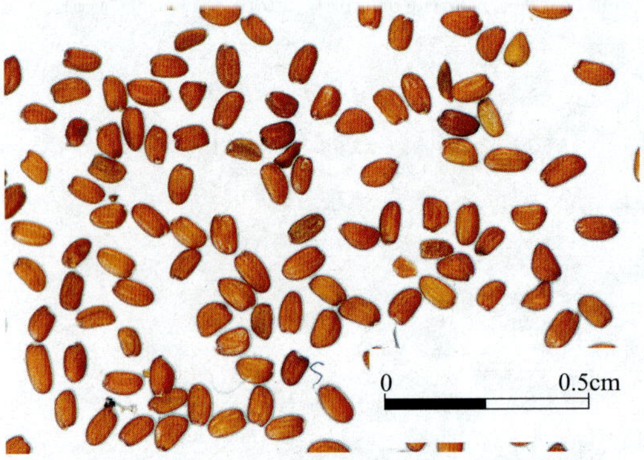

图2-6-72　南葶苈子药材图

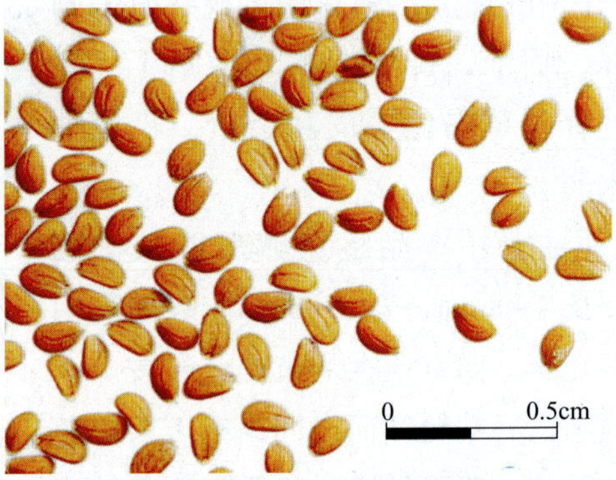

图2-6-73　北葶苈子药材图

【鉴别】(1) 取本品少量，加水浸泡后，用放大镜观察，南葶苈子透明状黏液层薄，厚度约为种子宽度的1/5以下。北葶苈子透明状黏液层较厚，厚度可超过种子宽度的1/2以上。

(2) 南葶苈子　粉末黄棕色。种皮外表皮细胞为黏液细胞，断面观类方形，内壁增厚向外延伸成纤维素柱，纤维素柱长8~18μm，顶端钝圆、偏斜或平截，周围可见黏液质纹理。种皮内表皮细胞为黄色，表面观呈长方多角形，直径15~42μm，壁厚5~8μm。

北葶苈子　种皮外表皮细胞断面观略呈类长方形，纤维素柱较长，长24~34μm，种皮内表皮细胞表面观长方多角形或类方形。

【化学成分】南葶苈子含挥发油，北葶苈子含芥子苷、脂肪油、生物碱、挥发油等。

【质量评价】

1. 经验鉴别　均以籽粒饱满、身干、表面黄棕色、有光泽、黏性强、杂质少者为佳。

2. 膨胀度　照膨胀度测定法测定，南葶苈子不得低于3，北葶苈子不得低于12。

3. 含量测定　照高效液相色谱法测定，含槲皮素-3-O-β-D-葡萄糖-7-O-β-D-龙胆双糖苷（$C_{33}H_{40}O_{22}$）不得少于0.075%。

【功效】泻肺平喘，行水消肿。

槟　榔

Arecae Semen

【来源】本品为棕榈科植物槟榔 *Areca catechu* L. 的干燥成熟种子。

【产地】原产于印度尼西亚、马来西亚，现我国云南、海南、广东等地亦产。

【采收加工】春末至秋初采收成熟果实，用水煮后，干燥，除去果皮，取出种子，干燥。

【性状】本品呈**扁球形或圆锥形**，高 1.5~3.5cm，底部直径 1.5~3cm。表面淡黄棕色或淡红棕色，具稍凹下的**网状沟纹**，底部中心有圆形凹陷的珠孔，其旁有一明显**疤痕状种脐**。质坚硬，不易破碎，**断面可见棕色种皮与白色胚乳相间的大理石样花纹，称为“槟榔纹”**。气微，味涩、微苦。(图 2-6-74)

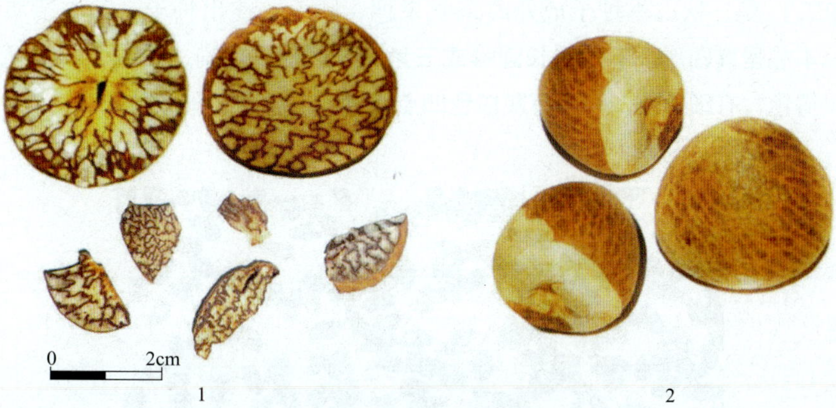

图 2-6-74 槟榔药材图

1. 槟榔饮片；2. 槟榔

【化学成分】含生物碱，主为槟榔碱、槟榔次碱、去甲基槟榔碱等。

【质量评价】以鸡心形、个大、坚实、体重、断面颜色鲜艳、无空泡、无破裂者为佳。

【功效】杀虫，消积，行气，利水，截疟。长期咀嚼对肝、肾与免疫功能造成损害。

附药：大腹皮

本品为棕榈科植物槟榔 Areca catechuL. 的干燥果皮。冬季至次春采收未成熟的果实，煮后干燥，纵剖两瓣，剥取果皮，习称“大腹皮”；春末至秋初采收成熟果实，煮后干燥，剥取果皮，打松，晒干，习称“大腹毛”。略呈椭圆形或长卵形瓢状，长 4~7cm，宽 2~3.5cm，厚 0.2~0.5cm。外果皮深棕色至近黑色，具不规则的纵皱纹及隆起的横纹，顶端有花柱残痕，基部有果梗及残存萼片。内果皮凹陷，褐色或深棕色，光滑呈硬壳状。体轻，质硬，纵向撕裂后可见中果皮纤维。气微，味微涩。具行气宽中，行水消肿的功效。(图 2-6-75)

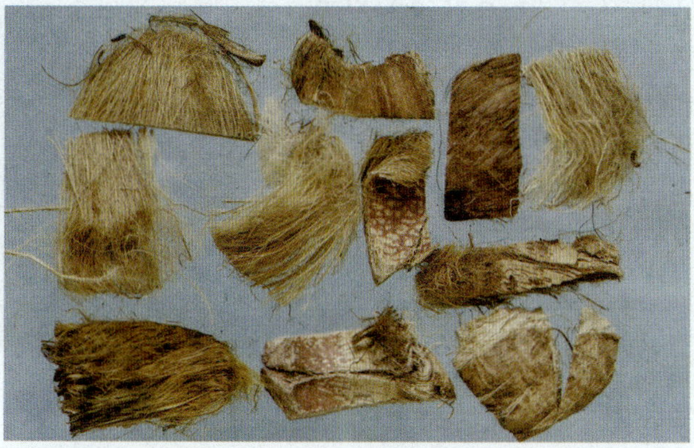

图 2-6-75 大腹皮药材图

车前子

Plantaginis Semen

【来源】 本品为车前科植物车前 *Plantago asiatica* L. 或平车前 *Plantagodepressa* Willd. 的干燥成熟种子。

【产地】 主产江西、河南。此外，东北、华北、西南及华东等地亦产。

【采收加工】 夏、秋二季种子成熟时采收果穗，晒干，搓出种子，除去杂质。

【性状】 本品**呈椭圆形、不规则长圆形或三角状长圆形**，略扁，长约 2mm，宽约 1mm。表面黄棕色至黑褐色，有**细皱纹，一面有灰白色凹点状种脐**。质硬。气微，味淡。（图 2-6-76）

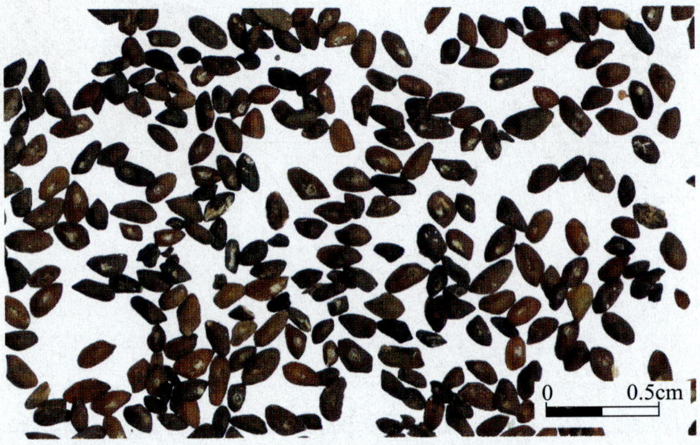

图 2-6-76　车前子药材图

【化学成分】 含车前黏多糖、京尼平苷酸、毛蕊花糖苷、车前子酸、琥珀酸等。

【质量评价】 以粒大、饱满、颜色均匀者为佳。

【功效】 清热利尿通淋，渗湿止泻，明目，祛痰。

韭菜子

Allii Tuberosi Semen

【来源】 本品为百合科植物韭菜 *Allium tuberosum* Rottl *ex* Spreng. 的干燥成熟种子。

【产地】 全国各地有产。

【采收加工】 秋季果实成熟时采收果序，晒干，搓出种子，除去杂质。

【性状】 本品呈**半圆形或半卵圆形**，略扁，长 2~4mm，宽 1.5~3mm。**表面黑色，一面突起，粗糙，有细密的网状皱纹，另一面微凹，皱纹不甚明显**。顶端钝，基部稍尖，有点状突起的种脐。质硬。气特异，味微辛。（图 2-6-77）

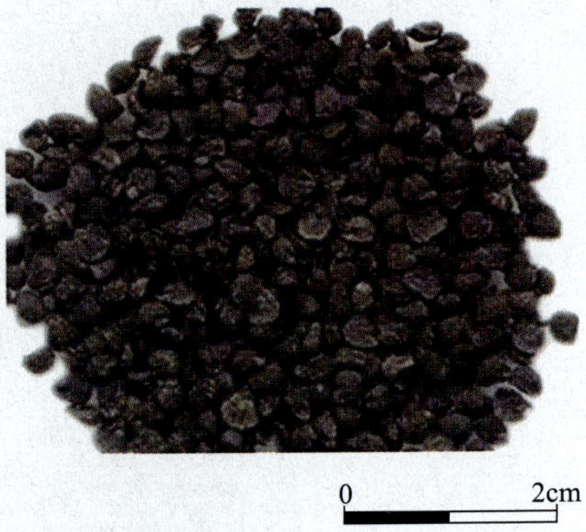

图 2-6-77　韭菜子药材图

【化学成分】含硫化物、苷类、维生素 C 等。

【质量评价】以颗粒饱满者为佳。

【功效】温补肝肾，壮阳固精。

知识拓展

韭菜子与葱子的对比

	品名	特　征
正品	韭菜子	半圆形或半卵圆形，略扁，长 2~4mm，宽 1.5~3mm。表面黑色，一面突起，粗糙，有细密的网状皱纹，另一面微凹，皱纹不甚明显。顶端钝，基部稍尖，有点状突起的种脐。
易混品	葱子	呈三角状卵形，一面微凹，一面隆起，隆起面有 1~2 条棱线；长 2.5~3mm，宽 1.5~2mm；表面黑色，较光滑，下端有两个小突起，一为种脐，一为珠孔；内有白色胚乳，富油性；在解剖显微镜下可以见到明细的覆瓦状纹理；气特异，味辛，嚼之有葱味。

草豆蔻

Alpiniae Katsumadai Semen

【来源】本品为姜科植物草豆蔻 *Alpinia katsumadai* Hayata 的干燥近成熟种子。

【产地】主产于广东、广西等省。

【采收加工】夏、秋二季采收，晒至九成干，或用水略烫，晒至半干，除去果皮，取出种子团，晒干。

【性状】本品为**类球形的种子团**，直径 1.5~2.7cm。表面灰褐色，中间有黄白色的隔膜，将**种子团分成 3 瓣，每瓣有种子多数**，粘连紧密，种子团略光滑。种子为卵圆状多面体，长 3~5mm，直径约 3mm，**外被淡棕色膜质假种皮**，种脊为一条纵沟，一端有种脐；质硬，**将种子沿种脊纵剖两瓣，纵断面观呈斜心形**，种皮沿种脊向内伸入部分约占整个表面积的 1/2；胚乳灰白色。气香，味辛，微苦。(图 2-6-78)

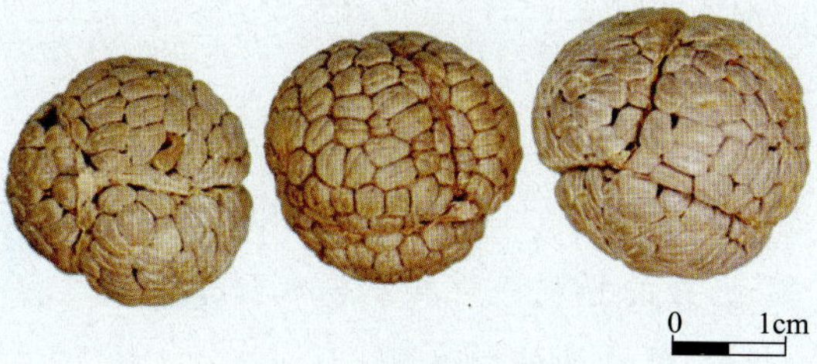

图 2-6-78　草豆蔻药材图

【化学成分】主含挥发油及黄酮类成分。

【质量评价】以个圆、坚实者为佳。

【功效】燥湿健脾，温胃止呕。

目标检测

一、A 型选择题

1. 陈皮的入药部位是
   A. 果皮　　B. 种子　　C. 果肉
   D. 果实　　E. 以上都不是
2. 小茴香分果横断面可见油管几个
   A. 4 个　　B. 5 个　　C. 6 个
   D. 7 个　　E. 8 个
3. 下列除哪一项外均是小茴香的粉末显微特征
   A. 网纹细胞，壁厚、木化
   B. 油管常破碎，黄棕色或红棕色
   C. 镶嵌细胞
   D. 内胚乳含糊粉粒，糊粉粒中具细小簇晶
   E. 石细胞较多
4. 具有油管
   A. 砂仁　　B. 小茴香　　C. 吴茱萸
   D. 牵牛子　　E. 北葶苈子
5. 小茴香的气味特征是
   A. 气芳香强烈，味辛、微苦　　B. 气微香而特异，味微苦甘
   C. 有特异香气，味微甘、辛　　D. 气芳香，味辛凉，略似樟脑
   E. 以上都不是
6. 枸杞子道地药材产地是
   A. 宁夏　　B. 河北　　C. 青海
   D. 甘肃　　E. 四川
7. 来源于豆科
   A. 女贞子　　B. 巴豆　　C. 牛蒡子
   D. 菟丝子　　E. 补骨脂
8. 巴豆的强刺激性和致癌成分是
   A. 巴豆油酸甘油酯　　B. 亲水性巴豆醇的双酯化合物
   C. 巴豆毒素　　D. 巴豆苷
   E. 以上都不是
9. 连翘抗菌成分是
   A. 黄酮醇苷　　B. 皂苷　　C. 连翘酚
   D. 6，7-二甲氧基香豆精　　E. 连翘苷
10. 五味子的有效成分为
   A. 木脂素类　　B. 有机酸类　　C. 挥发油类

D. 生物碱类　　E. 脂肪油类

11. 下列药材断面可见红棕色种皮及类白色胚乳相互交错的大理石样花纹有

A. 砂仁　　B. 草果　　C. 槟榔

D. 白豆蔻　　E. 益智仁

12. 下列药材的入药部位是种子的

A. 马钱子　　B. 五味子　　C. 枸杞子

D. 草果　　E. 小茴香

13. 下列种子类药材不含有苦杏仁苷的是

A. 桃仁　　B. 苦杏仁　　C. 郁李仁

D. 甜杏仁　　E. 马钱子

14. 马钱子的胚乳切片，加发烟硝酸，呈现

A. 蓝紫色　　B. 橙红色　　C. 棕褐色

D. 樱红色　　E. 棕黄色

15. 呈心脏形，基部钝圆，左右不对称，味苦的药材是

A. 桃仁　　B. 郁李仁　　C. 碧桃干

D. 苦杏仁　　E. 酸枣仁

16. 性状鉴别项下，气味为气特异，味极酸的生药是

A. 甘草　　B. 黄芪　　C. 薄荷

D. 乌梅　　E. 黄连

17. 下列哪种中药不是以种子入药的

A. 沙苑子　　B. 车前子　　C. 决明子

D. 补骨脂　　E. 莱菔子

18. 煮至种皮破裂，能露出白色卷旋状胚的药材是

A. 菟丝子　　B. 车前子　　C. 决明子

D. 补骨脂　　E. 莱菔子

19. 沙苑子含有的成分是

A. 黄酮类　　B. 苦杏仁苷　　C. 木质素

D. 挥发油　　E. 蒽醌

20. 来源为禾本科植物种仁的药材是

A. 沙苑子　　B. 薏苡仁　　C. 决明子

D. 补骨脂　　E. 莱菔子

二、B型选择题

[1~4]

A. 鹤虱　　B. 薏苡仁　　C. 金樱子

D. 沙苑子　　E. 牵牛子

1. 来源于旋花科的植物
2. 来源于蔷薇科的植物
3. 来源于禾本科的植物
4. 来源于豆科的植物

[5~8]

A. 来源于豆科植物的药材

B. 来源于鼠李科植物的药材

C. 来源于禾本科植物的药材

D. 来源于旋花科植物的药材

E. 来源于五加科植物的药材

5. 决明子

6. 酸枣仁

7. 薏苡仁

8. 牵牛子

三、X型选择题

1. 吴茱萸的性状鉴别特征有

A. 果实扁球形，顶端平，有的裂成五角状　B. 果实先端密生黄色毛茸

C. 横切面可见子房5室　D. 气芳香浓郁

E. 用水浸泡果实，有黏液渗出

2. 乌梅的性状鉴别特征有

A. 呈扁球形或不规则球形

B. 表面棕黑色至乌黑色，皱缩不平

C. 果核表面凹凸不平，有众多洞穴及网状纹理

D. 果核具明显的沟状边缘

E. 果肉味极酸

3. 下列中药来源于蔷薇科植物的是

A. 山楂　B. 苦杏仁　C. 桃仁

D. 陈皮　E. 金樱子

4. 下列可以作为苦杏仁入药的是

A. 山杏　B. 西伯利亚杏　C. 东北杏

D. 甜杏　E. 杏

5. 砂仁和豆蔻的共同点有

A. 姜科植物　B. 含多种生物碱

C. 表面具不明显的三棱　D. 种子团3瓣

E. 含挥发油

6. 苦杏仁的性状鉴别特征

A. 扁心脏形　B. 顶端尖，基部钝圆，左右对称

C. 表面黄棕至暗棕色　D. 种脐与合点间有深色线形种脊

E. 气香，味苦

（王月珍　李婷婷）

第七章

全草类中药的鉴定

扫码"学一学"

学习目标

知识目标

1. 掌握全草类中药的性状和显微鉴别的共性特征。
2. 掌握麻黄、紫花地丁、金钱草、广藿香、荆芥、益母草、薄荷、泽兰、香薷、肉苁蓉、穿心莲、茵陈、青蒿、蒲公英共计14种药材在来源、产地、性状鉴别、质量评价、典型显微理化特征等方面的主要内容。
3. 熟悉其余15种一般掌握药材在来源、主要性状鉴别方面的特征。
4. 了解全草类药材的化学成分、常见伪品或代用品。

技能目标

能见药识名，并鉴定药材的真伪优劣。

全草类中药是指可供药用的草本全植物体或其地上部分，故该类中药，大多数中药为地上部分，如薄荷、益母草、荆芥等；亦有少数带根及根茎，如蒲公英、紫花地丁、车前草等；有的则是小灌木的草质幼枝，如麻黄。

一、性状鉴定

全草中药所涉及的植物体器官，包括了根、茎、叶、花、果实与种子，该类中药又常常是植物全体或地上部分直接干燥而来，原植物的特征，一般反映了药材的性状特征（但要注意其颜色和形状的改变情况），因此，原植物的分类鉴定，对该类药材的鉴定尤为重要。这些器官的鉴别方法，已在前面各章中分别进行了论述，这里不再重复。但对草质茎的观察尚需注意以下几方面。

1. 形状　茎通常为圆柱形或方柱形，如青蒿、薄荷等。

2. 颜色　草本茎通常为绿色，但也有带紫色或其他颜色的，如荆芥茎表面淡紫红色；石斛表面金黄色。

3. 表面　茎的表面特征因植物种类而异，有的表面被毛，如仙鹤草；有的表面有纵棱线和纵沟纹，如麻黄、石斛等。

4. 叶序和花序　草本植物茎上的叶序多为互生或对生；花序也因植物种类而不同，如荆芥顶生穗状轮伞花序；益母草腋生轮伞花序等。

5. 横断面 草本植物茎的木质部多不发达，髓通常疏松，有时形成空洞，如薄荷。

二、显微鉴定

草本植物茎的横切面，由外向内分别由表皮、皮层、维管束及髓组成。

1. 表皮 草质茎最外方为表皮，可见角质层、毛茸和气孔等。

2. 皮层 外层有时分化成厚角组织或厚壁组织，内层为薄壁组织。

3. 维管束 排列成整齐的一圈，大多数双子叶植物为外韧维管束，韧皮部由筛管、伴胞、韧皮薄壁细胞及韧皮纤维组成；木质部由导管、管胞、木纤维及木薄壁细胞组成，射线明显可见，形成层成环或不成环。

4. 髓 位于茎的中央，多由薄壁细胞组成，所占部位较大，有时破碎成为空洞。有的髓周围具厚壁组织，散在或形成环髓纤维，如麻黄。

扫码“看一看”

麻 黄

Ephedrae Herba

【来源】本品为麻黄科植物草麻黄 *Ephedra sinica* Stapf.、中麻黄 *Ephedra intermedia* Schrenk et C. A. Mey. 或木贼麻黄 *Ephedra equisetina* Bge. 的干燥草质茎。

【产地】草麻黄主产于内蒙古、山西、河北及东北等地；中麻黄主产于甘肃、青海、新疆等地；木贼麻黄主产于新疆北部。草麻黄产量最大，中麻黄次之，木贼麻黄产量极小。

【采收加工】秋季采割绿色的草质茎，晒干。

【性状】**药材** 草麻黄 呈细**长圆柱形**，少分枝，直径 1~2mm，有的带少量棕色木质茎。表面淡绿色至黄绿色，有**细纵脊线**，触之微有粗糙感。节明显，节间长 2~6cm。节上有**膜质鳞叶**，长 3~4mm，**裂片 2（稀 3），锐三角形，先端灰白色，反曲**，基部联合成筒状，红棕色。体轻，质脆，易折断，断面略呈纤维性，周边绿黄色，**髓部红棕色**，近圆形。气微香，味涩、微苦。

中麻黄 多分枝，直径 1.5~3mm。表面有粗糙感。节上膜质鳞叶长 2~3mm，**裂片 3（稀 2）**，先端锐尖。断面髓部呈三角状圆形。

木贼麻黄 较多分枝，直径 1~1.5mm。表面无粗糙感。节间长 1.5~3cm。膜质鳞叶长 1~2mm，**裂片 2（稀 3），上部为短三角形，灰白色，先端多不反曲**，基部棕红色至棕黑色。（图 2-7-1）

饮片 本品呈圆柱形的段。表面淡黄绿色至黄绿色，粗糙，有细纵脊线，节上有细小鳞叶。切面中心显红黄色。气微香，味涩、微苦。

【鉴别】本品根茎横切面 草麻黄横切面 ①表皮细胞外被较厚的**角质层，脊线较密，有蜡质疣状突起，两脊线间有内陷气孔**。②下皮纤维束位于脊线内侧，壁厚，非木化。③皮层较宽，纤维成束散在。④中柱鞘纤维束新月形。⑤维管束外韧型，8~10 个，形成层环类圆形。木质部呈三角形。⑥**髓部薄壁细胞含棕色块，偶有环髓纤维**。⑦**表皮细胞外壁、皮层细胞及纤维壁均有多数细小草酸钙砂晶或方晶**。（图 2-7-2）

中麻黄横切面 ①维管束 12~15 个。②形成层环类三角形。③环髓纤维成束或单个散在。

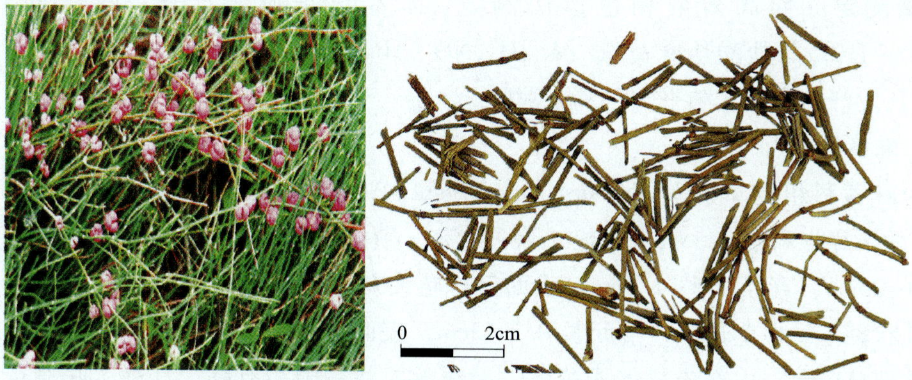

图 2-7-1 麻黄药材及原植物

木贼麻黄横切面 ①维管束 8~10 个。②形成层环类圆形。③无环髓纤维。

草麻黄粉末 棕色或绿色。①表皮细胞类长方形，外壁布满草酸钙砂晶，角质层厚约至 18μm。②**气孔特异**，长圆形，侧面观保卫细胞似**电话筒状或哑铃形**。③皮层纤维细长，壁厚，有的木化，壁上布满砂晶，形成**嵌晶纤维**。④螺纹、具缘纹孔导管，直径 10~15μm，导管分子端壁斜面相接，接触面具有多数圆形穿孔，形成特殊的麻黄式穿孔板。⑤薄壁细胞中常见**红棕色块状物**。（图 2-7-3）

【化学成分】 含多种有机胺类生物碱，主要为 l-麻黄碱、d-伪麻黄碱以及微量的 l-N-甲基麻黄碱、d-N-甲基伪麻黄碱、1-去甲麻黄碱、d-去甲伪麻黄碱、麻黄次碱等；木贼麻黄的总生物碱含量最高；麻黄生物碱主要存在于草质茎的髓部。尚含挥发油等。

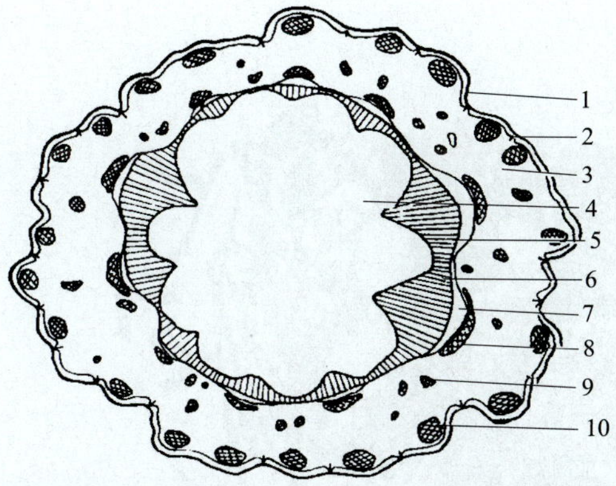

图 2-7-2 草麻黄（茎）横切面组织简图

1. 表皮；2. 气孔；3. 皮层；4. 髓；5. 形成层；6. 木质部；7. 韧皮部；8. 中柱鞘纤维；9. 皮层纤维；10. 下皮纤维

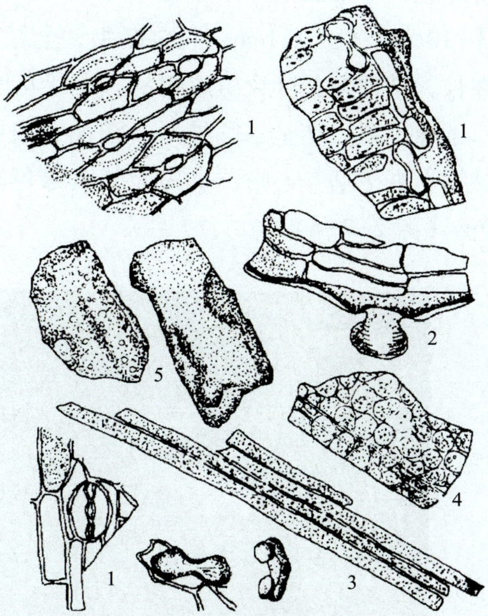

图 2-7-3 草麻黄茎粉末图

1. 表皮细胞及气孔；2. 角质层；3. 嵌晶纤维；4. 皮层薄壁细胞；5. 色素块

【质量评价】

1. 经验鉴别 以茎粗、杂质少、色淡绿或黄绿、髓部色红棕、味苦涩者为佳。

2. 含量测定 照高效液相色谱法测定，本品以干燥品计算，含盐酸麻黄碱（$C_{10}H_{15}NO \cdot HCl$）与盐酸伪麻黄碱（$C_{10}H_{15}NO \cdot HCl$）的总量不得少于0.80%。

【功效】发汗散寒，宣肺平喘，利水消肿。

附药：麻黄根

本品为麻黄科植物草麻黄 *Ephedra sinica* Stapf 或中麻黄 *Ephedra intermedia* Schrenk et C. A. Mey. 的干燥根和根茎。秋末采挖，除去残茎、须根和泥沙，干燥。本品呈圆柱形，略弯曲，长8~25cm，直径0.5~1.5cm。表面红棕色或灰棕色，有纵皱纹和支根痕。外皮粗糙，易成片状剥落。根茎具节，节间长0.7~2cm，表面有横长突起的皮孔。体轻，质硬而脆，断面皮部黄白色，木部淡黄色或黄色，射线放射状，中心有髓。气微，味微苦。具固表止汗功效。用于自汗，盗汗。

鱼腥草

Houttuyniae Herba

【来源】本品为三白草科植物蕺菜 *Houttuynia cordata* Thunb. 的新鲜全草或干燥地上部分。

【产地】主产于江苏、浙江、江西等地。鲜品全年均可采割。

【采收加工】干品夏季茎叶茂盛花穗多时采割，除去杂质，晒干。

【性状】**药材** 鲜鱼腥草 茎呈圆柱形，长20~45cm，直径0.25~0.45cm，上部绿色或紫红色，下部白色，节明显，下部节上生有须根，无毛或被疏毛。叶互生，叶片心形，长3~10cm，宽3~11cm，先端渐尖，全缘；上表面绿色，密生腺点，下表面常紫红色；叶柄细长，基部与托叶合生成鞘状。穗状花序顶生。具鱼腥气，味涩。

干鱼腥草 茎呈扁圆柱形，扭曲，表面黄棕色，具纵棱数条；质脆，易折断。叶片卷折皱缩，展平后呈心形，上表面暗黄绿色至暗棕色，下表面灰绿色或灰棕色。穗状花序黄棕色。（图2-7-4）

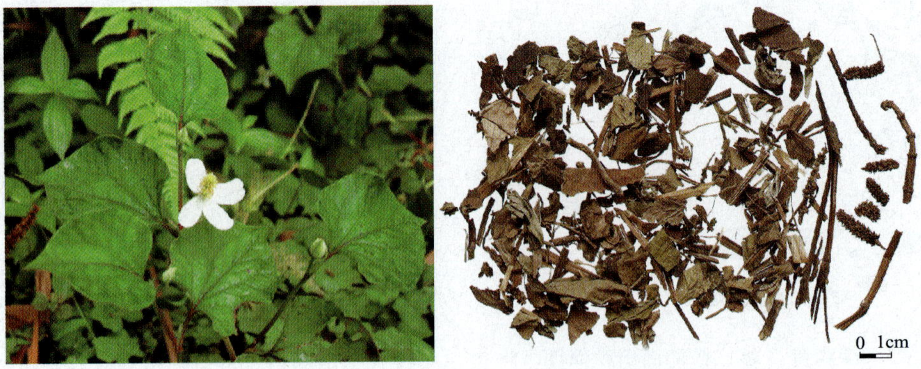

图2-7-4 鱼腥草药材及原植物

饮片 本品为不规则的段。茎呈扁圆柱形，表面淡红棕色至黄棕色，有纵棱。叶片多破碎，黄棕色至暗棕色。穗状花序黄棕色。搓碎具鱼腥气，味涩。

【化学成分】全草含挥发油，油中主要成分为癸酰乙醛、月桂醛、芳樟醇和甲基正壬酮，前两者有特异臭气。

【质量评价】以叶多、色绿、有花穗、鱼腥气浓者为佳。

【功效】清热解毒，消痈排脓，利尿通淋。

瞿　麦

Dianthi Herba

【来源】本品为石竹科石竹属植物瞿麦 *Dianthus superbus* L. 或石竹 *Dianthus chinensis* L. 的干燥地上部分。

【产地】主产河北、河南等地。

【采收加工】夏、秋二季花果期采割，除去杂质，干燥。

【性状】**药材**　瞿麦　茎圆柱形，上部有分枝，长 30~60cm；**表面淡绿色或黄绿色，光滑无毛，节明显，略膨大，断面中空。叶对生，多皱缩，展平叶片呈条形至条状披针形。枝端具花及果实，花萼筒状**，长 2.7~3.7cm；苞片 4~6，宽卵形，长约为萼筒的 1/4；**花瓣棕紫色或棕黄色，卷曲，先端深裂成丝状。蒴果长筒形，与宿萼等长**。种子细小，多数。无臭，味淡。

石竹　萼筒长 1.4~1.8cm，苞片长约为萼筒的 1/2；**花瓣先端浅齿裂**。

饮片　本品呈不规则段。茎圆柱形，表面淡绿色或黄绿色，节明显，略膨大。切面中空。叶多破碎。花萼筒状，苞片 4~6。蒴果长筒形，与宿萼等长。种子细小，多数。气微，味淡。(图 2-7-5)

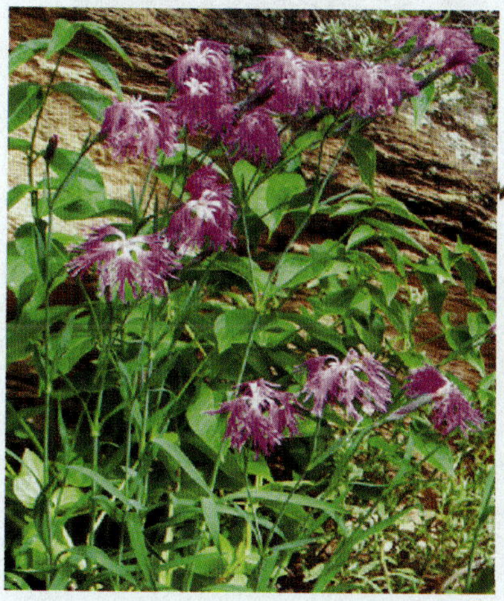

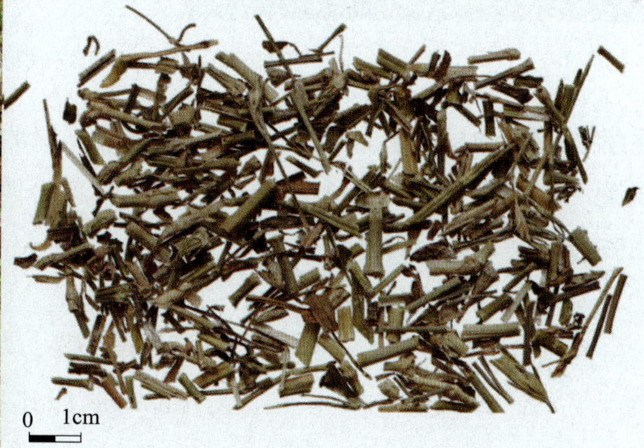

图 2-7-5　瞿麦药材及原植物

【化学成分】瞿麦含皂苷、糖类及微量生物碱；石竹 含皂苷、挥发油等。

【质量评价】均以青绿色、干燥、无杂草、无根及花未开放者为佳。

【功效】利尿通淋，破血通经。

萹 蓄

Polygoni Avicularis Herba

【来源】本品为蓼科植物萹蓄 *Polygonum aviculare* L. 的干燥地上部分。

【产地】全国各地均产，以河南、四川等地产量较大。

【采收加工】夏季叶茂盛时采收，除去根及杂质，晒干。

【性状】**药材　本品茎呈圆柱形而略扁，有分枝**，长 15~40cm，直径 0.2~0.3cm。**表面灰绿色或棕红色，有细密微突起的纵纹；节部稍膨大，有浅棕色膜质的托叶鞘，节间长约 3cm；质硬，易折断，断面髓部白色。叶互生**，近无柄或具短柄，叶片多脱落或皱缩、破碎，完整者展平后呈披针形，全缘，两面均呈棕绿色或灰绿色。无臭，味微苦。

饮片　本品呈不规则的段。茎呈圆柱形而略扁，表面灰绿色或棕红色，有细密微突起的纵纹；节部稍膨大，有浅棕色膜质的托叶鞘。切面髓部白色。叶片多破碎，完整者展平后呈披针形，全缘。气微，味微苦。（图 2-7-6）

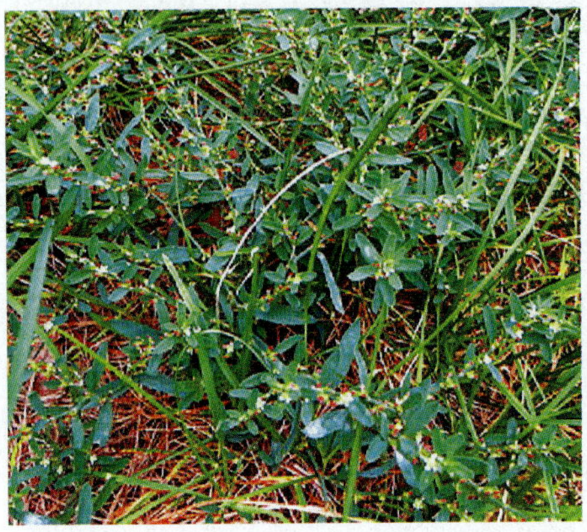

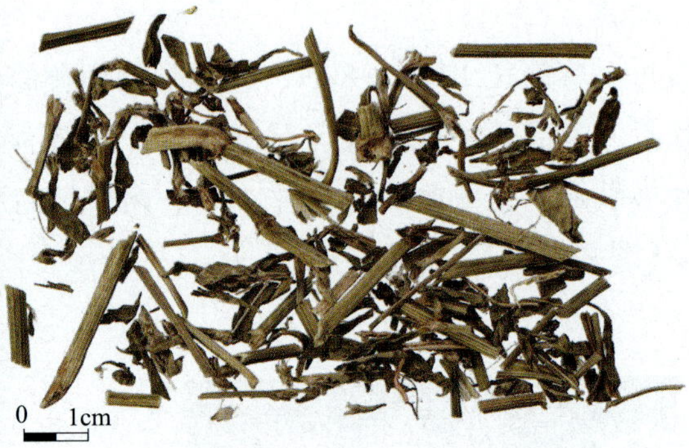

图 2-7-6　萹蓄药材及原植物

【化学成分】含杨梅苷、没食子酸、咖啡酸、绿原酸等。

【质量评价】以色绿、叶多、质嫩、无杂质者为佳。

【功效】利尿通淋，杀虫，止痒。

仙鹤草

Agrimoniae Herba

【来源】本品为蔷薇科植物龙牙草 *Agrimonia pilosa* Ledeb. 的干燥地上部分。

【产地】我国大部分地区均有分布。主产浙江、江苏、湖北。

【采收加工】夏、秋二季茎叶茂盛时采割，除去杂质，干燥。

【性状】**药材**　本品长 50~100cm，全体被白色柔毛，茎下部圆柱形，直径 4~6mm，红棕色，上部方柱形，四面略凹陷，绿褐色，有纵沟及棱线，有节；体轻，质硬，易折断，断面中空。单数羽状复叶互生，暗绿色，皱缩卷曲；质脆，易碎；叶片有大小 2 种，相间生于叶轴上，顶端小叶较大，完整小叶片展平后呈卵形或长椭圆形，先端尖，基部楔形，边缘有锯齿；托叶2，抱茎，斜卵形。总状花序细长，花萼下部呈筒状，萼筒上部有钩刺，先端5裂，花瓣黄色。气微，味微苦。

饮片　本品为不规则的段，茎多数方柱形，有纵沟和棱线，有节。切面中空。叶多破碎，暗绿色，边缘有锯齿；托叶抱茎。有时可见黄色花或带钩刺的果实。气微，味微苦。（图2-7-7）

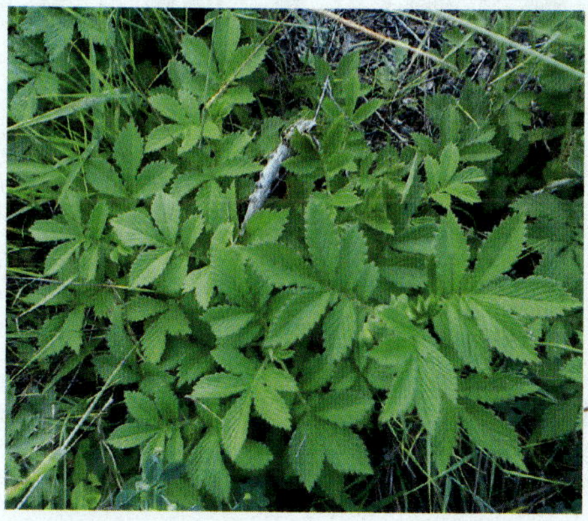

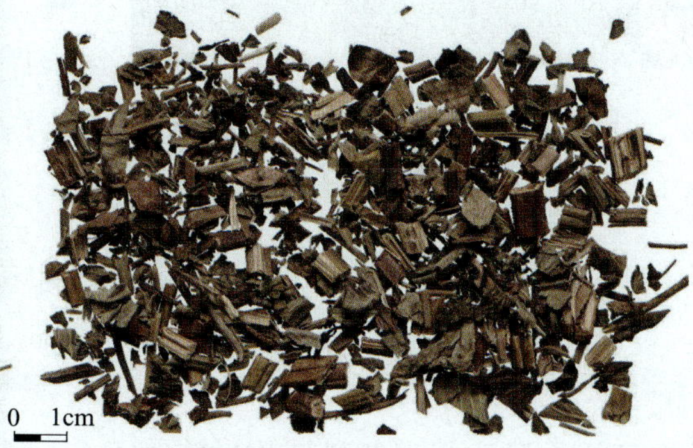

图2-7-7　仙鹤草药材及原植物

【化学成分】含仙鹤草素、仙鹤草内酯、鞣质（为焦性儿茶酚鞣质、没食子鞣质等）、甾醇、有机酸及皂苷等。

【质量评价】以梗紫红色、枝嫩、叶完整者为佳。

【功效】收敛止血，截疟，止痢，解毒。

紫花地丁

Violae Herba

【来源】本品为堇菜科植物紫花地丁 *Viola yedoensis* **Makino. 的干燥全草。**

【产地】主产于江苏、浙江等地。

【采收加工】春、秋二季采收，出去杂质，晒干。

【性状】**药材**　本品多皱缩成团。主根长圆锥形，直径1～3mm，表面淡黄棕色，具细纵皱纹。**叶基生**，灰绿色，展开后叶片呈披针形或卵状披针形，长1.5～6cm，宽1～2cm，先端钝，基部截形或稍心形，边缘具钝锯齿，两面被毛；叶柄细，长2～6cm，上部有明显狭翅。花茎纤细，花瓣5，紫堇色或淡棕色，花距细管状。**蒴果椭圆形或3裂**，种子多数，淡棕色。气微，味微苦而稍黏。（图2-7-8）

【化学成分】含苷类、黄酮类、黏液质、棕榈酸、对羟基苯甲酸、对羟基桂皮酸、丁二酸、地丁酰胺等。

【质量评价】以色绿、根黄者为佳。

【功效】清热解毒，凉血消肿。

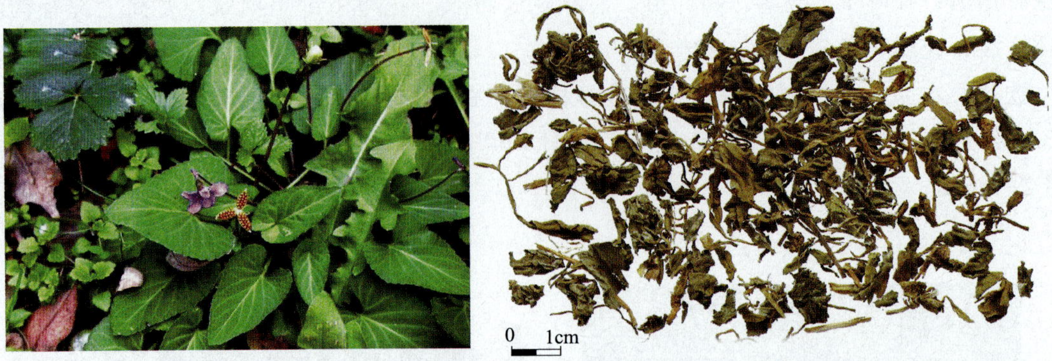

图 2-7-8　紫花地丁药材及原植物

金钱草

Lysimachiae Herba

【来源】本品为报春花科植物过路黄 *Lysimachia christinae* Hance 的干燥全草。

【产地】主产于四川，河南、山西、江苏等地亦产。

【采收加工】夏、秋二季采收，除去杂质，晒干。

【性状】**药材**　本品**常缠结成团**，无毛或被疏柔毛。**茎扭曲**，表面棕色或暗棕红色，有纵纹，下部茎节上有时具须根，断面实心。**叶对生**，多皱缩，展平后呈宽卵形或心形，长 1~4cm，宽 1~5cm，基部微凹，全缘；上表面灰绿色或棕褐色，下表面色较浅，主脉明显突起，用水浸后，**对光透视可见黑色或褐色条纹**；叶柄长 1~4cm，有的带花，**花黄色，单生叶腋，具长梗**。蒴果球形。气微，味淡。(图 2-7-9)

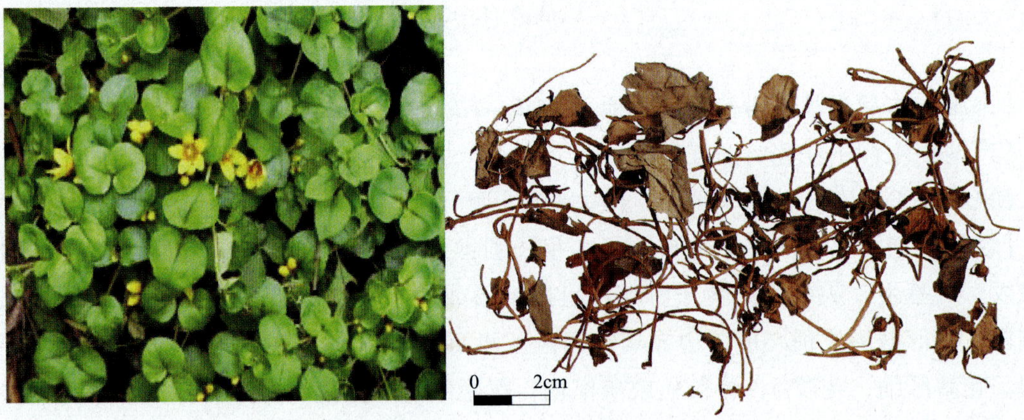

图 2-7-9　金钱草药材及原植物

饮片　本品为不规则的段。茎棕色或暗棕红色，有纵纹，实心。叶对生，展平后呈宽卵形或心形，上表面灰绿色或棕褐色，下表面色较浅，主脉明显突出，用水浸后，对光透视可见黑色或褐色的条纹。偶见黄色花，单生叶腋。气微，味淡。

【鉴别】本品茎横切面　**表皮细胞外被角质层，有时可见腺毛**，头部单细胞，柄部 1~2 细胞。**栓内层宽广，细胞中有的含红棕色分泌物；分泌道散在**，周围分泌细胞 5~10 个，内

含红棕色块状分泌物；内皮层明显。中柱鞘纤维断续排列成环，壁微木化。韧皮部狭窄。木质部连接成环。**髓常成空腔**。薄壁细胞含淀粉粒。

本品叶表面观　**腺毛红棕色**，头部单细胞，类圆形，直径25μm，柄单细胞。**分泌道散在于叶肉组织内，直径45μm，含红棕色分泌物**。被**疏毛者茎、叶表面可见非腺毛，1~17细胞，平直或弯曲，有的细胞呈缢缩状**，长59~1070μm。基部直径13~53μm，表面可见细条纹，胞腔内含黄棕色物。

【化学成分】含黄酮类化合物，主要有槲皮素、山柰素等。

【质量评价】

1. 经验鉴别　以叶大、色绿者为佳。

2. 含量测定　照高效液相色谱法测定，本品以干燥品计算，含槲皮素（$C_{15}H_{10}O_7$）和山柰素（$C_{15}H_{10}O_6$）的总量不得少于0.10%。

【功效】利湿退黄，利尿通淋，解毒消肿。

广金钱草

Desmodii styracifolii Herba

【来源】本品为豆科植物广金钱草 *Desmodium styracifolium*（Osh.）Merr. 的干燥地上部分。

【产地】主产于湖北、江苏、贵州、广西。

【采收加工】夏、秋二季采割，除去杂质，晒干。

【性状】药材　**本品茎呈圆柱形**，长可达1m，**密被黄色伸展的短柔毛，质稍脆，断面中部有髓**。**叶互生**，小叶1或3，圆形或矩圆形，直径2~4cm；先端微凹，基部心形或钝圆，全缘；上表面黄绿色或灰绿色，无毛，下表面具灰白色紧贴的绒毛，侧脉羽状；叶柄长1~2cm；托叶1对，披针形，长约0.8cm。**气微香，味微甘**。（图2-7-10）

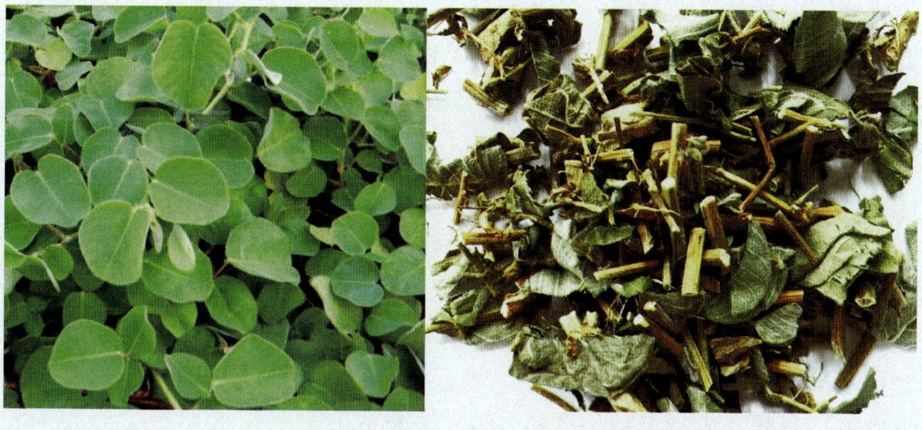

图2-7-10　广金钱草药材及原植物

【化学成分】含生物碱、黄酮苷、酚类、鞣质等。

【质量评价】以绿色、叶完整、气清香者为佳。

【功效】清热除湿，利尿通淋。

马鞭草

Verbenae Herba

【来源】本品为马鞭草科植物马鞭草 Verbena officinalis L. 的干燥地上部分。

【产地】全国大部分地区均产。

【采收加工】6~8 月花开时采割，除去杂质，晒干。

【性状】**药材** 本品茎呈方柱形，多分枝，四面有纵沟，长 0.5~1m；表面绿褐色，粗糙；质硬而脆，断面有髓或中空。叶对生，皱缩，多破碎，绿褐色，完整者展平后叶片 3 深裂，边缘有锯齿。穗状花序细长，有小花多数。气微，味苦。（图 2-7-11）

饮片 本品呈不规则的段。茎方柱形，四面有纵沟，表面绿褐色，粗糙。切面有髓或中空。叶多破碎，绿褐色，完整者展平后叶片 3 深裂，边缘有锯齿。穗状花序，有小花多数。气微，味苦。

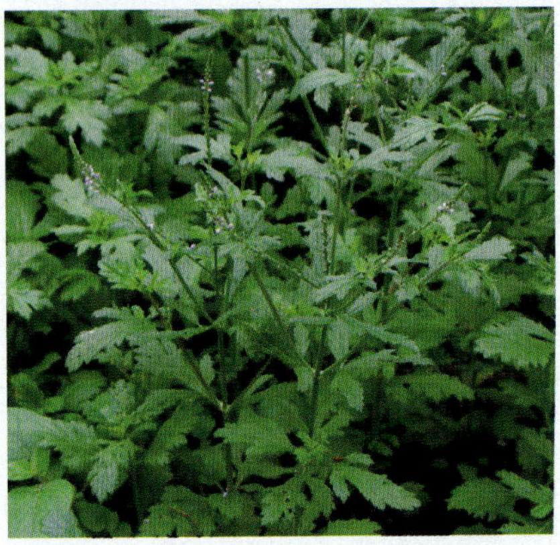

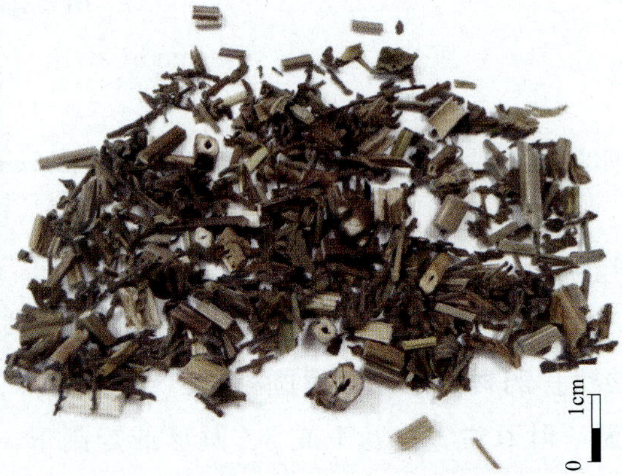

图 2-7-11 马鞭草药材及原植物

【化学成分】全草含马鞭草苷；另含苦杏仁酶、鞣质；叶又含腺苷、β-胡萝卜素。

【质量评价】以干燥、色青绿、带花穗、无根及杂质者为佳。

【功效】活血散瘀，解毒，利水，退黄，截疟。

广藿香

Pogostemonis Herba

【来源】本品为唇形科植物广藿香 *Pogostemon cablin*（Blanco）Benth. 的干燥地上部分。

【产地】主产于海南、广东等地。

【采收加工】枝叶茂盛时采割，日晒夜闷，反复至干。

【性状】**药材** 本品茎略呈方柱形，**多分枝，枝条稍曲折**，长 30~60cm，直径 0.2~0.7cm，表面被柔毛；质脆，易折断，断面中部有髓；老茎类圆柱形，直径 1~1.2cm，被灰褐色栓皮。**叶对生**，皱缩成团，展平后呈卵形或椭圆形，长 4~9cm，宽 3~7cm，两面均被灰白色绒毛；先端短尖或钝圆，基部楔形或钝圆，边缘具大小不规则的钝齿；叶柄细，长 2~5cm，被柔毛。**气香特异，味微苦**。

饮片　本品呈不规则的段。茎略呈方柱形，表面灰褐色、灰黄色或带红棕色，被柔毛。切面有白色髓。叶破碎或皱缩成团，完整者展平后呈卵形或椭圆形，两面均被灰白色绒毛；基部楔形或钝圆，选缘具大小不规则的钝齿；叶柄细，被柔毛。气香特异，味微苦。（图 2-7-12）

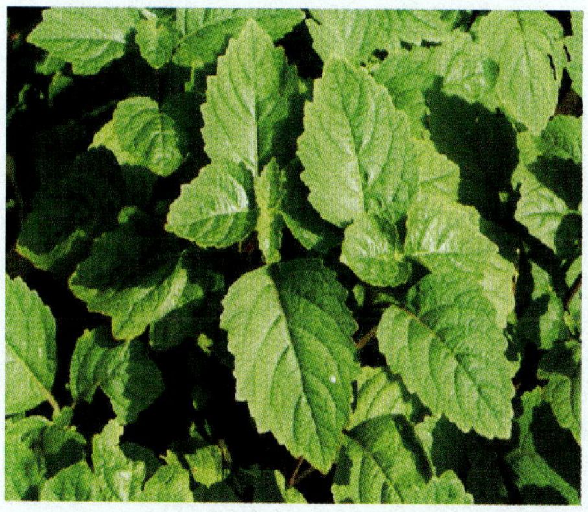

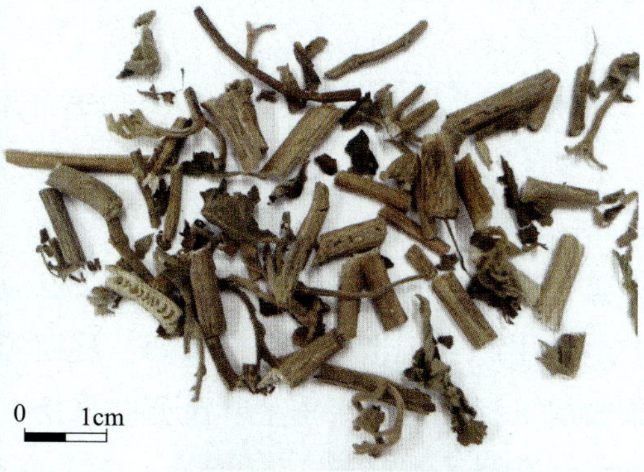

图 2-7-12　广藿香药材及原植物

【鉴别】本品粉末淡棕色。①叶表皮细胞不规则形，**气孔直轴式**。②**非腺毛 1~6 细胞，平直或先端弯曲**，长约至 590μm，**壁具疣状突起，有的胞腔常含黄棕色物**。③**腺鳞头部 8 细胞**，直径 37~70μm，**柄单细胞**，极短；尚有小腺毛，头部 2 细胞，柄 1~3 细胞，甚短。④间隙腺毛存在于叶肉组织细胞间隙中，头部单细胞，呈不规则囊状，直径 13~50μm，长约 113μm，柄短，单细胞。⑤草酸钙针晶细小，散在于叶肉细胞中，长约 27μm。（图 2-7-13）

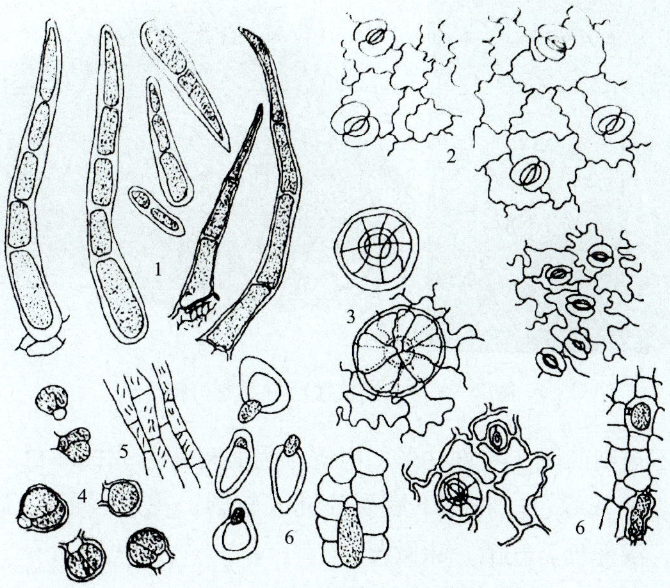

图 2-7-13　广藿香粉末图

1. 非腺毛；2. 表皮细胞及气孔；3. 腺鳞；4. 小腺毛；5. 针晶；6. 间隙腺毛

【化学成分】主含挥发油，油中主要成分为百秋李醇（广藿香醇）；并有广藿香酮、丁香酚、桂皮醛等。尚含多种黄酮类化合物，主要有芹黄素、芹黄苷等。

【质量评价】

1. 经验鉴别 以茎粗壮、叶多、香气浓烈者为佳。

2. 含量测定 照气相色谱法测定，本品按干燥品计算，含百秋李醇（$C_{15}H_{26}O$）不得少于0.10%。

【功效】芳香化浊，和中止呕，发表解暑。

半枝莲

Scutellariae Barbatae Herba

【来源】本品为唇形科植物半枝莲 *Scutellaria barbata* D. Don 的干燥全草。

【产地】主产于河北、河南、山西、陕西等地。

【采收加工】夏、秋二季茎叶茂盛时采挖，洗净，晒干。

【性状】**药材** 本品长15~35cm，无毛或花轴上疏被毛。根纤细。茎丛生，较细，方柱形；表面暗紫色或棕绿色。叶对生，有短柄；叶片多皱缩，展平后呈三角状卵形或披针形，长1.5~3cm，宽0.5~1cm；先端钝，基部宽楔形，全缘或有少数不明显的钝齿；上表面暗绿色，下表面灰绿色。花单生于茎枝上部叶腋，花萼裂片钝或较圆；花冠二唇形，棕黄色或浅蓝紫色，长约1.2cm，被毛。果实扁球形，浅棕色。气微，味微苦。（图2-7-14）

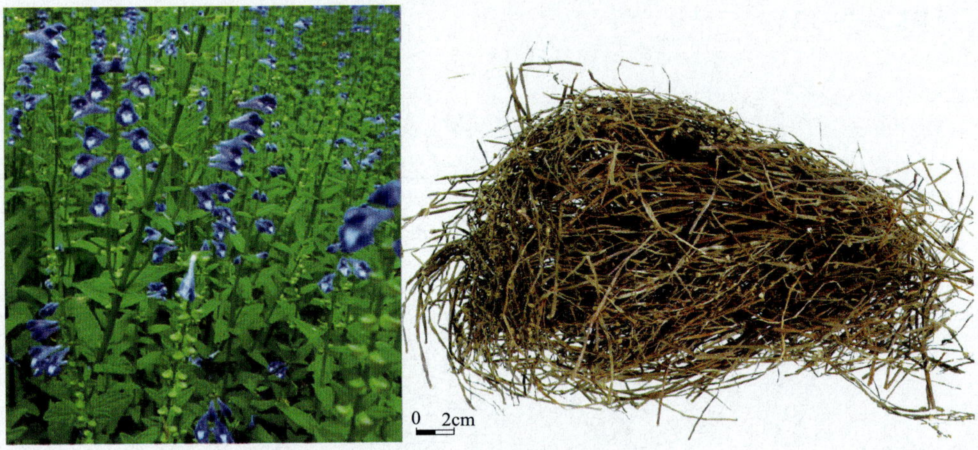

图2-7-14 半枝莲药材及原植物

饮片 本品呈不规则的段。茎方柱形，中空，表面暗紫色或棕绿色。叶对生，多破碎，上表面暗绿色，下表面灰绿色。花萼下唇裂片钝或较圆；花冠唇形，棕黄色或浅蓝紫色，被毛。果实扁球形，浅棕色。气微，味微苦。

【化学成分】含生物碱、野黄芩苷等黄酮类成分。

【质量评价】以色绿、味苦者为佳。

【功效】清热解毒，化瘀利尿。

荆　芥

Schizonepetae Herba

【来源】本品为唇形科植物荆芥 *Schizonepeta tenuifolia* Briq. 的干燥地上部分。

【产地】主产于河北、江苏等地。

【采收加工】夏秋两季花开到顶，穗绿时采割，除去杂质，晒干。

【性状】**药材**　本品茎呈**方柱形**，上部有分枝，长 50~80cm，直径 0.2~0.4cm；表面淡黄绿色或淡紫红色，被短柔毛；体轻，质脆，断面类白色。**叶对生**，多已脱落，叶片 3~5 羽状分裂，裂片细长。**穗状轮伞花序顶生**，长 2~9cm，直径约 0.7cm。花冠多脱落，宿萼钟状，先端 5 齿裂，淡棕色或黄绿色，被短柔毛；小坚果棕黑色。**气芳香**，味微涩而**辛凉**。

饮片　本品呈不规则的段。茎呈方柱形，表面淡黄绿色或淡紫红色，被短柔毛。切面类白色。叶多已脱落。穗状轮伞花序。气芳香，味微涩而辛凉。（图 2-7-15）

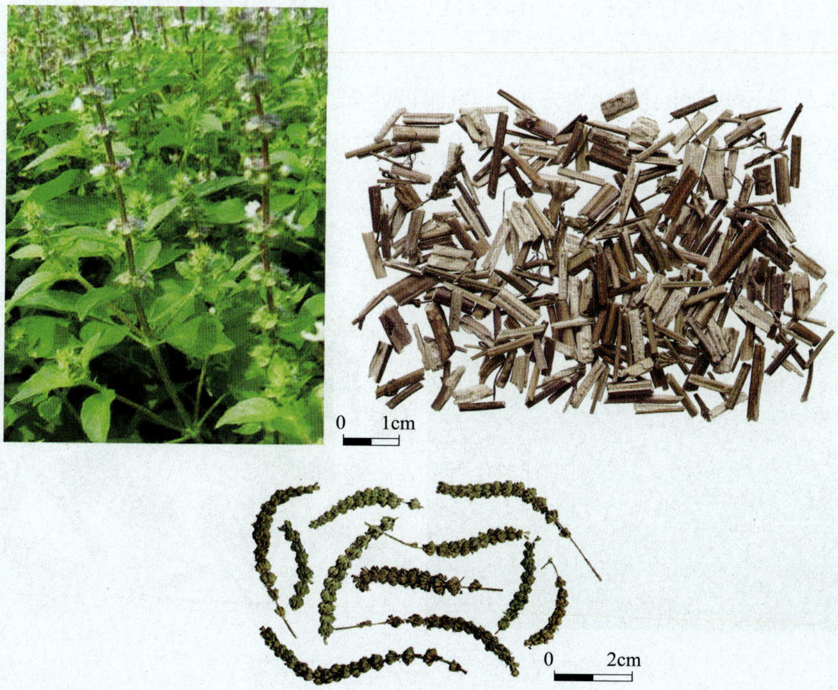

图 2-7-15　荆芥药材及原植物

【化学成分】主含挥发油，油中主要成分为胡薄荷酮、薄荷酮等。

【质量评价】

1. 经验鉴别　以色淡黄绿、穗长而密、香气浓者为佳。

2. 含量测定　照高效液相色谱法测定，本品以干燥品计算，含胡薄荷酮（$C_{10}H_{16}O$）不得少于 0.020%。

【功效】解表散风，透疹，消疮。

益母草

Leonuri Herba

【来源】本品为唇形科植物益母草 *Leonurus japonicus* Houtt. 的新鲜或干燥地上部分。

【产地】全国各地均有分布。

【采收加工】鲜品春季幼苗至初夏花前期采割；干品夏季茎叶茂盛、花未开或初开时采割，晒干，或切段晒干。

【性状】**药材** 鲜益母草 幼苗期无茎，基生叶圆心形，5~9 浅裂，每裂片有 2~3 钝齿。花前期**茎呈方柱形**，上部多分枝，四面凹下成纵沟，长 30~60cm，直径 0.2~0.5cm；表面青绿色，质鲜嫩，断面中部有髓。叶交互**对生**，有柄；叶片青绿色，质鲜嫩，搓之有汁；下部茎生叶掌状 3 裂，上部叶羽状深裂或浅裂成 3 片，裂片全缘或具少数锯齿。气微，味微苦。

干益母草 茎表面灰绿色或黄绿色；体轻，质韧，断面中部有髓。叶片灰绿色，多皱缩破碎，易脱落。轮伞花序腋生，小花淡紫色，花萼筒状，花冠二唇形。切段者长约 2cm。（图 2-7-16）

饮片 本品呈不规则的段。茎方形，四面凹下成纵沟，灰绿色或黄绿色。切面中部有白髓。叶片灰绿色，多皱缩、破碎。轮伞花序腋生，花黄棕色，花萼筒状，花冠二唇形。气微，味微苦。

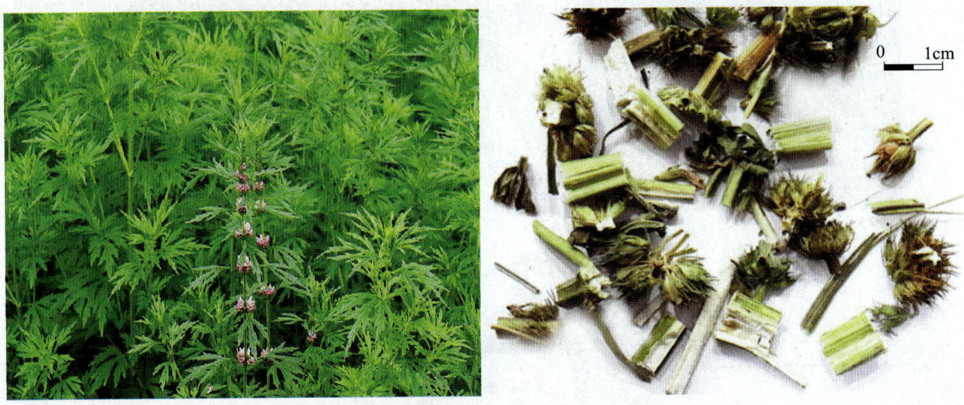

图 2-7-16 益母草药材及原植物

【化学成分】全草含生物碱，主要有益母草碱、水苏碱等；二萜化合物，如前益母草素、前益母草二萜、益母草二萜；黄酮类化合物，如槲皮素、芹黄素、山柰素；尚含延胡索酸、胡萝卜苷、益母草酰胺及挥发油等。

【质量评价】

1. 经验鉴别 以质嫩、叶多、色灰绿者为佳。

2. 含量测定 照高效液相色谱法测定，干益母草按干燥品计算，含盐酸水苏碱（$C_7H_{13}NO_2 \cdot HCl$）不得少于 0.50%。含盐酸益母草碱（$C_{14}H_{21}O_5N_3 \cdot HCl$）不得少于 0.050%。

【功效】活血调经，利尿消肿，清热解毒。

薄 荷

Menthae Haplocalycis Herba

【来源】本品为唇形科植物薄荷 *Mentha haplocalyx* Briq. 的干燥地上部分。

【产地】主产于江苏、浙江、湖南、安徽等地。

【采收加工】夏、秋二季茎叶茂盛或花开至 3 轮时，于晴天分次采割，晒干或阴干。

【性状】**药材** 茎呈**方柱形**，有对生分枝，长 15~40cm，直径 0.2~0.4cm；表面紫棕色或淡绿色，棱角处具柔毛，节间长 2~5cm；质脆，断面白色，髓部中空。**叶对生**，有短柄，叶片皱缩卷曲，完整者展平后呈宽披针形、长椭圆形或卵形，长 2~7cm，直径 1~3cm；上表面深绿色，下表面灰绿色，稀被茸毛，有凹点状腺鳞。**轮伞花序腋生**，花萼钟状，先端 5 齿裂，花冠淡紫色。揉搓时有特殊**清凉香气**，**味辛凉**。

饮片 本品呈不规则的段。茎方柱形，表面紫棕色或淡绿色，具纵棱线，棱角处具茸毛。切面白色，中空。叶多破碎，上表面深绿色，下表面灰绿色，稀被茸毛。轮伞花腋生，花萼钟状，先端 5 齿裂，花冠淡紫色。揉搓后有特殊清凉香气，味辛凉。（图 2-7-17）

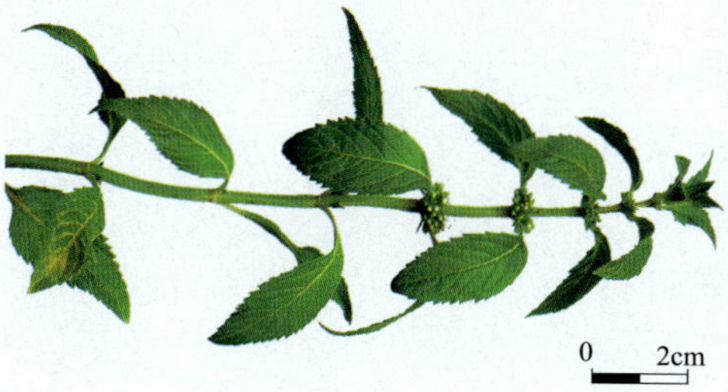

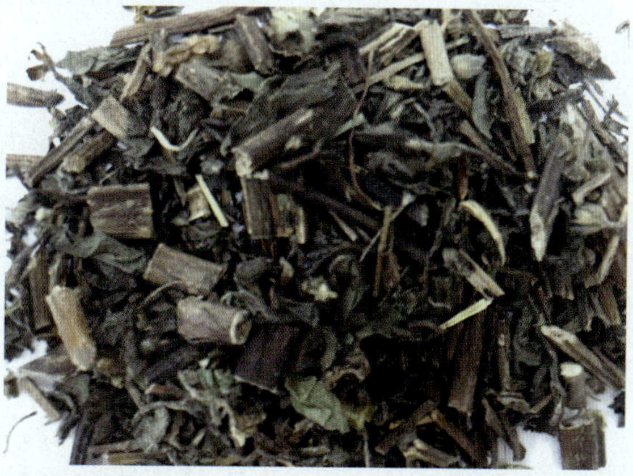

图 2-7-17 薄荷药材及原植物

【鉴别】（1）本品茎横切面 ①**表皮细胞 1 列，外被角质层齿疣，有时具毛**。②四角有明显的棱脊，向有十数列厚角细胞，内缘为数列薄壁细胞，细胞间隙大。③内皮层细胞 1 列，凯氏点清晰可见。维管束于四角处较发达，于相邻两角间具数个小维管束。④韧皮部狭窄。形成层成环。木质部于四角处较发达，由导管、木薄壁细胞及木纤维等组成。⑤髓部由薄壁细胞组成，中内常有空洞。⑥**茎的各部细胞内有时含有针簇状或扇形橙皮苷结晶**。（图 2-7-18）

本品粉末淡黄绿色。①**腺鳞：头部 8 细胞，直径约至 90μm，柄单细胞**。②小腺毛：头部及柄部均为单细胞。③**非腺毛：1~8 细胞，常弯曲，壁厚，微具疣状突起**。④下表皮气孔多见，直轴式。（图 2-7-19）

（2）取本品叶的粉末少量，经微量升华得油状物，加硫酸 2 滴及香草醛结晶少量，初显黄色至橙黄色，再加水 1 滴，即变紫红色。

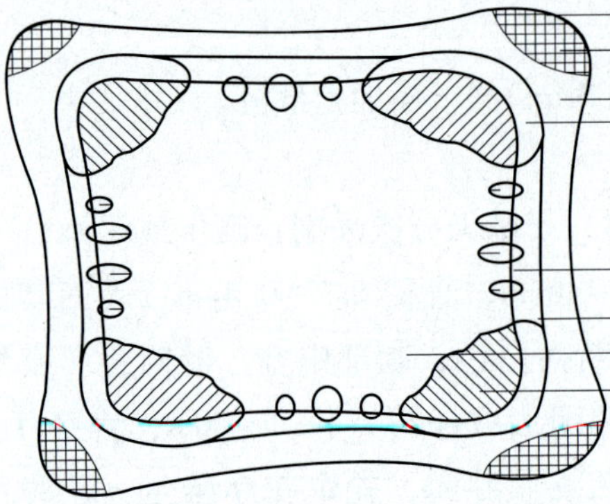

图 2-7-18 薄荷茎横切面简图

1. 表皮；2. 厚角组织；3. 皮层；4. 韧皮部；
5. 形成层；6. 内皮层；7. 髓部；8. 木质部

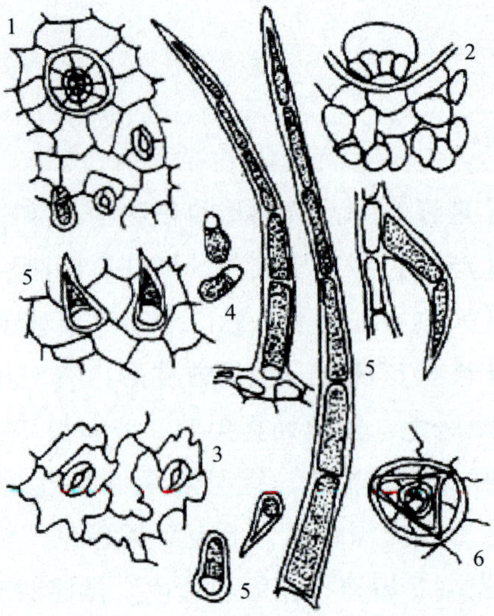

图 2-7-19 薄荷叶粉末图

1. 腺鳞顶面观；2. 腺鳞侧面观；3. 气孔；
4. 小腺毛；5. 非腺毛；6. 腺鳞角质层皱

【化学成分】主含挥发油，又称薄荷油。油中主要成分为l-薄荷醇、l-薄荷酮及乙酰薄荷酯。尚含黄酮类化合物及鞣质等。

【质量评价】

1. 经验鉴别 以叶多、色深绿、气味浓者为佳。

2. 含量测定 照挥发油测定法测定，药材含挥发油不得少于 0.80%（ml/g），饮片不得少于 0.40%（ml/g）。

【功效】疏散风热，清利头目，利咽，透疹，疏肝行气。

泽 兰

Lycopi Herba

【来源】本品为唇形科植物毛叶地瓜儿苗 *Lycopus lucidus* Turcz. var. hirtus Regel 的干燥地上部分。

【产地】全国大部分地区均产。

【采收加工】夏、秋季茎叶茂盛时采割，晒干。

【性状】本品茎呈方柱形，少分枝，四面均有浅纵沟，长 50～100cm，直径 0.2～0.6cm。表面黄绿色或带绿色，**节处紫色明显，有白色茸毛**；质脆，**断面黄白色，髓部中空**。叶对生，有短柄；叶片多皱缩，展平后呈披针形或长圆形，长 5～10cm；上表面黑绿色，下**表面灰绿色，密具腺点，两面均有短毛；先端尖，边缘有锯齿**。花簇生叶腋成轮状，花冠多脱落，苞片及花萼宿存，黄褐色。无臭，味淡。（图 2-7-20）

【化学成分】含挥发油、葡萄糖苷、鞣质和树脂，还含黄酮苷、酚类、氨基酸、有机酸及糖类。

【质量评价】以叶多、色绿、不破碎、茎短、质嫩者为佳。

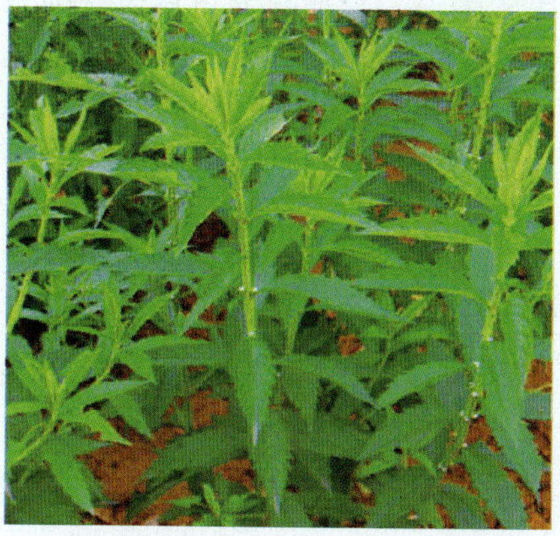

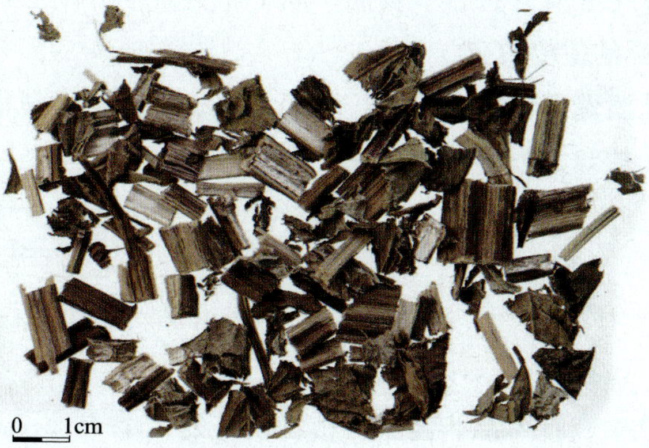

图 2-7-20　泽兰药材及原植物

【功效】活血化瘀，行水消肿。

香　薷

Moslae Herba

【来源】本品为唇形科植物石香薷 *Citrus medica* L. 或江香薷 *Mosla chinensis* ‘Jiangxiangru’ 的干燥地上部分。野生者习称“青香薷”，栽培者习称“江香薷”。

【产地】青香薷主产于广东、广西、福建、湖南等地；江香薷主产于江西、浙江。

【采收加工】夏、秋二季茎叶茂盛、果实成熟时采割，除去杂质，晒干。

【性状】本品长 30~50cm，**基部紫红色，上部黄绿色或淡黄色，全体密被白色茸毛。茎方柱形**；直径 1~2mm，节明显，节间长 4~7cm；**质脆，易折断**。叶对生，多皱缩或脱落，叶片展平后呈长卵形或披针形，暗绿色或黄绿色，边缘有疏锯齿。穗状花序顶生及腋生，苞片宽卵形，脱落或残存；花萼宿存，钟状，淡紫红色或灰绿色，先端 5 裂，密被茸毛。小坚果 4，近圆球形，具网纹，网间隙下凹呈浅凹状。**气清香而浓，味微辛而凉**。(图 2-7-21)

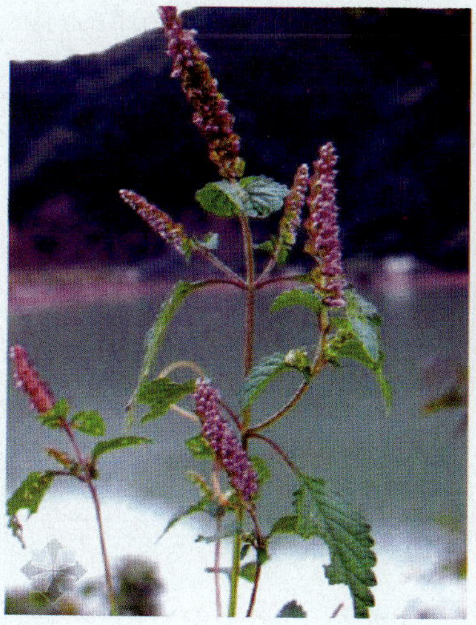

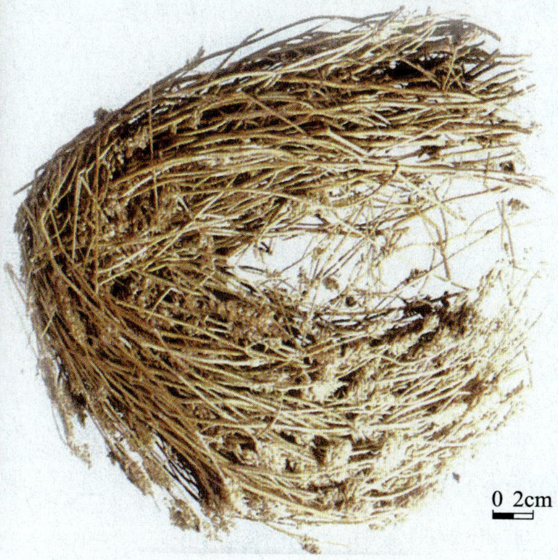

图 2-7-21　香薷药材及原植物

【化学成分】含挥发油，油中主含香荆芥酚、百里香酚等，香荆芥酚、百里香酚是抗菌抗病毒的主要成分。

【质量评价】以质嫩、茎淡紫色、叶绿色、花穗多、香气浓烈者为佳。

【功效】发汗解表，和中利湿。

白花蛇舌草

Hedyotisdis Diffusae Herba

【来源】本品为茜草科植物白花蛇舌草 *Hedyotis diffusa* Willd 的全草。

【产地】分布云南、广东、广西、福建、浙江、江苏、安徽等地。

【采收加工】夏秋采集，洗净，鲜用或晒干。

【性状】**全体扭缠成团状**，灰绿色至灰棕色。主根细长，粗约 2mm，须根纤细，淡灰棕色。茎细，卷曲，质脆，易折断，中心髓部白色。叶多皱缩，破碎，易脱落；托叶长 1～2mm。**花、果单生或成对生于叶腋**，花常具短而略粗的花梗。蒴果扁球形，直径 2～2.5mm，**室背开裂**，宿萼顶端 4 裂，边缘具短刺毛。气微，味淡。（图 2-7-22）

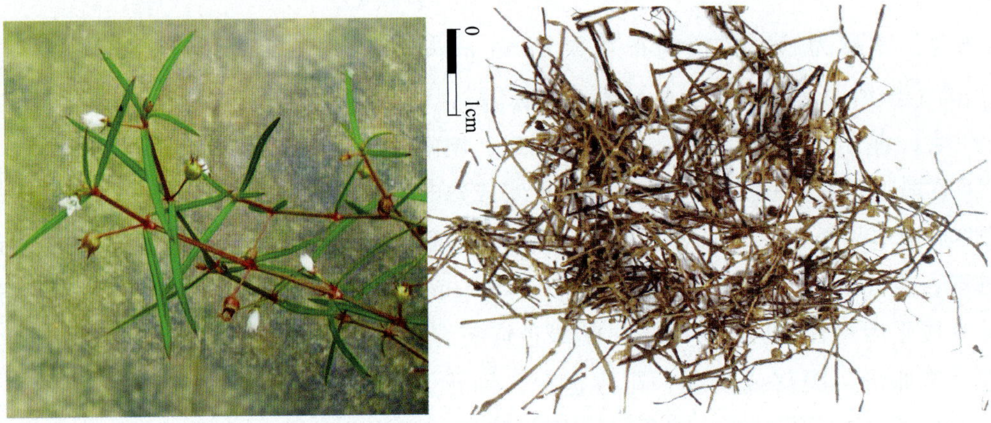

图 2-7-22　白花蛇舌草药材及原植物

【化学成分】全草中含卅一烷、豆甾醇、熊果酸、齐墩果酸，β-谷甾醇、β-谷甾醇-D-葡萄糖苷、对香豆酸等。

【质量评价】以茎叶完整、色灰绿、带果实、无杂质者为佳。

【功效】清热解毒，利尿消肿，活血止痛。

肉苁蓉

Cistanches Herba

【来源】本品为列当科植物肉苁蓉 *Cistanche deserticola* Y. C. Ma 或管花肉苁蓉 *Cistanche tubulosa*（Schrenk）Wight 干燥带鳞叶的肉质茎。

【产地】主产于内蒙古、新疆等地。

【采收加工】春季苗刚出土时或秋冬冻土之前采挖，除去茎尖，切段，晒干。

【性状】**药材**　肉苁蓉　呈扁圆柱形，稍弯曲，长 3～15cm，直径 2～8cm。表面棕褐色或灰棕色，**密被覆瓦状排列的肉质鳞叶，通常鳞叶先端已断**。体重，质硬，微有柔性，不易折断。**断面棕褐色，有淡棕色点状维管束，排列成波状环纹。气微、味甜、微苦。**

管花肉苁蓉　类纺锤形、扁纺锤形或扁柱形，稍弯曲，长5~25cm，直径2.5~9cm。表面棕褐色至黑褐色。**断面颗粒状，灰棕色至灰褐色，散生点状维管束**。（图2-7-23）

饮片　肉苁蓉片呈不规则形的厚片。表面棕褐色或灰棕色。有的可见肉质鳞叶。切面有淡棕色或棕黄色点状维管束，排列成波状环纹。气微，味甜、微苦。

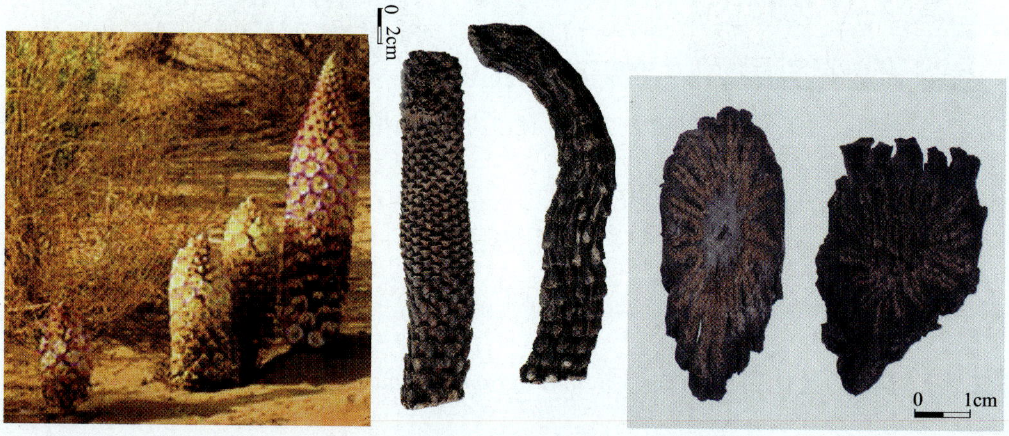

图2-7-23　肉苁蓉药材及原植物

扫码"学一学"

【化学成分】含毛蕊花糖苷、松果菊苷、类叶升麻苷及新疆肉苁蓉苷等。尚含甜菜碱、β-谷甾醇、甘露醇、氨基酸及多糖等。

【质量评价】

1. 经验鉴别　以条粗壮、密被鳞片、色暗棕、质柔润者为佳。

2. 含量测定　照高效液相色谱法测定，本品按干燥品计算，肉苁蓉含松果菊苷（$C_{35}H_{46}O_{20}$）和毛蕊花糖苷（$C_{29}H_{36}O_{15}$）的总量不得少于0.30%；管花肉苁蓉含松果菊苷（$C_{35}H_{46}O_{20}$）和毛蕊花糖苷（$C_{29}H_{36}O_{15}$）的总量不得少于1.5%。

【功效】补肾阳，益精血，润肠通便。

锁　阳

Cynomorium Herba

【来源】本品为锁阳科植物锁阳 *Cynomorium songaricum* Rupr. 的干燥肉质茎。

【产地】主产甘肃、新疆、内蒙古。

【采收加工】此外，宁夏、青海等地亦产。春季采挖，除去花序，切段，晒干。

【性状】本品呈扁圆柱形，微弯曲，长5~15cm，直径1.5~5cm。表面棕色或棕褐色，粗糙，具明显纵沟及不规则凹陷，有的残存三角形的黑棕色鳞片。体重，质硬，难折断，断面浅棕色或棕褐色，有黄色三角状维管束。气微，味甘而涩。（图2-7-24）

【化学成分】含三萜类成分、花色苷、氨基酸、鞣质及糖类。

【质量评价】以个肥大、色红、坚实，断面粉性、不显筋脉者为佳。

【功效】补肾阳，益精血，润肠通便。

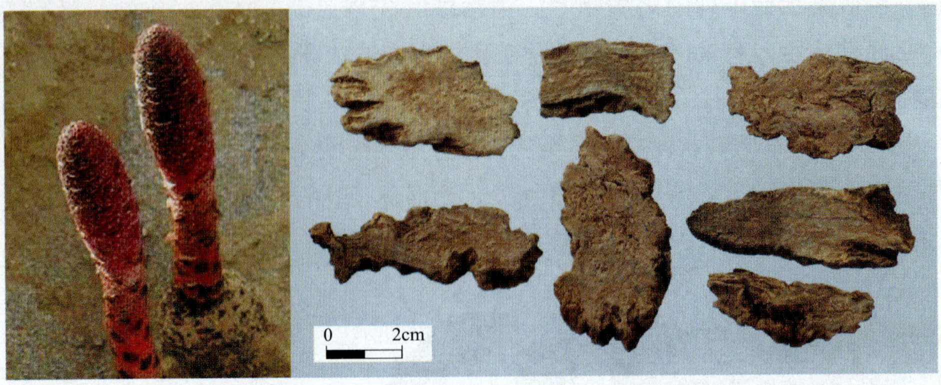

图 2-7-24 锁阳药材及原植物

穿心莲
Andrographis Herba

【来源】本品为爵床科植物穿心莲 *Andrographis paniculata*（Burm. f.）Nees 的干燥地上部分。

【产地】主产于广东、广西、福建等地。

【采收加工】秋初茎叶茂盛时采割，晒干。

【性状】**药材** 茎呈**方柱形**，多分枝，长 50~70cm，**节稍膨大**；质脆，易折断。**单叶对生**，叶柄短或近无柄；叶片皱缩、易碎，完整者展开后呈披针形或卵状披针形，长 3~12cm，宽 2~5cm，先端渐尖，基部楔形下延，全缘或波状；上表面绿色，下表面灰绿色，两面光滑。气微，**味极苦**。（图 2-7-25）

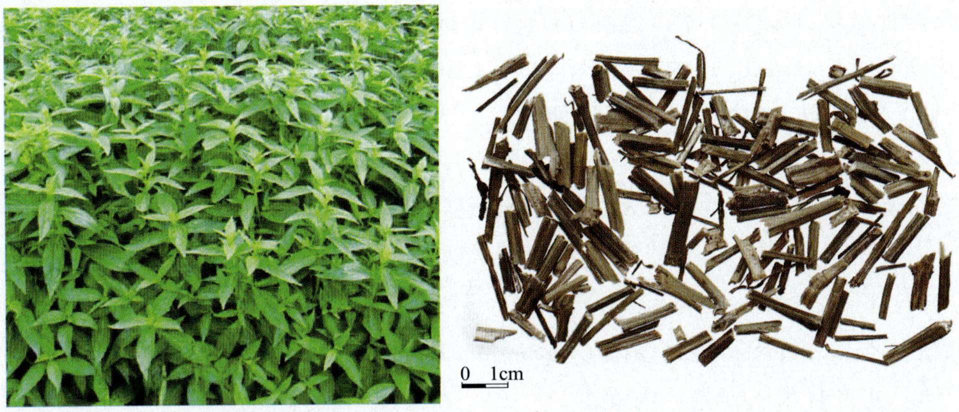

图 2-7-25 穿心莲药材及原植物

饮片 本品呈不规则的段。茎方柱形，节稍膨大。切面不平坦，具类白色髓。叶片多皱缩或破碎，完整者展平后呈披针形或卵状披针形，先端渐尖，基部楔形下延，全缘或波状；上表面绿色，下表面灰绿色，两面光滑。**气微，味极苦**。

【鉴别】本品叶横切面 ①上表皮细胞类方形或长方形，下表皮细胞较小，上、下表皮均有**含圆形、长椭圆形或棒状钟乳体的晶细胞；并有腺鳞，有的可见非腺毛**。②叶肉栅栏组织为 1~2 列细胞，贯穿于主脉上方；海绵组织排列疏松。③主脉维管束外韧型，呈凹槽状，木质部上方也有晶细胞。

本品叶表面制片 ①上下表皮均有增大的晶细胞，**内含大型螺状钟乳体**，直径约至36μm，长约至180μm，较大端有脐样点痕，层纹波状。②下表皮气孔密布，**直轴式**，副卫细胞大小悬殊，也有不定式。③腺鳞头部扁球形，4、6（8）细胞，直径至40μm，柄极短。④非腺毛1~4细胞，长约至160μm，基部直径约至40μm，**表面有角质纹理**。（图2-7-26）

【化学成分】全草含二萜内酯类化合物，主要有穿心莲内酯。并含有14-去氧穿心莲内酯、新穿心莲内酯、高穿心莲内酯、14-去氧-11-氧化穿心莲内酯、脱水穿心莲内酯、穿心莲潘尼内酯、穿心莲内酯苷；另含汉黄芩素、千层纸黄素、β-谷甾醇及β-谷甾醇-D-葡萄糖苷等。

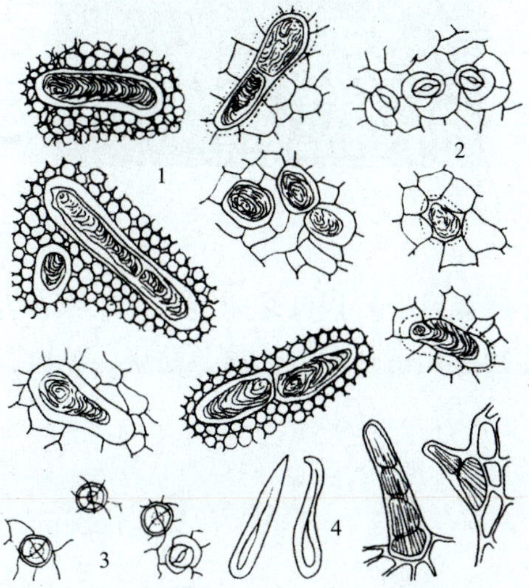

图2-7-26 穿心莲（叶）粉末图

1. 含螺状钟乳体的晶细胞；2. 气孔；3. 腺鳞；4. 非腺毛

【质量评价】

1. 经验鉴别 以叶多、色绿、味极苦者为佳。现行版《中国药典》规定叶不得少于30%。

2. 浸出物 照醇溶性浸出物测定法测定，用乙醇作溶剂，不得少于8.0%。

3. 含量测定 照高效液相色谱法测定，本品以干燥品计算，含穿心莲内酯（$C_{20}H_{30}O_5$）和新穿心莲内酯（$C_{20}H_{28}O_4$）的总量不得少于0.80%。

【功效】清热解毒，凉血，消肿。

车前草

Plantaginis Herba

【来源】本品为车前科植物车前 *Plantago asiatica* L. 或平车前 *Plantago depressa* Willd. 的干燥全草。

【产地】分布于全国各地。

【采收加工】夏季采挖，除去泥沙，晒干。

【性状】车前 根丛生，须状。叶基生，具长柄；叶片皱缩，展平后呈卵状椭圆形或宽卵形，长6~13cm，宽2.5~8cm；表面灰绿色或污绿色，具明显弧形脉5~7条；先端钝或短尖，基部宽楔形，全缘或有不规则波状浅齿。穗状花序数条，花茎长。蒴果盖裂，萼宿存。气微香，味微苦。

平车前 主根直而长。叶片较狭，长椭圆形或椭圆状披针形，长5~14cm，宽2~3cm。（图2-7-27）

【化学成分】含苯丙苷类，如车前苷A、B、C、D、E、F、去鼠李糖异洋丁香酚苷B、去鼠李糖洋丁香酚苷、洋丁香酚苷、无人草苷等；甾醇类，如β-谷甾醇、豆甾醇；尚含熊果酸及桃叶珊瑚苷等。

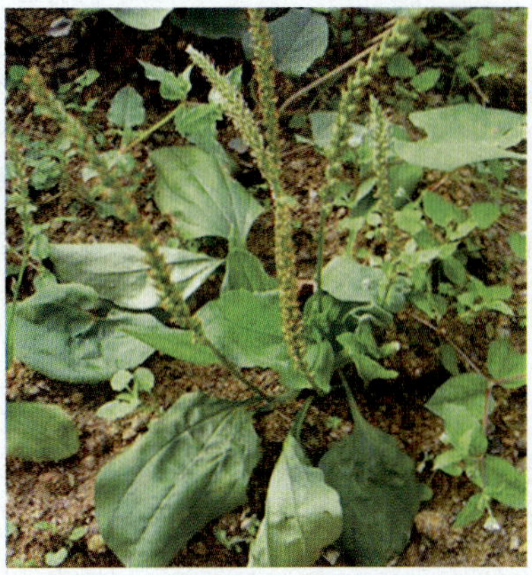

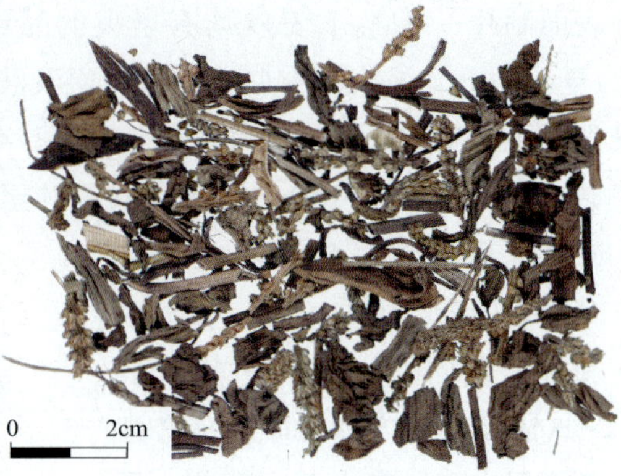

图 2-7-27　车前草药材及原植物

【质量评价】 以叶片完整、色灰绿者为佳。

【功效】 清热利尿通淋，祛痰，凉血，解毒。

半边莲

Lobeliae Chinensis Herba

【来源】 本品为桔梗科植物半边莲 *Lobelia chinensis* Lour. 的干燥全草。

【产地】 主产于湖南、湖北等地。

【采收加工】 夏季采收，除去泥沙，洗净，晒干。

【性状】 **本品常缠结成团**。根茎直径 1~2mm，表面淡棕黄色，平滑或有细纵纹。根细小，黄色，侧生纤细须根。茎细长，有分枝，灰绿色，节明显，有的可见**附生的细根**。**叶互生**，无柄，叶片多皱缩，绿褐色，展平后叶片呈狭披针形，长 1~2.5cm，宽 0.2~0.5cm，**边缘具疏而浅的齿**。花梗细长，花小，单生于叶腋，花冠基部筒状，上部 5 裂，偏向一边，浅紫红色，**花冠筒内有白色茸毛**。**气微特异，味微甘而辛**。(图 2-7-28)

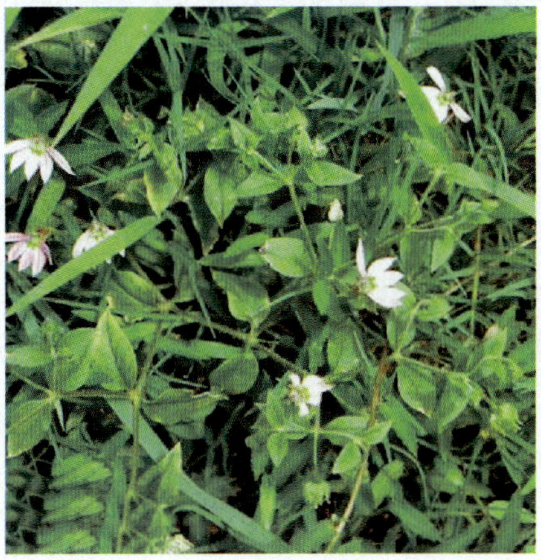

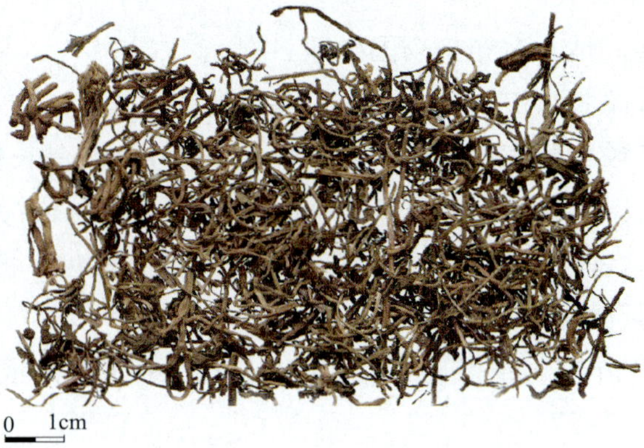

图 2-7-28　半边莲药材及原植物

【化学成分】全草含生物碱、黄酮苷、皂苷、氨基酸。生物碱中主要为山梗菜碱、山梗菜酮碱、山梗菜醇碱、异山梗菜酮碱等。

【质量评价】以干燥、叶绿、根黄、无泥杂者为佳。

【功效】利尿消肿，清热解毒。

佩兰

Eupatorii Herba

【来源】本品为菊科植物佩兰 *Eupatorium fortunei* Turcz. 的干燥地上部分。

【产地】主产江苏、浙江、河北、山东等地。

【采收加工】夏、秋二季分两次采割，除去杂质，晒干。

【性状】**药材**　本品茎呈圆柱形，长 30~100cm，直径 0.2~0.5cm；表面黄棕色或黄绿色，**有的带紫色，有明显的节和纵棱线**；质脆，**断面髓部白色或中空**。**叶对生**，有柄，叶片多皱缩、破碎，绿褐色；**完整叶片 3 裂或不分裂**，分裂者中间裂片较大，展平后呈披针形或长圆状披针形，基部狭窄，边缘有锯齿；不分裂者展平后呈卵圆形、卵状披针形或椭圆形。**气芳香，味微苦**。（图 2-7-29）

饮片　本品呈不规则的段。茎圆柱形，表面黄棕色或黄绿色，有的带紫色，有明显的节和纵棱线。切面髓部白色或中空。叶对生，叶片多皱缩、破碎，绿褐色。气芳香，味微苦。

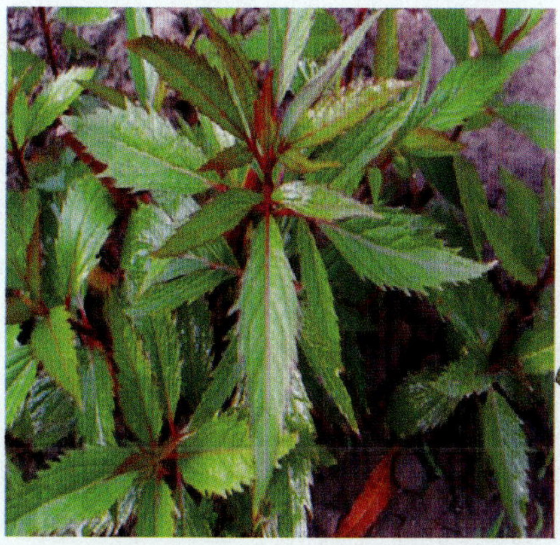

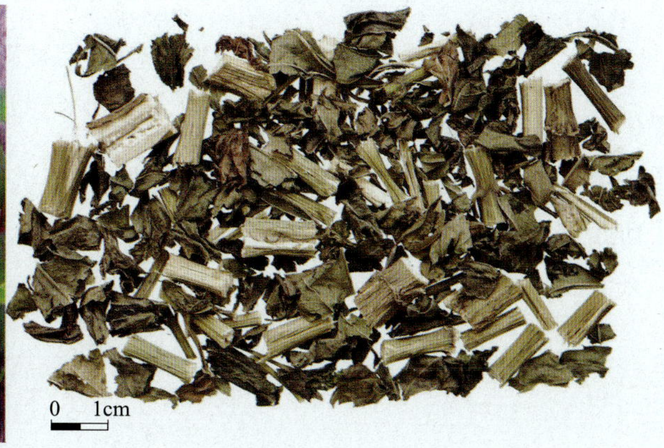

图 2-7-29　佩兰药材及原植物

【化学成分】全草含挥发油 1.5%~2%，叶含香豆精，邻-香豆酸及麝香草氢醌。

【质量评价】以未开花、香气浓者为佳。

【功效】芳香化湿，醒脾开胃，发表解暑。

豨莶草

Siegesbeckiae Herba

【来源】本品为菊科植物豨莶 *Siegesbeckia orientalis* L. 、腺梗豨莶 *Siegesbeckia pubescens*

Makino 或毛梗豨莶 *Siegesbeckia glabrescens* Makino 的干燥地上部分。

【产地】全国大部分地区有产，主产于湖南、福建、湖北、江苏等省。

【采收加工】夏、秋二季花开前及花期均可采割，除去杂质，晒干。

【性状】**药材** 本品茎略**呈方柱形**，多分枝，长 30~110cm，直径 0.3~1cm；表面灰绿色、黄棕色或紫棕色，有纵沟及细纵纹，**被灰色柔毛**；节明显，略膨大；质脆，易折断，**断面黄白色或带绿色，髓部宽广**，类白色，中空。叶对生，叶片多皱缩、卷曲，展平后呈卵圆形，灰绿色，**边缘有钝锯齿，两面皆有白色柔毛**，主脉 3 出。有的可见黄色头状花序，**总苞片匙形**。气微，味微苦。（图 2-7-30）

饮片 本品呈不规则的段。茎略呈方柱形，表面灰绿色、黄棕色或紫棕色，有纵沟和细纵纹，被灰色柔毛。切面髓部类白色。叶多破碎。灰绿色，边缘有钝锯齿，两面皆具白色柔毛。有时可见黄色头状花序。气微，味微苦。

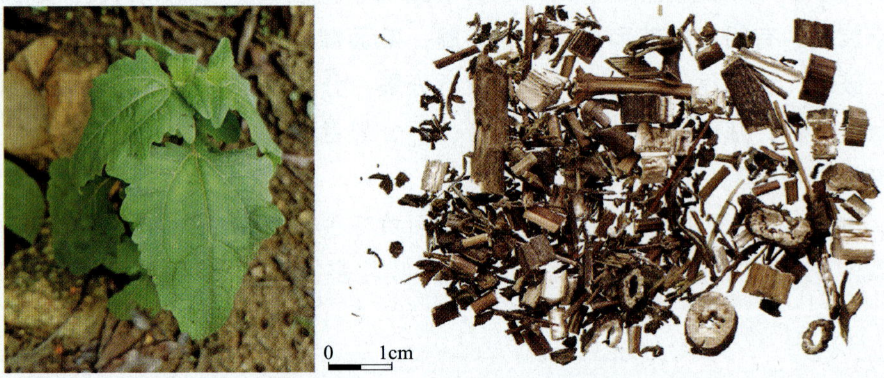

图 2-7-30　豨莶草药材及原植物

【化学成分】含豨莶苦味苷。

【质量评价】以叶多、枝嫩、色深绿色者为佳。

【功效】祛风湿，利关节，解毒。

茵　陈

Artemisiae Scopariae Herba

【来源】本品为菊科植物滨蒿 *Artemisia scoparia* Waldst. et Kit. 或茵陈蒿 *Artemisia capillaris* Thunb. 的干燥地上部分。

【产地】主产于陕西、河北、山西、安徽等地。

【采收加工】春季幼苗高 6~10cm 时采收，习称“绵茵陈”；或秋季花蕾长成时采割，习称“花茵陈”。除去杂质和老茎，晒干。

【性状】绵茵陈　**多卷缩成团状**，灰白色或灰绿色。全体**密被白色茸毛，绵软如绒**。茎细小，长 1.5~2.5cm，直径 0.1~0.2cm，除去表面白色茸毛后可见明显纵纹；质脆，易折断。叶具柄，展平后呈**一至三回羽状分裂**，叶片长 2~5cm，宽 1.5~3.5cm；小裂片呈卵形或稍呈倒披针形、条形，先端锐尖。气清香，味微苦。（图 2-7-31）

花茵陈　茎呈圆柱形，多分枝，长 30~100cm，直径 2~8mm；表面淡紫色或紫色，有纵条纹，被短柔毛；体轻，质脆，断面类白色。叶密集，或多脱落；**下部叶二至三回羽状深裂**，裂片条形或细条形，两面密被白色柔毛；**茎生叶一至二回羽状全裂**，基部抱茎，裂片细丝状。头状花序卵形，多数集成圆锥状，长1.2~1.5mm，直径1~1.2mm，有短梗；总苞片3~4层，卵形，苞片3裂；外层雌花6~10个，可多达15个，内层两性花2~10个。瘦果长圆形，黄棕色。气芳香，味微苦。

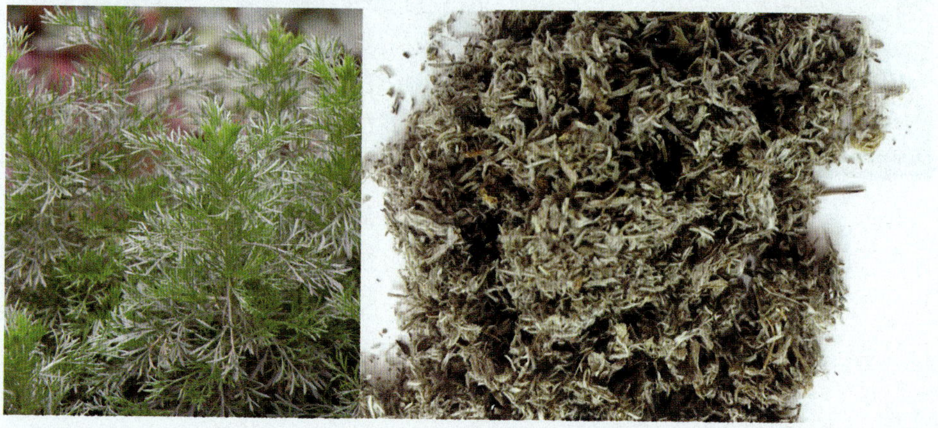

图2-7-31　茵陈药材及原植物

【化学成分】主含蒿属香豆素。尚含酚酸类成分绿原酸、咖啡酸等；挥发油；并含多种黄酮类化合物。

【质量评价】

1. 经验鉴别　以质嫩、绵软、色灰白、香气浓者为佳。

2. 含量测定　照高效液相色谱法测定，绵茵陈按干燥品计算，含绿原酸（$C_{16}H_{18}O_9$）不得少于0.50%；花茵陈按干燥品计算，含滨蒿内酯（$C_{11}H_{10}O_4$）不得少于0.20%。

【功效】清利湿热，利胆退黄。

青　蒿

Artemisiae Annuae Herba

【来源】本品为菊科植物黄花蒿 *Artemisia annua* L. 的干燥地上部分。

【产地】全国各地均有分布。

【采收加工】秋季花盛开时采割，除去老茎，阴干。

【性状】茎呈圆柱形，上部多分枝，长30~80cm，直径0.2~0.6cm；表面黄绿色或棕黄色，**具纵棱线**；质略硬，易折断，断面中部有髓。**叶互生**，暗绿色或棕绿色，卷缩易碎，**完整者展平后呈三回羽状深裂**，裂片及小裂片矩圆形或长椭圆形，**两面被短毛**。**气香特异**，味微苦。（图2-7-32）

【化学成分】含多种倍半萜内酯，如青蒿素、青蒿酸、青蒿酸甲酯等。并含挥发油，油中主要成分为l-樟脑、β-丁香烯、青蒿酮、异青蒿酮、1，8-桉油精等。此外，青蒿尚含多种黄酮类及香豆素类化合物。

【质量评价】以色绿、叶多、香气浓者为佳。

【功效】清虚热，除骨蒸，解暑热，截疟，退黄。

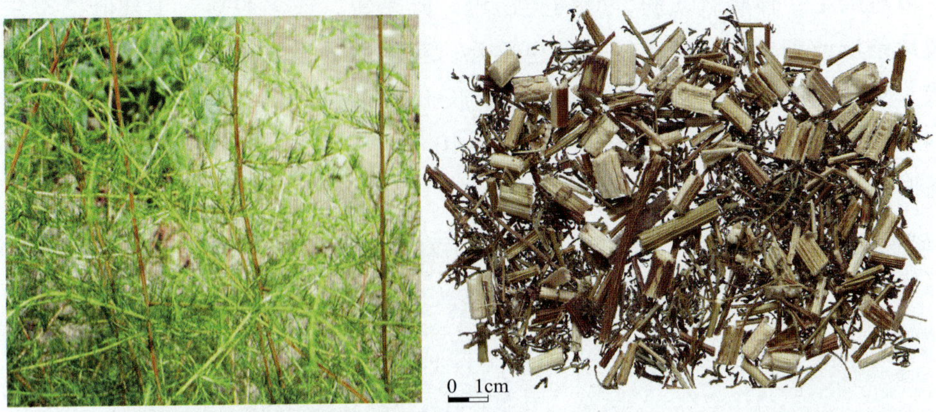

图 2-7-32　青蒿药材及原植物

蒲公英

Taraxaci Herba

【来源】本品为菊科植物蒲公英 *Taraxacum mongolicum* Hand. -Mazz.、碱地蒲公 *Taraxacum sinicum* Kitag. 或同属数种植物的干燥全草。

【产地】全国大部分地区均产，主产于山西、河北、山东及东北各省。

【采收加工】春至秋季花初开时采挖，除去杂质，洗净，晒干。

【性状】**药材**　本品**呈皱缩卷曲的团块**。根呈圆锥形，多弯曲，长 3～7cm；表面棕褐色，抽皱；**根头部有棕褐色或黄白色的茸毛**，有的已脱落。叶基生，多皱缩破碎，完整叶片呈倒披针形，绿褐色或暗灰色，先端尖或钝，边缘浅裂或羽状分裂，基部渐狭，下延呈柄状，下表面主脉明显。花茎 1 至数条，每条顶生头状花序，总苞片多层，内面一层较长，花冠黄褐色或淡黄白色。**有的可见多数具白色冠毛的长椭圆形瘦果**。气微，味微苦。(图 2-7-33)

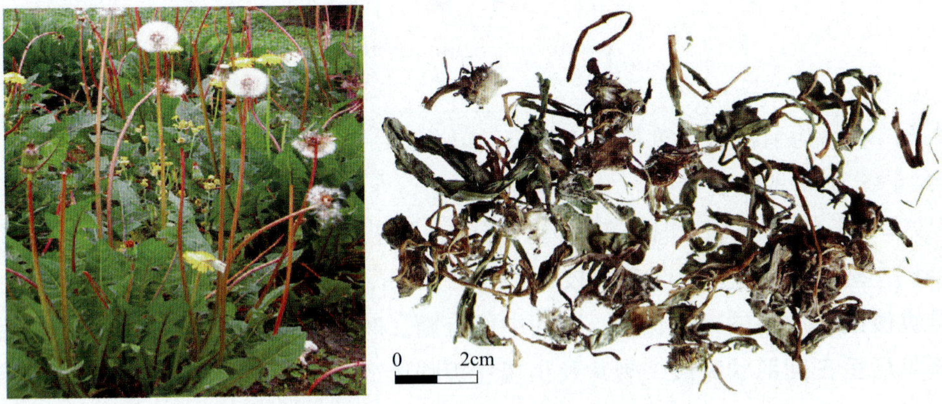

图 2-7-33　蒲公英药材及原植物

饮片　本品为不规则的段。根表面棕褐色，抽皱；根头部有棕褐色或黄白色的茸毛，有的已脱落。叶多皱缩破碎，绿褐色或暗灰绿色，完整者展平后呈倒披针形，先端尖或钝，边缘浅裂或羽状分裂，基部渐狭，下延呈柄状。头状花序，总苞片多层，花冠黄褐色或淡黄白色。有时可见具**白色冠毛的长椭圆形瘦果**。气微，味微苦。

【鉴别】本品叶表面观　①**上下表面细胞垂周壁波状弯曲**，表面角质纹理明显或稀疏可见。②上下表皮均**有非腺毛**，3~9细胞，直径17~34μm，顶端细胞甚长，皱缩呈鞭状或脱落。③**下表皮气孔较多，不定式或不等式**，副卫细胞3~6个，叶肉细胞含细小草酸钙结晶。**叶脉旁可见乳汁管**。

本品根横切面　①木栓细胞数列，棕色。②韧皮部宽广，乳管群断续排列成数轮。③形成层成环。④木质部较小，射线不明显；导管较大，散列。⑤**薄壁细胞含菊糖**。

【化学成分】含蒲公英甾醇、胆碱、菊糖和果胶等。

【质量评价】

1. 经验鉴别　以叶多、色灰绿、根完整、无杂质者为佳。

2. 含量测定　照高效液相色谱法测定，本品按干燥品计算，含咖啡酸（$C_9H_8O_4$）不得少于0.020%。

【功效】清热解毒，消肿散结，利尿通淋。

淡竹叶

Lophatheri Herba

【来源】本品为禾本科植物淡竹叶 *Lophatherum gracile* Brongn. 的干燥茎叶。

【产地】主产于浙江、江苏、湖南、湖北等地。

【采收加工】夏季未抽花穗前采割，晒干。

【性状】本品长25~75cm。茎呈**圆柱形**，有节，表面淡黄绿色，**断面中空**。**叶鞘开裂**。叶片披针形，有的皱缩卷曲，长5~20cm，宽1~3.5cm；表面浅绿色或黄绿色。**叶脉平行，具横行小脉**，形成长方形的网格状，下表面尤为明显。体轻，质柔韧。气微，味淡。(图2-7-34)

【化学成分】茎、叶含三萜化合物：芦竹素，印白茅素，蒲公英萜醇和无羁萜。地上部分含酚性成分、氨基酸、有机酸、糖类。

【质量评价】以色青绿、叶大、梗少、无根及花穗者为佳。

【功效】清热除烦，利尿。

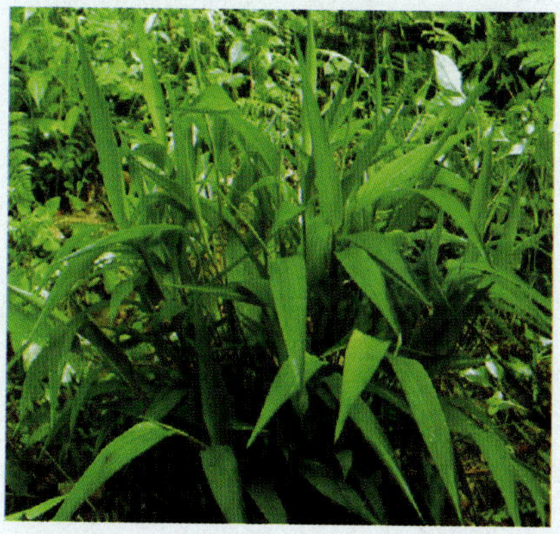

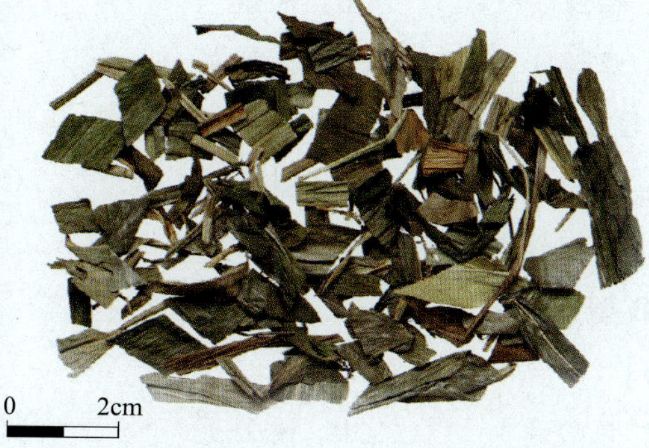

图2-7-34　淡竹叶药材及原植物

目标检测

一、A 型选择题

1. 麻黄的气孔为
   A. 环式
   B. 不定式
   C. 气孔特异内陷，保卫细胞侧面观呈哑铃形或电话听筒形
   D. 气孔特异内陷，保卫细胞侧面观呈长方形
   E. 气孔特异内陷，保卫细胞平面观呈长方形
2. 麻黄的采收期为
   A. 春季　B. 秋季　C. 冬季
   D. 夏季　E. 四季均可采
3. 麻黄中生物碱主要存在于
   A. 种子　B. 节部　C. 节间的髓部
   D. 节间皮部　E. 根
4. 薄荷的气味为
   A. 气芳香，味微苦　B. 气清香，味淡
   C. 气芳香，味微涩，辛凉　D. 气芳香，味辛，凉
   E. 气清香，味辛凉
5. 我国薄荷最著名的产区是
   A. 安徽省　B. 江西省　C. 江苏省
   D. 河南省　E. 湖南省
6. 下列各中药中，主含生物碱的是
   A. 荆芥　B. 穿心莲　C. 薄荷
   D. 广藿香　E. 益母草
7. 下列植物不属于菊科的是
   A. 茵陈　B. 青蒿　C. 佩兰
   D. 泽兰　E. 豨莶草
8. 金钱草髓部的特点是
   A. 中空　B. 圆形　C. 长圆形
   D. 有纤维散在　E. 含分泌道

二、B 型选择题

[1~5]

A. 穿心莲　B. 蒲公英　C. 广金钱草
D. 伸筋草　E. 肉苁蓉

1. 来源于石松科
2. 来源于菊科

3. 来源于爵床科
4. 来源于豆科
5. 来源于列当科

三、X 型选择题

1. 中药麻黄的原植物包括
   A. 丽江麻黄　B. 草麻黄　C. 木贼麻黄
   D. 中麻黄　E. 长麻黄
2. 麻黄的粉末显微特征有
   A. 石细胞　B. 晶纤维　C. 哑铃状气孔
   D. 表皮及角质层　E. 棕色块
3. 下列中药中主含挥发油的有
   A. 荆芥　B. 穿心莲　C. 益母草
   D. 香薷　E. 广藿香
4. 石斛药材质佳者应是
   A. 金黄色　B. 有光泽　C. 质坚硬
   D. 质柔韧　E. 干燥中空

（傅　伟　马千里）

扫码"学一学"

第八章

藻、菌、地衣类中药的鉴定

学习目标

知识目标

1. 掌握冬虫夏草、茯苓、猪苓3种药材在来源、产地、性状鉴别、质量评价、典型显微理化特征等方面的主要内容。
2. 熟悉昆布、海藻、灵芝、雷丸、马勃药材在来源、主要性状鉴别方面的特征。
3. 了解藻菌类药材的化学成分、常见伪品或代用品。

技能目标

能见药识名，并鉴定药材的真伪优劣。

藻类、菌类、地衣类均属于低等植物，在形态上无明显分化，即无根、茎、叶的具体分化，是单细胞体，或多细胞的叶状体或菌丝体；在组织构造上一般不分化，无维管柱、无中柱、无胚胎。

一、藻类

藻类（Alage）植物体都含有各种色素，能进行光合作用，生活方式是自养型；且多为水生。不同种类藻类，大小不一，小的单细胞体，肉眼看不见，大的海藻几十米长，甚至超百米长。目前，可供药用的藻类达三十多种，多数在红藻门和褐藻门，少数在绿藻门。

（一）绿藻

多生活在淡水中；植物体显蓝绿色。贮存养分以淀粉类多糖为主，还有少量油脂。细胞壁外层多为果胶质，少数具膜质鞘；内层为纤维素。药用的有石莼、孔石莼。

（二）红藻

多生活在海水中；植物体显红色到紫色。贮存养分通常为淀粉类多糖；少数红藻的贮存养分为可溶性红藻糖。细胞壁外层为藻胶层，是红藻特有的果胶化合物，细胞壁内层为纤维素。植物体多数为假薄壁组织体，少数为简单的丝状体。药用的有鹧鸪菜，海人草等。

（三）褐藻

绝大多数生活在海水中；植物体常显褐色。贮存的养分主要有褐藻淀粉、甘露醇；有的还有油脂和还原糖。细胞壁外层为胶质，是褐藻特有的果胶化合物。细胞壁内层为纤维素。

二、菌类

菌类（Fungi）一般不进行光合作用，营养方式是异养型。与药用关系密切的有细菌门和真菌门。

（一）细菌

是单细胞植物，有细胞壁而无真正的核。细胞壁主要由蛋白质、类脂质和多糖复合物组成，一般不具纤维素。细菌中的放线菌是生产抗生素的主要菌属，如链霉素、氯霉素、土霉素、四环素、金霉素等。

（二）真菌

是具有细胞壁和细胞核的植物。细胞壁大多具有几丁质，少数含有纤维素。除少数原始单细胞种类外，真菌的营养体一般都由分枝或不分枝，分隔或不分隔的菌丝交织形成的菌丝体。菌丝通常呈圆管状，一般直径在 10um 以下。菌丝组织分两种：一种是近乎平行排列的长条形菌丝组织，称为“疏丝组织”；另一种是近圆形、椭圆形、亦或类多角形菌丝组织，称为“拟薄壁组织”。菌丝相互交结，经变态可形成菌核（如猪苓、茯苓、雷丸），子座（如灵芝），子实体等。真菌贮存的营养物质是肝糖、油脂和菌蛋白，不含淀粉。

真菌类中药多分布于子囊菌纲与担子菌纲。子囊菌纲主要特征是：在子囊中形成子囊孢子（如蝉花、冬虫夏草、竹黄）。担子菌纲的主要特征是：靠担子形成担孢子（如马勃、灵芝、猪苓、茯苓、雷丸）

三、地衣类

地衣（Lichenes）是藻类与真菌的共生复合体，具有独特的形态、结构及遗传等生物学特性。地衣中藻类多为蓝藻或绿藻，真菌多为子囊菌，少数为担子菌。按生物形态不同，可分为壳状地衣、叶状地衣、枝状地衣。壳状地衣呈壳状，菌丝与基质紧密相连。叶状地衣呈叶片状，靠假根或脐，附着于基质上；易与基质分离。枝状地衣呈分枝状，靠其基部附着于基质上。

昆布

Laminariae thallus

Eckloniae thallus

【来源】 本品为海带科植物海带 *Laminaria japonica* Aresch. 或翅藻科植物昆布 *Ecklonia kurome* Okam. 的干燥叶状体。

【产地】 前者主产山东、辽宁沿海；后者主产福建、浙江沿海。

【采收加工】 夏、秋二季采捞，晒干。

【性状】 **海带** 卷曲折叠成团状，或缠结成把。全体呈黑褐色或绿褐色，表面附有白霜。用水浸软则膨胀成扁平长带状，长 50~150cm，宽 10~40cm，中部较厚，边缘较薄而呈波状。类革质，残存柄部扁圆柱状。气腥，味咸。

昆布 卷曲皱缩成不规则团状。全体呈黑色，较薄。**用水浸软则膨胀呈扁平的叶状，**长宽为 16~26cm，厚约 1. 6mm；两侧呈羽状深裂，裂片呈长舌状，边缘有小齿或全缘。质

柔滑，**用手捻之可剥离为二层**。（图 2-8-1）

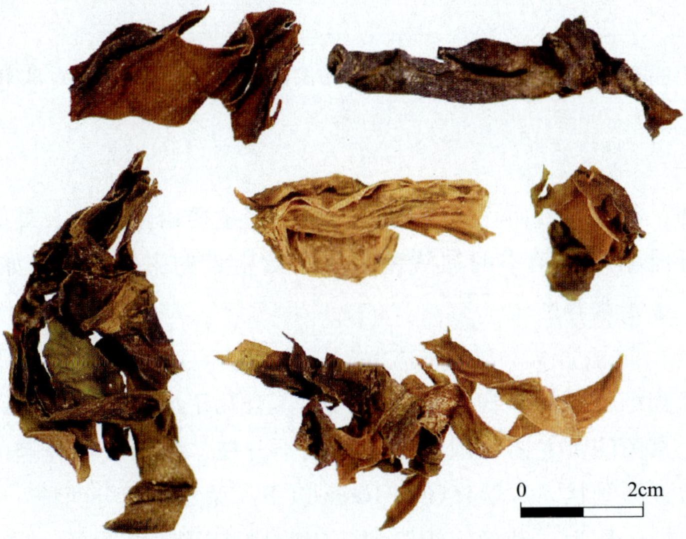

图 2-8-1　昆布药材图

【鉴别】（1）本品体厚，以水浸泡即膨胀，表面黏滑，附着透明黏液质。手捻不分层者为海带，分层者为昆布。

（2）取本品约 10g，剪碎，加水 200ml，浸泡数小时，滤过，滤液浓缩至约 100ml。取浓缩液 2～3ml，加硝酸 1 滴与硝酸银试液数滴，即生成黄色乳状沉淀，在氨试液中微溶解，在硝酸中不溶解。

【化学成分】海带含藻胶酸、昆布素、甘露醇、碘等。其含碘量，海带不得少于 0.35%；昆布不得少于 0.20%。

【质量评价】以整齐、质厚、无杂质者为佳。

【功效】消痰软坚散结，利水消肿。

海　藻

Sargassum

【来源】本品为马尾藻科植物海蒿子 *Sargassum* pallidum（Turn.）C. Ag. 或羊栖菜 *Sargassum fusiforme*（Harv.）Setch. 的干燥藻体。

【产地】前者习称“大叶海藻”，主产山东、辽宁沿海；后者习称“小叶海藻”，主产浙江、福建沿海。

【采收加工】夏、秋二季采捞，除去杂质，洗净，晒干。

【性状】大叶海藻　皱缩卷曲，黑褐色，有的被白霜，长 30～60cm。主干呈圆柱状，具圆锥形突起，主枝自主干两侧生出，侧枝自主枝叶腋生出，具短小的刺状突起。初生叶披针形或倒卵形，长 5～7cm，宽约 1cm，全缘或具粗锯齿；次生叶条形或披针形，叶腋间有着生条状叶的小枝。**气囊黑褐色，球形或卵圆形**，有的有柄，顶端钝圆，有的具细短尖。质脆，潮润时柔软；**水浸后膨胀，肉质，黏滑**。气腥，味微咸。（图 2-8-2）

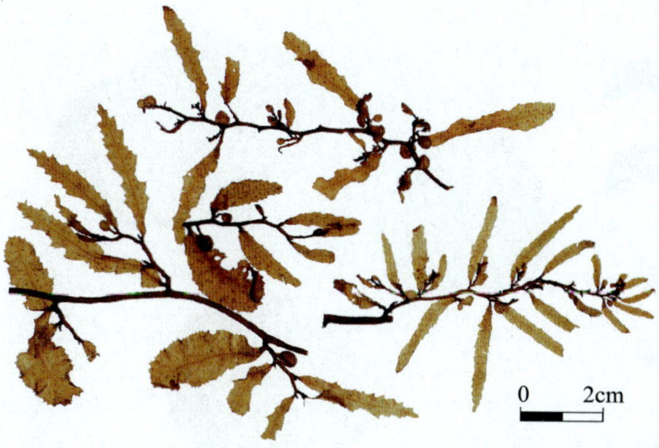

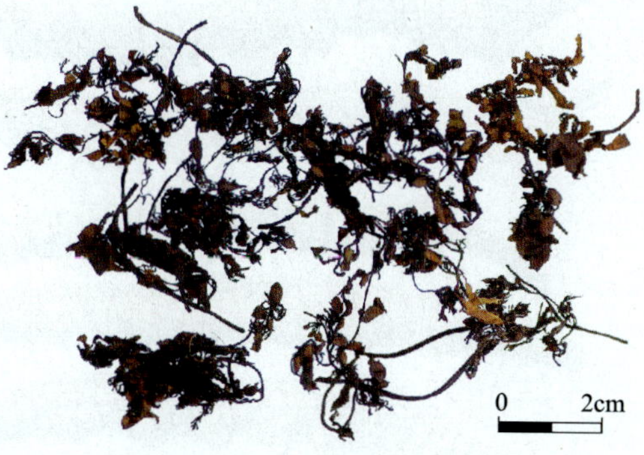

图 2-8-2 海藻药材图

1. 海藻植物；2. 海藻药材

小叶海藻 较小，长 15~40cm。分枝互生，无刺状突起。叶条形或细匙形，先端稍膨大，中空。气囊腋生，纺锤形或球形，囊柄较长。质较硬。

【鉴别】取本品 1g，剪碎，加水 20ml，冷浸数小时，滤过，滤液浓缩至 3~5ml，加三氯化铁试液 3 滴，生成棕色沉淀。

【化学成分】含藻胶酸、粗蛋白、甘露醇、钾、碘等。

【质量评价】以条长、色黑、身干、无杂质者为佳。

【功效】消痰软坚散结，利水消肿。

冬虫夏草

Cordyceps

【来源】本品为麦角菌科真菌冬虫夏草菌 *Cordyceps sinensis*（BerK.）Sacc. 寄生在蝙蝠蛾科昆虫幼虫上的子座和幼虫尸体的干燥复合体。

【产地】主产于我国四川省阿坝藏族自治州，青海玉树、西藏那曲及云南省等地。

【采收加工】夏初子座出土、孢子未发散时挖取，晒至六七成干，除去似纤维状的附着物及杂质，晒干或低温干燥。

【性状】本品由虫体与从虫头部长出的真菌子座相连而成。**虫体似蚕**，长 3~5cm，直径 0.3~0.8cm；表面深黄色至黄棕色，有环纹 20~30 个，近头部的环纹较细；**头部红棕色；足 8 对，中部 4 对较明显**；质脆，易折断，断面略平坦，淡黄白色。**子座细长圆柱形**，长 4~7cm，直径约 0.3cm；表面深棕色至棕褐色，**有细纵皱纹，上部稍膨大**；质柔韧，断面类白色。气微腥，味微苦。(图 2-8-3)

【鉴别】子座头部横切面：①子座周围 1 列子囊壳，子囊壳卵形至椭圆形，下半部埋生于凹陷的子座内。②子囊壳内有多数线形子囊，每个子囊内又有 2~8 个线形的子囊孢子。③子座中央充满菌丝，其间有裂隙。④具不育顶端。(图 2-8-4)

虫体横切面：不规则形，四周为虫体的躯壳，其上着生长短不一的锐利毛和长绒毛，有的似分枝状。躯壳内为大量菌丝，其间有裂隙。

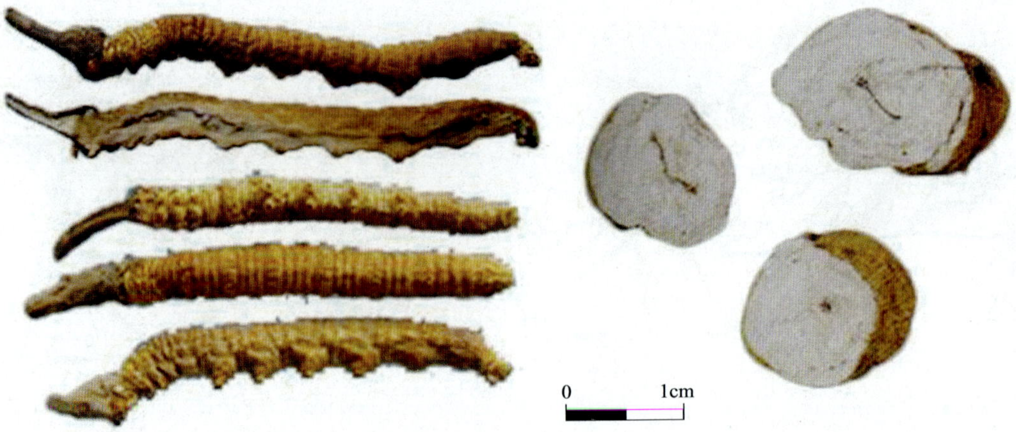

图 2-8-3　冬虫夏草药材图

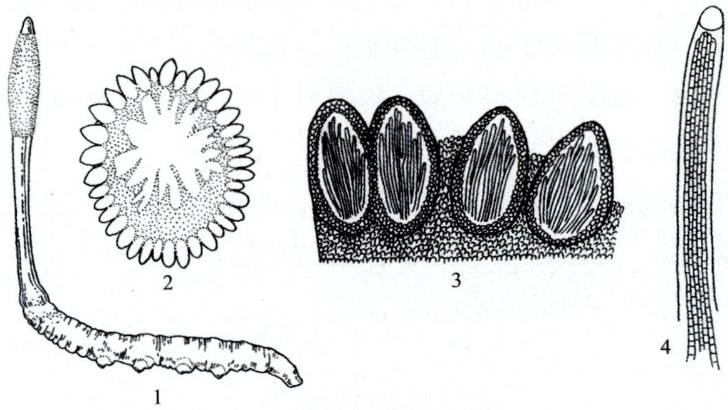

图 2-8-4　冬虫夏草图

1. 全形（上部为子座，下部为已死的幼虫）；2. 子座横切面（示子囊壳）；

3. 子囊壳放大（示子囊）；4. 子囊放大（示子囊孢子）

【化学成分】主要含有冬虫夏草素、虫草酸、腺苷和多糖等成分。冬虫夏草素是抗癌的活性物质，对人体的内分泌系统和神经系统有好的调节作用；虫草酸能改变人体微循环，具有明显的降血脂和镇咳祛痰作用；虫草多糖是免疫调节剂，可增强机体对病毒及寄生虫的抵抗力。

【质量评价】

1. 经验鉴别　以身干，体形完整，虫体丰满肥大，外色黄亮，内色白，子座短者为佳。

2. 含量测定　照高效液相色谱法测定，药材含腺苷（$C_{10}H_{13}N_5O_4$）不得少于 0. 010%。

【功效】补肾益肺，止血化痰。

知识拓展

冬虫夏草伪品：

1. 亚香棒虫草为寄生在蝙蝠蛾科幼虫上的子座及幼虫尸体的复合体。

亚香棒虫草	冬虫夏草
虫体角皮棕褐色	虫体角皮深黄色至黄棕色
足8对不明显，虫体背部气门点状，黑色	足8对，中部4对明显
头部红褐或紫黑色	头部红棕色
显微：子囊壳全部埋于子座内，无不育顶端。	子囊壳下部埋于子座内，具不育顶端。

2. 用明矾浸泡过的虫草，表面有一层乳白色，口尝有咸、酸、涩味道。

茯 苓

Poria

【来源】 本品为多孔菌科真菌茯苓 Poria cocos（Schw.）Wolf 的干燥菌核。

【产地】 主产于湖北、安徽、云南和贵州等省。云南丽江产品质较佳，称为“云苓”；安徽、湖北产量较大，称“安苓”。

【采收加工】 多于7~9月采挖，挖出后除去泥沙，堆置“发汗”后，摊开晾至表面干燥，再“发汗”，反复数次至现皱纹、内部水分大部散失后，阴干，称为“茯苓个”；或将鲜茯苓按不同部位切制，阴干，分别称为“茯苓块”和“茯苓片”。

扫码“看一看”

【性状】 **茯苓个** 呈类球形、椭圆形、扁圆形或不规则团块，大小不一。外皮薄而粗糙，棕褐色至黑褐色，有明显的皱缩纹理。**体重**，质坚实，**断面颗粒性**，有的具裂隙，外层淡棕色，内部白色，少数淡红色，有的中间抱有松根。气微，味淡，**嚼之粘牙**。

茯苓块 为去皮后切制的茯苓，呈立方块状或方块状厚片，大小不一。白色、淡红色或淡棕色。

茯苓片 为去皮后切制的茯苓，呈不规则厚片，厚薄不一。白色、淡红色或淡棕色。（图2-8-5）

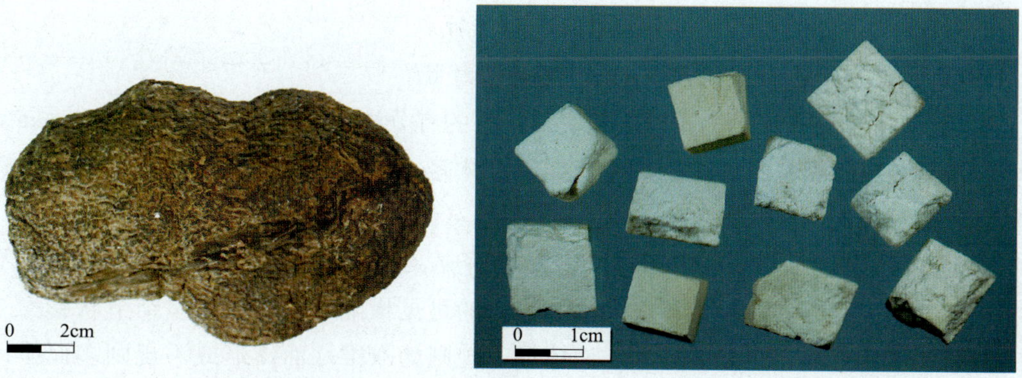

1　　2

图2-8-5 茯苓药材图

1. 个子药材；2. 茯苓饮片

【鉴别】（1）本品粉末灰白色。不规则颗粒状团块和分枝状团块无色，遇水合氯醛液渐溶化。菌丝无色或淡棕色，细长，稍弯曲，有分枝，直径 3~8μm，少数至 16μm。

（2）**取本品粉末少量，加碘化钾碘试液 1 滴，显深红色。**

【化学成分】含茯苓多糖。

【质量评价】

1. 经验鉴别 以体重质坚、皮纹细、无裂隙、断面白色细腻、粘牙力强者为佳。

2. 浸出物 照醇溶性浸出物测定法热浸法测定，用稀乙醇作溶剂，不得少于 2.5%。

【功效】利水渗湿，健脾，宁心。

附药：茯苓皮

本品为多孔菌科真菌茯苓 *Poria cocos*（Schw.）Wolf 菌核的干燥外皮。多于 7~9 月采挖，加工"茯苓片"、"茯苓块"时，收集削下的外皮，阴干。本品呈长条形或不规则块片，大小不一。外表面棕褐色至黑褐色，有疣状突起，内面淡棕色并常带有白色或淡红色的皮下部分。质较松软，略具弹性。气微、味淡，嚼之粘牙。具有利水消肿的功效。

知识拓展

茯苓常见伪品简单鉴别

名称	方法	特征
茯苓		深红色
木薯、甘薯、粉葛、栝楼类的根、淀粉糊块	粉末加碘化钾碘试液	蓝色或蓝紫色

猪 苓

Polyporus

【来源】本品为多孔菌科真菌猪苓 *Polyporus umbellatus*（Pers.）Fries 的干燥菌核。

【产地】主产于陕西、云南、河南、山西等省。

【采收加工】春、秋二季采挖，除去泥沙，干燥。

【性状】本品呈条形、类圆形或扁块状，有的有分枝，长 5~25cm，直径 2~6cm。**表面黑色、灰黑色或棕黑色，皱缩或有瘤状突起。体轻**，质硬，断面类白色或黄白色，略呈颗粒状。气微，味淡。（图 2-8-6）

【鉴别】本品切面：全体由菌丝紧密交织而成。外层厚 27~54μm，菌丝棕色，不易分离；内部菌丝无色，弯曲，直径 2~10μm，有的可见横隔，有分枝或呈结节状膨大。菌丝间有众多草酸钙方晶，大多呈正方八面体形、规则的双锥八面体形或不规则多面体，直径 3~60μm，长至 68μm，有时数个结晶集合。

【化学成分】含猪苓多糖。

【质量评价】

1. 经验鉴别 以个大、皮黑、肉白者为佳。

2. 含量测定 照高效液相色谱法测定，含麦角甾醇（$C_{28}H_{44}O$）不得少于 0.050%。

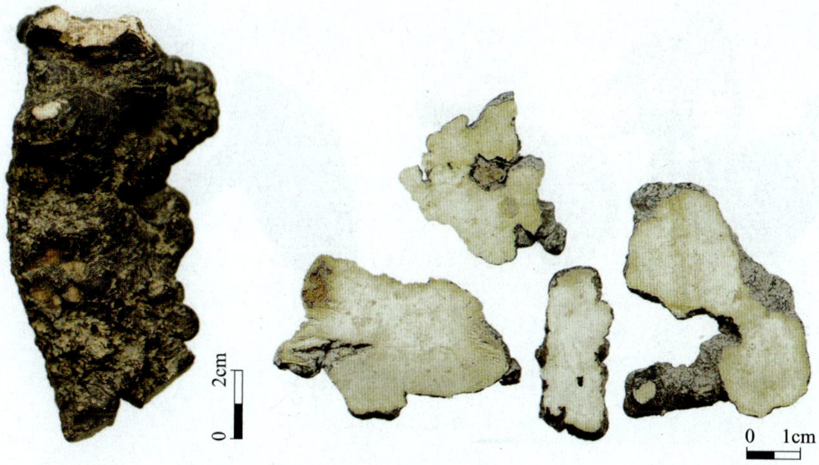

图 2-8-6　猪苓药材图

1. 个子药材；2. 猪苓饮片

【功效】利水渗湿。

知识拓展

猪苓常见伪品简单鉴别

名　称	方　法	特　征	气　味
猪苓	水试	能浮于水面	气微，味淡
香菇		能浮于水面	具香菇气味
茯苓		不能浮于水面	气微，味淡

灵　芝

Ganoderma

【来源】本品为多孔菌科真菌赤芝 *Ganoderma lucidum*（Leyss. ex Fr.）Karst. 或紫芝 *Ganoderma sinense* Zhao，Xu et Zhang 的干燥子实体。

【产地】赤芝产于华东、西南、及河北、山西、江西、广西等省区。紫芝产于浙江、江西、湖南、广西等省区。

【采收加工】全年采收，除去杂质，剪除附有朽木、泥沙或培养基质的下端菌柄，阴干或在 40℃～50℃烘干。

【性状】**赤芝　外形呈伞状**，菌盖肾形、半圆形或近圆形，直径 10～18cm，厚 1～2cm。**皮壳**坚硬，**黄褐色至红褐色**，有光泽，具环状棱纹和辐射状皱纹，边缘薄而平截，常稍内卷。**菌肉白色至淡棕色**。**菌柄圆柱形，侧生**，少偏生，长 7～15cm，直径 1～3.5cm，红褐色至紫褐色，光亮。孢子细小，黄褐色。气微香，味苦涩。

紫芝　皮壳紫黑色，有漆样光泽。菌肉锈褐色。菌柄长 17～23cm。（图 2-8-7）

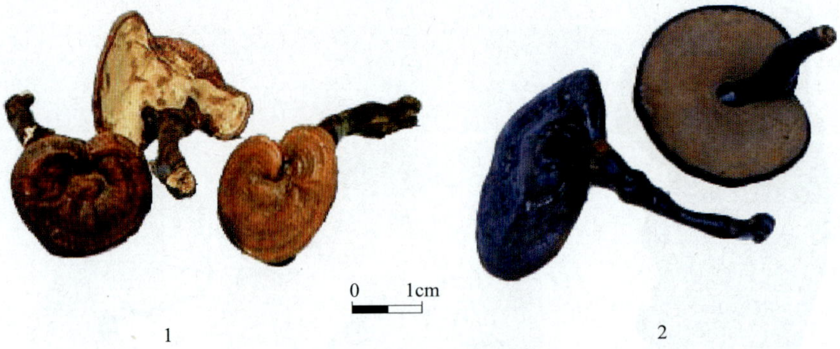

图 2-8-7 灵芝药材图

1. 赤芝；2. 紫芝

栽培品 子实体较粗壮、肥厚，直径 12~22cm，厚 1.5~4cm。皮壳外常被有大量粉尘样的黄褐色孢子。

【鉴别】本品粉末浅棕色、棕褐色至紫褐色。菌丝散在或粘结成团，无色或淡棕色，细长，稍弯曲，有分枝，直径 2.5~6.5μm。孢子褐色，卵形，顶端平截，外壁无色，内壁有疣状突起，长 8~12μm，宽 5~8μm。

【化学成分】含灵芝多糖、麦角甾醇、苦味三萜化合物。其中灵芝多糖和苦味三萜化合物具有明显的抗衰老作用。

【质量评价】以个大、菌盖厚、色艳、有漆样光泽者为佳。

【功效】补气安神，止咳平喘。

雷 丸

Omphalia

【来源】本品为白蘑科真菌雷丸 Omphalia lapidescens Schroet. 的干燥菌核。

【产地】主产四川、贵州、云南、湖北、广西、陕西等地。

【采收加工】秋季采挖，洗净，晒干。

【性状】本品为类球形或不规则团块，直径 1~3cm。表面黑褐色或灰褐色，**有略隆起的不规则网状细纹**。质坚实，不易破裂，断面不平坦，白色或浅灰黄色，常有**黄白色大理石样纹理**。气微，味微苦，**嚼之有颗粒感，微带黏性**，久嚼无渣。（图 2-8-8）

【鉴别】本品粉末灰黄色、棕色或黑褐色。菌丝黏结成大小不一的不规则团块，无色，少数黄棕色或棕红色。散在的菌丝较短，有分枝，直径约 4μm。草酸钙方晶细小，直径约至 8μm，有的聚集成群。加硫酸后可见多量针状结晶。

【化学成分】含雷丸素。

【质量评价】以个大、饱满、质坚重、断面色白者为佳。断面色褐呈角质样者，不可供药用。

【功效】杀虫消积。

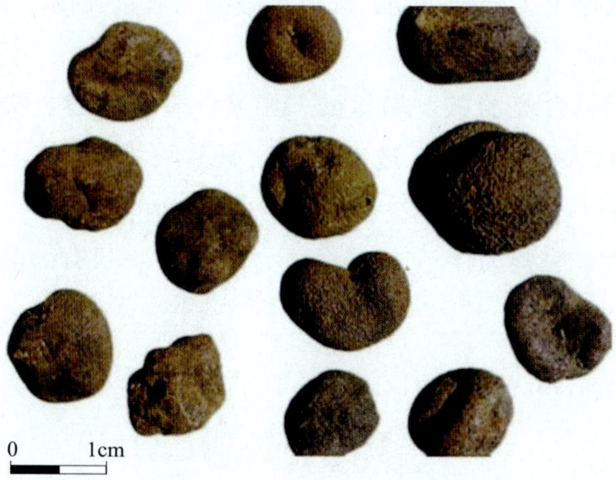

图 2-8-8　雷丸药材图

马　勃

Lasiosphaera

Calvatia

【来源】本品为灰包科真菌脱皮马勃 *Lasiosphaera fenzlii* Reich.、大马勃 *Calvatia gigantea*（Batsch ex Pers.）Lloyd 或紫色马勃 *Calvatia lilacina*（Mont. et Berk.）Lloyd 的干燥子实体。

【产地】主产于河北、内蒙古、陕西、甘肃、新疆、安徽等地。

【采收加工】夏、秋二季子实体成熟时及时采收，除去泥沙，干燥。

【性状】**脱皮马勃**　呈扁球形或类球形，无不孕基部，直径 15~20cm。包被灰棕色至黄褐色，纸质，常破碎呈块片状，或已全部脱落。孢体灰褐色或浅褐色，紧密，有弹性，用手撕之，内有灰褐色棉絮状的丝状物。触之则孢子呈尘土样飞扬，手捻有细腻感。臭似尘土，无味。

大马勃　不孕基部小或无。残留的包被由黄棕色的膜状外包被和较厚的灰黄色的内包被所组成。光滑，质硬而脆，成块脱落。孢体浅青褐色，手捻有润滑感。

紫色马勃　呈陀螺形，或已压扁呈扁圆形，直径 5~12cm，不孕基部发达。包被薄，两层，紫褐色，粗皱，有圆形凹陷，外翻，上部常裂成小块或已部分脱落。孢体紫色。（图 2-8-9）

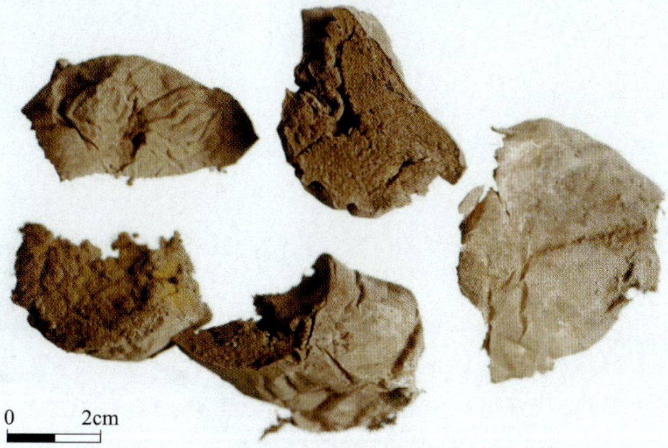

图 2-8-9　马勃药材图

【鉴别】取本品置火焰上，轻轻抖动，即可见微细的火星飞扬，熄灭后，发生大量白色浓烟。

【化学成分】脱皮马勃含亮氨酸、酪氨酸、尿素、麦角甾醇、类脂质、马勃素及磷酸钠、铝、镁等；大马勃含大秃马勃素、过氧化酶、氨基酸等；紫色马勃含马勃酸、甾族化合物二聚体等。

【质量评价】以个大、完整为佳。

【功效】清肺利咽，止血。

目标检测

一、A型选择题

1. 冬虫夏草

A. 藻类　　B. 菌类　　C. 动物类

D. 地衣类　　E. 以上都不是

2. 海藻的来源为

A. 海金沙科　　B. 海藻科　　C. 翅藻科

D. 马尾藻科　　E. 海带科

3. 下列哪一项不是冬虫夏草的性状特征

A. 虫体形如蚕　　B. 外表土黄色，环纹明显

C. 足10对，中部4对明显　　D. 质脆易断，断面略平坦

E. 子座细长圆柱形，上部稍膨大，质柔韧

4. 下列哪一项不是猪苓的性状特征

A. 呈不规则条形、块状或扁块状　　B. 表面乌黑或棕黑色，油瘤状突起

C. 体重质坚实，入水下沉　　D. 粉末黄白色，菌丝团大多无色

E. 草酸钙结晶双锥形或八面体形

5. 来源于多孔菌科的中药是

A. 茯苓　　B. 雷丸　　C. 冬虫夏草

D. 马勃　　E. 海藻

二、B型选择题

[1~4]

A. 菌核　　B. 子实体　　C. 子座和幼虫尸体

D. 藻体　　E. 菌丝

1. 猪苓药用部位为

2. 茯苓药用部位为

3. 冬虫夏草药用部位为

4. 海藻药用部位为

[5~6]

A. 灵芝　　B. 冬虫夏草　　C. 松萝

D. 茯苓　　　　　　E. 猪苓

5. 显微鉴别可见无色不规则颗粒状团块或末端钝圆分枝状团块的药材是

6. 显微鉴别可见菌丝紧密交织，菌丝间可见草酸钙方晶的药材是

（陈育青）

第九章

树脂类中药的鉴定

扫码“学一学”

学习目标

知识目标

1. 掌握乳香、没药、血竭共计 3 种药材在来源、产地、性状鉴别、质量评价、典型显微理化特征等方面的主要内容。
2. 熟悉和了解安息香、苏和香在来源、主要性状鉴别方面的特征。

技能目标

能见药识名，并鉴定药材的真伪优劣。

树脂类中药是指从植物体内得到的正常代谢产物或割伤后的分泌产物，均为天然产物，大多数来源于植物体。中成药中应用树脂类中药较多，有的树脂类中药还可作为医用材料服务于人类健康。

树脂由多种化学成分混合而成，因此树脂类中药的含义不是作为单一类型的化学成分来研究，而是从其来源和组成上来认识和分类鉴别的。根据其主要组成，分为以下四类：

1. 树脂酸　是属于大分子量、构造复杂的不挥发性成分，常具有 1 个或几个羟基及羧基，能溶于碱性溶液形成肥皂样的乳液，它们大多游离存在，如松香中含有 90% 以上的树脂酸（松香酸），是二萜烯的酸类，乳香中含有大量乳香酸，是三萜烯酸类。过去树脂酸是制造肥皂、油漆工业的重要原料。

2. 树脂醇　可分为树脂醇和树脂鞣醇二类。树脂醇是无色物质，含醇性羟基，遇三氯化铁试液不显颜色反应；树脂鞣醇分子量较大，含酚性羟基，遇三氯化铁试液则显鞣质样蓝色反应。它们在树脂中呈游离状态或与芳香酸结合成酯存在。

3. 树脂酯　是树脂醇或鞣醇与树脂酸或芳香酸如桂皮酸、苯甲酸、水杨酸、阿魏酸等化合而成的酯。芳香酸在树脂中亦有游离存在的，这些存在与树脂中的芳香酸，通称为香脂酸，它们多数是香树脂中的主要成分，有能与氢氧化钾的醇溶液共煮则皂化的性质，常是代表树脂生理活性的成分。

4. 树脂烃　是一类化学性质比较稳定，不溶于碱、不被水解和氧化或导电的物质，它与光线、空气、水分或一般化学试剂长久接触均不起变化的一类更高分子的环状化合物。其化学组成可能是倍半萜烯及多萜烯的衍生物或其氧化产物。树脂中如含有较多的树脂烃时，在药用上多用作丸剂或硬膏的原料，工业上因其能形成坚固的薄膜而多用作油漆、涂料等。

树脂的鉴定除了依靠自身的性状鉴别和化学定性反应鉴别以外，还需要采用物理的、化学的测定方法测定其品质的优良度，如常用的测定方法有溶解度、浸出物、灰分、酸值、皂化值、酸不溶物及香脂酸的含量等。

乳　香
Olibanum

【来源】本品为橄榄科植物乳香树 *Boswellia carterii* Birdw. 及同属植物 *Boswellia bhawdajiana* Birdw. 树皮渗出的树脂。

扫码“看一看”

【产地】主产于北埃塞俄比亚、索马里以及南阿拉伯半岛苏丹、土耳其等地。乳香分为索马里乳香和埃塞俄比亚乳香，每种乳香又分为乳香珠和原乳香。

【采收加工】春季采收，采收时，于树干皮部由下向上顺序切伤，并开一狭沟，使树脂从伤口渗出，流出即可采收。

【性状】本品呈**长卵形滴乳状**、类圆形颗粒或粘合成大小不等的不规则块状物。大者长达 2cm（乳香珠）或 5cm（原乳香）。表面黄白色，半透明，被有黄白色粉末，久存则颜色加深。质脆，**遇热软化**。**破碎面有玻璃样或蜡样光泽**。具特异香气，味微苦。（图 2-9-1）

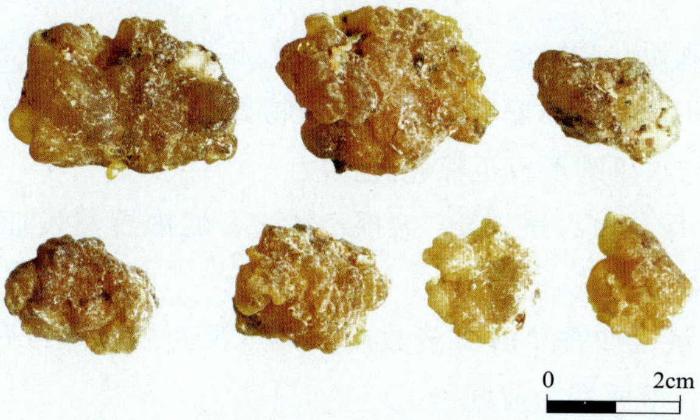

图 2-9-1　乳香药材图

【鉴别】本品燃烧时显油性，冒黑烟，有香气；加水研磨成白色或黄白色乳状液。

【化学成分】主含挥发油类、萜类等。

【质量评价】

1. 经验鉴别　以色黄白，燃之香气浓烈者为佳。

2. 含量测定　照挥发油测定法测定，索马里乳香含挥发油不得少于 6.0%（ml/g），埃塞俄比亚乳香含挥发油不得少于 2.0%（ml/g）。

【功效】活血定痛，消肿生肌。

没　药
Myrrha

【来源】本品为橄榄科植物地丁树 *Commiphora myrrha* Engl. 或哈地丁树 *Commiphora molmol* Engl. 的干燥树脂。

【产地】主产于非洲索马里、埃塞俄比亚以及印度等地。分为天然没药和胶质没药。

【采收加工】当年 11 月至次年 2 月将树刺伤，致树脂由伤口或裂缝自然渗出，采后拣去杂质。

【性状】天然没药 **呈不规则颗粒性团块**，大小不等。大者直径长达 6cm 以上。表面黄棕色或红棕色，近半透明部分呈棕黑色，被有黄色粉尘。质坚脆，破碎面不整齐，无光泽。**有特异香气**，味苦而微辛。（图 2-9-2）

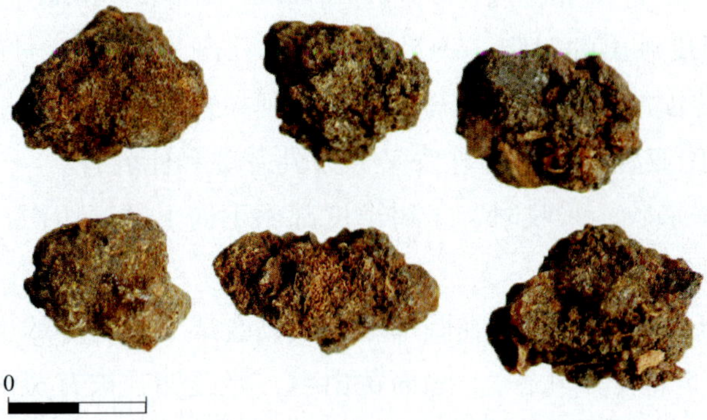

图 2-9-2　没药药材图

胶质没药　呈不规则块状和颗粒，多黏结成大小不等的团块，大者直径长达 6cm 以上，表面棕黄色至棕褐色，不透明，质坚实或疏松，有特异香气，味苦而有黏性。

【鉴别】（1）本品与水研磨形成黄棕色乳状液。

（2）取本品粉末 0.1g，加乙醚 3ml，振摇，滤过，滤液置蒸发皿中，挥尽乙醚，残留的黄色液体滴加硝酸，显褐紫色。

（3）取本品粉末少量，加香草醛试液数滴，天然没药立即显红色，继而变为红紫色，胶质没药立即显紫红色，继而变为蓝紫色。

【化学成分】主含挥发油、萜类和苷类等。

【质量评价】

1. 经验鉴别　以色红棕，味苦而微辛者为佳。

2. 含量测定　照挥发油测定法测定，本品含挥发油天然没药不得少于 4.0%（ml/g），胶质没药不得少于 2.0%（ml/g）。

【功效】散瘀定痛，消肿生肌。

血　竭

Draconis Sanguis

【来源】本品为棕榈科植物麒麟竭 *Daemonorops draco* Bl. 果实渗出的树脂经加工制成。

【产地】主产于印度尼西亚爪哇、苏门答腊、婆罗洲等处。国产血竭产自于我国广西、云南、海南等地。

【采收加工】麒麟竭的成熟果实，密被硬质小鳞片，由鳞片间分泌的红色树脂，几乎将鳞片全部遮蔽，采收成熟果实，充分晒干，加贝壳同入笼中振摇，松脆的树脂块即脱落，筛去杂质即得。

【性状】本品略**呈类圆四方形或方砖形**，表面暗红，有光泽，附有因摩擦而成的红粉。质硬而脆，破碎面红色，研粉为砖红色。气微，味淡。**在水中不溶，在热水中软化**。(图 2-9-3)

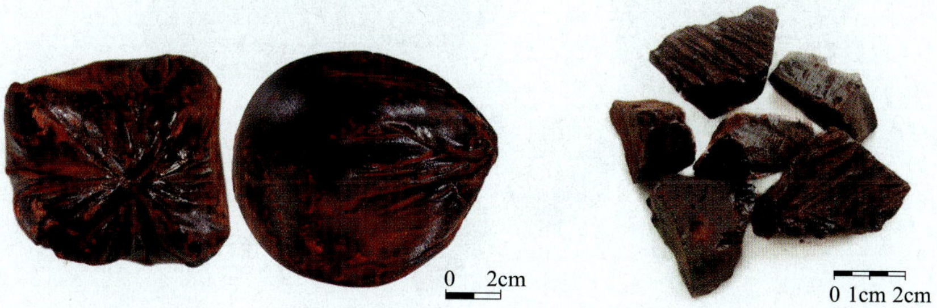

图 2-9-3　血竭药材图

【鉴别】取本品粉末，置白纸上，用火隔纸烘烤即熔化，但无扩散的油迹，对光照视呈鲜艳的红色。以火燃烧则产生呛鼻的烟气。

【化学成分】主含血竭红素、血竭素等。

【质量评价】

1. 经验鉴别　以色深光泽，燃之呛鼻者为佳。

2. 含量测定　照高效液相色谱法测定，本品含血竭素（$C_{17}H_{14}O_3$）不得少于 1.0%。

【功效】活血定痛，化瘀止血，生肌敛疮。

安息香

Benzoinum

【来源】本品为安息香科植物白花树 *Styrax tonkinensis*（Pierre）Craib ex Hart. 的干燥树脂。

【产地】安息香有泰国安息香与苏门答腊安息香两种。中国进口商品主要为泰国安息香。

【采收加工】树干经自然损伤或于夏、秋二季割裂树干，收集流出的树脂，阴干。

【性状】本品为不规则的小块，稍扁平，常黏结成团块。表面橙黄色，蜡样光泽（自然出脂）；或为不规则的圆柱状、扁平块状。表面灰白色至淡黄白色（人工割脂）。质脆，易碎，断面平坦，白色，放置后逐渐变为淡黄棕色至红棕色。**加热则软化熔融**。气芳香，味微辛，**嚼之有沙粒感**。(图 2-9-4)

【化学成分】主含树脂类、苏合香素、香草醛等。

【质量评价】以表面蜡样光泽明显，气芳香，味微辛者为佳。

【功效】开窍醒神，行气活血，止痛。

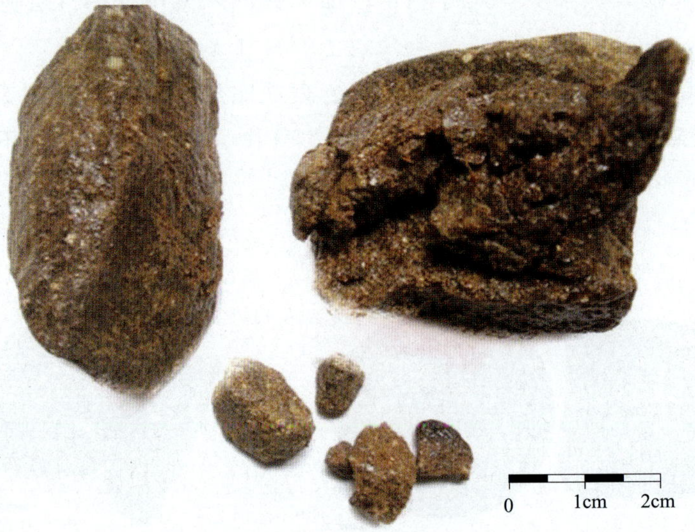

图 2-9-4　安息香药材图

苏合香

Styrax

【来源】本品为金缕梅科植物苏合香树 *Liquidambar orientalis* Mill. 的树干渗出的香树脂经加工精制而成。

【产地】主产于土耳其南部及叙利亚、埃及、索马里等国。我国广西、云南有引种。

【采收加工】初夏将树皮割破至木部，使产生香树脂，渗入树皮内，秋季割下树皮和边材外层，加水煮后，布袋压榨过滤，除去水分即得。

【性状】本品为半流动性的浓稠液体。棕黄色或暗棕色，半透明。质黏稠。气芳香。

本品在 90% 乙醇、二硫化碳、三氯甲烷或冰醋酸中溶解，在乙醚中微溶。

【化学成分】苏和香树脂醇、齐墩果酮酸、肉桂酸等。

【质量评价】以色棕黄，质黏稠，气芳香者为佳。

【功效】开窍，辟秽，止痛。

目标检测

一、A 型选择题

1. 外色黑似铁，研粉红似火，火燃呛鼻，有苯甲酸样香气的药材是

A. 阿魏　　B. 血竭　　C. 没药

D. 乳香　　E. 安息香

2. 与水共研能形成黄棕色乳状液的药材是

A. 血竭　　B. 没药　　C. 乳香

D. 儿茶　　E. 海金沙

3. 与水共研能形成白色乳状液的药材是

A. 血竭　　B. 没药　　C. 乳香
D. 儿茶　　E. 海金沙

二、B 型选择题

[1~6]

A. 香树脂　　B. 单树脂　　C. 胶树脂
D. 油胶树脂　　E. 混合树脂

1. 苏合香药材属于
2. 乳香药材属于
3. 洋乳香药材属于
4. 没药药材属于
5. 血竭药材属于
6. 安息香药材属于

[7~9]

A. 与水共研呈白色乳状液
B. 与水共研呈黄棕色乳状液
C. 粉末遇硝酸呈绿色
D. 用微量升华法收集样品，镜检可见苯甲酸的细小结晶
E. 外色黑似铁，研粉红如血，火燃有苯甲酸香气

7. 没药
8. 乳香
9. 血竭

（汪　岩）

第十章

其他类植物中药的鉴定

扫码“学一学”

扫码“看一看”

学习目标

知识目标

1. 掌握青黛、冰片药材在来源、产地、性状鉴别、质量评价等方面的主要内容。
2. 熟悉其余6种一般掌握药材在来源、主要性状鉴别方面的特征。
3. 了解其他类中药的化学成分。

技能目标

能见药识名，并鉴定药材的真伪优劣。

其他类中药是指本教材上述各章节中未能收载的中药。包括：①以植物的某一部分或间接使用植物的某些制品为原料，经过加工处理得到的中药产品，如芦荟、冰片等。②蕨类植物的成熟孢子，如海金沙。③植物器官因寄生昆虫而形成的虫瘿，如五倍子。④植物体分泌渗出的非树脂类混合物，如天竺黄。

其他类中药多采用性状鉴别，少用显微鉴别，还有一些依据其自身化学结构常用理化鉴别方法来评价质量。

海金沙

Lygodii Spora

【来源】本品为海金沙科植物海金沙 *Lygodium japonic* 孢子。

【产地】主产于广东、浙江、江苏、湖南等地。

【采收加工】秋季孢子未脱落时采割藤叶，晒干，搓揉或打下孢子，除去藤叶。

【性状】本品呈粉末状，棕黄色或浅棕黄色。体轻，**手捻有光滑感，置手中易由指缝滑落**。气微，味淡。取本品少量，**撒于火上，即发出轻微爆鸣及明亮的火焰**。（图2-10-1）

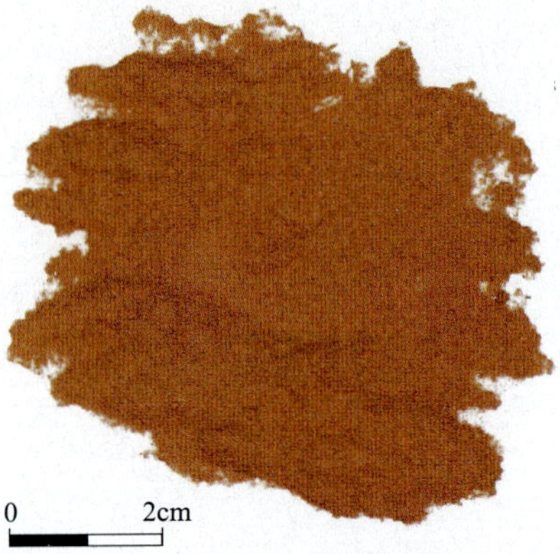

图2-10-1　海金沙药材图

【化学成分】含脂肪油。另含一种水溶性成分海金沙素。

【质量评价】以体轻、光滑者为佳。

【功效】清利湿热，通淋止痛。

青 黛

Indigo Naturalis

【来源】本品为爵床科植物马蓝 *Baphicacanthus cusia*（Nees）Bremek.、蓼科植物蓼蓝 *Polygonum tinctorium* Ait. 或十字花科植物菘蓝 *Isatis indigotica* Fort. 的叶或茎叶经加工制得的干燥粉末、团块或颗粒。

【产地】产自福建、江苏、安徽、云南、四川等地。

【采收加工】夏、秋季节采收茎叶，置缸中，加清水浸泡 2~3 日，至叶腐烂、茎脱皮时，将茎枝捞出，加入石灰，充分搅拌，直到浸液由深绿色转为紫红色时，捞出液面蓝色泡沫，烈日下晒干，即得。

【性状】本品为深蓝色的粉末，**体轻，易飞扬**；或呈不规则多孔性的团块、颗粒，用手搓捻即成细末。微有**草腥气**，味淡。（图 2-10-2）

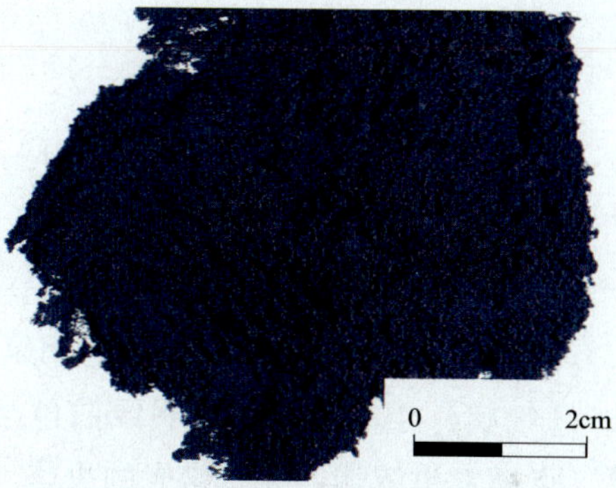

图 2-10-2 青黛药材图

【鉴别】（1）取本品少量，用微火灼烧，有紫红色的烟雾产生。

（2）取本品少量，滴加硝酸，产生气泡并显棕红色或黄棕色。

（3）取本品 0.5g，加水 10ml，振摇后放置片刻，水层不得显深蓝色。

【化学成分】主含靛蓝、靛玉红等。

【质量评价】

1. 经验鉴别 以体轻、粉细，能浮于水面，燃烧时生紫红色火焰者为佳。

2. 含量测定 照高效液相色谱法测定，本品含靛蓝（$C_{16}H_{10}N_2O_2$）不得少于 2.0%，含靛玉红（$C_{16}H_{10}N_2O_2$）不得少于 0.13%。

【功效】清热解毒，凉血消斑，泻火定惊。

儿 茶

Catechu

【来源】本品为豆科植物儿茶 *Acacia catechu*（L. f.）Willd. 的去皮枝、干的干燥煎膏。

【产地】主产于云南南部地区，海南有栽培。

【采收加工】冬季采收枝、干，除去外皮，砍成大块，加水煎煮，浓缩，干燥。

【性状】本品呈方形或不规则块状，大小不一。表面棕褐色或黑褐色，光滑而稍有光泽。质硬，易碎，断面不整齐，具光泽，有细孔，**遇潮有黏性**。气微，味涩、苦，略回甜。（图 2-10-3）

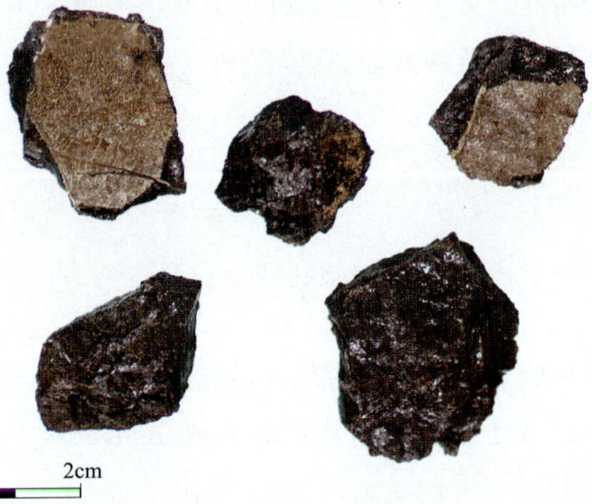

图 2-10-3　儿茶药材图

【化学成分】 主含儿茶素、表儿茶素等。

【质量评价】 以黑色略带棕色，不焦不碎，味微苦而涩者为佳。

【功效】 活血止痛，止血生肌，收湿敛疮，清肺化痰。

冰　片

Borneolum Syntheticum

【来源】 以松节油、樟脑为原料，经化学反应合成的人工制品。

【产地】 主产于广州、天津、南京等地的香料厂或制药厂。

【性状】 本品为无色透明或白色半透明的**片状松脆结晶**；气清香，味辛、凉；**具挥发性，点燃发生浓烟，并有带光的火焰**。（图 2-10-4）

本品在乙醇、三氯甲烷或乙醚中易溶，在水中几乎不溶。熔点为 205℃～210℃。

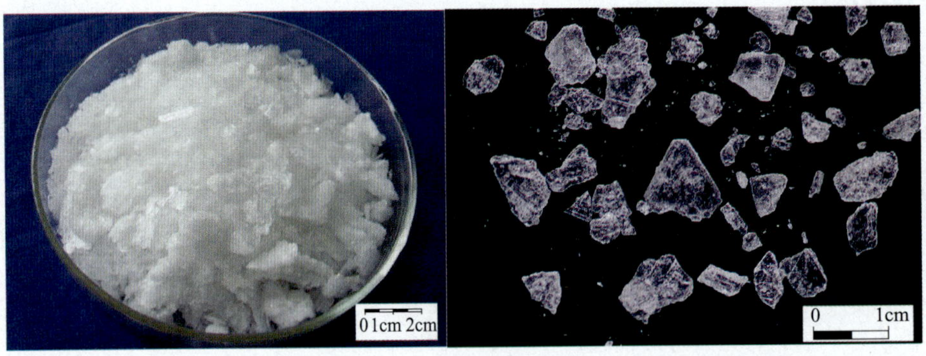

图 2-10-4　冰片图

【鉴别】（1）取本品 10mg，加乙醇数滴使溶解，加新制的 1% 香草醛硫酸溶液 1～2 滴，即显紫色。

（2）取本品 3g，加硝酸 10ml，即产生红棕色的气体，待气体产生停止后，加水 20ml，振摇，滤过，滤渣用水洗净后，有樟脑臭。

【化学成分】 主含龙脑。

【质量评价】

1. 经验鉴别　以香气纯正，颜色洁白或灰白色，无杂质者为佳。

2. 含量测定　照气相色谱法测定，本品含龙脑（$C_{10}H_{18}O$）不得少于55.0%，含樟脑（$C_{10}H_{16}O$）不得过0.50%。

【功效】开窍醒神，清热止痛。

附药：天然冰片

本品为樟科植物樟的新鲜枝、叶经提取加工制成的结晶。主产于广东、广西等地。本品气清香，味辛、凉，具挥发性，点燃时有浓烟，火焰呈黄色。

艾片

本品为菊科植物大风艾的鲜叶经过蒸馏、冷却所得的结晶，主产于贵州、广西等地。本品为白色半透明片状、块状或颗粒状结晶，质稍硬而脆，手捻不易碎。具清香气，味辛、凉，具挥发性，点燃时有黑烟，火焰呈黄色，无残迹遗留。

天竺黄

Bambusae concretio Silicea

【来源】本品为禾本科植物青皮竹 *Bambusa textilis* McClure 或华思劳竹 *Schizostachyum chinese* Rendle 等秆内的分泌液干燥后的块状物。

【产地】产于云南、广东、广西等地。

【采收加工】秋、冬二季采收。

【性状】本品为不规则的片块或颗粒，大小不一。**表面灰蓝色、灰黄色或灰白色，有的洁白色，半透明，略带光泽**。体轻，质硬而脆，易破碎，吸湿性强。气微，味淡。（图2-10-5）

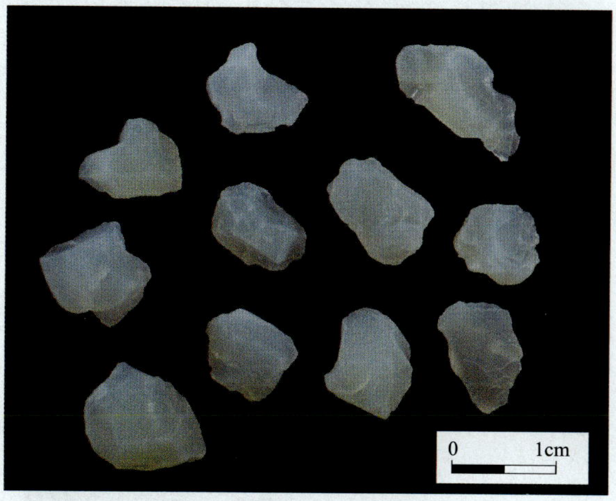

图2-10-5　天竺黄药材图

【化学成分】含甘露醇、硬脂酸、竹红菌甲素、竹红菌乙素等。

【质量评价】以半透明、略带光泽、体轻、质硬者为佳。

【功效】清热豁痰，凉心定惊。

五倍子

Galla Chinensis

【来源】本品为漆树科植物盐肤木 *Rhus chinensis* Mill.、青麸杨 *Rhus potaninii* Maxim. 或红麸杨 *Rhus punjabensis* Stew. var. *sinica*（Diels）Rehd. et wils. 叶上的虫瘿，主要由五倍子蚜 *Melaphis chinensis*（Bell）Baker 寄生而形成。

【产地】产于四川、贵州、云南、陕西、广西等地。

【采收加工】秋季采摘，置沸水中略煮或蒸至表面呈灰色，杀死蚜虫，取出，干燥。按外形不同，分为“肚倍”和“角倍”。

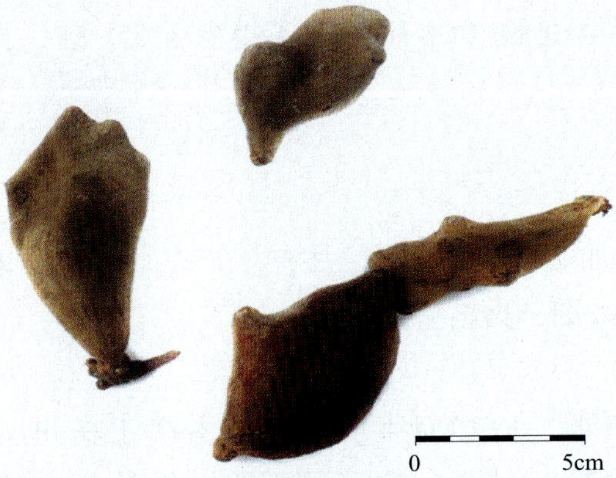

图 2-10-6　五倍子药材图

【性状】肚倍　**呈长圆形或纺锤形囊状**，长 2.5～9cm，直径 1.5～4cm。表面灰褐色或灰棕色，**微有柔毛**。质硬而脆，易破碎，断面角质样，有光泽，壁厚 0.2～0.3cm，内壁平滑，有黑褐色死蚜虫及灰色粉状排泄物。气特异，味涩。（图 2-10-6）

角倍　**呈菱形，具不规则的钝角状分枝，柔毛较明显**，壁较薄。

【化学成分】含没食子酸、棕榈酸、月桂酸等。

【质量评价】以内壁布满蚜虫者为佳。

【功效】敛肺降火，涩肠止泻，敛汗，止血，收湿敛疮。

芦　荟

Aloe

【来源】本品为百合科植物库拉索芦荟 *Aloe barbadensis* Miller 叶的汁液浓缩干燥物。习称“老芦荟”。

【产地】主产于南美、非洲的库拉索、博内尔等小岛，我国南方部分省区有引种。

【采收加工】种植 2～3 年后即可收获，将中下部生长良好的叶片分批采收，再将鲜叶片切口向下直放于容器中，取其流出的汁液干燥即成。

【性状】本品呈不规则块状，常破裂为多角形，大小不一。**表面呈暗红褐色或深褐色，无光泽。体轻，质硬，不易破碎，断面粗糙或显麻纹。富吸湿性。有特殊臭气，味极苦。**（图 2-10-7）

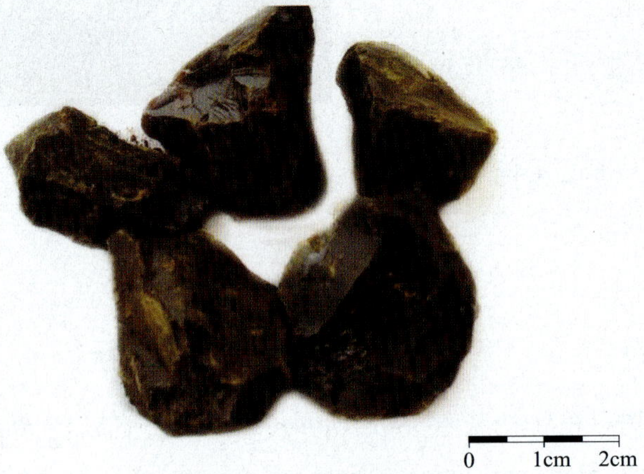

图 2-10-7　芦荟药材图

【化学成分】叶含蒽类化合物：芦荟大黄素苷。又含树脂，为芦荟树脂鞣酚与桂皮酸相结合的酯。

【质量评价】以色黑棕或墨绿、质脆，有光泽气味浓者为佳。

【功效】泻下通便，清肝泻火，杀虫疗疳。

琥　珀

Ambrum

【来源】为古代松科植物，如枫树、松树的树脂埋藏在地下经年久转化而成的化石样物质。

【产地】主产于广西、云南、河南、辽宁等地。

【采收加工】随时可采，从地下或煤层中挖出后，除去砂石、泥土等杂质，用时捣碎，研成细粉用。

【性状】多呈不规则的粒状、块状、钟乳状及散粒状。有时内部包含着植物或昆虫的化石。颜色为黄色、棕黄色及红黄色。**条痕白色或淡黄色。具松脂光泽。透明至不透明。断口贝壳状极为显著**。硬度 2~2.5。比重 1.05~1.09。**性极脆**。摩擦带电。琥珀燃之易熔，稍冒黑烟，刚熄灭时冒白烟，微有松香气。(图 2-10-8)

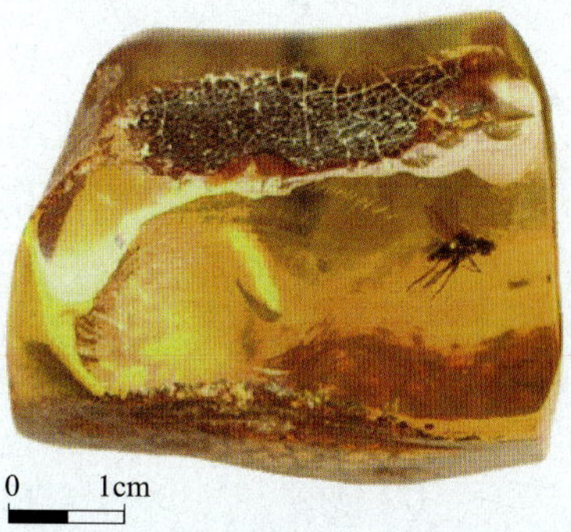

图 2-10-8　琥珀药材图

【化学成分】含树脂、挥发油。还含有琥珀氧松香酸、琥珀松香酸琥珀酸等。

【质量评价】以质轻，燃之松香气浓者为佳。

【功效】镇惊安神，活血散瘀，利尿通淋。

目标检测

一、A 型选择题

1. 火烧时产生紫红色烟雾的是

A. 血竭　　B. 海金砂　　C. 青黛

D. 艾片　　E. 琥珀

2. 青黛不应具有的特征是

A. 粉末深蓝色　　B. 多孔性疏松团

C. 置水中，水液显深蓝色　　D. 质轻，易飞扬

E. 火烧产生紫红色烟雾

3. 青黛的药用部位是

A. 煎膏　　B. 为菘蓝、马蓝、蓼蓝的叶或茎叶加工成的泡沫物

C. 浸膏　　D. 氯仿的提取物

E. 酒精的提取物

4. 青黛抗皮肤真菌的化学成分是

A. 靛黄　　B. 靛玉红　　C. 靛蓝

D. 色氨酮　　E. 靛棕

5. 儿茶来源为

A. 豆科植物儿茶去皮枝、干的煎膏

B. 豆科植物儿茶的枝、干的煎膏

C. 豆科植物儿茶根、干的煎膏

D. 豆科植物儿茶根、枝、干的煎膏

E. 豆科植物儿茶去皮根、枝、干的煎膏

6. 不同的入药部位可做板蓝根、大青叶、青黛的植物是

A. 蓼蓝　　B. 菘蓝　　C. 罗布麻

D. 马蓝　　E. 薄荷

7. 具有挥发性，点燃发生浓烟，并有带光火焰的中药材是

A. 海金沙　　B. 青黛　　C. 儿茶

D. 冰片　　E. 乳香

8. 五倍子的入药部位是

A. 果实　　B. 虫瘿　　C. 子实体

D. 菌核　　E. 煎膏

二、B 型选择题

[1~3]

A. 海金沙　　B. 青黛　　C. 儿茶

D. 冰片　　E. 五倍子

1. 置火中燃烧时发出爆鸣声且有闪光的药材是
2. 用微火灼烧时发生紫红色烟雾的药材是
3. 具挥发性，点燃发生浓烟，并有带光的火焰的药材是

（汪　岩）

第十一章

动物类中药的鉴定

扫码“学一学”

学习目标

知识目标

1. 掌握地龙、水蛭、珍珠、蜂蜜、蟾酥、蛤蟆油、龟甲、鳖甲、蛤蚧、金钱白花蛇、蕲蛇、乌梢蛇、阿胶、麝香、鹿茸、羚羊角共计16种药材在来源、产地、性状鉴别、质量评价、典型显微理化特征等方面的主要内容。
2. 熟悉其余25种一般掌握药材在来源、主要性状鉴别方面的特征。
3. 了解动物类药材的化学成分、常见伪品或代用品。

技能目标

能见药识名，并鉴定药材的真伪优劣。

扫码“看一看”

动物类中药是指用动物的整体或动物体的某一部分、动物体的生理或病理产物、动物体的加工品等供药用的一类中药。常用动物类中药按药用部位入药的情况分为：

1. 动物的干燥整体　如水蛭、全蝎、蜈蚣、斑蝥、土鳖虫等。

2. 除去内脏的动物体　如蚯蚓、蛤蚧、乌梢蛇、蕲蛇、金钱白花蛇等。

3. 动物体的某一部分　如①角类：鹿茸、鹿角、羚羊角等。②鳞、甲类：穿山甲、龟甲、鳖甲等。③贝壳类：石决明、牡蛎、珍珠母、海螵蛸、蛤壳。④脏器类：如鸡内金等。

4. 动物的生理产物　如①分泌物：蟾酥、蜂蜡等。②动物的排泄物：五灵脂、蚕砂、夜明砂等。③其他生理产物：蝉蜕、蛇蜕、蜂蜜、蜂房等。

5. 动物的病理产物　如珍珠、僵蚕、牛黄等。

6. 动物体某一部分的加工品　如阿胶、鹿角胶、鹿角霜等。

一、动物类中药应用概况

动物类中药在我国应用已有悠久的历史，从《神农本草经》收载的65种到《本草纲目》收载的461种，再到《中药大辞典》收载的740种，据文献报道，我国目前已有药用的动物已达到1850余种。动物类中药在我国医药领域发挥着越来越重要的作用。

由于动物类中药具有疗效高、活性强、来源广、潜力大等特点，越来越引起人们广泛关注，世界卫生组织（WHO）认为21世纪将是动物药研究发展的世纪，动物类中药的研究和应用也将随着科学技术的进步而不断发展，为人类的健康事业做出更大的贡献。

二、动物类中药的分类

动物界和植物界一样，也划分为若干个等级，如门、纲、目、科、属、种，并以种为分类的基本单位。动物分类主要是根据动物细胞的分化、胚层的形成、体腔的有无、体节的分化、对称形式、骨骼的性质、附肢的特点及器官系统的发生等而划分为若干动物类群。在动物分类中与药用动物关系密切的有7门，由低等到高等依次排列如下：

海绵动物门，又称多孔动物门，如脆针海绵等；

腔肠动物门，如海蜇、珊瑚等；

环节动物门，如地龙、水蛭等；

软体动物门，如珍珠贝、牡蛎、乌贼等；

节肢动物门，如蜈蚣、土鳖虫、南方大斑蝥等；

棘皮动物门，如海参、海胆等；

脊索动物门，如海马、乌梢蛇、梅花鹿、林麝、赛加羚羊等。

药用种类较多的有脊索动物门、节肢动物门和软体动物门，其次是环节动物门和棘皮动物门。

三、动物类中药的鉴定

1. 性状鉴定 性状鉴定是动物药最常用的鉴定方法。对于完整的动物体，可通过观察其形状、大小、表面特征、颜色及气味等确定其品种。对于动物体的某一部分，动物的生理、病理产物及加工品鉴别可用其传统经验鉴别方法，如天然牛黄能“挂甲”，麝香用针探有“冒槽”现象等。

2. 显微鉴定 不同的动物类生药，其基本结构存在着差异，可根据不同鉴别对象，制作显微观察片，包括粉末片、动物组织切片和磨片（如贝壳类、角类、骨类）等。近年来，扫描电子显微镜也用于动物类生药的鉴定，其样品制备简单、分辨率高、立体感强、对样品损伤与污染程度小、可直接观察样品在自然状态下的表面特征，如用扫描电镜观察药用蛇背鳞的特征，对蛇类药材的鉴别提供了可靠的依据。

3. 理化鉴定 动物类生药的理化鉴定手段越来越新，内容越来越广泛，特别是现代色谱和光谱技术的应用，使动物药鉴定更具科学性。常用的方法有：①荧光鉴别法：利用动物类生药的某些成分在吸收自然光或紫外光后能发光的性质，对其进行鉴别，如珍珠的鉴别。②薄层色谱法：是动物药真伪鉴别常用方法之一，如鹿茸、牛黄、蟾酥等动物药的鉴别。③高效液相色谱法：如熊胆的鉴别等。④紫外光谱法：如土鳖虫的鉴别。⑤电泳分析法：该方法主要用于含有蛋白质和氨基酸的生药鉴定，如水蛭、蛤蚧、海马、鹿茸等动物药的鉴别。另迅猛发展的分子生物技术也已运用到动物类中药的鉴定中，如DNA分子遗传标记技术已被用于龟甲、鳖甲、蛇类中药的鉴定。

地　龙

Pheretima

【来源】本品为钜蚓科动物参环毛蚓 *Pheretima aspergillum*（E. Perrier）、通俗环毛蚓

Pheretima vulgaris Chen、威廉环毛蚓 *Pheretima guillelmi*（Michaelsen）或栉盲环毛蚓 *Pheretima Pectinifera* Michaelsen 的干燥体。前一种习称“广地龙”；后三种习称“沪地龙”。

【产地】广地龙主产于广东、广西等地；沪地龙主产于上海、浙江、江苏等地。

【采收加工】广地龙春季至秋季捕捉，沪地龙夏季捕捉，及时剖开腹部，除去内脏和泥沙，洗净，晒干或低温干燥。

【性状】广地龙 呈长条状薄片，弯曲，边缘略卷，长 15~20cm，宽 1~2cm。**全体具环节，背部棕褐色至紫灰色，腹部浅黄棕色；第 14~16 环节为生殖带，习称“白颈”，较光亮**。体前端稍尖，尾端钝圆，刚毛圈粗糙而硬，色稍浅。雄生殖孔在第 18 环节腹侧刚毛圈一小孔突上，外缘有数环绕的浅皮褶，内侧刚毛圈隆起，前面两边有横排（一排或二排）小乳突，每边 10~20 个不等。受精囊孔 2 对，位于 7/8 至 8/9 环节间一椭圆形突起上，约占节周 5/11。体轻，略呈革质，不易折断。气腥，味微咸。（图 2-11-1）

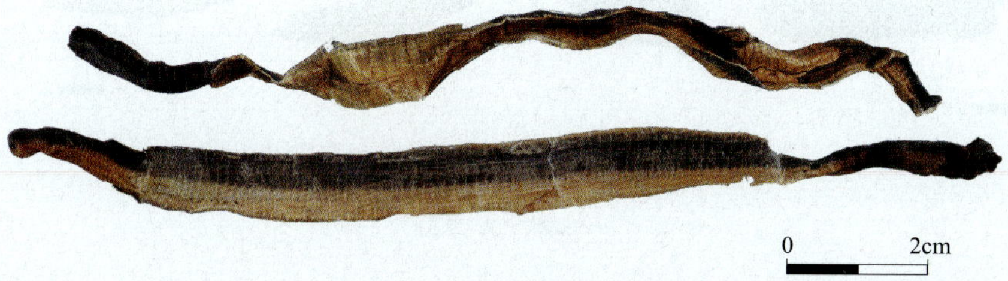

图 2-11-1 地龙药材图

沪地龙 长 8~15cm，宽 0.5~1.5cm。**全体具环节，背部棕褐色至黄褐色，腹部浅黄棕色；第 14~16 环节为生殖带，较光亮**。第 18 环节有一对雄生殖孔。通俗环毛蚓的雄交配腔能全部翻出，呈花菜状或阴茎状；威廉环毛蚓的雄交配腔孔呈纵向裂缝状；栉盲环毛蚓的雄生殖孔内侧有 1 或多个小乳突。受精囊孔 3 对，在 6/7 至 8/9 环节间。

【鉴别】本品**粉末淡灰色或灰黄色**。斜纹肌纤维无色或淡棕色，肌纤维散在或相互绞结成片状，多稍弯曲，直径 4~26μm，边缘常不平整。表皮细胞呈棕黄色，细胞界限不明显，布有暗棕色的色素颗粒。**刚毛**少见，**常碎断散在**，淡棕色或黄棕色，直径 24~32μm，**先端多钝圆，有的表面可见纵裂纹**。

【化学成分】主含次黄嘌呤、琥珀酸、蚯蚓解热碱、蚯蚓素、地龙毒素、多种微量元素和酶类成分。

【质量评价】

1. 经验鉴别 以条大、肥厚、完整不破碎、身干燥、杂质少者为佳。

2. 浸出物 热浸法测定水溶性浸出物，不得少于 16.0%。

【功效】清热定惊，通络，平喘，利尿。

水 蛭

Hirudo

【来源】本品为水蛭科动物蚂蟥 *Whitmania pigra* Whitman、水蛭 *Hirudo nipponica* whitman

或柳叶蚂蟥 *Whitmania acranulata* Whitman 的干燥全体。

【产地】蚂蟥及水蛭产自全国各地；柳叶蚂蟥主产河北、安徽等地。

【采收加工】夏、秋二季捕捉，用沸水烫死，晒干或低温干燥。

【性状】蚂蟥　**呈扁平纺锤形**，有多数环节，长 4~10cm，宽 0.5~2cm。**背部黑褐色或黑棕色，稍隆起，用水浸后，可见黑色斑点排成 5 条纵纹**；腹面平坦，棕黄色。两侧棕黄色，前端略尖，后端钝圆，两端各具 1 吸盘。前吸盘不显著，后吸盘较大。质脆，易折断，**断面胶质状**。气微腥。

水蛭　扁长圆柱形，体多弯曲扭转，长 2~5cm，宽 0.2~0.3cm。（图 2-11-2）

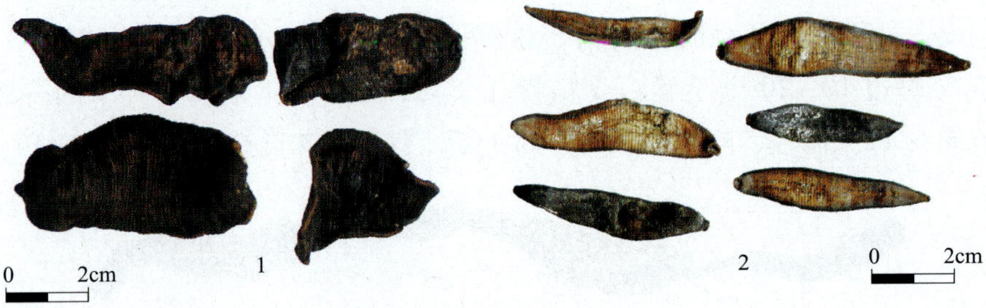

图 2-11-2　水蛭药材图

1. 蚂蟥；2. 水蛭

柳叶蚂蟥　狭长而扁，长 5~12cm，宽 0.1~0.5cm。

【化学成分】含水蛭素、氨基酸、蛋白质、肝素、抗凝血酶和微量元素等。

【质量评价】

1. 经验鉴别　以整齐、色黑棕、断面有光泽、无杂质者为佳。

2. 浸出物　热浸法测定醇溶性浸出物，不得少于 15.0%。

3. 酶活力测定　水蛭每 1g 含抗凝血酶活性水蛭应不低于 16.0U；蚂蟥、柳叶蚂蟥应不低于 3.0U。（U 为酶活力单位）

【功效】破血通经，逐瘀消癥。

石决明

Haliotidis Concha

【来源】本品为鲍科动物杂色鲍 *Haliotis dioersicoLor* Reeve、皱纹盘鲍 *Haliotis discus hannaz* Ino、羊鲍 *Haliotis ovina* Gmelin、澳洲鲍 *Haliotis ruber*（Leach）、耳鲍 *Haliotisasinina* Linnaeus 或白鲍 *Haliotis laevigata*（Donovan）的贝壳。

【产地】杂色鲍主产于福建以南沿海，越南、印尼、菲律宾有分布；皱纹盘鲍主产于辽宁、山东、江苏等沿海，朝鲜、日本有分布；羊鲍和耳鲍主产于我国台湾、海南等省，澳大利亚、印尼、菲律宾也有分布；澳洲鲍主产澳洲、新西兰；白鲍多产自于澳洲。

【采收加工】夏、秋二季捕捞，去肉，洗净，干燥。

【性状】**杂色鲍**　呈长卵圆形，**内面观略呈耳形**，长 7~9cm，宽 5~6cm，高约 2cm。**表面暗红色，有多数不规则的螺肋和细密生长线**，螺旋部小，体螺部大，从螺旋部顶处开始向右排列有20余个疣状突起，末端6~9个开孔，孔口与壳面平。**内面光滑，具珍珠样彩色光泽**。壳较厚，质坚硬，不易破碎。气微，味微咸。(图2-11-3)

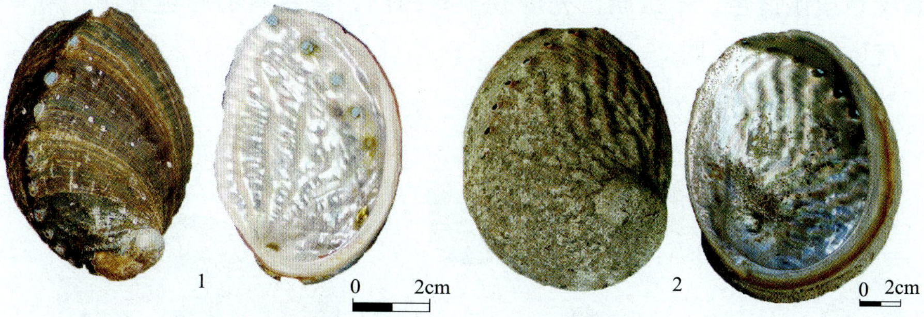

图2-11-3　石决明药材图

1. 皱纹盘鲍；2. 澳洲鲍

皱纹盘鲍　呈长椭圆形，长8~12cm，宽6~8cm，高2~3cm。表面灰棕色，有多数粗糙而不规则的皱纹，**生长线明显**，常有苔藓类或石灰虫等附着物，末端4~5个开孔，孔口突出壳面，壳较薄。

羊鲍　近圆形，长4~8cm，宽2.5~6cm，高0.8~2cm。**壳顶位于近中部而高于壳面**，螺旋部与体螺部各占1/2，从螺旋部边缘有2行整齐的突起，尤以上部较为明显，末端4~5个开孔，呈管状。

澳洲鲍　呈扁平卵圆形，长13~17cm，宽11~14cm，高3.5~6cm。**表面砖红色**，螺旋部约为壳面的1/2，螺肋和生长线呈波状隆起，疣状突起30余个，末端7~9个开孔，孔口突出壳面。

耳鲍　狭长，略扭曲，呈耳状，长5~8cm，宽2.5~3.5cm，高约1cm。**表面光滑，具翠绿色、紫色及褐色等多种颜色形成的斑纹**，螺旋部小，体螺部大，末端5~7个开口，孔口与壳平，多为椭圆形，壳薄，质较脆。

白鲍　呈卵圆形，长11~14cm，宽8.5~11cm，高3~6.5cm。**表面砖红色，光滑，壳顶高于壳面，生长线颇为明显**，螺旋部约为壳面的1/3，疣状突起30余个，末端9个开孔，孔口与壳平。

【化学成分】 含碳酸钙、氨基酸、壳角质、胆素及微量元素等。

【质量评价】 以质地坚实、完整、内表面光滑、杂质少者为佳。

【功效】 平肝潜阳，清肝明目。

珍　珠

Margarita

【来源】 本品为珍珠贝科动物马氏珍珠贝 *Pteria martensii*（Dunker）、蚌科动物三角帆蚌 *Hyriopsis cumingii*（Lea）或褶纹冠蚌 *Cristaria plicata*（Leach）等双壳类动物受刺激形成的珍珠。

【产地】 海水珍珠主产于广东、广西等地；淡水养殖珍珠主产于江苏、江西、安徽、浙江等地。

【采收加工】自蚌体内取出珍珠，洗净，干燥。

【性状】本品呈类球形、长圆形、卵圆形或棒形，直径 1.5~8mm。**表面类白色、浅粉红色、浅黄绿色或浅蓝色，半透明，光滑或微有凹凸，具特有的彩色光泽。**质坚硬，破碎面显层纹。气微，味淡。(图 2-11-4)

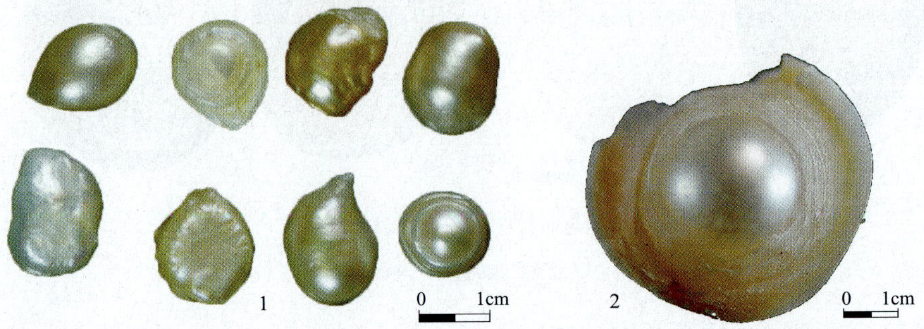

图 2-11-4 珍珠药材图

1. 完整珍珠；2. 珍珠断面层纹

【鉴别】(1) 本品粉末类白色。不规则碎块，半透明，具彩虹样光泽。表面显颗粒性，由数至十数薄层重叠，片层结构排列紧密，可见致密的成层线条或极细密的微波状纹理。

本品磨片具同心层纹。(图 2-11-5)

(2) 取本品粉末，加稀盐酸，即产生大量气泡，滤过，滤液显钙盐的鉴别反应。

(3) 取本品，置紫外光灯 (365nm) 下观察，显浅蓝紫色或亮黄绿色荧光，通常环周部分较明亮。

粉末为不规则半透明碎块，具有彩虹样光泽；表面显颗粒性，由数至十数薄层重叠，**片状结构排列紧密，有细密的微波状纹理。**(图 2-11-6)

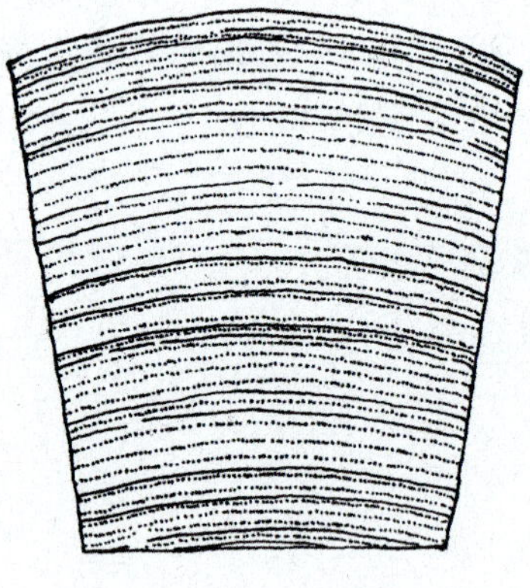

图 2-11-5 珍珠磨片图

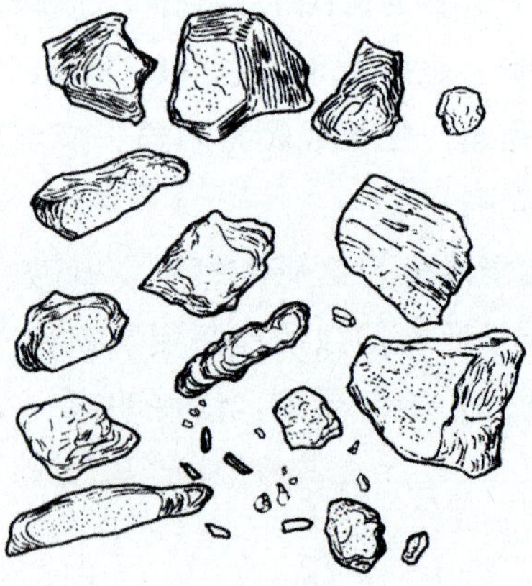

图 2-11-6 马氏珍珠粉末图

【化学成分】主含碳酸钙、多种氨基酸、微量元素和牛磺酸等。

【质量评价】以纯净、质坚、有彩色光滑者为佳。

【功效】安神定惊，明目消翳，解毒生肌，润肤祛斑。

知识拓展

珍珠正伪品的鉴别

珍珠	特　征
正品	用火烧之后，呈皮状破裂，晶莹闪光。
伪品	用火烧之后，成为碎粒状或焦糊状。

附药：珍珠母

本品为蚌科动物三角帆蚌、褶纹冠蚌或珍珠贝科动物马氏珍珠贝的贝壳。前两种在全国的江河湖沼中均产；后一种主产于海南岛、广东、广西沿海。去肉，洗净，干燥。三角帆蚌略呈不等边四角形，具光泽。质坚硬。气微腥，味淡。褶纹冠蚌呈不等边三角形，左、右壳均具一枚短而略粗后侧齿和一枚细弱的前侧齿，均无拟主齿。马氏珍珠贝呈斜四方形，后耳大，前耳小，背缘平直，腹缘圆，生长线极细密，成片状。闭壳肌痕大，长圆形。具一凸起的长形主齿。珍珠母以质地坚实、完整、内表面光滑、杂质少者为佳。具有平肝潜阳，安神定惊，明目退翳的功效。

牡　蛎
Ostreae Concha

【来源】本品为牡蛎科动物长牡蛎 *Ostrea gigas* Thunberg、大连湾牡蛎 *Ostrea talienwhanensis* Crosse 或近江牡蛎 *Ostrea rivularis* Gould 的贝壳。

【产地】长牡蛎主产于山东以北至辽宁沿海；大连湾牡蛎产自辽宁、河北、山东等沿海；近江牡蛎产自我国沿海大部分地区。

【采收加工】全年均可捕捞，去肉，洗净，晒干。

【性状】**长牡蛎**　呈长片状，背腹缘几平行，长 10~50cm，高 4~15cm。右壳较小，鳞片坚厚，层状或层纹状排列。**壳外面平坦或具数个凹陷，淡紫色、灰白色或黄褐色；内面瓷白色**，壳顶二侧无小齿。左壳凹陷深，鳞片较右壳粗大，壳顶附着面小。质硬，**断面层状，洁白**。气微，味微咸。(图 2-11-7)

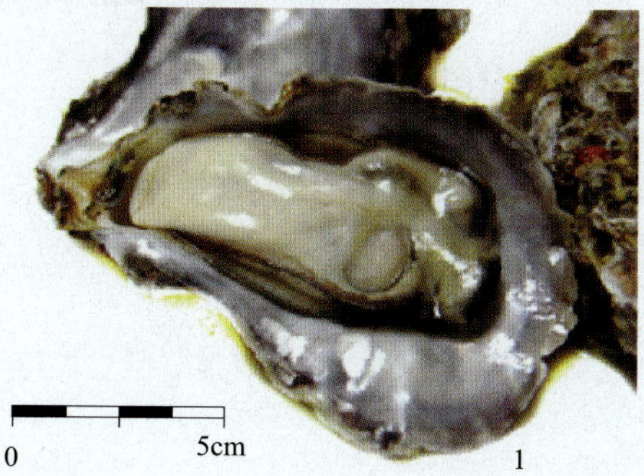

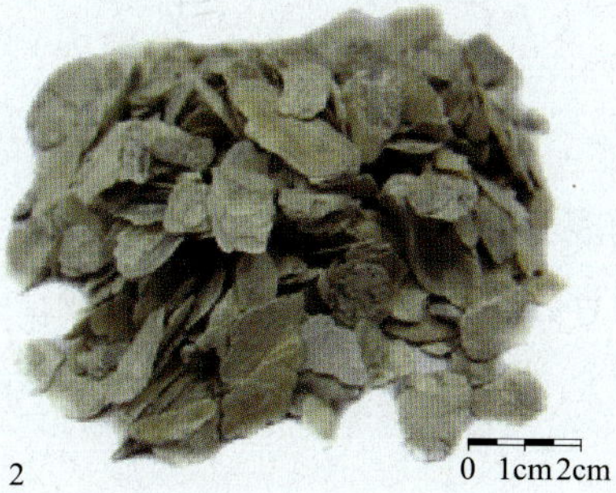

图 2-11-7　牡蛎药材图

1. 原动物；2. 药材

大连湾牡蛎　呈类三角形，背腹缘呈八字形。右壳外面淡黄色，具疏松的同心鳞片，鳞片起伏成波浪状，内面白色。左壳同心鳞片坚厚，自壳顶部放射肋数个，明显，内面凹下呈盒状，铰合面小。

近江牡蛎　呈圆形、卵圆形或三角形等。右壳外面稍不平，有灰、紫、棕、黄等色，环生同心鳞片，幼体者鳞片薄而脆，**多年生长后鳞片层层相叠，内面白色，边缘有的淡紫色。**

【化学成分】主含碳酸钙、磷酸钙、微量元素及多种氨基酸。

【质量评价】以质坚、内面光洁、色白者为佳。

【功效】重镇安神，潜阳补阴，软坚散结。

瓦楞子

Arcae Concha

【来源】本品为蚶科动物毛蚶 *Arca subcrenata* Lischke、泥蚶 *Arca granosa* Linnaeus 或魁蚶 *Arca inflata* Reeve 的贝壳。

【产地】主产于江苏、山东等沿海地区。

【采收加工】秋、冬至次年春捕捞，洗净，置沸水中略煮，去肉，干燥。

【性状】毛蚶　**略呈三角形或扇形，**长 4~5cm，高 3~4cm。壳外面隆起，有棕褐色茸毛或已脱落；壳顶突出，向内卷曲；自壳顶至腹面有延伸的放射肋 30~34 条。**壳内面平滑，白色，壳缘有与壳外面直楞相对应的凹陷，铰合部具小齿 1 列。**质坚。气微，味淡。

泥蚶　长 2.5~4cm，高 2~3cm。**壳外面无棕褐色茸毛，放射肋 18~21 条，肋上有颗粒状突起。**（图 2-11-8）

魁蚶　长 7~9cm，高 6~8cm。**壳外面放射肋 42~48 条。**

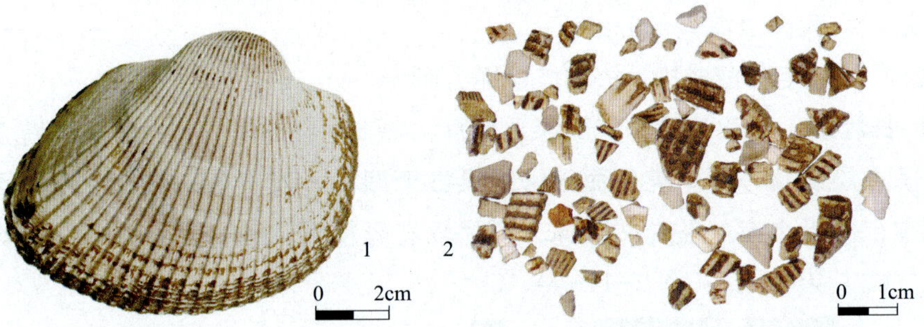

图 2-11-8　瓦楞子药材图

1. 原动物；2. 药材

【化学成分】含碳酸钙、磷酸钙等。

【质量评价】以整齐、洁净、无沙土者为佳。

【功效】消痰化瘀，软坚散结，制酸止痛。

海螵蛸

Sepiae Endoconcha

知识链接

始载于《神农本草经》，列为中品。原名“乌贼鱼骨”。李时珍称“乌贼骨”又名“海螵蛸”。

【来源】本品为乌贼科动物无针乌贼 *Sepiella maindroni* de Rochebrune 或金乌贼 *Sepia esculenta* Hoyle 的干燥内壳。

【产地】无针乌贼主产浙江、江苏、广东沿海；金乌贼主产辽宁、山东沿海。

【采收加工】全年可采，收集乌贼鱼的骨状内壳，洗净，干燥。(图 2-11-9)

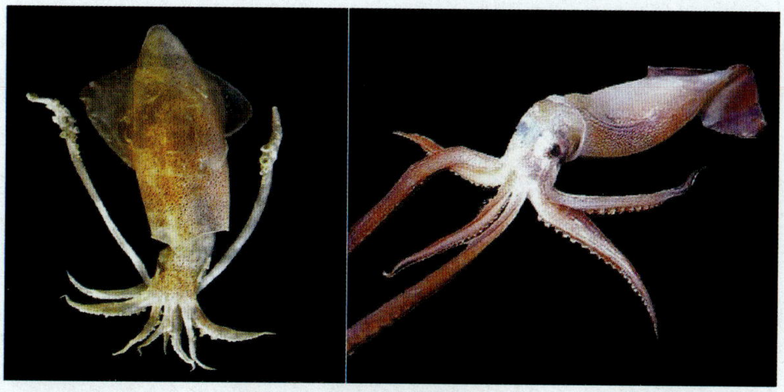

图 2-11-9　海螵蛸原动物图

【性状】无针乌贼　呈扁长椭圆形，中间厚，边缘薄，长 9~14cm，宽 2.5~3.5cm，厚约 1.3cm。**背面有磁白色脊状隆起，两侧略显微红色**，有不甚明显的细小疣点；腹面白色，自尾端到中部有细密波状横层纹；角质缘半透明，尾部较宽平，无骨针。**体轻，质松，易折断，断面粉质，显疏松层纹**。气微腥，味微咸。

金乌贼　长 13~23cm，宽约 6.5cm。**背面疣点明显，略呈层状排列**；腹面的细密波状横层纹占全体大部分，中间有纵向浅槽；尾部角质缘渐宽，向腹面翘起，末端有 1 骨针，多已断落。(图 2-11-10)

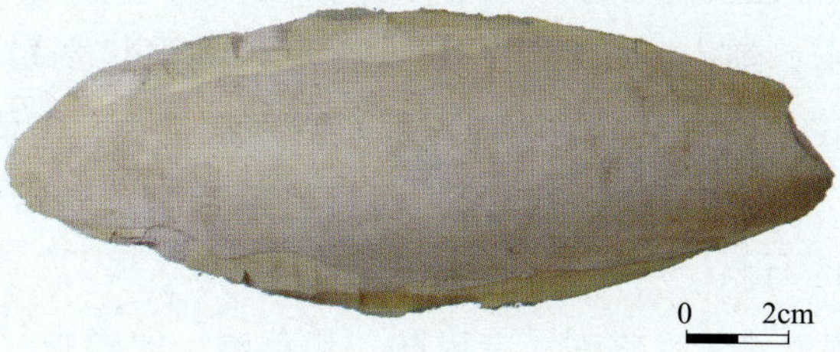

图 2-11-10　海螵蛸药材图

【鉴别】（1）本品粉末类白色。多数为不规则透明薄片，有的具细条纹。不规则碎块，表面显网状或点状纹理。

（2）取本品粉末，**滴加稀盐酸，产生气泡**。

【化学成分】含碳酸钙、甲壳质、磷酸钙、氯化钠、镁盐等。

【质量评价】以色白、洁净者为佳。

【功效】收敛止血，涩精止带，制酸止痛，收湿敛疮。

全　蝎

Scorpio

【来源】本品为钳蝎科动物东亚钳蝎 *Buthus martensii* Karsch 的干燥体。

【产地】主产于河南、山东等地，野生或养殖。

【采收加工】春末至秋初捕捉，除去泥沙，置沸水或沸盐水中，煮至全身僵硬，捞出，置通风处，阴干。

【性状】本品头胸部与前腹部呈扁平长椭圆形，后腹部呈尾状，皱缩弯曲，完整者体长约 6cm。**头胸部呈绿褐色**，前面有 1 对短小的螯肢和 1 对较长大的钳状脚须，形似蟹螯，背面覆有梯形背甲，腹面有足 4 对，均为 7 节，末端各具 2 爪钩；前腹部由 7 节组成，第 7 节色深，背甲上有 5 条隆脊线。背面绿褐色，后腹部棕黄色，6 节，节上均有纵沟，**末节有锐钩状毒刺，毒刺下方无距**。气微腥，味咸。（图 2-11-11）

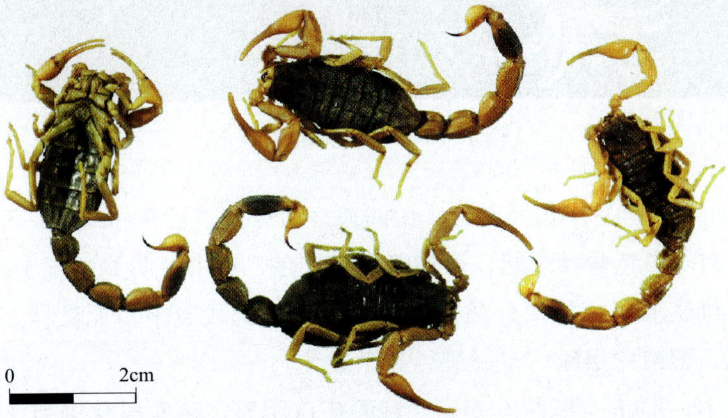

图 2-11-11　全蝎药材图

【鉴别】本品粉末黄棕色或淡棕色。体壁碎片外表皮表面观呈多角形网格样纹理，表面密布细小颗粒，可见毛窝、细小圆孔和淡棕色或近无色的瘤状突起；内表皮无色，有横向条纹，内、外表皮纵贯较多长短不一的微细孔道。**刚毛红棕色，多碎断，先端锐尖或钝圆**，具纵直纹理，髓腔细窄。**横纹肌纤维多碎断，明带较暗带宽，明带中有一暗线，暗带有致密的短纵纹理**。（图 2-11-12）

【化学成分】主含蝎毒素、牛磺酸、三甲胺、甜菜碱、卵磷脂、胆甾醇、氨基酸等。

【质量评价】

1. 经验鉴别　以完整、褐绿色、无杂质、干燥彻底者为佳。

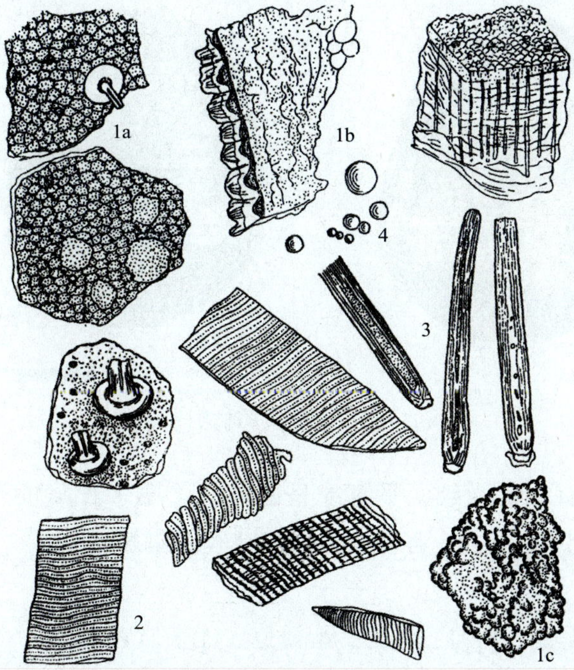

图 2-11-12 全蝎粉末图

1. 体壁碎片（a. 外表皮表面观 b. 断面 c. 未骨化外表皮）

2. 横纹肌纤维；3. 刚毛；4. 脂肪油滴

2. 浸出物 热浸法测定醇溶性浸出物，不得少于 20.0%。

【功效】息风镇痉，通络止痛，攻毒散结。

土鳖虫

Eupolyphaga Steleophaga

【来源】本品为鳖蠊科昆虫地鳖 *Eupolyphaga Sinesis* Walker 或冀地鳖 *Steleophaga plancyi*（Boleny）的雌虫干燥体。

【产地】地鳖主产于安徽、江苏等地；冀地鳖主产于河北、山东等地。

【采收加工】捕捉后，置沸水中烫死，晒干或烘干。

【性状】地鳖 **呈扁平卵形**，长 1.3~3cm，宽 1.2~2.4cm。**前端较窄，后端较宽，背部紫褐色，具光泽，无翅**。前胸背板较发达，盖住头部；腹背板 9 节，呈覆瓦状排列。腹面红棕色，头部较小，有丝状触角 1 对，常脱落，胸部有足 3 对，具细毛和刺。腹部有横环节。质松脆，易碎。气腥臭，味微咸。（图 2-11-13）

冀地鳖 长 2.2~3.7cm，宽 1.4~2.5cm。**背部黑棕色，通常在边缘带有淡黄褐色斑块及黑色小点**。

【鉴别】本品**粉末灰棕色**。体壁碎片深棕色或黄色，表面有不规则纹理，其上着生短粗或细长刚毛，常可见刚毛脱落后的圆形毛窝，直径 5~32μm；**刚毛棕黄色或黄色，先端锐尖或钝圆**，长 12~270μm，直径 10~32μm，有的具纵直纹理。横纹肌纤维无色

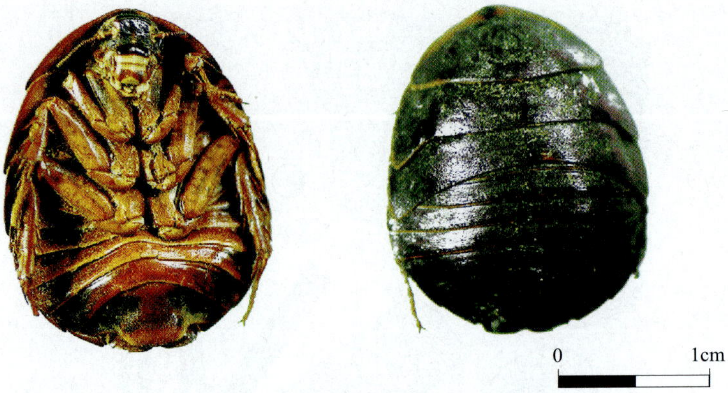

图 2-11-13　土鳖虫药材图（地鳖）

或淡黄色，常碎断，有细密横纹，平直或呈微波状，明带较暗带为宽。

【化学成分】含有挥发油、β-谷甾醇、尿嘧啶和尿囊素等。

【质量评价】

1. 经验鉴别　以完整、均匀、体肥、紫褐色、无杂质者为佳。

2. 浸出物　热浸法测定水溶性浸出物，不得少于 22.0%。

【功效】破血逐瘀，续筋接骨。

桑螵蛸

Mantidis Ootheca

【来源】本品为螳螂科昆虫大刀螂 *Tenodera sinensis* Saussure、小刀螂 *Statilia maculata*（Thunberg）或巨斧螳螂 *Hierodula patellifera*（Serville）的干燥卵鞘。以上三种分别习称“团螵蛸”、“长螵蛸”及“黑螵蛸”。

【产地】团螵蛸主产于广西、云南、湖北、湖南、辽宁等地；长螵蛸主产于浙江、江苏、安徽、山东等地；黑螵蛸主产于河北、山东、河南、山西等地。

【采收加工】深秋至次春收集，除去杂质，蒸至虫卵死后，干燥。

【性状】团螵蛸　略呈圆柱形或半圆形，由多层膜状薄片叠成，长 2.5~4cm，宽2~3cm。表面浅黄褐色，上面带状隆起不明显，底面平坦或有凹沟。体轻，质松而韧，**横断面可见外层为海绵状**，内层为许多放射状排列的小室，室内各有一细小椭圆形卵，深棕色，有光泽。气微腥，味淡或微咸。

长螵蛸　略呈长条形，一端较细，长 2.5~5cm，宽 1~1.5cm。表面灰黄色，**上面带状隆起明显，带的两侧各有一条暗棕色浅沟和斜向纹理**。质硬而脆。

黑螵蛸　略呈平行四边形，长 2~4cm，宽 1.5~2cm。表面灰褐色，**上面带状隆起明显，两侧有斜向纹理，近尾端微向上翘**。质硬而韧。（图 2-11-14）

【鉴别】本品粉末浅黄棕色。斯氏液装片，卵黄颗粒较多，淡黄色，类圆形，直径 40~150μm，表面具不规则颗粒状物或凹孔。水合氯醛装片，卵鞘外壁碎片不规则，淡黄棕色至淡红棕色，表面具大小不等的圆形空腔，并有少量枸橼酸钙柱晶；卵鞘内层碎

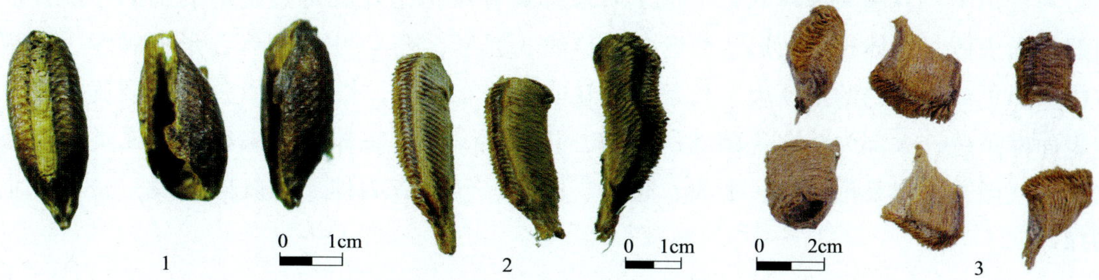

图 2-11-14　桑螵蛸药材图

1. 黑螵蛸；2. 长螵蛸；3. 团螵蛸

片淡黄色或淡黄棕色，密布大量枸橼酸钙柱晶，柱晶直径 2~10μm，长至 20μm。

【化学成分】含磷脂酰胆碱、磷脂酰乙醇胺、蛋白质、氨基酸、钙、铁等。

【功效】固精缩尿，补肾助阳。

蝉 蜕

Cicadae Periostracum

【来源】本品为蝉科昆虫黑蚱 *Cryptotympana pustulata* Fabricius 的若虫羽化时脱落的皮壳。

【产地】主产山东、河北等地。

【采收加工】夏、秋二季收集，除去泥沙，晒干。(图 2-11-15)

【性状】本品略呈椭圆形而弯曲，长约 3.5cm，宽约 2cm。表面黄棕色，半透明，有光泽。头部有丝状触角 1 对，多已断落，复眼突出。额部先端突出，口吻发达，上唇宽短，下唇伸长成管状。胸部背面呈十字形裂开，裂口向内卷曲，脊背两旁具小翅 2 对；腹面有足 3 对，被黄棕色细毛。腹部钝圆，共 9 节。**体轻，中空**，易碎。气微，味淡。(图 2-11-16)

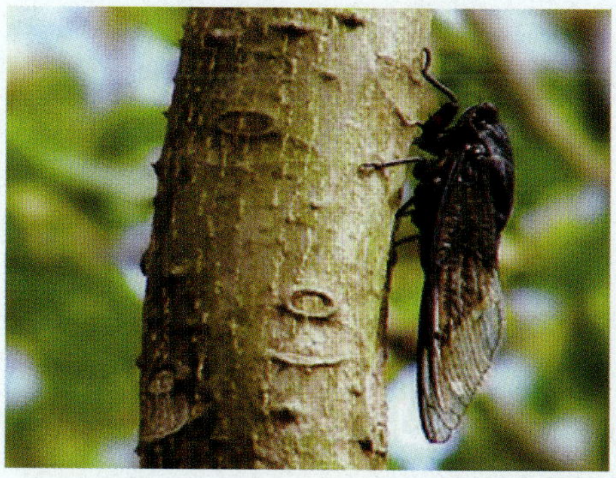

图 2-11-15　蝉蜕原动物

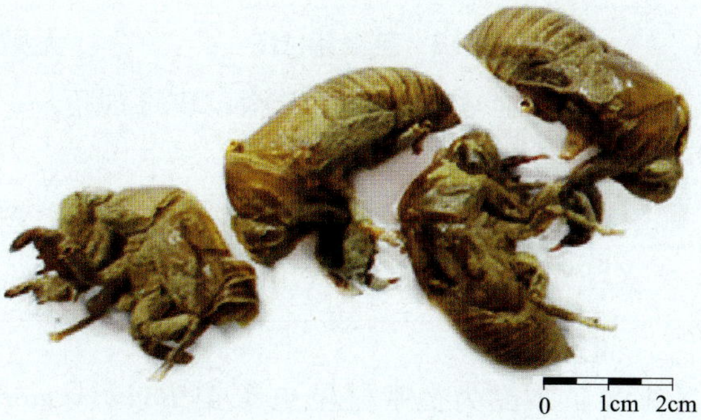

图 2-11-16　蝉蜕药材图

【化学成分】主含甲壳质、多种氨基酸等。

【质量评价】以体轻、完整、色亮黄者为佳。

【功效】疏散风热，利咽，透疹，明目退翳，解痉。

附药：蝉花

为麦角菌科真菌大蝉草的分生孢子阶段即蝉棒束孢菌及其寄主山蝉幼虫的干燥体。带菌的干燥虫体，虫体长椭圆形，微弯曲，长约3厘米，径1~1.4厘米，形似蝉蜕，头部有数枚灰黑色或灰白色的孢梗束，长条形或卷曲，或有分枝，长约2~5厘米，质脆易断。虫体表面棕黄色，大部为灰白色菌丝所包被，折断后，可见虫体内充满粉白色或类白色松软物质。气微香。以具孢梗束、个大、完整、肉白、气香者为佳。功效同蝉蜕，又增加止疟的疗效。

斑　蝥

Mylabris

扫码“学一学”

【来源】本品为芫青科昆虫南方大斑蝥 *Mylabris phalerata* Pallas 或黄黑小斑蝥 *Mylabris cichorii* Linnaeus 的干燥体。

【产地】主产于安徽、河南等地。

【采收加工】夏、秋二季捕捉，闷死或烫死，晒干。

【性状】南方大斑蝥　呈长圆形，长1.5~2.5cm，宽0.5~1cm。头及口器向下垂，有较大的复眼及触角各1对，触角多已脱落。背部具革质鞘翅1对，黑色，有3条黄色或棕黄色的横纹；鞘翅下面有棕褐色薄膜状透明的内翅2片。胸腹部乌黑色，胸部有足3对。**有特殊的臭气**。（图2-11-17）

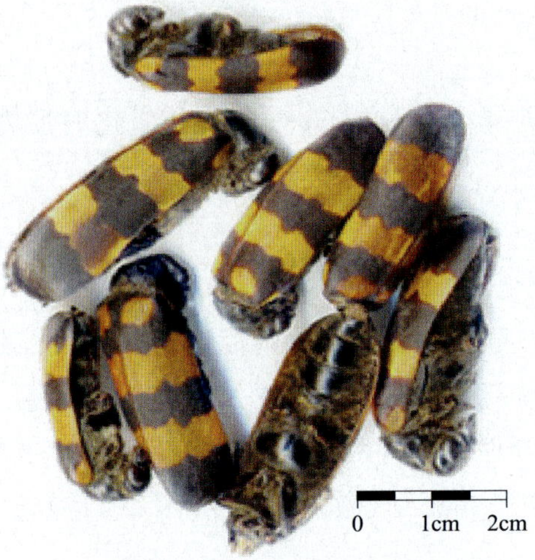

图2-11-17　斑蝥药材图

黄黑小斑蝥　体型较小，长1~1.5cm。

【化学成分】含斑蝥素、蚁酸及多种氨基酸。

【质量评价】以身干、个大、完整不破碎、无败油气者为佳。

【功效】破血逐瘀，散结消癥，攻毒蚀疮。

僵　蚕

Bombyx Batryticatus

【来源】本品为蚕蛾科昆虫家蚕 *Bombyx mori* Linnaeus 4~5龄的幼虫感染（或人工接种）白僵菌 *Beauveria bassiana*（Bals.）Vuillant 而致死的干燥体。

【产地】主产于江苏、浙江等地。

【采收加工】多于春、秋季生产，将感染白僵菌病死的蚕干燥。

【性状】本品略呈圆柱形，多弯曲皱缩。长2~5cm，直径0.5~0.7cm。表面灰黄色，被有白色粉霜状的气生菌丝和分生孢子。**头部较圆，足8对，体节明显，尾部略呈二分歧状**。质硬而脆，易折断，**断面平坦，外层白色，中间有亮棕色或亮黑色的丝腺环4个**。气

微腥，味微咸。(图 2-11-18)

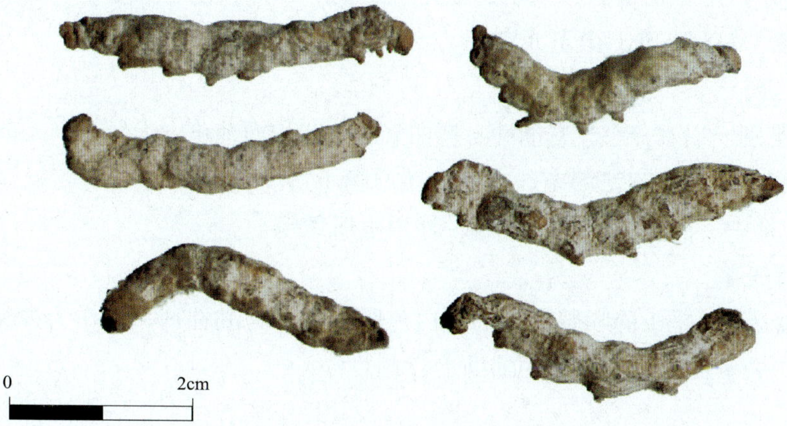

图 2-11-18　僵蚕药材图

【化学成分】含蛋白质、脂肪、甾体、氨基酸、羟基促蜕皮甾酮、棕榈酸、油酸、壳质酶等。体表白粉中含大量草酸铵。

【质量评价】以条粗、色白、断面光亮、杂质少者为佳；表面无白色粉霜、中空者不可入药。

【功效】息风止痉，祛风止痛，化痰散结。

蜂　蜜
Mel

【来源】本品为蜜蜂科昆虫中华蜜蜂 *Apis cerana* Fabricius 或意大利蜂 *Apis mellifera* Linnaeus 所酿的蜜。

【产地】全国多数地区均产。

【采收加工】春至秋季采收，滤过。

【性状】本品为半透明、带光泽、浓稠的液体，白色至淡黄色或橘黄色至黄褐色，**放久或遇冷渐有白色颗粒状结晶析出**。气芳香，味极甜。(图 2-11-19)

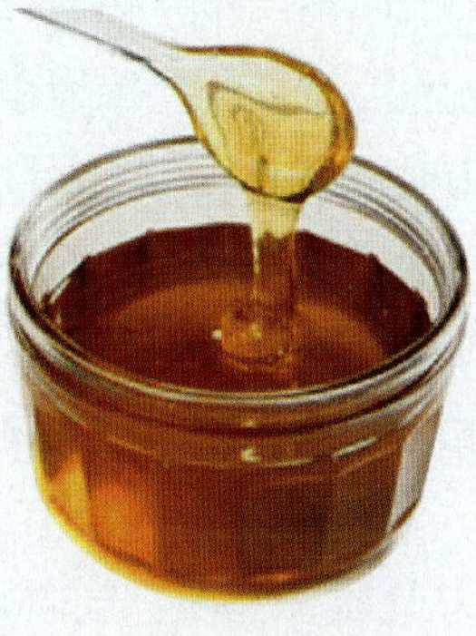

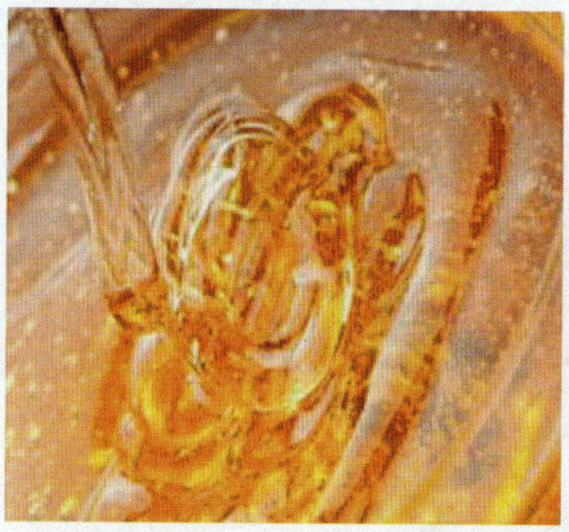

图 2-11-19　蜂蜜药材图

相对密度　本品如有结晶析出，可置于不超过 60℃的水浴中，待结晶全部融化后，搅匀，冷至25℃，照相对密度测定法测定，相对密度应在1.349以上。

【化学成分】主含葡萄糖、果糖、蔗糖、有机酸、挥发油、维生素、酶类、氨基酸、乙酰胆碱、烟酸、胡萝卜素、微量元素等。

【质量评价】

1. 经验鉴别 以水分小、有油性、稠如凝脂、味甜而纯正、无异味、无杂质者为佳。

2. 含量测定 照滴定法测定，本品含还原糖不得少于64.0%。

【功效】补中，润燥，止痛，解毒；外用生肌敛疮。

附药：蜂王浆

又称“蜂乳”，是工蜂咽腺分泌的乳白色胶状物。为滋补剂，能作为神经官能症、心血管功能不全、关节炎等慢性疾病的辅助治疗剂。

蜂蜡

本品为蜜蜂科昆虫中华蜜蜂 *Apis cerana* Fabricius 或意大利蜂 *Apis mellifera* Linnaeus 分泌的蜡。将蜂巢置水中加热，滤过，冷凝取蜡或再精制而成。本品为不规则团块，大小不一。呈黄色、淡黄棕色或黄白色，不透明或微透明，表面光滑。体较轻，蜡质，断面砂粒状，用手搓捏能软化。有蜂蜜样香气，味微甘。具有解毒，敛疮，生肌，止痛的功效。

蜂房

本品为胡蜂科昆虫果马蜂 *Polistes olivaceous*（DeGeer）、日本长脚胡蜂 *Polistes japonicus* Saussure 或异腹胡蜂 *Parapolybia varia* Fabricius 的巢。秋、冬二季采收，晒干，或略蒸，除去死蜂死蛹，晒干。本品呈圆盘状或不规则的扁块状，有的似莲房状，大小不一。表面灰白色或灰褐色。腹面有多数整齐的六角形房孔，孔径3~4mm或6~8mm；背面有1个或数个黑色短柄。体轻，质韧，略有弹性。气微，味辛淡。具有攻毒杀虫，祛风止痛的功效。

海　马

Hippocampus

【来源】本品为海龙科动物线纹海马 *Hippocampus kelloggi* Jodan et Snyder、刺海马 *Hippocampus histrix* Kaup、大海马 *Hippocampus kuda* Bleeker、三斑海马 *Hippocampus trimaculatus* Leach 或小海马（海蛆）*Hippocampus japonicus* Kaup 的干燥体。

【产地】主产于广东、福建、台湾沿海地区。

【采收加工】夏、秋二季捕捞，洗净，晒干；或除去皮膜和内脏，晒干。（图2-11-20）

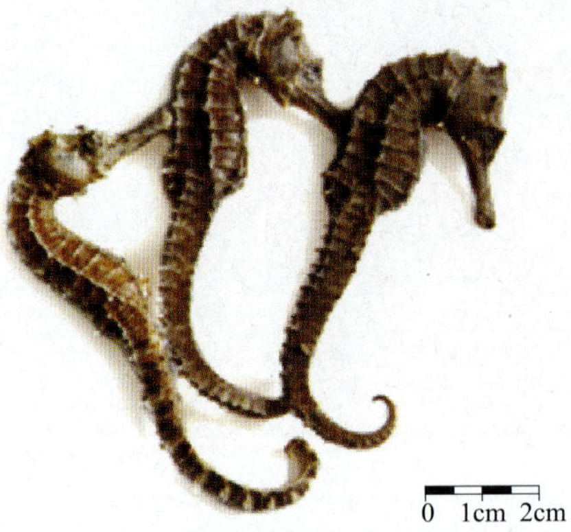

图2-11-20　海马药材图

【性状】线纹海马　呈扁长形而弯曲，体长约30cm。表面黄白色。**头略似马头，有冠状突起，具管状长吻，口小，无牙，两眼深陷**。躯干部七棱形，尾部四棱形，渐细卷曲，体上有瓦楞形的节纹并具短棘。体轻，骨质，坚硬。气微腥，味微咸。

刺海马　体长15~20cm。**头部及体上环节间的棘细而尖**。

大海马　体长20~30cm。**黑褐色**。

三斑海马　**体侧背部第1、4、7节的短棘基部各有1黑斑。**

小海马（海蛆）　**体形小**，长7~10cm。黑褐色。节纹和短棘均较细小。

【化学成分】含乙酰胆碱酯酶、胆碱酯酶、蛋白酶、蛋白质、氨基酸等。

【质量评价】以体大、坚实、头尾齐全者为佳。

【功效】温肾壮阳，散结消肿。

海　龙

Syngnathus

【来 源】本品为海龙科动物刁海龙 *Solenognathus hardwickii*（Gray）、拟海龙 *Syngnathoides biaculeatus*（Bloch）或尖海龙 *Syngnathus acus* Linnaeus 的干燥体。

【产地】刁海龙、拟海龙主产于广东、福建等地沿海；尖海龙我国沿海地区均产。

【采收加工】多于夏、秋二季捕捞，刁海龙、拟海龙除去皮膜，洗净，晒干；尖海龙直接洗净，晒干。

【性状】**刁海龙　体狭长侧扁**，全长30~50cm。表面黄白色或灰褐色。**头部具管状长吻，口小，无牙，两眼圆而深陷，头部与体轴略呈钝角**。躯干部宽3cm，**五棱形，尾部前方六棱形，后方渐细，四棱形，尾端卷曲**。背棱两侧各有1列灰黑色斑点状色带。全体被以具花纹的骨环和细横纹，各骨环内有突起粒状棘。胸鳍短宽，背鳍较长，有的不明显，无尾鳍。骨质，坚硬。气微腥，味微咸。

拟海龙　体长平扁，躯干部略呈四棱形，全长20~22cm。表面灰黄色。**头部常与体轴成一直线。**

尖海龙　体细长，呈鞭状，全长10~30cm，未去皮膜。表面黄褐色。**有的腹面可见育儿囊，有尾鳍**。质较脆弱，易撕裂。（图2-11-21）

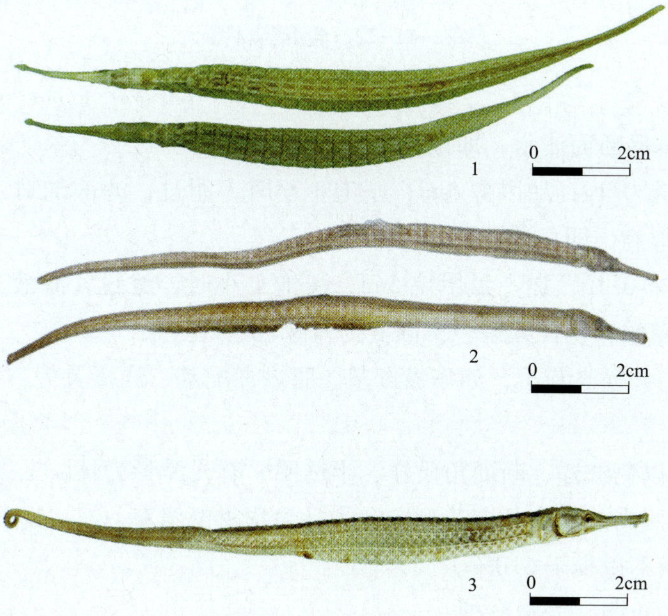

图2-11-21　海龙药材图

1. 拟海龙；2. 尖海龙；3. 刁海龙

【化学成分】含蛋白质、氨基酸、脂肪、甾体类化合物及微量元素。

【质量评价】以体长、饱满、头尾齐全者为佳。

【功效】温肾壮阳，散结消肿。

蟾　酥

Bufonis Venenum

【来源】本品为蟾蜍科动物中华大蟾蜍 *Bufo bufo gargarizans* Cantor 或黑眶蟾蜍 *Bufo melanostictus* Schneider 的干燥分泌物。

【产地】主产于河北、山东等地。

【采收加工】多于夏、秋二季捕捉蟾蜍，洗净，挤取耳后腺和皮肤腺的白色浆液，加工，干燥。

【性状】本品呈扁圆形团块状或片状。棕褐色或红棕色。团块状者质坚，不易折断，断面棕褐色，角质状，微有光泽；片状者质脆，易碎，断面红棕色，半透明。气微腥，味初甜而后有持久的麻辣感，**粉末嗅之作嚏**。（图 2-11-22）

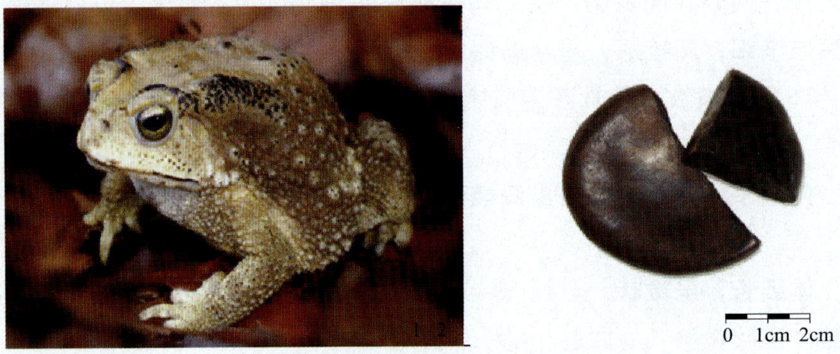

图 2-11-22　蟾酥药材图

1. 原动物；2. 药材

【鉴别】（1）**本品断面沾水，即呈乳白色隆起**。

（2）取本品粉末 0.1g，加甲醇 5ml，浸泡 1 小时，滤过，滤液加对二甲氨基苯甲醛固体少量，滴加硫酸数滴，即显蓝紫色。

（3）取本品粉末 0.1g，加三氯甲烷 5ml，浸泡 1 小时，滤过，滤液蒸干，残渣加醋酐少量使溶解，滴加硫酸，初显蓝紫色，渐变为蓝绿色。

【化学成分】主含强心苷类，如华蟾毒基、脂蟾毒配基、蟾毒灵等。

【质量评价】

1. 经验鉴别　以色红棕、断面角质样、半透明、有光泽者为佳。

2. 含量测定　照高效液相色谱法测定，本品含华蟾酥毒基（$C_{26}H_{34}O_6$）和脂蟾毒配基（$C_{24}H_{32}O_4$）的总量不得少于 6.0%。

【功效】解毒，止痛，开窍醒神。

哈蟆油

Ranae Oviductus

【来源】本品为蛙科动物中国林蛙 *Rana temporaria chensinensis* David. 雌蛙的输卵管。

【产地】主产于黑龙江、吉林、辽宁等省，以吉林产最佳。

【采收加工】取出输卵管，通风处阴干。

【性状】本品呈不规则块状，弯曲而重叠，长 1.5～2cm，厚 1.5～5mm。表面黄白色，呈脂肪样光泽，偶有带灰白色薄膜状干皮。摸之有滑腻感，**在温水中浸泡体积可膨胀**。气腥，味微甘，嚼之有黏滑感。（图 2-11-23）

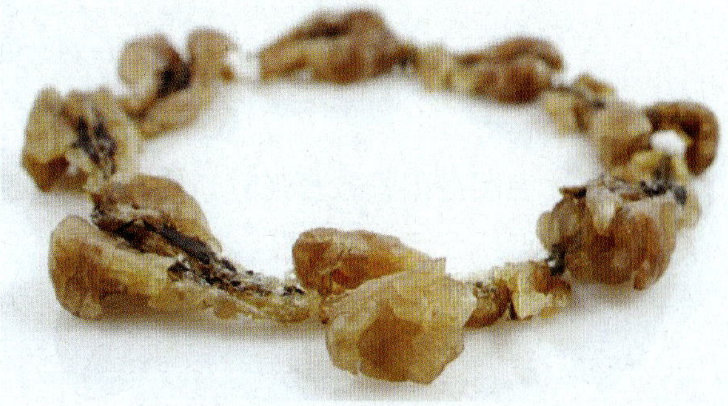

图 2-11-23 蛤蟆油药材图

【鉴别】本品置紫外灯下，呈棕色荧光。

【化学成分】主含蛋白质、脂肪，另含雌酮、胆固醇、维生素 A 等。

【质量评价】以块大、肥厚、色黄白、有光泽、皮膜少、无黑色卵者为佳。

【功效】补肾益精，养阴润肺。

龟 甲

Testudinis Carapax et Plastrum

【来源】本品为龟科动物乌龟 *Chinemys reevesii*（Gray）的背甲及腹甲。

【产地】主产于浙江、安徽等地。

【采收加工】全年均可捕捉，以秋、冬二季为多，捕捉后杀死，或用沸水烫死，剥取背甲和腹甲，除去残肉，晒干。

【性状】本品**背甲及腹甲由甲桥相连，背甲稍长于腹甲，与腹甲常分离**。背甲呈长椭圆形拱状，长 7.5～22cm，宽 6～18cm；外表面棕褐色或黑褐色，**脊棱 3 条**；颈盾 1 块，前窄后宽；椎盾 5 块，第 1 椎盾长大于宽或近相等，第 2～4 椎盾宽大于长；肋盾两侧对称，各 4 块；缘盾每侧 11 块；臀盾 2 块。腹甲呈板片状，近长方椭圆形，长 6.4～21cm，宽 5.5～17cm；外表面淡黄棕色至棕黑色，盾片 12 块，每块常具紫褐色放射状纹理，腹盾、胸盾和股盾中缝均长，喉盾、肛盾次之，肱盾中缝最短；**内表面黄白色至灰白色，有的略带血迹或残肉，除净后可见骨板 9 块，呈锯齿状嵌接**；前端钝圆或平截，后端具三角形缺刻，两侧残存呈翼状向斜上方弯曲的甲桥。质坚硬。气微腥，味微咸。（图 2-11-24）

【化学成分】含胆固醇、蛋白质、总氮、碳酸钙、氨基酸等。

【质量评价】

1. 经验鉴别 以块大、完整、洁净、无腐肉者为佳。

2. 浸出物 热浸法测定水溶性浸出物，不得少于 4.5%。

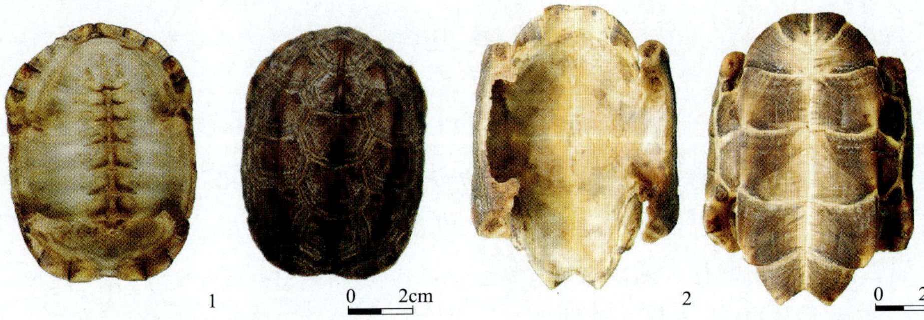

图 2-11-24 龟甲药材图

1. 背甲；2. 腹甲

【功效】滋阴潜阳，益肾强骨，养血补心，固经止崩。

鳖 甲

Trionycis Carapax

【来源】本品为鳖科动物鳖 *Trionyx sinensis* Wiegmann 的背甲。

【产地】主产湖北、安徽、江苏等地。

【采收加工】全年均可捕捉，以秋、冬二季为多，捕捉后杀死，置沸水中烫至背甲上的硬皮能剥落时，取出，剥取背甲，除去残肉，晒干。

【性状】本品呈椭圆形或卵圆形，背面隆起，长 10~15cm，宽 9~14cm。**外表面黑褐色或墨绿色，略有光泽，具细网状皱纹和灰黄色或灰白色斑点，中间有一条纵棱**，两侧各有左右对称的横凹纹 8 条，外皮脱落后，可见锯齿状嵌接缝。**内表面类白色**，中部有突起的脊椎骨，颈骨向内卷曲，两侧各有肋骨 8 条，伸出边缘。质坚硬。气微腥，味淡。（图 2-11-25）

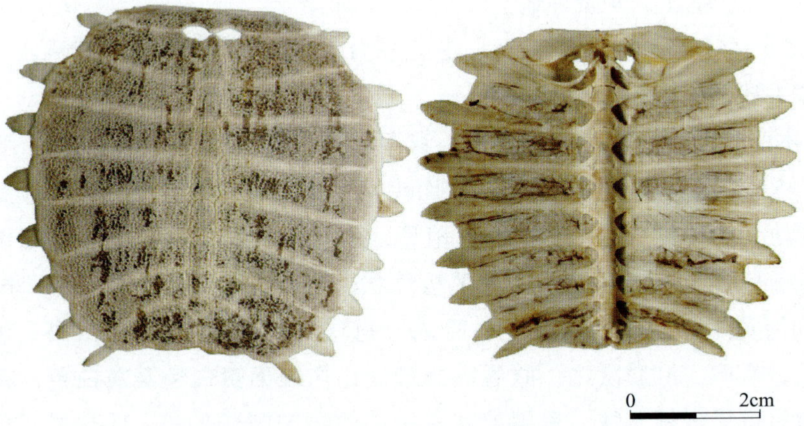

图 2-11-25 鳖甲药材图

【化学成分】含骨胶原、碳酸钙、磷酸钙、碘、氨基酸、维生素 D 等。

【质量评价】

1. 经验鉴别 以个大、甲厚、无残肉者为佳。

2. 浸出物 热浸法测定醇溶性浸出物，不得少于5.0%。

【功效】滋阴潜阳，退热除蒸，软坚散结。

蛤 蚧

Gecko

【来源】本品为壁虎科动物蛤蚧 *Gekko gecko* Linnaeus 的干燥体。

【产地】主产于广东、广西等省。

【采收加工】全年均可捕捉，除去内脏，拭净，用竹片撑开，使全体扁平顺直，低温干燥。

【性状】本品呈扁片状，头颈部及躯干部长9~18cm，头颈部约占三分之一，腹背部宽6~11cm，尾长6~12cm。**头略呈扁三角状，两眼多凹陷成窟窿，口内有细齿，生于颚的边缘，无异型大齿**。吻部半圆形，吻鳞不切鼻孔，与鼻鳞相连，上鼻鳞左右各1片，上唇鳞12~14对，下唇鳞（包括颏鳞）21片。腹背部呈椭圆形，腹薄。背部呈灰黑色或银灰色，有黄白色、灰绿色或橙红色斑点散在或密集成不显著的斑纹，脊椎骨和两侧肋骨突起。**四足均具5趾；趾间仅具蹼迹，足趾底有吸盘**。尾细而坚实，微现骨节，与背部颜色相同，有6~7个明显的银灰色环带，有的再生尾较原生尾短，且银灰色环带不明显。全身密被圆形或多角形微有光泽的细鳞。气腥，味微咸。（图2-11-26）

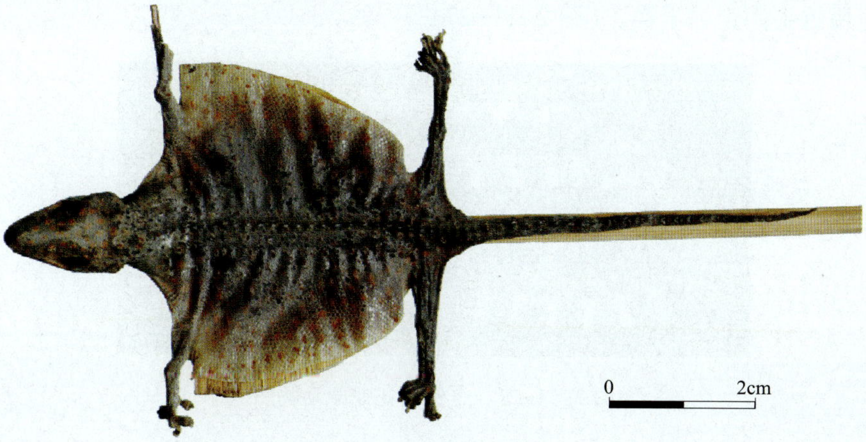

图2-11-26 蛤蚧药材图

【鉴别】本品粉末淡黄色或淡灰黄色。**横纹肌纤维侧面观有波峰状或稍平直的细密横纹；横断面观三角形、类圆形或类方形**。鳞片近无色，表面可见半圆形或类圆形的隆起，略作覆瓦状排列，布有极细小的粒状物，有的可见圆形孔洞。**皮肤碎片表面可见棕色或棕黑色色素颗粒**。骨碎片不规则碎块状，表面有细小裂缝状或针状空隙；可见裂缝状骨陷窝。

【化学成分】含磷脂类、氨基酸、微量元素、肌肽、胆碱、肉毒碱、鸟嘌呤等。

【质量评价】以体大、尾粗而长、无虫蛀者为佳。

【功效】补肺益肾，纳气定喘，助阳益精。

知识拓展

蛤蚧伪品甚多。同科的壁虎，多疣壁虎，无蹼壁虎，形状似蛤蚧但均较小；鬣蜥科的喜山鬣蜥、蜡皮蜥和马鬃蛇科的马鬃蛇，此类有的足呈鸟足状，尾较长，为身长的1.5~3倍。蝾螈科的中国孽螈、红瘰疣螈，此类多呈条状，肉质，尾较短，趾前4后5，可区别。

金钱白花蛇

Bungarus Parvus

知识链接

金钱白花蛇之名始见于民国时期王一仁的《饮片新参》。因蛇体上有多数白色环节，又因用其幼蛇盘曲后大小如金钱，故名金钱白花蛇。

【来源】本品为眼镜蛇科动物银环蛇 *Bungarus multinftus* Blyth 的幼蛇干燥体。

【产地】主产于广东、广西等地，有养殖。

【采收加工】夏、秋二季捕捉，剖开腹部，除去内脏，擦净血迹，用乙醇浸泡处理后。盘成圆形，用竹签固定，干燥。（图2-11-27）

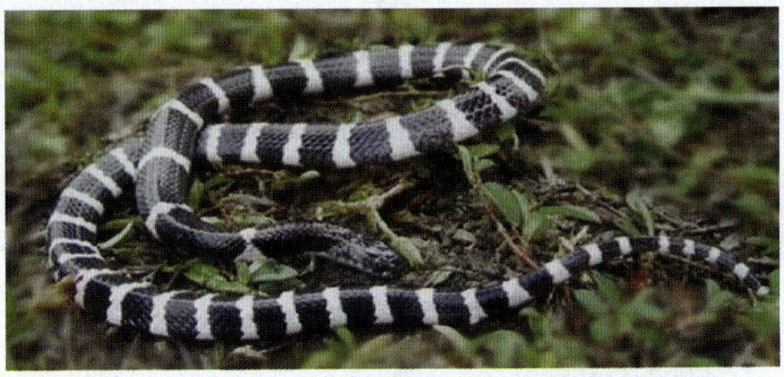

图2-11-27　金钱白花蛇原动物图

【性状】本品呈圆盘状，盘径3~6cm，蛇体直径0.2~0.4cm。头盘在中间，尾细，常纳口内，口腔内上颌骨前端有毒沟牙1对，鼻间鳞2片，无颊鳞，上下唇鳞通常各为7片。**背部黑色或灰黑色，有白色环纹45~58个，黑白相间，白环纹在背部宽1~2行鳞片**，向腹面渐增宽，黑环纹宽3~5行鳞片，背正中明显突起一条脊棱，**脊鳞扩大呈六角形**，背鳞细密，通身15行，**尾下鳞单行**。气微腥，味微咸。（图2-11-28）

【化学成分】主含蛋白质、脂肪、鸟嘌呤核苷、三磷腺苷酶、磷脂酶等。

【质量评价】

1. 经验鉴别　以头尾俱全、身干、盘径小、不蛀、不霉、不泛油、无异臭者为佳。

2. 浸出物　热浸法测定醇溶性浸出物，不得少于15.0%。

【功效】祛风，通络，止痉。

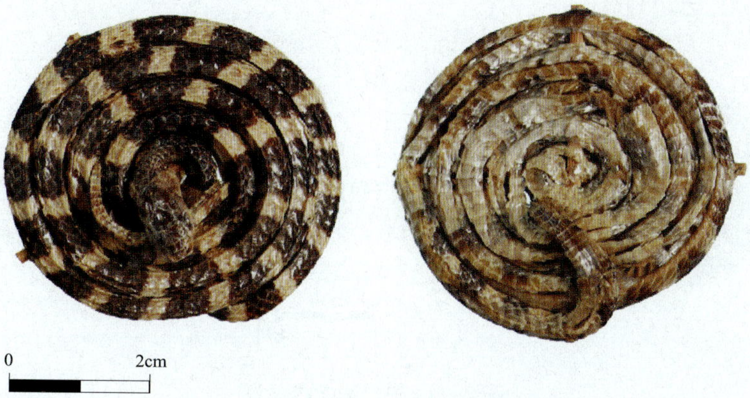

图 2-11-28　金钱白花蛇药材图

蕲　蛇
Agkistrodon

【来源】 本品为蝰科动物五步蛇 *Agkistrodon acutus*（Güenther）的干燥体。

【产地】 主产于广东、广西、浙江、江西等地。

【采收加工】 多于夏、秋二季捕捉，剖开蛇腹，除去内脏，洗净，用竹片撑开腹部，盘成圆盘状，干燥后拆除竹片。（图 2-11-29）

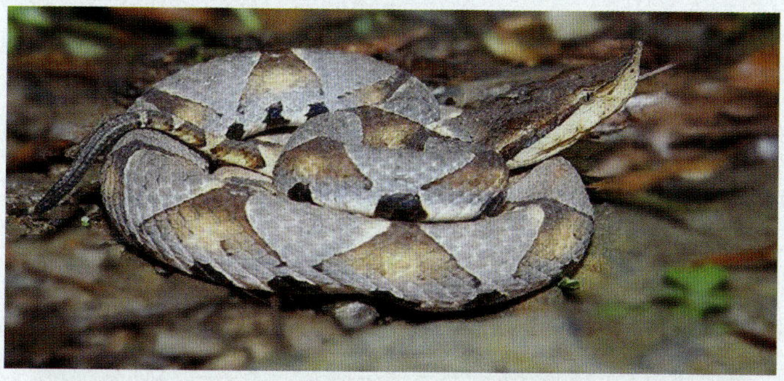

图 2-11-29　蕲蛇原动物图

【性状】 本品卷呈圆盘状，盘径 17~34cm，体长可达 2m。头在中间稍向上，呈三角形而扁平，吻端向上，习称**"翘鼻头"**。上腭有管状毒牙，中空尖锐。背部两侧各有黑褐色与浅棕色组成的"V"形斑纹 17~25 个，其"V"形的两上端在背中线上相接，习称**"方胜纹"**，有的左右不相接，呈交错排列。腹部撑开或不撑开，灰白色，鳞片较大，有黑色类圆形的斑点，习称**"连珠斑"**；腹内壁黄白色，脊椎骨的棘突较高，呈刀片状上突，前后椎体下突基本同形，多为弯刀状，向后倾斜，尖端明显超过椎体后隆面。尾部骤细，末端有三角形深灰色的角质鳞片 1 枚，习称**"佛指甲"**。气腥，味微咸。（图 2-11-30）

【化学成分】 主含精胺、蛇肉碱、硬脂酸、棕榈酸、胆甾醇、蛋白质、脂肪、皂苷、微量元素等。此外，蛇毒中含凝血酶、酯酶和抗血凝素等。

【质量评价】

1. 经验鉴别　以头尾齐全、条大、花纹明显、内壁洁净者为佳。

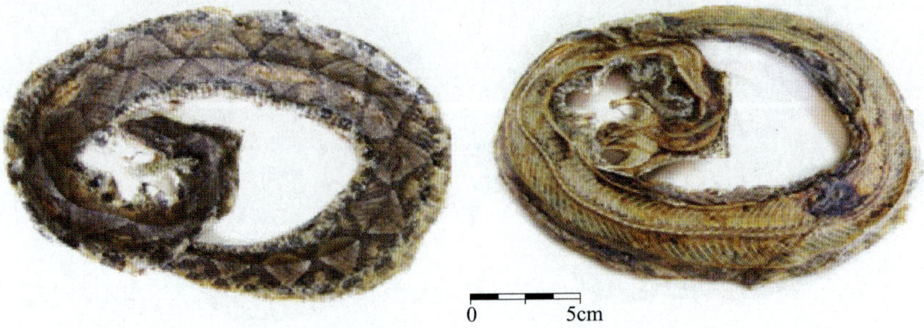

图 2-11-30　蕲蛇药材图

2. 浸出物　热浸法测定醇溶性浸出物，不得少于 10.0%。

【功效】祛风，通络，止痉。

乌梢蛇
Zaocys

扫码“学一学”

知识链接

始载于《开宝本草》，原名“乌蛇”。《本草纲目》释名为乌梢蛇。因蛇体黑褐色，尾长渐细如鞭梢，故名。

【来源】本品为游蛇科动物乌梢蛇 *Zaocys dhumnades*（Cantor）的干燥体。

【产地】主产于浙江、江苏等地。

【采收加工】多于夏、秋二季捕捉，剖开腹部或先剥皮留头尾，除去内脏，盘成圆盘状，干燥。（图 2-11-31）

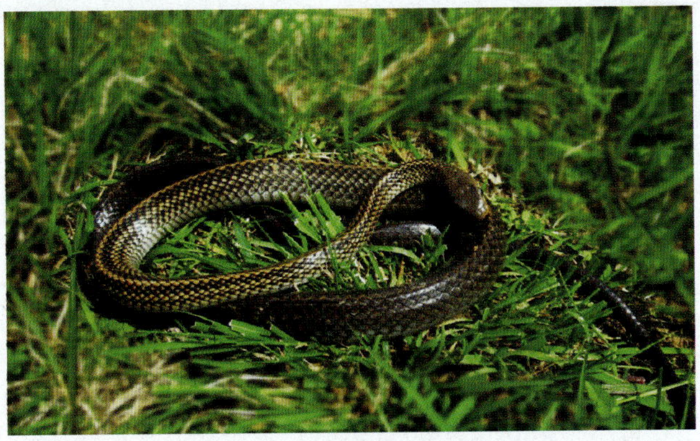

图 2-11-31　乌梢蛇原动物图

【性状】本品呈圆盘状，盘径约 16cm。**表面黑褐色或绿黑色，密被菱形鳞片；背鳞行数成双，背中央 2~4 行鳞片强烈起棱，形成两条纵贯全体的黑线。**头盘在中间，扁圆形，眼大而下凹陷，有光泽。上唇鳞 8 枚，第 4、5 枚入眶，颊鳞 1 枚，眼前下鳞 1 枚，较小，眼后鳞 2 枚。脊部高耸成屋脊状。腹部剖开边缘向内卷曲，脊肌肉厚，黄白色或淡棕色，可见排列整齐的肋骨。**尾部渐细而长，尾下鳞双行**。剥皮者仅留头尾之皮鳞，中段较光滑。气腥，味淡。(图 2-11-32)

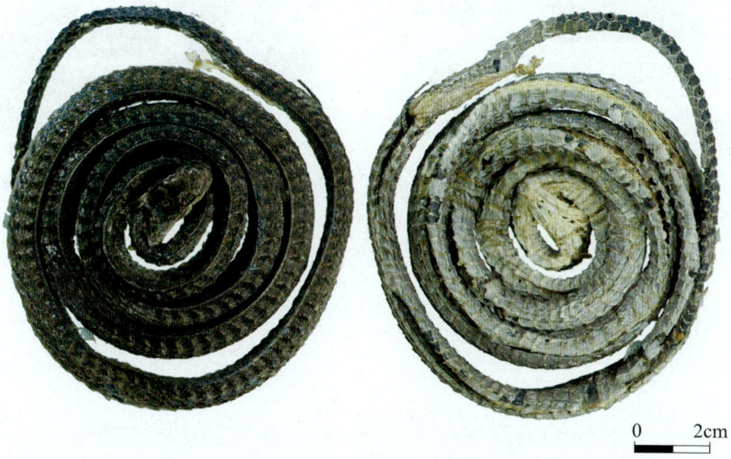

图 2-11-32　乌梢蛇药材图

【鉴别】本品粉末黄色或淡棕色。角质鳞片近无色或淡黄色，表面具纵向条纹。表皮表面观密布棕色或棕黑色色素颗粒，常连成网状、分枝状或聚集成团。**横纹肌纤维淡黄色或近无色。有明暗相间的细密横纹**。骨碎片近无色或淡灰色，呈不规则碎块，**骨陷窝长梭形，大多同方向排列，**骨小管密而较粗。

【化学成分】含蛋白质、脂肪、微量元素等。

【质量评价】

1. 经验鉴别　以头尾齐全、皮黑肉黄、质坚实者为佳。

2. 浸出物　热浸法测定醇溶性浸出物，不得少于 12.0%。

【功效】祛风，通络，止痉。

鸡内金

Galli Gigerii Endothelium Corneum

【来源】本品为雉科动物家鸡 *Gallus gallus domesticus* Brisson 的干燥沙囊内壁。

【产地】全国均产。

【采收加工】杀鸡后，取出鸡肫，立即剥下内壁，洗净，干燥。

【性状】本品为不规则卷片，厚约 2mm。表面黄色、黄绿色或黄褐色，薄而半透明，具明显的条状皱纹。质脆，易碎，断面角质样，有光泽。气微腥，味微苦。(图 2-11-33)

【化学成分】含多种酶类（胃蛋白酶、淀粉酶等）、多种氨基酸类、维生素类、微量元素、胃激素、角蛋白等。

【质量评价】以色黄、完整、破碎少者为佳。

【功效】健胃消食，涩精止遗，通淋化石。

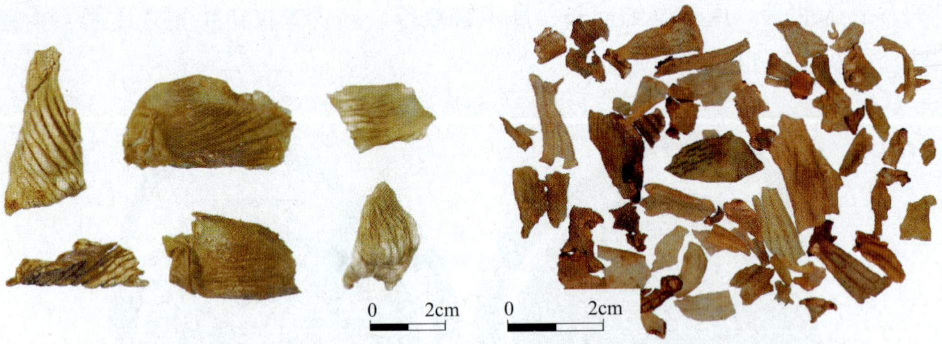

图 2-11-33　鸡内金药材图

1. 生品鸡内金；2. 炒鸡内金

穿山甲

Manis Squama

【来源】本品为鲮鲤科动物穿山甲 *Manis pentadactylayla* Linnaeus 的鳞甲。

【产地】主产于广西、云南等地。

【采收加工】收集鳞甲，洗净，晒干。

【性状】本品呈扇面形、三角形、菱形或盾形的扁平片状或半折合状，中间较厚，边缘较薄，大小不一，长宽各为 0.7~5cm。外表面黑褐色或黄褐色，有光泽，宽端有数十条排列整齐的纵纹及数条横线纹；窄端光滑。内表面色较浅，中部有一条明显突起的弓形横向棱线，其下方有数条与棱线相平行的细纹。**角质，半透明，坚韧而有弹性，不易折断。**气微腥，味淡。（图 2-11-34）

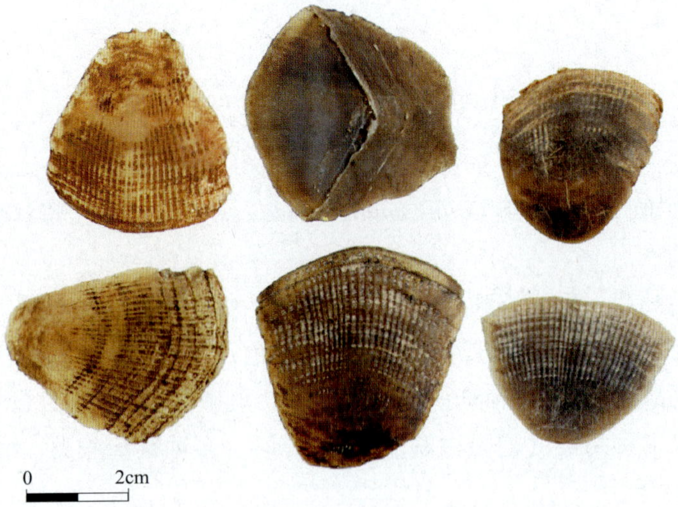

图 2-11-34　穿山甲药材图

【化学成分】含角蛋白、多种氨基酸、微量元素、挥发油、生物碱、胆甾醇等。

【质量评价】以甲片色棕黑或棕黄、不带皮肉、杂质少者为佳。

【功效】活血消癥，通经下乳，消肿排脓，搜风通络。

马　宝

Equi Calculus

【来源】为马科动物马 *Equus caballus*（Linnaeus.）胃肠中的结石。

【产地】主产于黑龙江、吉林等省。

【采收加工】全年皆可采收，宰杀病马时注意其腹内有无硬块，多于胃肠道内发现，取出洗净，晾干即可。

【性状】呈球形、卵圆形或扁圆形，大小不等；表面粉白色、灰白色或青黑色，有光泽，光滑或凹凸不平；**质地坚硬，锯开端面显同心性层纹**，微具玻璃样光泽，气微味淡。(图 2-11-35)

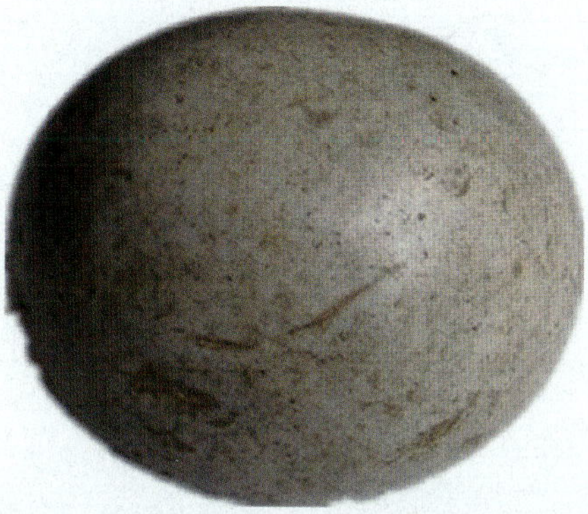

图 2-11-35　马宝药材图

【化学成分】主含碳酸镁、碳酸钙、磷酸镁等。

【质量评价】以个大、质重、坚实、灰白色、光滑、剖之有层次者为佳。

【功效】镇惊化痰，清热解毒。

阿　胶

Asini Corii Colla

【来源】本品为马科动物驴 *Equus asinus* L. 的干燥皮或鲜皮经煎煮、浓缩制成的固体胶。

【产地】主产于山东。

【采收加工】将驴皮浸泡去毛，切块洗净，分次水煎，滤过，合并滤液，浓缩（可分别加入适量的黄酒、冰糖及豆油）至稠膏状，冷凝，切块，晾干，即得。

【性状】本品呈长方形块、方形块或丁状。**棕色至黑褐色，有光泽。质硬而脆，断面光亮，碎片对光照视呈棕色半透明状。**气微，味微甘。(图 2-11-36)

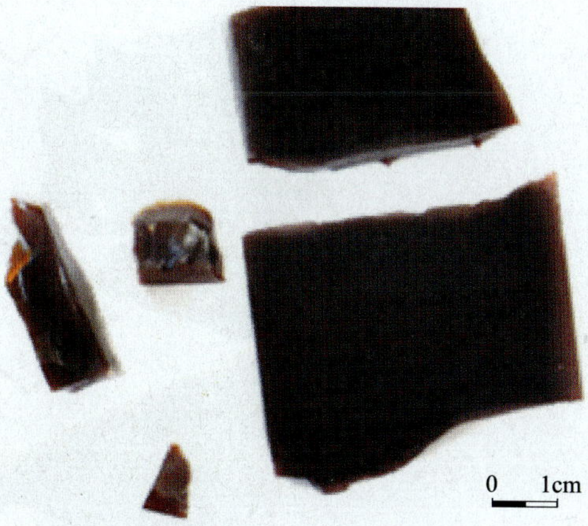

图 2-11-36　阿胶药材图

【鉴别】(1) 取本品少许，加 3 倍量的沸水，不断搅拌使溶解，溶液呈透明的红茶色，清而不浊，冷却后，液面可见少数油滴，放置不凝集，微带腥气。

(2) 取本品至于坩埚中灼烧，初则迸裂，随即熔化膨胀，冒白烟，有浓烈的胶香气，灰化后残渣呈灰白色。

【化学成分】主含明胶蛋白，水解可产生多种氨基酸。

【质量评价】

1. 经验鉴别 以色黑、光亮、透明、无腥气者为佳。

2. 浸出物 热浸法测定水不溶性浸出物，不得超过2.0%。

3. 含量测定 照高效液相色谱法测定，干燥品阿胶，含L-羟脯氨酸不得少于8.0%，甘氨酸不得少于18.0%，丙氨酸不得少于7.0%，脯氨酸不得少于10.0%。

【功效】补血滋阴，润燥，止血。

知识拓展

阿胶正伪品的鉴别（图2-11-37）

鉴别方法	正品阿胶	伪品阿胶
闻气味	无异味	有腥臭味
观形态	1. 表面平整、光滑、细腻、颜色表里如一； 2. 含水量少，夏天不变软、易破碎；	1. 不光滑、不平整、颜色表里不如一； 2. 含水量高，夏天易变形、不破碎；
断面透明度	断面对光呈半透明状	断面对光透明度低

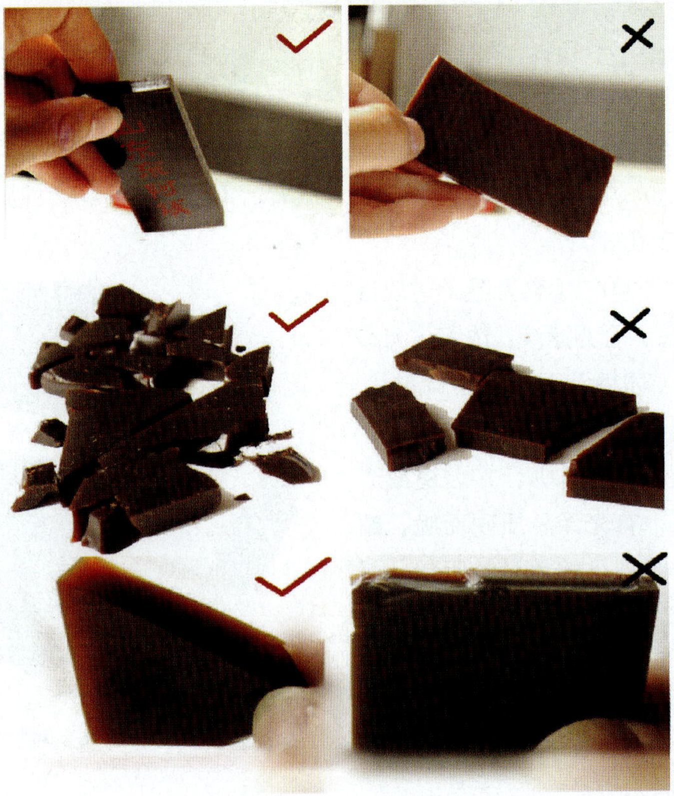

图2-11-37 阿胶真伪品鉴别图（√：正品；×伪品）

麝 香

Moschus

【来源】本品为鹿科动物林麝 *Moschus berezovskii* Flerov、马麝 *Moschus sifanicus* Przewalski 或原麝 *Moschus moschiferus* Linnaeus 成熟雄体香囊中的干燥分泌物。

【产地】主产于四川、西藏和云南等省区。林麝主要分布在西南及西北等地区。马麝主要分布在青藏高原高寒地带。原麝主要分布在东北地区及安徽、河北等省。

【采收加工】野麝多在冬季至次春猎取，猎获后，割取香囊，阴干，习称“毛壳麝香”；剖开香囊，除去囊壳，习称“麝香仁”。家麝直接从其香囊中取出麝香仁，阴干或用干燥器密闭干燥。

【性状】毛壳麝香　为扁圆形或类椭圆形的囊状体，直径 3~7cm，厚 2~4cm。开口面的皮革质，棕褐色，略平，**密生白色或灰棕色短毛，从两侧围绕中心排列，中间有 1 小囊孔。另一面为棕褐色略带紫色的皮膜，微皱缩，偶显肌肉纤维，略有弹性**，剖开后可见中层皮膜呈棕褐色或灰褐色，半透明，内层皮膜呈棕色，内含颗粒状、粉末状的麝香仁和少量细毛及脱落的内层皮膜（习称“银皮”）。（图 2-11-38）

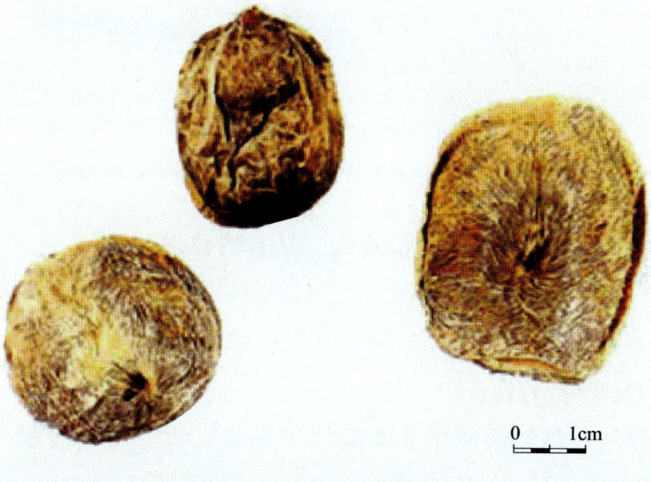

图 2-11-38　麝香药材图

麝香仁　**野生者质软，油润，疏松；其中不规则圆球形或颗粒状者习称“当门子”**，表面多呈紫黑色，油润光亮，微有麻纹，断面深棕色或黄棕色；粉末状者多呈棕褐色或黄棕色，并有少量脱落的内层皮膜和细毛。饲养者呈颗粒状、短条形或不规则的团块；表面不平，紫黑色或深棕色，显油性，微有光泽，并有少量毛和脱落的内层皮膜。气香浓烈而特异，味微辣、微苦带咸。

【鉴别】（1）**取毛壳麝香用特制槽针从囊孔插入，转动槽针，提取麝香仁，立即检视，槽内的麝香仁应有逐渐膨胀高出槽面的现象，习称“冒槽”**。麝香仁油润，颗粒疏松，无锐角，香气浓烈。不应有纤维等异物或异常气味。

（2）取麝香仁粉末少量，置手掌中，加水润湿，用手**搓之能成团，再用手指轻揉即散**，不应粘手、染手、顶指或结块。

（3）取麝香仁少量，**撒于炽热的坩埚中灼烧，初则迸裂，随即融化膨胀起泡似珠，香气浓烈四溢**，应无毛、肉焦臭，无火焰或火星出现。灰化后，残渣呈白色或灰白色。

（4）麝香仁粉末棕褐色或黄棕色。为无数无定形颗粒状物集成的半透明或透明团块，淡黄色或淡棕色；团块中包埋或散在有方形、柱状、八面体或不规则形的晶体；并可见圆形油滴，偶见毛和内皮层膜组织。

粉末棕褐色或黄棕色。水合氯醛透化，镜下观察可见：①分泌物团块：淡棕色或淡黄色，由不定型颗粒状物集成，半透明或透明；②结晶体：呈方形、柱形、八面体或不规则形，散在或包埋于团块中；③偶见油滴、脱落的内层皮膜组织及毛发。（图 2-11-39）

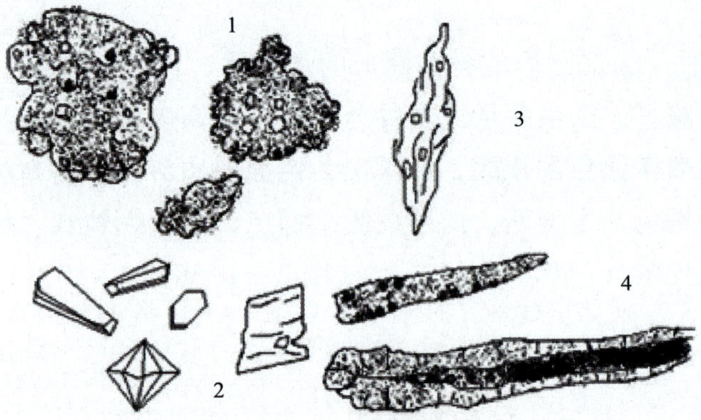

图 2-11-39　麝香粉末图

1. 分泌团块；2. 结晶体；3. 内层皮膜组织碎片；4. 麝毛

【化学成分】主要含麝香酮，为油状液体，具有特异强烈香气。

【质量评价】

1. 经验鉴别　毛壳麝香以饱满、皮薄、捏之有弹性、香气浓烈者为佳。麝香仁以当门子多、质柔润、香气浓烈者为佳。

2. 含量测定　照气相色谱法测定，本品按干燥品计算，含麝香酮（$C_{16}H_{30}O$）不得少于 2.0%。

【功效】开窍醒神，活血通经，消肿止痛。

鹿　茸

Cervi Cornu Pantotrichum

【来源】本品为鹿科动物梅花鹿 *Cervus nippon* Temminck 或马鹿 *Cervus elaphus* Linnaeus 的雄鹿未骨化密生茸毛的幼角。

【产地】梅花鹿产于吉林、辽宁、河北等地，习称“花鹿茸”；马鹿产于东北、西北地区，习称“马鹿茸”。

【采收加工】夏、秋二季锯取鹿茸，经加工后，阴干或烘干。（图 2-11-40）

【性状】**药材**　花鹿茸　呈圆柱状分枝，**具一个分枝者习称“二杠”**，主枝习称“大

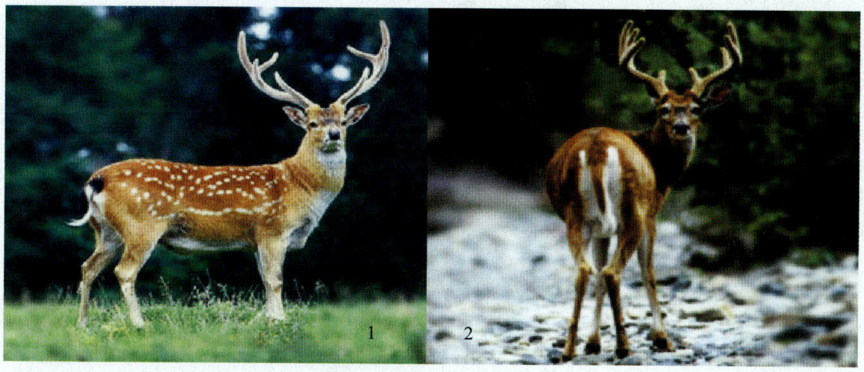

图 2-11-40　鹿茸原动物

1. 梅花鹿；2. 马鹿

挺”，长 17~20cm，锯口直径 4~5cm，离锯口约 1cm 处分出侧枝，习称“门庄”，长 9~15cm，直径较大挺略细。外皮红棕色或棕色，多光润，表面密生红黄色或棕黄色细茸毛，上端较密，下端较疏；分岔间具 1 条灰黑色筋脉，皮茸紧贴。锯口黄白色，外围无骨质，中部密布细孔。**具二个分枝者，习称“三岔”**，大挺长 23~33cm，直径较二杠细，略呈弓形，微扁，枝端略尖，下部多有纵棱筋及突起疙瘩；皮红黄色，茸毛较稀而粗。体轻。气微腥，味微咸。（图 2-11-41）

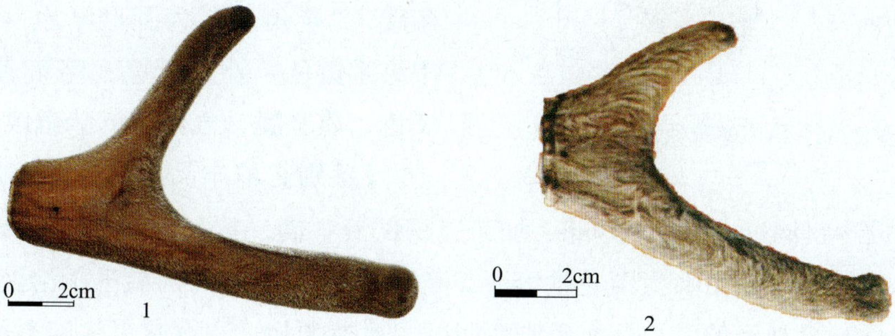

图 2-11-41　花鹿茸

1. 二杠；2. 二茬茸

二茬茸与头茬茸相似，但挺长而不圆或下粗上细，下部有纵棱筋。皮灰黄色，茸毛较粗糙，锯口外围多已骨化。体较重。无腥气。

马鹿茸　较花鹿茸粗大，分枝较多，**侧枝一个者习称“单门”，二个者习称“莲花”，三个者习称“三岔”，四个者习称“四岔”**或更多。按产地分为“东马鹿茸”和“西马鹿茸”。（图 2-11-42）

东马鹿茸　“单门”大挺长 25~27cm，直径约 3cm。外皮灰黑色，茸毛灰褐色或灰黄色，锯口面外皮较厚，灰黑色，中部密布细孔，质嫩；“莲花”大挺长可达 33cm，下部有棱筋，锯口面蜂窝状小孔稍大；“三岔”皮色深，质较老；“四岔”茸毛粗而稀，大挺下部具棱筋及疙瘩，分枝顶端多无毛，习称“捻头”。

西马鹿茸，大挺多不圆，顶端圆扁不一，长 30~100cm。表面有棱，多抽缩干瘪，分枝较长且弯曲，茸毛粗长，灰色或黑灰色。锯口色较深，常见骨质。气腥臭，味咸。

饮片　花鹿茸片　为圆形薄片，鹿茸尖部切片习称“血片”、“蜡片”，浅棕色或浅白

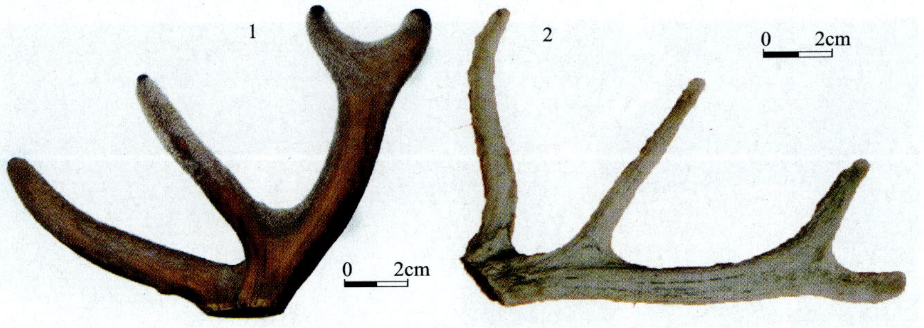

图 2-11-42　马鹿茸

1. 东马鹿茸；2. 西马鹿茸

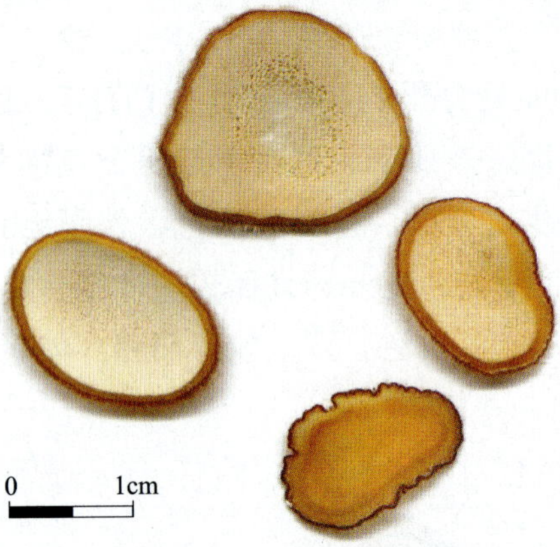

图 2-11-43　鹿茸饮片图

色，质坚韧，半透明；鹿茸中上部的切片习称“蛋黄片”，切面黄白色或粉白色，中间有极小的蜂窝状细孔；鹿茸下部的切片习称“老角片”，表面粉色或浅白色，中间有蜂窝状细孔，外皮略骨质，质坚脆。(图 2-11-43)

马鹿茸片　“血片”、“蜡片”为圆形薄片，表面灰黑色，中央米黄色，半透明，外皮较厚，周边灰黑色，质坚韧，气微腥，味微咸；“老角片”为圆形厚片，表面灰黑色，中央米黄色，外皮较厚，略带骨质，周边灰黑色，质坚脆，气微腥，味微咸。

【鉴别】取本品粉末 0.1g，加水 4ml，加热 15 分钟，放冷，滤过，取滤液 1ml，加茚三酮试液 3 滴，摇匀，加热煮沸数分钟，显蓝紫色；另取滤液 1ml，加 10% 氢氧化钠溶液 2 滴，摇匀，滴加 0.5% 硫酸铜溶液，显蓝紫色。

【化学成分】含神经酰胺、溶血磷脂酰胆碱、次黄嘌呤、尿嘧啶、多胺类物质、磷脂类物质、多种氨基酸等。

【质量评价】以茸形粗壮、饱满、皮毛完整、质嫩、油润、无骨棱、未骨化者为佳。

【功效】壮肾阳，益精血，强筋骨，调冲任，托疮毒。

附药：鹿角

本品为鹿科动物马鹿 *Cervus elaphus* Linnaeus 或梅花鹿 *Cervus nippon* Temminck 已骨化的角或锯茸后翌年春季脱落的角基，多于春季拾取，除去泥沙，风干。多呈分枝状，质坚硬，断面外圈骨质，灰白色或类白色。鹿角具有温肾阳，强筋骨，行血消肿的功效。

鹿角霜

本品为鹿角去胶质的角块。春、秋二季生产，将骨化角熬去胶质，取出角块，干燥。本品呈长圆柱形或不规则的块状，大小不一。表面灰白色，显粉性，常具纵棱，偶见灰色或灰棕色斑点。体轻，质酥，断面外层较致密，白色或灰白色，内层有蜂窝状小孔，灰褐色或灰黄色。有吸湿性。气微，味淡，嚼之有粘牙感。具有温肾助阳，收敛止血的功效。

鹿角胶

本品为鹿角经水煎煮、浓缩制成的固体胶。呈扁方形块。黄棕色或红棕色，半透明，

有的上部有黄白色泡沫层。质脆，易碎，断面光亮。气微，味微甜。具有温补肝肾，益精养血的功效。

牛　黄

Bovis Calculus

【来源】本品为牛科动物牛 *Bostaurus domesticus* Gmelin 的干燥胆结石。

【产地】主产于北京、天津、内蒙古、东北等地。

【采收加工】宰牛时，如发现有牛黄，即滤去胆汁，将牛黄取出，除去外部薄膜，阴干。存在于胆囊中的称之为“胆黄”，存在于胆管中的称之为“管黄”。

【性状】胆黄　本品多呈卵形、类球形、三角形或四方形，大小不一，直径 0.6~3（4.5）cm，少数呈管状或碎片。**表面黄红色至棕黄色，有的表面挂有一层黑色光亮的薄膜，习称“乌金衣”**，有的粗糙，具疣状突起，有的具龟裂纹。体轻，质酥脆，易分层剥落，断面金黄色，可见细密的同心层纹，有的夹有白心。气清香，味苦而后甘，有清凉感，嚼之易碎，不粘牙。

管黄　本品**呈管状**，表面不平或有横曲纹，或为破碎的小片，长约 3cm，直径 1~1.5cm。表面红棕色或棕褐色，有裂纹及小突起。断面有较少层纹，有的中空，色较深。（图 2-11-44）

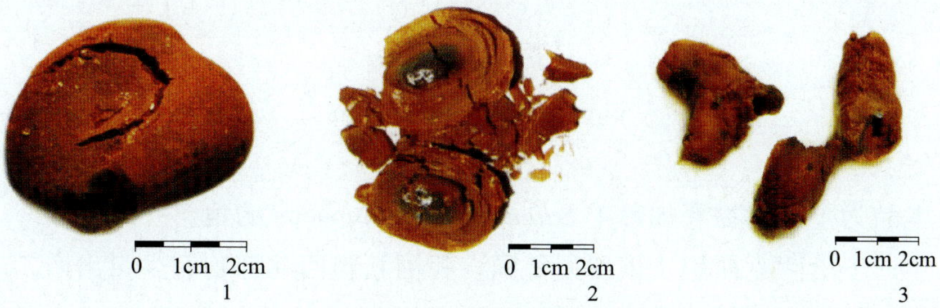

图 2-11-44　牛黄药材图

1. 胆黄；2. 胆黄断面；3. 管黄

【鉴别】（1）**取本品少量，加清水调和，涂于指甲上，能将指甲染成黄色，习称“挂甲”**。

（2）本品遇水合氯醛液，色素迅速溶解，并显鲜明金黄色，久置后变绿色。

（3）选取**牛黄小块，投入清水杯中，不变形、不溶解者为真。**

（4）用小针烧红，刺入牛黄中，牛黄分裂，裂片呈层状，质细密酥脆，内心有白点，气清香。

【化学成分】含胆红素、胆酸、去氧胆酸、胆固醇类、氨基酸类和微量元素等。

【质量评价】

1. 经验鉴别　以完整、色棕黄、质松脆、断面层纹清晰而细腻者为佳。

2. 分光光度法：本品在 453nm 波长处测定吸光度，不得过 0.70。

3. 含量测定　照薄层扫描法测定，本品按干燥品计算，含胆酸（$C_{24}H_{40}O_5$）不得少于

4.0%；含胆红素（$C_{33}H_{36}N_4O_6$）不得少于35.0%。

【功效】清心，豁痰，开窍，凉肝，息风，解毒。

附药：人工牛黄

由牛胆粉、胆酸、胆固醇、胆红素、猪去氧胆酸、牛磺酸与微量元素等加工而成。为黄色疏松粉末，味苦微甘，可“挂甲”。具有清热解毒、化痰定惊的功效。

体外培育牛黄

以牛的新鲜胆汁作母液，加入复合胆红素钙、胆酸、去氧胆酸等，用人工理化方法，在体外培育所得的牛胆红素钙结石。呈黄红色至棕红色，体轻、质松脆，味苦而后甘，可“挂甲”。功效与天然牛黄类似。

知识拓展

牛黄与人工牛黄鉴别

品　种	对　比
天然牛黄	取少许加清水调和，涂于指甲上，能将指甲染成黄色并经久不褪，俗称“挂甲”；入口则芳香清凉，味先苦而后微甜，嚼之不粘牙，可慢慢溶化。
人工牛黄	人工牛黄亦能“挂甲”，但入口后无清凉感，气微清香而略腥。

羚羊角

Saigae Tataricae Cornu

【来源】本品为牛科动物赛加羚羊 *Saiga tatarica* Linnaeus 的角。

【产地】主产于哈萨克斯坦、俄罗斯等国。我国新疆西北部曾有少量出产，现赛加羚羊在我国野外已绝迹。

知识链接

赛加羚羊的人工驯养状况

国家林业局甘肃濒危动物保护中心1988年从国外引进赛加羚羊，进行人工保护、繁育研究，在世界范围内人工驯养失败的情况下，取得了突破性进展，目前是国内唯一的赛加羚羊人工驯养、繁殖、保护及研究基地。种群数量由引进初期的11只（6雄5雌）发展壮大到目前的170只，未来将实现其野外种群恢复。

【采收加工】猎取后锯取其角，晒干。

【性状】本品呈长圆锥形，略呈弓形弯曲，长15~33cm；类白色或黄白色，基部稍呈青灰色。**嫩枝对光透视有“血丝”或紫黑色斑纹，光润如玉，无裂纹，老枝则有细纵裂纹。**除尖端部分外，有10~16个隆起环脊，间距约2cm，用手握之，四指正好嵌入凹处。角的基部横截面圆形，直径 3~4cm，内有坚硬质重的角柱，习称“骨塞”，骨塞长约占全角的 1/2 或 1/3，表面有突起的纵棱与其外面角鞘内的凹沟紧密嵌合，从横断面观，其结合部呈锯齿状。除去“骨塞”后，角的下半段成空洞，全角呈半透明，**对光透视，上半段中央有一条隐约可辨的细孔道直通角尖，习称“通天眼”**。质坚硬。气微，味淡。（图 2-11-45）

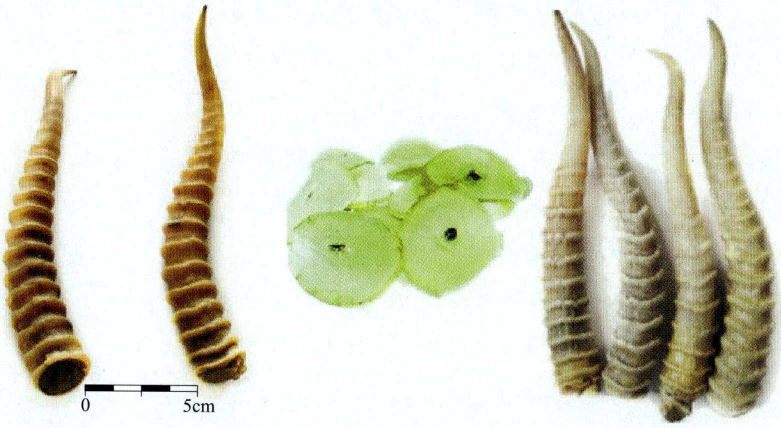

图 2-11-45 羚羊角药材及饮片图

【鉴别】本品横切面：可见组织构造多少呈波浪状起伏。角顶部组织波浪起伏最为明显，在峰部往往有束存在，束多呈三角形；角中部稍呈波浪状，束多呈双凸透镜形；角基部波浪形不明显，束呈椭圆形至类圆形。髓腔的大小不一，长径 10~50（80）μm，以角基部的髓腔最大。束的皮层细胞扁梭形，3~5 层。束间距离较宽广，充满着近等径性多边形、长菱形或狭长形的基本角质细胞。皮层细胞或基本角质细胞均显无色透明，其中不含或仅含少量细小浅灰色色素颗粒，细胞中央往往可见一个折光性强的圆粒或线状物。

【化学成分】含角蛋白、磷酸钙、多种氨基酸、卵磷脂、脑磷脂等。

【质量评价】以质嫩、色白、光润、内涵红色斑纹、无裂纹者为佳。

【功效】平肝息风，清肝明目，散血解毒。

知识拓展

羚羊角正伪品的鉴别

羚羊角	特征
正品	长圆锥形，略呈弓形变曲，长 15 厘米至 33 厘米，白或黄白色，基部稍呈青灰色。嫩枝透视有紫黑色斑纹，光润如玉，无裂纹，老枝则有细纵裂纹。除尖端部分外，有 10 至 16 个隆起环脊，间距 2 厘米，手握四指正好嵌入凹处。自角的基部内有坚硬的角柱，约占全角的 1/2 至 1/3，表面有突起的纵棱与角鞘紧密嵌合，横断面观，结合部呈锯齿状。除去角柱后，全角是白色或黄白色、半透明，对光透视上半段中央是白色或约可辨的细孔道直通角尖。质坚硬，味淡。
伪品	常见假冒品有长尾黄羊角、藏羚羊角、黄羊角。三种假品外形均较侧扁、无弓形或较直。色或黑、或深棕、或淡棕均不透明，隆起的环脊或少或不太规则，环脊间距一般也较小。

目标检测

一、A 型选择题

1. 蜂蜜贮久或遇冷析出的白色颗粒状结晶，其成分是

A. 葡萄糖　B. 果糖　C. 蔗糖　D. 麦芽糖　E. 木糖

2. 粉末嗅之作嚏，断面沾水，即呈乳白色隆起的药材是

A. 鸡内金　B. 蛤蚧　C. 地龙　D. 水蛭　E. 蟾酥

3. 马鹿茸具有一个分枝者称为

A. 单门　B. 莲花　C. 二杠　D. 三岔　E. 四岔

4. 呈扁平长条形，全体共 22 个环节，从第二节起，每体节两侧有步足一对的药材是

A. 蜈蚣　B. 地龙　C. 斑蝥　D. 全蝎　E. 土鳖虫

5. 《中国药典》（2015 年版）一部规定，应测定相对密度的药材是

A. 血竭　B. 儿茶　C. 蟾酥　D. 蜂蜜　E. 冰片

6. 具有“剑脊”和背鳞行数成双性状特征的药材是

A. 乌梢蛇　B. 滑鼠蛇　C. 金钱白花蛇　D. 王锦蛇　E. 蕲蛇

7. 马鹿茸具有两个侧枝者可称

A. 单门　B. 二杠　C. 三岔　D. 莲花　E. 以上都不是

8. 麝香中具有强烈特异香气的主要活性成分

A. 雄性酮　B. 麝香酮　C. 麝香吡啶　D. 尿囊素　E. 胆甾醇

9. 有一个分支的花鹿茸习称

A. 二茬茸　B. 二杠　C. 莲花　D. 单门　E. 门庄

10. 取少量粉末加清水调和，涂于指甲上，能挂甲的药材是

A. 鹿茸　B. 蟾酥　C. 羚羊角　D. 牛黄　E. 麝香

11. 中药牛黄是取自于牛的

A. 胆结石　B. 肾结石　C. 脾脏　D. 牛角　E. 以上都不是

12. 中药牛黄属于动物的

A. 生理产物　B. 病理产物　C. 排泄物
D. 分泌物　E. 以上都不是

13. 天然牛黄放舌上可感到
A. 清凉感　B. 温热感　C. 麻辣感
D. 苦涩感　E. 以上都不是

二、B 型选择题

[1~2]
A. 鸡内金　B. 斑蝥　C. 土鳖虫
D. 海螵蛸　E. 桑螵蛸

1. 原动物属于螳螂科的药材是
2. 原动物属于芫青科的药材是

[3~4]
A. 地龙　B. 蛤蚧　C. 全蝎
D. 石决明　E. 蜈蚣

3. 原动物属于鲍科的药材是
4. 原动物属于壁虎科的药材是

[5~8]
A. 干燥卵鞘　B. 干燥胆结石　C. 干燥内壳
D. 雌虫干燥体　E. 雄虫干燥体

5. 海螵蛸的药用部位是
6. 土鳖虫的药用部位是
7. 桑螵蛸的药用部位是
8. 牛黄的药用部位是

三、X 型选择题

1. 金钱白花蛇的药材性状特征主要有
A. 呈圆盘状，盘径 3~6cm，蛇体直径 0.2~0.4cm
B. 背部有黑白相间的环纹，白色环纹 45~48 个
C. 脊棱明显突起，脊鳞扩大呈六角形
D. 背鳞细密，通身 15 行，尾下鳞单行
E. 气芳香，味微苦而甘

2. 以动物体某一部分的加工品入药的药品有
A. 阿胶　B. 鹿角霜　C. 血余炭
D. 僵蚕　E. 龟甲胶

3. 只采自雄兽的生药有
A. 牛黄　B. 花鹿茸　C. 鹿角
D. 麝香仁　E. 毛壳麝香

4. 麝香的鉴别特征有
A. 有特异香气
B. 镜检可见木纤维

C. 镜检可见颗粒集成的块状中有方晶

D. 有“冒槽”现象

E. 置炽热的坩埚中，初则迸裂，随即熔化膨胀起泡，油点似珠

5. 牛黄的鉴别特征有

A. 有的表面具“乌金衣”

B. 味先苦后微甜具清凉感

C. “挂甲”

D. 质坚，体轻

E. 断面金黄色，有同心性层纹

6. 牛黄的特征为

A. 多为类球形

B. 重量 般在25g

C. 表面黄红至棕黄色，体轻质脆，易分层剥落，断面可见同心环纹

D. 气清香，味苦而回甜，有清凉感

E. 能挂甲

（汪　岩）

第十二章

矿物类中药的鉴定

扫码“学一学”

学习目标

知识目标

1. 掌握朱砂、石膏等性状鉴别方法。
2. 掌握朱砂、雄黄、石膏、龙骨、芒硝、炉甘石共计6种矿物类中药在来源、产地、性状鉴别、质量评价、典型显微理化特征等方面的主要内容。
3. 熟悉其余8种一般掌握药材在来源、主要性状鉴别方面的特征。
4. 了解其他矿物的性质，常见伪品或代用品。

技能目标

能见药识名，并鉴定矿物药材的真伪。

矿物是由地质作用形成的天然单体或化合物。包括：多数可供药用的天然矿物，比如：自然铜、辰砂、寒水石等；少数是以矿物为原料的加工品，比如：芒硝、石膏等；也包括一些动物的化石，比如：龙骨、浮石等。临床上常用的矿物药大约有50多种。

矿物类中药的药用历史悠久。如周代的炼丹术；从丹砂中提取水银；从人尿中提取制造“秋石”等。《神农本草经》中收载矿物药46种。现存最早的医学著作《五十二病方》中记载了21种矿物药的临床应用。《山海经》中记载的122种用于治疗疾病的药物中，矿物药有2种。《新修本草》增加矿物药14种，唐代矿物药已经达到139种。

矿物药虽然不及植物药多，但其价值同样重要，在临床上有多方面的医疗作用，如：用于清解实热之要药石膏；散瘀止痛、续筋接骨之功的自然铜；镇静安神、平肝潜阳的龙骨等。

我国矿物类中药的资源极为丰富，深入研究和更好地利用矿物类中药，是药学工作者的责任。

一、矿物的性质

矿物多为天然矿产的无机化合物、少数自然元素及有机物。大部分是固体（如朱砂），少数是液体（如水银）和气体（如硫化氢）。每一种矿物都具有一定的化学组成和结晶构造，这也决定了它们具有独特的物理及化学性质。利用这些性质的不同，可鉴别不同种类的矿物。

（一）结晶性质

自然界的矿物多数为固体，而固体矿物绝大部分为晶体。根据晶体常数的特点，可分为等轴晶系、三方晶系、四方晶系、六方晶系、斜方晶系、单斜晶系及三斜晶系等七大晶系。矿物常以单体聚集而成的集合体呈现，集合体多种多样，如粒状、晶簇状、放射状及结核状等。

有些矿物为含水矿物。由于水的存在形式而直接影响到矿物的性质。矿物中的水，按其存在的形式分为两大类：一是不加入晶格的吸附水或自由水；一是加入晶格组成的，包括以水分子（H_2O）形式存在的结晶水，如石膏 $CaSO_4 \cdot 2H_2O$、胆矾 $CuSO_4 \cdot 5H_2O$，以离子 H^+、OH^-形式存在的结晶水，如滑石 $Mg_3(Si_4O_{10})(OH)_2$。

（二）透明度

透明度是鉴定矿物的主要特征之一。矿物透光能力的大小称为透明度。以矿物磨至 0.03mm 标准厚度时的透光能力为依据，将矿物的透明度分为三等：透明矿物（如云母）、半透明矿物（如雄黄）、不透明矿物（如赭石）。

（三）颜色

矿物对光线中不同波长的光波均匀吸收或选择吸收所表现的性质为矿物的颜色。根据其颜色发生原因的不同，通常分为三类：

1. 本色 是矿物的成分和内部构造所决定的颜色，如辰砂的朱红色。

2. 外色 矿物形成时由外来的带色物质、气泡等包裹体所引起。外色的深浅，除与带色杂质的量有关外，还与其分散的程度有关，如紫石英。

3. 假色 由于投射光受晶体内部裂缝面、解理面及表面氧化膜的反射所引起光波的干涉作用而产生的变彩现象，如云母、方解石等。

矿物在白色毛瓷板上划过后留下的粉末痕迹称为条痕，条痕的粉末颜色称为条痕色。条痕色比矿物表面的颜色更为固定，因而具有鉴定意义。有的条痕色与矿物本身颜色相同，如朱砂；也有的不同，如自然铜本身为铜黄色，而其条痕为黑色；磁石和赭石两者表面均为灰黑色，但磁石条痕为黑色，赭石条痕则为樱桃红色，可用此特征鉴别。

（四）光泽

矿物表面对于投射光线的反射能力称为光泽。光泽的强度是指反射能力的强弱。矿物的光泽由强至弱分为：金属光泽（如自然铜）、金刚光泽（如朱砂）、玻璃光泽（如硼砂）等。如果矿物的断口或集合体表面不平滑，并有细微的裂缝及小孔等，使一部分反射光发生散射或相互干扰，则可形成特殊的光泽，如珍珠光泽（如云母）、油脂光泽（如硫黄）、绢丝光泽（如石膏）、土状光泽（如高岭石）。

（五）硬度

矿物抵抗外来机械作用的程度，称为硬度。不同的矿物有不同的硬度，用测硬仪和显微硬度计等仪器，可精密测定矿物的绝对硬度。但在中药检验工作中，一般采用摩氏硬度计来确定矿物类中药的相对硬度，摩氏硬度计多由十种不同的矿物组成，按其硬度由小到大分为十级，等级低的矿物可被等级高的矿物刻划。十种矿物的硬度等级及绝对硬度（kg/mm^2）比较如下（表 2-12-1）。

表 2-12-1 十种常见矿物的硬度

矿物	滑石	石膏	方解石	萤石	磷灰石	正长石	石英	黄玉	刚玉	金刚石
硬度（级）	1	2	3	4	5	6	7	8	9	10
绝对硬度	2.4	36	109	189	536	759	1120	1427	2060	10060

常用四级法代替摩氏硬度计的十级，指甲相当于2.5级；铜钥匙约3级；小刀约5.5级；石英或钢锉7级。测定硬度时，可将供试品矿物与标准矿物互相刻划，使供试品受损的最低硬度等级为该供试品的硬度。

（六）磁性

指矿物本身可以被磁铁或电磁铁吸引或其本身能吸引铁物体的性质，如磁石等。矿物的磁性与其化学成分中含有磁性元素Fe、Co、Ni、Mn等有关。

（七）脆性、延展性和弹性

脆性是指矿物容易被击破或压碎的性质，如方解石。延展性是指矿物能被压成薄片或拉伸成细丝的性质，如金、铜。弹性是指矿物在外力作用下而变形，除去外力后，仍能恢复原状的性质，如云母等。

（八）相对密度

相对密度是指矿物与4℃时同体积水的重量比。各种矿物的相对密度在一定条件下为一常数，具有鉴别意义。如石膏为2.3，朱砂为8.09~8.20等。

（九）解理、断口

矿物受力后沿一定结晶方向裂开成光滑平面的性质称为解理，所裂成的平面称为解理面。解理是某些结晶物质特有的性质，是鉴别的关键。如云母、方解石可完全解理；石英没有解理。矿物受力后不是沿一定结晶方向断裂，断裂面不平整，这种断裂面称为断口。断口形状有：锯齿状（如铜）、平坦状（如软滑石）、贝壳状（如胆矾）、参差状（如青礞石）。

（十）气味

有些矿物有特殊的气味，尤其是锤击、受热或湿润时较为明显。如雄黄灼烧有蒜臭气，胆矾具涩味，芒硝、大青盐有咸味等。

少数矿物类中药具有吸湿性，可以吸黏舌头或双唇，如龙骨、龙齿、软滑石等。

二、矿物类中药的分类

常依据矿物中所含主成分的阴离子或阳离子对矿物药进行分类。

（一）阳离子分类法

由于阳离子通常对药效起主要作用，因此过去常依据矿物中所含主成分的阳离子种类将矿物药分为：（1）汞化合物类：如朱砂、轻粉等。（2）铁化合物类：如自然铜、赭石等。（3）铅化合物类：如密陀僧、铅丹等。（4）铜化合物类：如胆矾、铜绿等。（5）铝化合物类：如白矾等。（6）砷化合物类：如雄黄、雌黄等。（7）镁化合物类：如滑石等；（8）钙化合物类：如石膏、龙骨等；（9）钠化合物类：如芒硝、硼砂等。

（二）阴离子分类法

依据矿物中所含主成分的阴离子种类可将矿物药分为：（1）硫化物类：如雄黄、朱砂。

(2) 氧化物类：如磁石、赭石。(3) 卤化物类：如轻粉。(4) 碳酸盐类：如炉甘石、鹅管石。(5) 硫酸盐类：如石膏、芒硝。(6) 硅酸盐类：如青礞石、滑石等。

本教材采用阴离子分类法编排矿物药。

三、矿物类中药的鉴定

（一）性状鉴定

外形明显的矿物类中药，首先应根据中药的一般程序进行鉴定，除需观察形状、颜色、质地、气味等外，还应注意其硬度、条痕、透明度、解理、断口、有无磁性及相对密度等的检查。

（二）显微鉴定

适合于矿物磨片和细粒集合体及粉末的鉴别。可用显微镜观察其形状、透明度和颜色等，如朱砂。

（三）理化鉴定

除了利用物理和化学分析方法，对矿物药所含主要化学成分进行定性和定量分析，鉴定矿物类中药品质的优良度。对外形和粉末无明显特征的中药或剧毒的矿物类中药，如玄明粉、信石等进行物理和化学分析尤为重要。此外，还有许多新技术，如：X 射线衍射分析法、原子发射光谱分析法、热分析法、极谱分析法等。

朱 砂

Cinnabaris

扫码“看一看”

【来源】本品为硫化物类矿物辰砂族辰砂。

【产地】主产于贵州、湖南、四川、重庆、广西等地区。以贵州万山特区质量最佳。

【采收加工】采挖后，选取纯净者，用磁铁吸净含铁的杂质，再用水淘去杂石和泥沙。

【性状】本品为**粒状或块状集合体，呈块片状或颗粒状。鲜红色或暗红色，具光泽，条痕红色至褐红色**。体重，质脆，片状者易破碎，粉末状者有闪烁的光泽；硬度2~2.5，相对密度 8.09~8.20。气微，无味。

根据形状不同分为三个规格：其中呈细小颗粒或粉末状，色红，有闪烁光泽，触之不染手者，习称“**朱宝砂**”；呈不规则板片状、斜方形或长条形，大小厚薄不一，色红而鲜艳，光亮如镜面而微透明，质松脆而易碎者，习称“**镜面砂**”；块较大，方圆形或多角形，色发暗或呈灰褐色，质坚而重，不易碎者，习称“**豆瓣砂**”。(图 2-12-1)

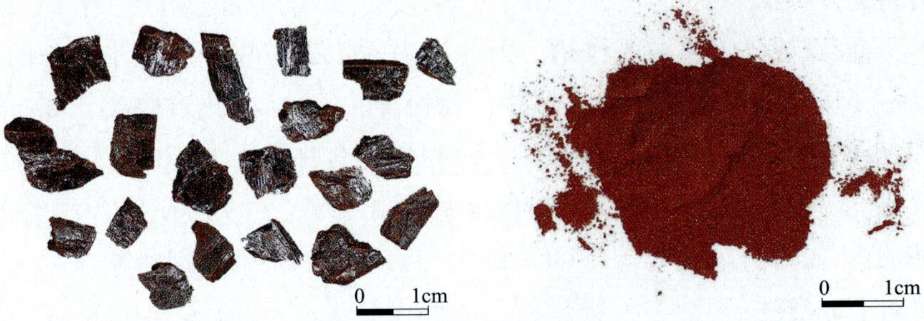

图 2-12-1 朱砂药材图

【鉴别】(1) 取本品粉末，用盐酸湿润后，在光洁的铜片上摩擦，铜片表面显银白色光泽，加热烘烤后，银白色消失。

(2) 取粉末 2g，加盐酸-硝酸（3∶1）的混合液 2ml 使溶解，蒸干，加水 2ml 使溶解，滤过，滤液显汞盐及硫酸盐反应。

【化学成分】主含硫化汞（HgS）。

【质量评价】

1. 经验鉴别　以色鲜红、有光泽、体重质脆者为佳。

2. 含量测定　照滴定法测定，药材含硫化汞（HgS）不得少于 96.0%，饮片含硫化汞（HgS）不得少于 98.0%。

【功效】清心镇惊，安神解毒。

知识拓展

人工朱砂与银珠

名称	外表面
人工朱砂	又称“灵砂”。是以水银、硫磺为原料，经加热升炼而成。含硫化汞在 99% 以上。本品完整者呈盆状，商品多为大小不等的碎块，全体暗红色，断面呈纤维柱状，习称“马牙柱”，有宝石或金属样光泽，质松脆，易破碎。
银珠	人工朱砂同原料、同方法、同容器内制成，但结晶部位不同，微量成分有一定差异。本品为细粒、疏散土状的深红色粉末，体重，具强光泽。易吸湿结块，捻之极细而染指。

自然铜

Pyritum

【来源】本品为硫化物类矿物黄铁矿族黄铁矿。

【产地】主产于四川、山东、湖南、湖北、东北等省。

【采收加工】采挖后，除去杂石。

【性状】本品晶形多为立方体，集合体呈致密块状。表面**亮淡黄色，有金属光泽**；有的黄棕色或棕褐色，无金属光泽。**具条纹，条痕绿黑色或棕红色**。体重，质坚硬或稍脆，易砸碎，断面**黄白色，有金属光泽**；或断面棕褐色，可见**银白色亮星**。(图 2-12-2)

【化学成分】主含二硫化铁（FeS_2）。

【质量评价】以块整齐、色黄而光亮、断面有金属光泽者为佳。

【功效】散瘀止痛，续筋接骨。

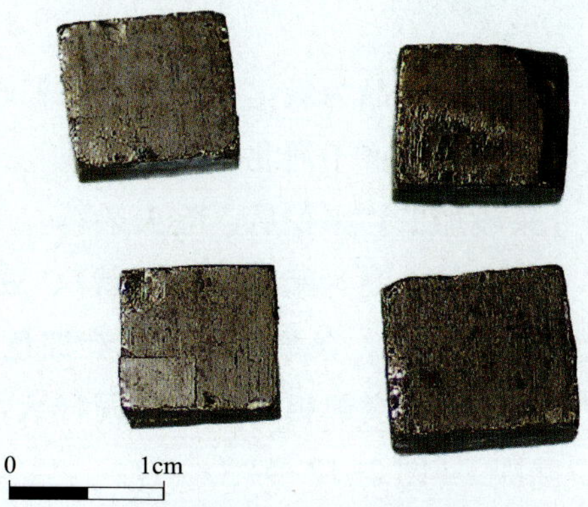

图 2-12-2　自然铜药材图

磁 石

Magnetitum

【来源】本品为氧化物类矿物尖晶石族磁铁矿。

【产地】主产于河北、山东、辽宁、江苏、安徽、广东等省。

【采收加工】采挖后，除去杂石。

【性状】本品为块状集合体，呈不规则块状，或略带方形，**多具棱角。灰黑色或棕褐色，条痕黑色，具金属光泽**。体重，质坚硬，断面不整齐。具磁性。有土腥气，无味。（图 2-12-3）

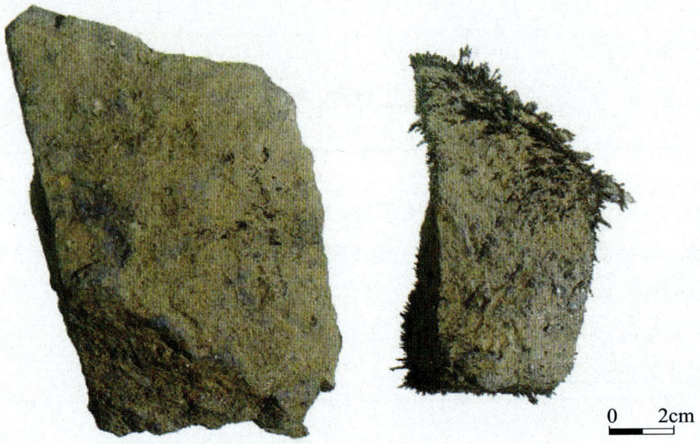

图 2-12-3　磁石药材图

【化学成分】主含四氧化三铁。

【质量评价】以色黑、断面致密有光泽、能吸铁者为佳。

【功效】镇惊安神，平肝潜阳，聪耳明目，纳气平喘。

赭 石

Haematitum

【来源】本品为氧化物类矿物刚玉族赤铁矿。

【产地】主产于河北、山西等地。

【采收加工】采挖后，除去杂石。

【性状】本品为**鲕状（鱼卵状）、豆状、肾状集合体**，多呈不规则的扁平块状。全体暗棕红色或灰黑色，条痕樱红色或红棕色，有的有金属光泽。一面多有圆形突起，习称**“钉头”；另一面与突起相对应处有同样大小的凹窝**。体重，质硬。砸碎后断面显层叠状。气微，味淡。（图 2-12-4）

【化学成分】主含三氧化二铁（Fe_2O_3）。

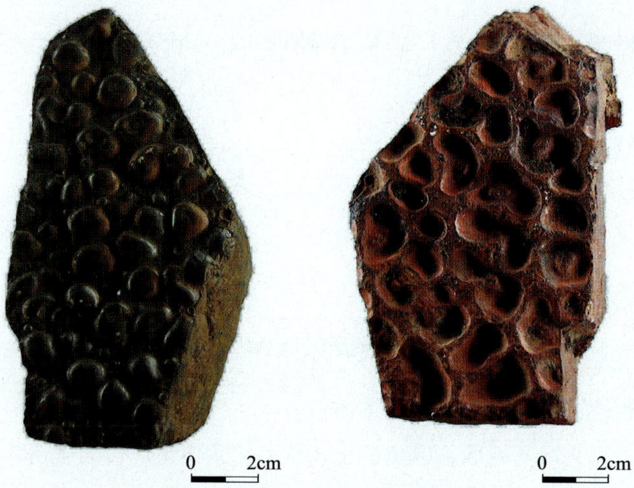

图 2-12-4 赭石药材图

【质量评价】以色棕红、断面层次明显、有“钉头”、无杂石者为佳。

【功效】平肝潜阳，重镇降逆，凉血止血。

雄 黄

Realgar

【来源】本品为硫化物类矿物雄黄族雄黄。

【产地】主产于湖南、贵州等地。以湖南石门的雄黄著名。

【采收加工】全年均可采挖。在矿中质软如泥，遇空气后变硬。采挖后，除去杂质。

【性状】本品为块状或粒状集合体，呈不规则块状。深红色或橙红色，**条痕淡橘红色，晶面有金刚石样光泽**。质脆，易碎，断面具树脂样光泽。硬度 1.5~2.0，相对密度 3.4~3.6。微有特异的臭气，味淡。精矿粉为粉末状或粉末集合体，质松脆，**手捏即成粉，橙黄色，无光泽**。本品燃烧易熔融成红紫色液体，并产生**黄白色烟和强烈的蒜臭气**。（图 2-12-5）

【鉴别】（1）取本品粉末 10mg，加水湿润后，加氯酸钾饱和的硝酸溶液 2ml，溶解后，加氯化钡试液，生成大量白色沉淀。放置后，倾出上层酸液，再加水 2ml，振摇，沉淀不溶解。

（2）取本品粉末 0.2g，置坩埚中，加热熔融，产生白色或黄白色火焰，伴有白色浓烟。取玻片覆盖后，有白色冷凝物，刮取少量，置试管内加水煮沸使溶解，必要时滤过，溶液加硫化氢试液数滴，即显黄色，加稀盐酸后生成黄色絮状沉淀，再加碳酸铵试液，沉淀复溶解。

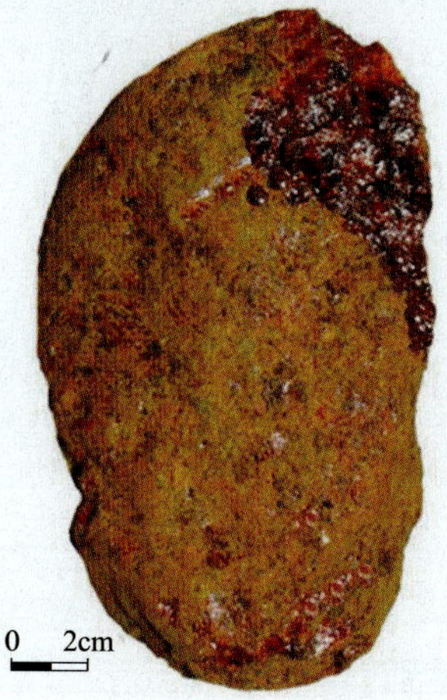

图 2-12-5 雄黄药材图

【化学成分】主含二硫化二砷（As_2S_2）。

【质量评价】

1. 经验鉴别 以色红、块大、质松脆、有光泽者为佳。

2. 含量测定 照碘量法测定，本品含砷量以二硫化二砷（As_2S_2）计，不得少于90.0%。

【功效】解毒杀虫，燥湿祛痰，截疟。

知识链接

朱砂与雄黄应慎用

朱砂、雄黄均有毒性，使用时应注意以下事项：

朱砂主含硫化汞，忌火煅及煎服，以免析出水银引起汞中毒。长期服用常规量的朱砂及制成的丸、散剂，也会发生慢性中毒。多入丸散剂，成人一日常用剂量0.1~0.5g；外用适量。

雄黄主含二硫化二砷，毒性较强，内服宜慎，多入丸散剂，成人一日常用剂量0.05~0.1g，不可过量久服。本品亦能从皮肤吸收，外用时不宜大面积涂擦及长期持续使用。切忌火煅及煎服，煅烧后产生三氧化二砷（As_2O_3），即砒霜，有剧毒。

石　膏

Gypsum Fibrosum

【来源】本品为硫酸盐类矿物硬石膏族石膏。

【产地】主产于湖北、甘肃、四川、安徽、山西等省。

【采收加工】采挖后，除去泥沙及杂石。

【性状】本品为**纤维状集合体**，呈长块状、板块状或不规则块状。白色、灰白色或淡黄色，有的半透明。体重质软，纵断面具有**绢丝样的光泽**。气微，味淡。（图2-12-6）

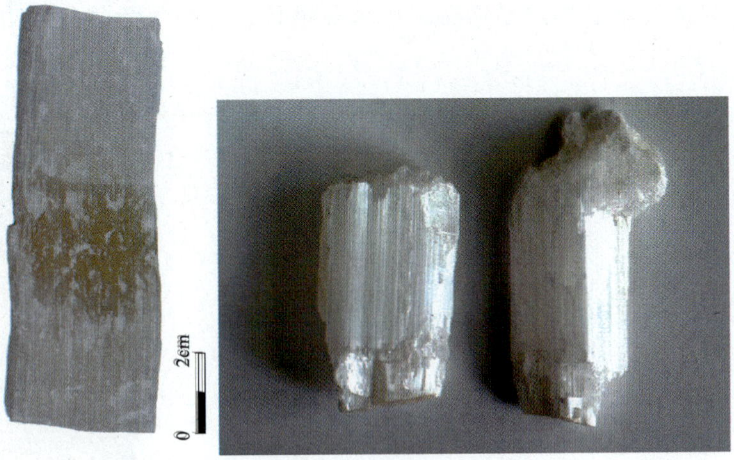

图2-12-6　石膏药材图

【鉴别】

1. 取本品一小块（约2g），置具有小孔软木塞的试管内，灼烧，管壁有水生成，小块变为不透明体。

2. 取本品粉末0.2g，加稀盐酸10ml，加热使溶解，溶液显钙盐及硫酸盐的鉴别反应。

【化学成分】主含含水硫酸钙（$CaSO_4 \cdot 2H_2O$）。

【质量评价】

1. 经验鉴别　以块大、色白、半透明、纵断面如绢丝者为佳。

2. 含量测定　照沉淀法测定，本品含含水硫酸钙（$CaSO_4 \cdot 2H_2O$）不得少于95.0%。

【功效】镇静止呕、收敛涩精。

龙 骨

Fossilia Ossis Mastodi

【来源】为古代哺乳动物如象类、犀类、鹿类、牛类、三趾马等的骨骼的化石或象类门齿的化石。前者习称“龙骨”，后者习称“五花龙骨”。

【产地】主产于山西、内蒙古、甘肃、陕西、河北等地。

【采收加工】全年可采挖，挖出龙骨后，除去泥土及杂质。

【性状】龙骨　呈骨骼状或已破碎的呈不规则块状，大小不一，多少弯曲，形似牙齿，多煅后敲碎用。表面白色、灰白色或浅棕色，较平滑，有点具裂隙或纹理，或具斑点和棕色条纹。质硬，砸碎后断面不平坦，色白，细腻如粉质，关节处膨大，有多数蜂窝状小孔。吸湿性强。在无色火焰中灼烧，应不发烟、不变黑、无异臭。气微、无味。五花龙骨呈不规则块状或圆柱状，直径6~25cm。呈淡灰白色或淡黄色，夹有红棕色及蓝灰色深浅粗细不同的花纹。表面平滑或略有光泽，有时有小裂隙。质硬、较酥脆，易片状剥落，吸湿性强，易风化破碎。气微，无味。（图2-12-7）

【化学成分】主含碳酸钙（$CaCO_3$）、磷酸钙［$Ca_3(PO_4)_2$］。

【质量评价】以体轻、质脆、分层、有蓝灰、红、棕等色的花纹，吸湿性强者为佳。

【功效】镇惊安神，敛汗固精，止血涩肠，生肌敛疮。

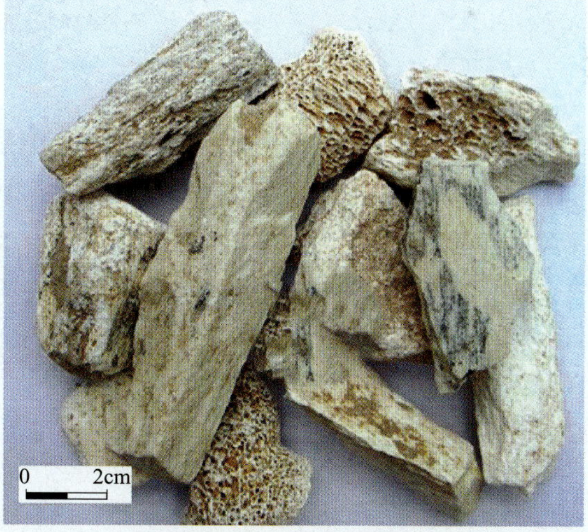

图2-12-7　龙骨药材图

附药：龙齿

为古代哺乳动物如象类、犀牛类、三趾马等的牙齿的化石，呈完整的齿状或破碎成不规则的块状。主要为犬齿及臼齿。犬齿呈圆锥形，先端弯而尖，直径约0.5~3厘米，近尖端处常中空。臼齿呈圆柱形或方柱形，一端较细，略弯曲，多有深浅不同的沟棱。表面呈牙白色的称为“白龙齿”、呈青灰色或暗棕色的为“青龙齿”，有的表面具光泽的珐琅质，断面粗糙，凹凸不平或有不规则的凸起棱线。质坚硬，断面不平坦，亦粗糙，有吸湿性。无臭，无味。性寒，味甘、涩。具有镇惊安神、清热除烦等功效。

芒 硝

Natrii Sulfas

【来源】本品为硫酸盐类矿物芒硝族芒硝经加工精制而成的结晶体，主含含水硫酸钠（$Na_2SO_4 \cdot 10H_2O$）常夹杂微量氯化钠。

【产地】多生于海边碱土地区、矿泉、盐场附近及潮湿的山洞中；主产于河北、山东、河南、江苏等地。

【采收加工】取天然产的不纯芒硝（俗称“土硝”），加水溶解，放置，使杂质沉淀，滤过，滤液加热浓缩，放冷后析出结晶（俗称“朴硝”或“皮硝”）；再将朴硝重结晶，即为芒硝。

【性状】药材 本品**呈棱柱状、长方形或不规则块状及粒状结晶**。无色透明或类白色半透明，质脆、易碎，**断面呈玻璃样光泽**。气微，味咸。（图 2-12-8）

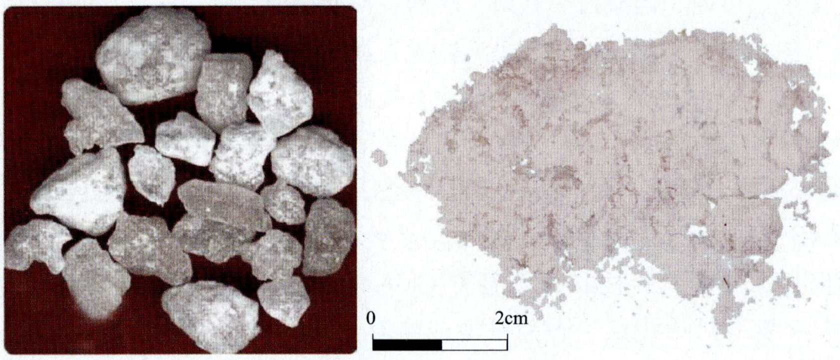

图 2-12-8 芒硝药材图

1. 芒硝；2. 玄明粉

【鉴别】本品少许在火焰中燃烧，火焰呈黄色。

【化学成分】主含含水硫酸钠（$Na_2SO_4 \cdot 10H_2O$）。本品按干燥品计算，含硫酸钠（Na_2SO_4）不得少于 99.0%。

【质量评价】以无色、透明、呈结晶状者为佳。

【功效】泻热通便，润燥软坚，清火消肿。

知识链接

芒硝的不良反应

芒硝含有硫酸钠，内服后其硫酸根离子不易被肠黏膜吸收，存留于肠内成为高渗溶液，使肠内水分增加，引起机械性刺激，促进肠蠕动。如果口服剂量过大，可引起恶心、呕吐、腹痛、腹泻、虚脱等症，长时间应用可导致体重减轻。肾功能不良者服用则会引起严重的中毒反应。故临床上使用要注意脾胃虚寒者慎服，孕妇、肾功能不全者禁用。

附药：玄明粉

本品为芒硝经风化干燥制得。主含硫酸钠（Na_2SO_4）。为白色粉末。气微，味咸。有引湿性。具有泻下通便，润燥软坚，清火消肿之功效。

滑　石

Talcum

【来源】本品为硅酸盐类矿物滑石族滑石，习称“硬滑石”。

【产地】主产于山东、江苏、辽宁、江西等地。

【采收加工】采挖后，除去泥沙及杂石。

【性状】本品多为块状集合体，呈不规则的块状。**白色、黄白色或淡蓝灰色**，有蜡样光泽。**质软细腻，手摸有润滑感**，无吸湿性，置水中不崩散，气微，味淡。(图 2-12-9)

饮片　滑石粉　本品为白色或类白色、微细、无砂性的粉末，手摸有滑腻感。气微，味淡。在水、稀盐酸或稀氢氧化钠溶液中均不溶解。

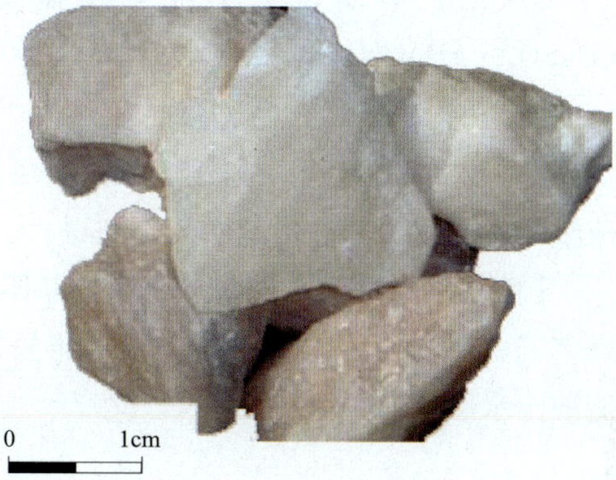

图 2-12-9　滑石药材图

【化学成分】主含含水硅酸镁［$Mg_3(Si_4O_{10})(OH)_2$］。

【质量评价】以色白、润滑者为佳。

【功效】利尿通淋，清热解暑，祛湿敛疮。

炉甘石

Galamina

【来源】本品为碳酸盐类矿物方解石族菱锌矿。

【产地】主产于广西。四川、湖南等省亦产。

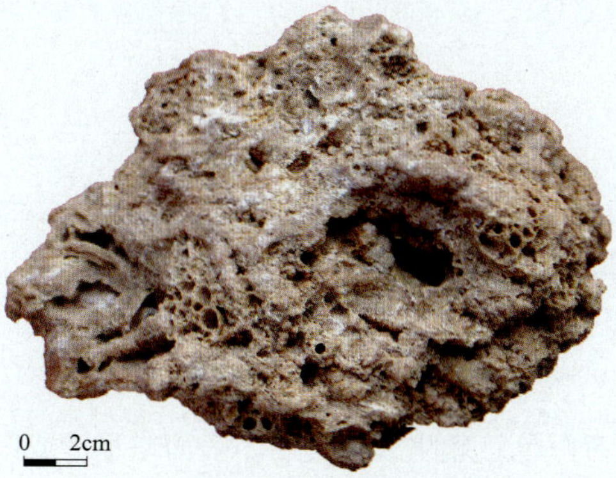

图 2-12-10　炉甘石药材图

【采收加工】采挖后，除去泥沙及杂石。

【性状】本品为**块状集合体，呈不规则块状，大小不一**。灰白色或淡红色，表面粉性，无光泽，凹凸不平，**多孔，呈蜂窝状**。体轻，易碎。气微，味微涩。(图 2-12-10)

【鉴别】（1）取本品粗粉 1g，加稀盐酸 10ml，即泡沸，产生二氧化碳气，导入氢氧化钙试液中，即生成白色沉淀。

（2）取本品粗粉 1g，加稀盐酸 10ml 使溶解，滤过，滤液加亚铁氰化钾试液，即生成白色沉淀，或杂有微量的蓝色沉淀。

【化学成分】主含碳酸锌（$ZnCO_3$）。

【质量评价】

1. 经验鉴别 以体轻、质松、色白者为佳。

2. 含量测定 照滴定法测定，本品按干燥品计算，含氧化锌（ZnO）不得少于40.0%。

【功效】解毒明目退翳，收湿止痒敛疮。

胆 矾

Chakanthitum

【来源】本品是天然或人工制造的含水硫酸铜结晶体，俗称五水合硫酸铜（$CuSO_4 \cdot 5H_2O$）、蓝矾。

【产地】主产于云南、山西等省。

【采收加工】全年可采制，天然者可在开采铜、铅、锌矿时选取蓝色半透明的结晶；或硫酸作用于铜片、氧化铜而人工制得。

【性状】本品为不规则的块状结晶体，大小不一，深蓝色或淡蓝色，半透明。置露于干燥空气中，缓缓风化。加热烧之，即**失去结晶水变成白色，遇水则又变蓝**。质脆，易碎，能溶于水。（图2-12-11）

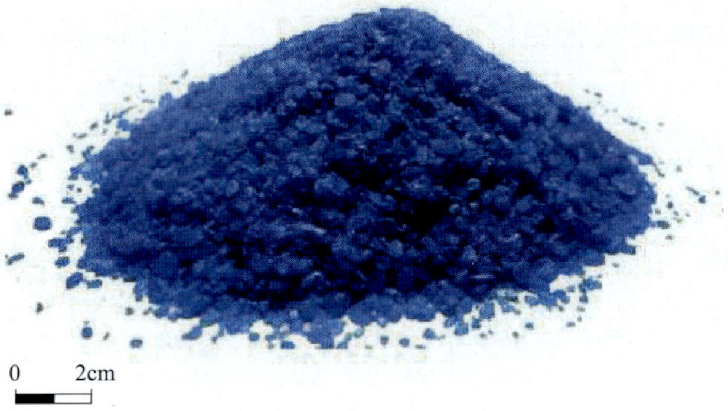

图2-12-11 胆矾药材图

【化学成分】主含硫酸铜（$CuSO_4 \cdot 5H_2O$）。

【质量评价】以光亮、质松脆者为佳。

【功效】催吐，祛腐，解毒。

白 矾

Alumen

【来源】本品为硫酸盐类矿物明矾石经加工提炼制成。

【产地】主产于甘肃、河北、安徽、福建、山西、湖北、浙江等地。

【采收加工】

【性状】本品呈不规则的块状或粒状。无色或淡黄白色，透明或半透明。表面略平滑或凹凸不平，具**细密纵棱，有玻璃样光泽**。质硬而脆。气微，味酸、微甘而极涩。（图2-12-12）

【质量评价】以透明、有玻璃样光泽者为佳。

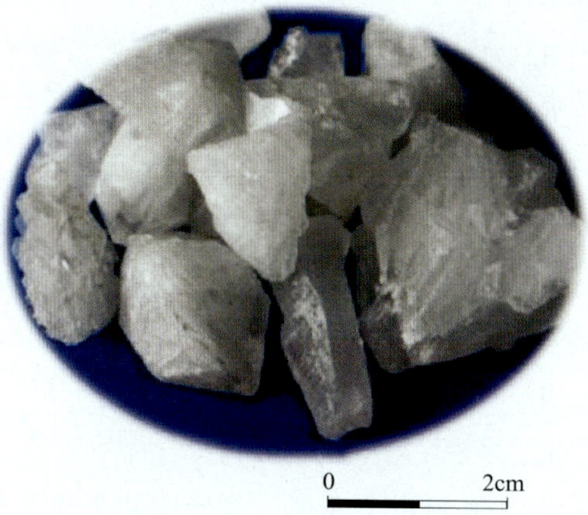

图 2-12-12　白矾药材图

【功效】外用解毒杀虫，燥湿止痒；内服止血止泻，祛除风痰。

硫　黄

Sulfur

【来源】本品为自然元素类矿物硫族自然硫或用含硫矿物经加工制得。

【产地】主产于山西、河南、山东等省。

【采收加工】全年可采挖，在矿石中呈泥状，经过土法加工，放入罐内，加热熔化，除去杂质，倒入模型内，冷却后，打成碎块。

【性状】本品**呈不规则块状、粗颗粒状或粉末状**，黄色或略呈绿黄色，表面不平坦或粗糙，常有多数小孔。体轻，质脆，硬度1~2，密度2.05~2.08g/cm^3，断面有的**呈蜂窝状，纵断面可见细柱状或针状晶体，具金刚光泽**。具有特异臭气，可升华。(图 2-12-13)

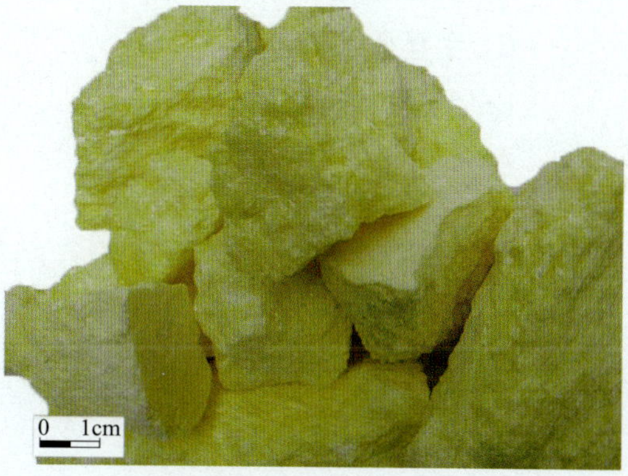

图 2-12-13　硫磺药材图

【化学成分】硫黄主含单质硫，此外尚有钙、铁、铝、镁和碲、硒等元素。

【质量评价】以色黄、光亮、质松脆者为佳。

【功效】外用解毒杀虫疗疮；内服补火助阳通便。孕妇忌服。

目标检测

一、A 型选择题

1. 具含水硫酸钙的中药是

A. 芒硝　　B. 石膏　　C. 龙骨

D. 滑石　　E. 赭石

2. 中药雄黄的主要化学成分是

A. 三硫化二砷　　B. 硫　　C. 二硫化二砷

D. 氧化二砷　　E. 硫化汞

3. 具“钉头”的矿物类中药是

A. 磁石　　B. 朱砂　　C. 滑石

D. 赭石　　E. 自然铜

4. 主成分为二硫化铁的矿物类中药为

A. 自然铜　　B. 石膏　　C. 朱砂

D. 芒硝　　E. 赭石

5. 粉末用盐酸湿润后，在光洁铜片上摩擦，能使铜片表面呈现银白色光泽的中药是

A. 朱砂　　B. 雄黄　　C. 石膏

D. 自然铜　　E. 赭石

6. 下列矿物药中含剧毒成分的是

A. 石膏　　B. 信石　　C. 自然铜

D. 芒硝　　E. 赭石

7. 燃之易熔融成红紫色液体，并产生黄白色烟气，有强烈蒜臭的是

A. 朱砂　　B. 硫黄　　C. 雄黄

D. 明矾　　E. 赭石

二、B 型选择题

[1~5]

A. 主含硫化物　　B. 主含含水硅酸镁

C. 主含含水硫酸钙　　D. 主含碳酸锌

E. 主含二硫化二砷

1. 炉甘石

2. 石膏

3. 朱砂

4. 雄黄

5. 滑石

三、X 型选择题

1. 朱砂的性状特征有

A. 鲜红或暗红　　B. 条痕红色或褐红色

C. 触之染成红色　　D. 质重而脆

E. 有特异臭气

2. 为硫化物类矿物的中药有

A. 朱砂　　B. 石膏　　C. 雄黄

D. 自然铜　　E. 赭石

（王月珍　马千里）

第三篇

中药鉴定技能实训

实训1　粉末制片与绘图

【实训目标】掌握粉末装片法制片技术、掌握显微绘图要领。

【实训材料】川贝母、半夏粉末。

【仪器与试剂】生物显微镜、酒精灯、载玻片、盖玻片、解剖针、镊子、擦镜纸、吸水纸、火柴、绘图铅笔（HB）、直尺和擦皮；蒸馏水、稀甘油、甘油醋酸试液、水合氯醛试液。

【实训内容】

一、粉末制片方法

扫码“看一看”

主要用于粉末状的药材及含药材粉末的制剂的观察。

1. 粉末的制备　选择具有代表性的样品适量（10~20g）置粉碎器（冲器、铁碾或其他粉碎器）中粉碎，使之一般能通过《中国药典》规定的的4号筛（相当65~80目）为度。

制备粉末时应注意若有较多的组织（如纤维等）通不过筛子，而作为残渣遗去，就会影响该药材的特征的检出，造成结果判断的困难。

成方制剂粉末制片，按剂型不同，需分别处理样品，再按药材粉末制片法装片观察。

2. 粉末制片

（1）操作方法：用解剖针挑取样品粉末少许，置载玻片的中央，加适宜的试液1~2滴，用针搅匀（如为酸或碱时应用细玻棒代替针），待液体渗入粉末后，用左手食指与拇指夹持盖玻片的边缘，使其左侧与药液层左侧接触，再用右手持小镊子或解剖针托住盖玻片的右侧，缓缓放下，使液体逐渐漫延充满盖玻片下方。如液体未充满盖玻片，应从空隙相对边缘滴加液体，以防产生气泡；若液体过多，用滤纸片从侧面吸去溢出的液体，保持制片清洁。制片中要求粉末分布均匀，气泡尽量少；粉末不能明显重叠、堆积。常用的方法有：

①水装片或斯氏液（甘油醋酸）装片：试液为蒸馏水或斯氏液。用于观察淀粉粒。装片过程中不可加热，否则淀粉粒糊化。

②水合氯醛或乙醇装片：试液为水合氯醛或乙醇。用于观察菊糖。装片过程中不可加热，否则菊糖溶解。

③水合氯醛加热透化装片：试液为水合氯醛（水合三氯乙醛）、稀甘油。挑取粉末少许置载玻片中央，加水合氯醛溶液1~2滴，混匀，于酒精灯上微热透化，并以解剖针搅拌，补充2~3次水合氯醛溶液（勿使溶液蒸干）。透化好后加稀甘油1~2滴混合，盖片，清除盖玻片周围多余的药液。用于除淀粉粒、菊糖以外的大多数组织、细胞、细胞后含物的观察。装片过程中需要加热。

水合氯醛试液与稀甘油的作用：水合氯醛试液可使细胞膨胀，便于观察组织、细胞及其内含物特征；去除细胞表面或内部杂质；增强透明度。稀甘油的作用是增加透明度，防止气泡生成，防止水合氯醛结晶析出。

3. 粉末制片注意事项

（1）粉碎用具用毕后，必须处理干净并干燥后才能用于另一种药材的粉碎。

（2）所用盖玻片和载玻片应保持洁净。新片要用洗液浸泡或用肥皂水煮半小时取出，先用流水冲洗后，再用蒸馏水冲洗 1~2 次后，置于 70%~90% 乙醇中，备用。

（3）显微鉴别实验时，应先观察淀粉粒、菊糖等，再观察其他显微特征。所以，一般先以甘油醋酸试液装片观察，然后以水合氯醛试液装片观察，最后加热透化或滴加其他试液进行观察。每步骤观察结果均应作记录。

（4）可借助偏光装置寻找和观察，尤其是淀粉粒、结晶、纤维、石细胞、导管等显微特征。

（5）为提高显微鉴别的正确性，可采用对照药材或已经鉴定品种的药材为对照观察。

（6）鉴别成方制剂前，应了解处方组成和制法，分析处方中各种药材的主要鉴别特征及用量的多少。进行显微鉴别时，应观察 3~5 张装片，使特征不致遗漏。

（7）记录要求详细、清晰、明确、真实。

①组织特征的记录，应以从外至内的次序进行，对有鉴别意义的特征需详细地描述；一般应绘制简图。必要时，应利用显微描绘器或显微摄影装置绘制详图或提供显微照片，并注明放大倍数，或加比例尺。

②粉末显微鉴别时，先记录原粉末的色泽、气味。然后边观察、边记录。注意观察的全面性。观察每张粉末片时，应自上左至下右，呈"之"字形扫描，逐渐移动装片，全面观察目的物，描述其特征，测量其长度，并注意统计最小量值、多见量值、最大量值；一一记录。

通常以先多数后少数的顺序描述特征，并标明"多见"、"少见"、"偶见"。注意着重描述有鉴别意义的组织、细胞和内含物，对于各类药材均具有的一些基本组织，如叶类药材有栅栏细胞、海绵细胞、细小导管等可不作重点描述。

二、川贝母、半夏的显微粉末观察

（1）川贝母（松贝、青贝及栽培品）粉末：类白色。注意观察：

①淀粉粒：甚多，广卵形、长圆形或不规则形，有的边缘不平整或略作分枝状，直径 5~64μm，脐点短缝状、点状、人字状或马蹄状，层纹隐约可见。

②表皮细胞：类长方形，垂周壁微波状弯曲。

③气孔：偶见不定式气孔，圆形或扁圆形。

④草酸钙方晶：含较少细小。

⑤导管：螺纹，直径 5~26μm。

（2）半夏粉末：类白色。注意观察：

①淀粉粒：甚多，单粒类球形、半圆形或圆多角形，直径 2~20μm，脐点短缝状、人字状、三叉状或星状，大粒层纹隐约可见；复粒多，较大，由 2~6 个分粒组成。

②草酸钙针晶：较多，成束存在于椭圆形黏液细胞中，针晶纤细，长 20~144μm，或随处散在。

③导管：主要为螺纹导管，少数为环纹导管，非木化或木化，直径 10~24μm。

三、显微绘图要领

1. 绘图要求　在中药的性状和显微鉴定工作中，图可以集中地突出表现实物的主要特征，有些特征用图比摄影照片效果还好，因此除去用文字记录观察到的外形、组织、细胞及内含物特征外，有时还需要绘出中药的外形和显微图，以补充文字叙述的不足。绘制精确的图形要根据观察的实物进行，对所要描绘的特征要仔细观察后，再进行描绘。绘图是中药鉴定和研究工作中的一项基本技能。绘图的精确与好坏，明显地影响中药鉴定和研究的结果与质量。

显微绘图是根据显微镜下的观察内容绘制的，因此，首先要充分观察了解所绘材料的特点、排列及比例。选择有代表性的、典型的部位进行绘图。客观真实地反映材料的自然状态。即绘图要求具备高度的科学性和真实感，形态正确、结构清楚、比例适当、清晰美观。

2. 基本步骤

（1）根据绘图纸张大小和绘图的数目，安排好每个图的位置及大小，并留好注释文字和图名的位置。

（2）将图纸放在显微镜右方，依观察结果，先用 HB 型铅笔轻轻勾一个轮廓，确认各部分比例无误后，再把各个部分勾画出来。

（3）绘图通常采用“积点成线，积线成面”的表现手法，即用线条和圆点来完成全图。绘线条时要求所有线条都均匀、平滑，无深浅、虚实之分，无明显的起落笔痕迹，尽可能一气呵成不反复。圆点要点得圆、点得匀，其疏密程度表示不同部位颜色深浅。

（4）绘好图之后，用引线和文字注明各部分名称。注字应详细、准确，且所有注字一律用平行引线向右一侧注明，同时要求所有引线右边末端在同一垂直线上。在图的下方注明该图名称，即某种植物、某个器官的某个制片和放大倍数。

注意：所有绘图和注字都必须使用 HB 型铅笔，不可以用钢笔、圆珠笔或其他笔。

【实训报告】

1. 制片中水合氯醛试液及稀甘油的作用是什么？
2. 绘制川贝母、半夏的粉末特征图。

实训2 大黄的鉴定

【实训目标】掌握大黄的显微及理化鉴别特征。

【实训材料】大黄为蓼科植物大黄 *Rheum palmatum* L.、唐古特大黄 *Rheum tanguticum* Maxim. ex Balf. 或药用大黄 *Rheum officinale* Baill. 的干燥根及根茎。大黄粉末、大黄永久制片。

【仪器与试剂】显微镜、微量升华装置、紫外分析仪、烘箱、分析天平；稀甘油、甘油醋酸试液、水合氯醛试液、氢氧化钠试液、甲醇、45%乙醇。

【实训内容】

1. 显微鉴别

（1）大黄根茎横切面：注意观察：

①残存的木栓层。

②韧皮部筛管群明显。

③形成层成环。

④木质部射线，导管非木化，稀疏排列。

⑤髓部宽广，内有红棕色物；异型维管束散在，形成层成环，木质部位于形成层外方，韧皮部位于形成层内方，射线呈星状射出。

⑥薄壁细胞含草酸钙簇晶，并含多数淀粉粒。

（2）大黄粉末：黄棕色。注意观察：

①草酸钙簇晶直径较大，棱角较钝。

②具缘纹孔、网纹、螺纹及环纹导管，非木化。

③淀粉粒甚多，单粒类球形或多角形，直径 3~45μm，脐点星状，复粒由 2~8 分粒组成。

2. 理化鉴别

（1）取本品粉末少量，进行微量升华，可见菱状针晶或羽状结晶。

（2）取本品粉末 0.2g，加甲醇 2ml，温浸 10 分钟，放冷，取上清液 10μl，点于滤纸上，以45%乙醇展开，取出，晾干，放置 10 分钟，置紫外光灯（365nm）下检视，不得显持久的亮紫色荧光（检查土大黄苷）。

【实训报告】绘大黄根茎横切面简图及粉末特征图；记录理化实训结果。

实训3 黄连的鉴定

【实训目标】掌握黄连的显微及理化鉴别特征。

【实训材料】黄连为毛茛科植物黄连 *Coptis chinensis* Franch.、三角叶黄连 Coptis deltoidea C. Y. Cheng et Hsiao 或云连 *Coptis teeta* Wall. 的干燥根茎。黄连药材、黄连粉末、黄连永久制片。

【仪器与试剂】显微镜、紫外分析仪；稀甘油、甘油醋酸试液、水合氯醛试液、氢氧化钠试液、稀盐酸、含氯石灰、5%没食子酸乙醇溶液、硫酸、乙醇、30%硝酸。

【实训内容】

1. 显微鉴别

（1）黄连横切面

味连　注意观察：

①木栓层细胞。

②皮层中石细胞单个或成群散在。

③中柱鞘纤维成束，或伴有少数石细胞，均显黄色。

④维管束外韧型，环列；束间形成层不明显；木质部黄色，均木化，木纤维较发达。

⑤髓部无石细胞。

雅连　髓部有石细胞。

云连　皮层、中柱鞘及髓部均无石细胞。

（2）味连粉末　粉末黄棕色或黄色。注意观察：

①石细胞黄色，壁厚，壁孔明显。

②中柱鞘纤维黄色，纺锤形或梭形，壁厚。

③木纤维较细长，壁较薄，有稀疏点状纹孔。

④鳞叶表皮细胞，绿黄色或黄棕色，细胞长方形或长多角形，壁微波状弯曲或连珠状增厚。

⑤导管为网纹或孔纹，短节状。

雅连与味连相似，但石细胞较多，金黄色，呈不规则条形或长椭圆形。

2. 理化鉴别

（1）根茎断面置紫外光灯（365nm）下观察显金黄色荧光，木质部尤为显著。

（2）取本品粉末或薄切片置载玻片上，加95%乙醇1~2滴及30%硝酸1滴，加盖玻片，放置片刻，镜检，有黄色针状或针簇状硝酸小檗碱结晶析出。

【实训报告】绘黄连粉末特征图；记录理化实训结果。

实训4 甘草的鉴定

【实训目标】掌握甘草的粉末鉴别特征；熟悉甘草的组织特征。

【实训材料】甘草为豆科植物甘草 *Glycyrrhiza uralensis* Fisch.、胀果甘草 *Glycyrrhiza inflata* Bat. 或光果甘草 *Glycyrrhiza glabra* L. 的干燥根及根茎。甘草粉末、甘草永久制片。

【仪器与试剂】显微镜、回流装置、紫外分析仪、点样器；稀甘油、水合氯醛试液、80%硫酸溶液。

【实训内容】

1. 显微鉴别

(1) 甘草横切面：注意观察：

①木栓层细胞棕色。

②韧皮部射线宽广，弯曲；纤维多成束，周围薄壁细胞常含草酸钙方晶。

③木质部导管较多；木纤维成束，断续排列成放射状。周围薄壁细胞常含草酸钙方晶。

④根中心无髓；根茎中心有髓。

(2) 甘草粉末：粉末棕黄色。注意观察：

①纤维成束，壁厚，周围薄壁细胞常含草酸钙方晶，形成晶纤维。

②具缘纹孔导管较大，稀有网纹导管。

③木栓细胞红棕色，多角形。

2. 理化鉴别

本品粉末遇80%硫酸呈黄棕色，渐变橙黄色。(甘草酸反应)

【实训报告】绘甘草横切面简图；绘甘草粉末特征图。

实训5　人参的鉴定

【实训目标】掌握人参粉末的鉴别特征；熟悉人参的组织特征。

【实训材料】人参为五加科植物人参 *Panax ginseng* C. A. Mey. 的干燥根。人参粉末、人参永久制片。

【仪器与试剂】显微镜；稀甘油、甘油醋酸试液、水合氯醛试液。

【实训内容】

1. 人参横切面　注意观察：

①木栓层细胞。

②韧皮部有树脂道散在，内含黄色分泌物。

③木质部射线宽广，导管单个散在或数个相聚，断续排列成放射状，导管旁偶有非木化的纤维。

④薄壁细胞含草酸钙簇晶。

2. 人参（生晒参）粉末　粉末淡黄白色。注意观察：

①树脂道碎片，含黄色块状分泌物。

②草酸钙簇晶棱角锐尖。

③木栓细胞类方形或多角形，壁薄，细波状弯曲。

④网纹及梯纹导管直径 10~56μm。

⑤淀粉粒甚多，单粒类球形、半圆形或不规则多角形，脐点点状或裂缝状；复粒由 2~3 分粒组成。

【实训报告】绘人参横切面简图；绘人参粉末特征图。

实训6　麦冬的鉴定

【实训目标】掌握麦冬的显微鉴别特征。

【实训材料】麦冬为百合科植物麦冬 *Ophiopogon japonicus*（L. f）Ker-Gawl. 的干燥块根。麦冬药材、麦冬粉末、麦冬永久制片。

【仪器与试剂】显微镜；稀甘油、水合氯醛试液、蒸馏水。

【实训内容】显微鉴别

1. 麦冬横切面

①表皮细胞1列或脱落，根被为3~5列木化细胞。

②皮层宽广，散布含草酸钙针晶束的黏液细胞。

③内皮层细胞壁均匀增厚，木化，有通道细胞，外侧为1列石细胞，其内壁及侧壁均增厚，纹孔细密。

④中柱较小，韧皮部束16~22个，木质部由导管、管胞、木纤维以及内侧的木化细胞连结成环层。

⑤髓小，薄壁细胞类圆形。

2. 麦冬粉末　白色或黄白色。

①草酸钙针晶：散在或成束存在于黏液细胞中，针晶长21~78μm，直径约至3μm；另有柱状结晶，长51~118μm，直径5~9μm，两端斜尖，易断碎。

②石细胞：常与内皮层细胞上下层相叠，表面观类方形或类多角形，长32~196μm，直径22~94μm，壁厚4~16μm，有的一边菲薄，纹孔密，短缝状或扁圆形，孔沟较粗。

③内皮层细胞：表面观长方形或长条形，壁厚，纹孔较密，孔沟明显。

④木纤维：细长，末端倾斜，壁稍厚，微木化，纹孔斜裂缝状或相交十字形、人字形。

⑤管胞：多为单纹孔及网纹，少数为具缘纹孔。

【实训报告】绘麦冬粉末特征图。

实训 7　厚朴的鉴定

【实训目标】掌握厚朴的显微鉴别特征。

【实训材料】厚朴为木兰科植物厚朴 *Magnolia officinalis* Rehd. et Wils. 或凹叶厚朴 *Magnolia officinalis* Rehd. et Wils. var. *bilobaRehd.* et Wils. 的干燥干皮、根皮及枝皮。厚朴药材、厚朴粉末、厚朴永久制片。

【仪器与试剂】显微镜、稀甘油、水合氯醛试液等。

【实训内容】

1. 显微鉴别

（1）厚朴干皮横切面

①木栓层为 10 余列细胞；有的可见落皮层；木栓形成层中含黄棕色物质。

②皮层外侧有石细胞环带，内侧散有多数油细胞和石细胞群。

③韧皮部射线宽 1~3 列细胞；纤维多数个成束；亦有油细胞散在。

④薄壁细胞含黄棕色物质或淀粉粒，另有含草酸钙方晶。

（2）厚朴粉末　棕色。用水合氯醛试液透化、再用稀甘油封片。置显微镜下观察，可见

①石细胞类方形、椭圆形、卵圆形或不规则分枝状，有时可见层纹。

②纤维甚多，壁甚厚，有的呈波浪形或一边呈锯齿状，孔沟不明显，木化。

③油细胞呈椭圆形，含黄棕色油状物。

④木栓细胞呈多角形，壁薄微弯曲。

【实训报告】绘厚朴粉末特征图。

实训8　黄柏与关黄柏的鉴定

【实训目标】掌握黄柏与关黄柏的显微及理化鉴别特征。

【实训材料】黄柏为芸香科植物黄皮树 *Phellodendron chinense* Schneid. 的干燥树皮；关黄柏为芸香科植物黄檗 *Phellodendron amurense* Rupr. 的干燥树皮。黄柏与关黄柏药材、黄柏与关黄柏粉末、黄柏与关黄柏永久制片。

【仪器与试剂】显微镜、紫外灯、稀甘油、水合氯醛试液、乙醇、硫酸、氯试液等。

【实训内容】

1. 显微鉴别

（1）黄柏横切面

①木栓层由多列长方形细胞组成，内含棕色物质，栓内层细胞含草酸钙方晶。

②皮层狭窄，散有纤维群及石细胞群，石细胞大多分枝状，壁极厚，层纹明显。

③韧皮部外侧有少数石细胞，纤维束切向排列呈断续的层带（又称硬韧部），纤维束周围薄壁细胞常含草酸钙方晶。

④射线宽2~4列细胞，常弯曲而细长。

⑤薄壁细胞含细小淀粉粒和草酸钙方晶，黏液细胞随处可见。

关黄柏与黄柏相似，不同点是关黄柏木栓细胞呈方形，皮层比较宽广，石细胞略少，韧皮部外侧几无石细胞。射线较平直，硬韧部不发达。

（2）黄柏粉末　鲜黄色。

①纤维鲜黄色，常成束，周围细胞含草酸钙方晶，形成晶纤维；含晶细胞壁木化增厚。

②石细胞鲜黄色，类圆形或纺锤形，有的呈分枝状，枝端锐尖，壁厚，层纹明显；有的可见大型纤维状的石细胞。

③草酸钙方晶众多。

④黄色黏液细胞多单个存在，遇水膨胀呈圆形，壁薄，内含黏液汁。

（3）关黄柏粉末　绿黄色或黄色。

①纤维鲜黄色，常成束，周围细胞含草酸钙方晶，形成晶纤维；含晶细胞壁木化增厚。

②石细胞鲜黄色，类圆形或纺锤形，有的呈分枝状，壁厚，层纹明显。

③草酸钙方晶极多。

④淀粉粒呈球形。

⑤黏液细胞类球形。

2. 理化鉴别

（1）取黄柏断面，置紫外光灯下观察，显亮黄色荧光。

（2）取本品粉末 0.1 克，加乙醇 10ml，振摇数分钟，滤过，滤液加硫酸 1ml，沿管壁滴加氯试液 1ml，在两液接界处显红色环。（检查小檗碱）

【实训报告】绘黄柏与关黄柏粉末特征图；记录理化实训结果。

实训9 番泻叶的鉴定

【实训目标】掌握番泻叶的显微及理化鉴别特征。

【实训材料】番泻叶为豆科植物狭叶番泻 *Cassia angustifolia* Vahl 或尖叶番泻 *Cassia acutifolia* Delile 的干燥小叶。番泻叶药材、番泻叶粉末、番泻叶永久制片。

【仪器与试剂】显微镜、紫外分析仪、稀甘油、氢氧化钠试液等。

【实训内容】

两种番泻叶的显微特征相似。

（1）叶片横切面

①表皮细胞1列类长方形，常含黏液质，外被角质层；上下表皮均有气孔和单细胞非毛腺。

②叶肉组织为等面叶型。均有1列栅栏细胞，上表面的栅栏细胞长柱形，通过主脉；下表面的栅栏细胞较短，靠主脉下方具厚角组织；海绵组织细胞中常含有草酸钙簇晶。

③主脉维管束外韧型，上下两侧均有微木化的中柱鞘纤维束，且纤维外侧的薄壁细胞中含草酸钙方晶，形成晶鞘纤维。

（2）粉末淡绿色或黄绿色

①晶纤维多。

②非腺毛单细胞，壁厚，有疣状突起。

③草酸钙簇晶存在于叶肉薄壁细胞中。

④上下表皮细胞表面观呈多角形，垂周壁平直；上下表皮均有气孔，主为平轴式，副卫细胞大多为2个，也有3个。

2. 理化鉴别 粉末遇碱液产生红色。

【实训报告】绘番泻叶粉末特征图；记录理化实训结果。

实训10　金银花的鉴定

【实训目标】掌握金银花的显微鉴别特征。

【实训材料】金银花为忍冬科植物忍冬 *Lonicera japonica* Thunb. 的干燥花蕾或带初开的花。金银花药材、金银花粉末。

【仪器与试剂】显微镜、稀甘油、水合氯醛试液等。

【实训内容】

金银花　粉末浅黄色。

①腺毛有二种，一种头部呈倒圆锥形，顶部略平坦，侧面观由 10~30 个细胞排成 2~4 层，腺柄 2~6 个细胞；另一种头部类圆形或略扁圆形，由 4~20 个细胞组成，腺柄 2~4 个细胞。腺毛头部细胞含黄棕色分泌物。

②非腺毛为单细胞，有两种，一种长而弯曲，壁薄，壁疣明显；另一种较短，壁较厚，具壁疣，少数具单或双螺纹。

③花粉粒众多，黄色，类圆形，外壁表面有细密短刺及圆形细颗粒状雕纹，具 3 孔沟。

④薄壁细胞中含细小草酸钙簇晶。

⑤柱头顶端表皮细胞呈绒毛状。

【实训报告】绘金银花粉末特征图。

实训 11　红花与西红花的鉴定

【实训目标】掌握红花与西红花的显微及理化鉴别特征。

【实训材料】红花为菊科植物红花 *Carthamus tinctorius* L. 的干燥花，西红花为鸢尾科植物番红花 *Crocus sativus* L. 的干燥柱头。红花与西红花药材、红花与西红花粉末。

【仪器与试剂】显微镜、解剖针、稀甘油、水合氯醛试液、硫酸等。

【实训内容】

1. 显微鉴别

（1）红花　粉末橙黄色

①花冠、花丝、柱头碎片多见，各部均有长管状分泌细胞，常位于导管旁，含黄棕色至红棕色分泌物。

②花冠顶端表皮细胞外壁突起呈短绒毛状。

③柱头及花柱上部表皮细胞分化成圆锥形单细胞毛，先端较尖或稍钝。

④花粉粒类圆形、椭圆形或橄榄形，外壁有齿状突起，萌发孔 3 个。

（2）西红花　粉末橙红色

①表皮细胞表面观长条形，壁薄，微弯曲，有的外壁凸出呈乳头状或绒毛状，表面隐约可见纤细纹理。

②柱头顶端表皮细胞绒毛状，表面有稀疏纹理。

③草酸钙结晶聚集于薄壁细胞中，呈颗粒状、圆簇状、梭形或类方形。

2. 理化鉴别

（1）取西红花浸水中，可见橙黄色物成直线下降，并逐渐扩散，水被染成黄色，无沉淀。柱头呈喇叭状，有短缝；在短时间内，用针拨之不破碎。

（2）取西红花少量，置白瓷板上，加硫酸 1 滴，酸液显蓝色经紫色缓缓变为红褐色或棕色。

【实训报告】绘红花与西红花粉末特征图；记录西红花理化实训结果。

实训 12　五味子的鉴定

【实训目标】掌握五味子的显微鉴别特征。

【实训材料】五味子为木兰科植物五味子 *Schisandra chinensis*（Turcz.）Baill. 的干燥成熟果实。五味子粉末、五味子永久制片。

【仪器与试剂】显微镜、稀甘油、水合氯醛试液。

【实训内容】五味子显微鉴别。

五味子粉末：种皮表皮石细胞表面观呈多角形或长多角形，壁厚，孔沟细密，胞腔内含棕色物，侧面观长方形，侧壁和外壁极厚，壁沟细密；种皮内层石细胞呈多角形、类圆形或不规则形，壁稍厚，纹孔较大。果皮表皮细胞呈多角形，表面有放射状角质线纹；表皮细胞中嵌有类圆形油细胞。胚乳细胞呈多角形，壁薄，内含脂肪油及糊粉粒。具螺纹导管。

【实训报告】绘五味子粉末特征图。

实训 13　小茴香的鉴定

【实训目标】掌握小茴香的显微鉴别特征。

【实训材料】小茴香为伞形科植物茴香 *Foeniculum vuLgare* Mill. 的干燥成熟果实。小茴香粉末、小茴香永久制片。

【仪器与试剂】显微镜、稀甘油、水合氯醛试液。

【实训内容】小茴香显微鉴定

小茴香分果横切面：外果皮约 1 列切向延长的扁平细胞。中果皮接合面部分有 2 个油管，在背面的二棱线间各有油管 1 个。棱线处有维管束柱，由 2 个外韧维管束及纤维连接而成，维管束柱周围有多数木化网纹细胞。内果皮为 1 列扁平细胞，细胞长短不一，镶嵌状排列。种皮细胞扁长，含棕色物质。内胚乳细胞多角形，含众多小糊粉粒，其中包有小簇晶。种脊维管束由若干细小导管等组成。

小茴香粉末：网纹细胞类长方形或类圆形，壁稍厚，微木化，具大形网状纹孔；油管碎片黄棕色或深红棕色，分泌细胞多角形，含棕色分泌物；内果皮细胞狭长，由 5~8 个细胞为 1 组；以其长轴相互作不规则方向镶嵌状排列；内胚乳细胞多角形，壁稍厚，内充满脂肪油和糊粉粒，每个糊粉粒中含小簇晶 1 个，直径 3.5~7μm。此外，尚有外果皮细胞、种皮细胞、木纤维、木薄壁细胞、导管等。

【实训报告】

1. 绘小茴香粉末特征图。
2. 绘小茴香横切面简图。

实训 14　麻黄的鉴定

【实训目标】1. 掌握麻黄的显微鉴别特征。2. 掌握麻黄的理化鉴定方法。

【实训材料】麻黄为麻黄科植物草麻黄 *Ephedra sinica* Stapf. 、中麻黄 *Ephedra intermedia* Schrenk et C. A. Mey. 或木贼麻黄 *Ephedra equisetina* Bge. 的干燥草质茎。麻黄粉末、麻黄永久制片。

【仪器与试剂】显微镜、稀甘油、水合氯醛试液、氨水、稀盐酸、氯仿、氨制氯化铜试液、二硫化碳试液。

【实训内容】

1. 麻黄显微鉴定　麻黄茎横切片：表皮细胞类方形，外壁被厚的角质层，两棱线间有下陷气孔；下皮纤维束位于脊线处，壁厚，非木化。皮层较宽，纤微成束散在，中柱鞘纤维呈新月形。维管束外韧型，8~10 个。形成层环类圆形，木质部呈三角形，髓部薄壁细胞含棕色块状物，偶有环髓纤维。表皮细胞外壁、皮层薄壁细胞及纤维均有多数细小的草酸钙砂晶或方晶。

草麻黄粉末：表皮细胞呈长方形，含细小草酸钙砂晶和方晶。气孔特异内陷，保卫细胞侧面观呈电话听筒状或呈哑铃型。角质层较厚，有的呈球形。纤维多成束，胞腔狭小，多不明显，木化或非木化，壁上布满细小砂晶和方晶，成为嵌晶纤维。髓部红细胞常含红紫色或棕色物质。

2. 麻黄理化鉴定　取粉末 0. 2g，加水 5ml 与稀盐酸 1~2 滴，煮沸 2~3 分钟，滤过。滤液置分液漏斗中，加氨试液数滴使成碱性，再加氯仿 5ml，振摇提取。分取氯仿液，置两支试管中，一管加氨制氯化铜试液与二硫化碳试液各 5 滴，振摇，静置，氯仿层显深黄色，另一试管为空白，以氯仿 5 滴代替二硫化碳 5 滴，振摇后氯仿层无色或显微黄色。

【实训报告】

1. 绘草麻黄粉末特征图。
2. 绘麻黄横切面简图。
3. 记录麻黄理化试验结果。

实训15　广藿香、薄荷的鉴定

【实训目标】1. 掌握广藿香、薄荷的显微鉴别特征。2. 掌握广藿香、薄荷的理化鉴定方法。

【实训材料】广藿香为唇形科植物广藿香 *Pogostemon cablin*（Blanco）Benth. 的干燥地上部分。薄荷为唇形科植物薄荷 *Mentha haplocalyx* Briq. 的干燥地上部分。广藿香、薄荷粉末、广藿香、薄荷永久制片。

【仪器与试剂】显微镜、稀甘油、水合氯醛试液、硫酸、香草醛。

【实训内容】

1. 广藿香、薄荷显微鉴定　广藿香粉末：叶表皮细胞不规则形，气孔直轴式。非腺毛1~6细胞，平直或先端弯曲，长约至590μm，壁具疣状突起，有的胞腔常含黄棕色物。腺鳞头部8细胞，直径37~70μm，柄单细胞，极短；尚有小腺毛，头部2细胞，柄1~3细胞，甚短。间隙腺毛存在于叶肉组织细胞间隙中，头部单细胞，呈不规则囊状，直径13~50μm，长约113μm，柄短，单细胞。草酸钙针晶细小，散在于叶肉细胞中，长约27μm。

薄荷叶切片：上下表皮细胞各1列，于凹陷处着生有扁平状腺鳞，有的已脱落，并有单细胞头单细胞柄的小腺毛及多细胞非腺毛，有的细胞中有针簇状橙皮苷结晶。叶肉组织异面型，栅栏细胞1列；海绵组织4~5列，叶肉细胞中有橙皮苷结晶。主脉维管束外韧型，韧皮部细胞多角形，较小，木质部导管2~6个径向排列成行，韧皮部和木质部外侧及主脉上下表皮内侧有数列厚角细胞。

薄荷粉末：腺鳞头部8个细胞，辐射状排列，柄极短，为单细胞，顶面观呈圆形，侧面观呈扁球形，基部周围表皮细胞10余个，放射状排列。腺毛头部单细胞，椭圆形，柄单细胞较小。非腺毛较弯曲，有1~8个细胞，壁具疣状突起。表皮细胞含淡黄色针簇状橙皮苷结晶，下表皮细胞有众多直轴式气孔。

2. 薄荷理化鉴定　薄荷：取薄荷粉末少量，经微量升华得油状物，加硫酸2滴及香草醛结晶少许，初显黄色至橙黄色，再加水1滴，即变紫红色。

【实训报告】

1. 绘广藿香和薄荷粉末特征图。
2. 记录薄荷理化试验结果。

实训16　根及根茎类中药的性状识别（1）

【实训目标】掌握根及根茎类中药药材与饮片性状鉴定的基本方法及其鉴别要点、品质要求。

【实训材料】狗脊、绵马贯众、细辛、大黄、拳参、虎杖、何首乌、牛膝、川牛膝、银柴胡、太子参、威灵仙、川乌、草乌、附子、白头翁、白芍、赤芍、黄连、升麻药材与饮片。均要求药材完整，特征明显。

【实训内容】

1. 常用根及根茎类药材性状鉴别要点归纳

（1）狗脊：注意外表、断面。

（2）大黄：注意外形、断面（星点）、气味。

（3）何首乌：注意表皮颜色、横切面的“云锦花纹”、粉性等。

（4）牛膝：质硬而脆、易折断，受潮则变柔软。中心维管束木部较大，其外围散有2~4轮点状筋脉点断面异型维管束。

（5）川牛膝：较粗，质韧，不易折断。断面筋脉点多，点状排列成4~11轮同心环。

（6）附子（盐附子、黑顺片、白附片）：盐附子注意形状、表面颜色、盐霜及气味等（注意有毒，勿多尝）；黑顺片与白附片注意形状、颜色、切面颜色与筋脉、透光性、气味等。

（7）白芍：注意表面颜色、质地、断面、气味等。

（8）黄连（味连、雅连、云连）：注意外形、外表（过桥）、断面、气味。

2. 易混药材的性状鉴别

（1）牛膝与川牛膝：注意观察比较二者的形态、表面、质地、横切面（筋脉点的多少与排列方式）、气味等。

（2）白芍与赤芍：注意观察比较二者的表面、质地、断面、气味等。

【实训报告】

1. 记录狗脊、绵马贯众、大黄、何首乌、牛膝、商陆、威灵仙、太子参、川乌、附子、白芍、黄连、防己、板蓝根、延胡索、甘草、黄芪、升麻的主要性状特征。

性状识别记录表

药名	来源	鉴别要点	品质情况（优、合格、较差）	功效

2. 区别相似药材的性状特征。

牛膝与川牛膝的区别

药 名	牛 膝	川牛膝
形状		
表面		
质地		
断面		
气味		

白芍与赤芍的区别

药 名	白 芍	赤 芍
形状		
表面		
质地		
断面		
气味		

实训17　根及根茎类中药的性状识别（2）

【实训目标】掌握根及根茎类中药药材与饮片性状鉴定的基本方法及其鉴别要点、品质要求。

【实训材料】防己、北豆根、乌药、延胡索、板蓝根、红景天、地榆、苦参、山豆根、葛根、甘草、黄芪、远志、人参、红参、西洋参、三七、白芷、当归、独活、羌活、前胡、川芎、藁本、防风、柴胡、北沙参药材与饮片。均要求药材完整，特征明显。

【实训内容】

1. 常用根及根茎类药材性状鉴别要点归纳

（1）防己：注意形态（弯曲处深陷横沟而成的结节状的瘤块样）、质地、断面（颜色、粉性、放射状纹理）、气味等。

（2）延胡索：注意外形、外表、断面、质地、气味。

（3）板蓝根：注意根头部大小、叶柄残基、疣状突起、根的断面、气味等。

（4）苦参：注意药材表面栓皮（很薄，棕黄色或灰棕色，多数破裂向外卷曲）、断面、切面、气味等。

（5）葛根：注意质地、断面纤维性与粉性、气味等。

（6）甘草：注意外皮颜色、断面颜色、气味等。

（7）黄芪：注意表面颜色、质地、断面皮部与木部颜色、气味等。

（8）人参（生晒参、红参）：生晒参、红参注意形态、“芦头”、“芦碗”、外表面颜色、横环纹、质地、断面、气味等。

（9）三七：注意表面的颜色、支根痕、瘤状突起、质地、断面、气味等。

（10）当归：注意形态、颜色、质地、断面、气味等。

（11）川芎：注意外形、断面（蝴蝶纹、油室）、气味。

（12）防风：注意根头部明显密集的环纹（“蚯蚓头”）、残存棕褐色毛状叶基（“扫帚头”）、质地、断面、气味等。

（13）柴胡：北柴胡注意根头大小及其顶端残留的茎基或短纤维状叶基，下部分枝情况；南柴胡注意根顶端枯叶纤维形状与数量，靠近根头处细密环纹。二者均注意质地、断面、气味等。

（14）北沙参：注意表面、质地、断面、气味等。

2. 易混药材的性状鉴别

（1）北豆根与山豆根：注意观察比较二者的形状、表面、质地、横切面、气味等。

（2）当归与独活：注意观察比较二者的表面、质地、断面油室情况、气味等。

【实训报告】

1. 记录防己、北豆根、乌药、延胡索、板蓝根、红景天、地榆、苦参、山豆根、葛根、甘草、黄芪、远志、人参、红参、西洋参、三七、白芷、当归、独活、羌活、前胡、川芎、藁本、防风、柴胡、北沙参的主要性状特征。

性状识别记录表

药名	来源	鉴别要点	品质情况 （优、合格、较差）	功效

2. 区别相似药材的性状特征。

北豆根与山豆根的区别

药 名	北豆根	山豆根
形状		
表面		
质地		
断面		
气味		

当归与独活的区别

药 名	当 归	独 活
形状		
表面		
质地		
断面		
气味		

实训18　根及根茎类中药的性状识别（3）

【实训目标】掌握根及根茎类中药药材与饮片性状鉴定的基本方法及其鉴别要点、品质要求。

【实训材料】龙胆、秦艽、白前、白薇、徐长卿、紫草、丹参、黄芩、玄参、地黄（附：熟地黄）、胡黄连、巴戟天、茜草、续断、天花粉、党参、桔梗、南沙参、木香、白术、苍术、紫菀、漏芦药材与饮片。均要求药材完整，特征明显。

【实训内容】

1. 常用根及根茎类药材性状鉴别要点归纳

（1）龙胆：表面（龙胆上部多有显著的横皱纹，坚龙胆表面无横皱纹）、断面（龙胆木部呈点状环列，坚龙胆中心为黄白色木部）、气味（味极苦）。

（2）秦艽：顶端（纤维状叶鞘）、表面（扭曲的纵纹）。

（3）白前：表面颜色、根茎断面中空、须根形态等。

（4）白薇：根茎与须根形态区分。

（5）徐长卿：根茎与须根形态区分、气味（牡丹皮的香气）。

（6）紫草：皮部的颜色及厚度，木部的颜色及粗细、气味。

（7）丹参：表面颜色、断面（黄白色导管束呈放射状排列）、气味。

（8）黄芩：表面、断面、气味。

（9）生地：断面颜色、质地、气味。

（8）胡黄连：表面（较密集的环节），断面（颜色、木部）、气味。

（9）巴戟天：形状（有的皮部横向断离露出木部，形似连珠）、断面皮部的颜色、皮部与木部的比例。

（10）天花粉：断面白色或淡黄色、横切面可见黄色木质部略呈放射状排列。

（11）党参：根头（狮子盘头）、表面（根头下有致密的环纹）、气味（有特殊香气，味微甜）。

（12）南沙参：质地（轻泡）、断面（黄白色，多裂隙）。

（13）木香：形状（圆柱或半圆柱形），断面（褐色点状油室）。

（14）白术：形状（肥厚团块，有不规则瘤状突起），断面（棕黄色点状油室，烘术断面角质样）、嚼之略带黏性。

（15）苍术：形状（连珠状或结节状），断面（朱砂点、起霜）。

（16）紫菀：形状（多编成辫状）、颜色、质地。

（17）漏芦：表面（根头顶端有灰白色绒毛）、表面（暗棕色、灰褐色或黑褐色，具菱形的网状裂隙）。

2. 易混药材的性状鉴别

（1）秦艽与龙胆：注意观察比较二者的顶端、表面、横切面（木部、髓）、气味等。

（2）白前、白薇、徐长卿：注意观察比较三者的根茎形状、断面、气味等。

（3）玄参与生地：注意比较二者的形状、断面颜色、纹理、质地、气味。

（4）白术、苍术：注意比较二者的形状、质地、断面（油室颜色、有无起霜）。

【实训报告】

1. 龙胆、秦艽、白前、白薇、徐长卿、紫草、丹参、黄芩、玄参、地黄、胡黄连、巴戟天、茜草、续断、天花粉、党参、桔梗、南沙参、木香、白术、苍术、紫菀、漏芦的主要性状特征。

性状识别记录表

药名	来源	鉴别要点	品质情况 （优、合格、较差）	功效

2. 区别相似药材的性状特征。

龙胆与秦艽的区别

药　名	龙　胆	秦　艽
形状		
表面		
质地		
断面		
气味		

白前与白薇、徐长卿的区别

药　名	白　前	白　薇	徐长卿
形状			
表面			
质地			
断面			
气味			

玄参与地黄的区别

药　名	玄　参	地　黄
形状		
表面		
质地		
断面		
气味		

白术与苍术的区别

药 名	白 术	苍 术
形状		
表面		
质地		
断面		
气味		

实训19　根及根茎类中药的性状识别（4）

【实训目标】掌握根及根茎类中药药材与饮片性状鉴定的基本方法及其鉴别要点、品质要求。

【实训材料】三棱、泽泻、白茅根、香附、天南星、半夏、石菖蒲、千年健、百部、川贝母、浙贝母、黄精、玉竹、重楼、土茯苓、天冬、麦冬、知母、百合、薤白、仙茅、山药、射干、莪术、姜黄、片姜黄、郁金、高良姜、干姜、天麻、山慈菇、白及。均要求药材完整，特征明显。

【实训内容】

1. 常用根及根茎类药材性状鉴别要点归纳

（1）白茅根、重楼、百部、山药、射干：注意表面、断面。

（2）香附、玉竹、黄精、麦冬、山慈菇、白及：注意外形、表面。

（3）薤白、片姜黄：注意气味。

（4）川贝母：注意各规格的区别。

（5）天麻：鹦哥嘴、肚脐疤、潜伏芽。

2. 易混药材的性状鉴别

（1）三棱与泽泻：注意观察比较二者的表面、质地、横切面等。

（2）片姜黄与干姜片：注意观察比较二者的质地、气味等。

（3）天南星与半夏：注意观察比较二者的大小、颜色、质地等。

（4）山药与天花粉、粉葛：注意观察比较二者的表面、质地、横切面等。

【实训报告】

1. 记录三棱、泽泻、白茅根、香附、天南星、半夏、石菖蒲、千年健、百部、川贝母、浙贝母、黄精、玉竹、重楼、土茯苓、天冬、麦冬、知母、百合、薤白、仙茅、山药、射干、莪术、姜黄、片姜黄、郁金、高良姜、干姜、天麻、山慈菇、白及的主要性状特征。

性状识别记录表

药名	来源	鉴别要点	品质情况 （优、合格、较差）	功效

2. 区别相似药材的性状特征。

三棱与泽泻的区别

药　名	三　棱	泽　泻
形状		
表面		
质地		
断面		
气味		

片姜黄与干姜片的区别

药　名	片姜黄	干姜片
形状		
表面		
质地		
断面		
气味		

天南星与半夏的区别

药　名	天南星	半　夏
形状		
表面		
质地		
断面		
气味		

山药与天花粉、粉葛的区别

药　名	山　药	天花粉	粉　葛
形状			
表面			
质地			
断面			
气味			

实训 20　茎木类、皮类中药的性状识别

【实训目的】 掌握常用茎木类、皮类中药药材与饮片性状鉴定的基本方法及其鉴别要点、品质要求。

【实训材料】 桑寄生、槲寄生、海风藤、青风藤、木通、川木通、大血藤、苏木、鸡血藤、降香、沉香、通草、小通草、灯心草、钩藤、竹茹、石斛、桑白皮、牡丹皮、白鲜皮、厚朴、肉桂、杜仲、黄柏、关黄柏、苦楝皮、秦皮、香加皮、五加皮、地骨皮、合欢皮药材与饮片，均要求药材完整，特征明显。

【实训内容】

1. 常用根及根茎类药材性状鉴别要点归纳

（1）木通　注意观察表面及质地、断面、导管分布情况。

（2）川木通　注意观察表面及质地、断面、导管分布情况。

（3）大血藤　注意观察表面及皮部、断面、木质部导管分布情况。

（4）鸡血藤　注意观察表面及断面、韧皮部和木质部分布情况。

（5）苏木　注意观察表面颜色、质地。

（6）降香　注意观察颜色质地和火试情况。

（7）通草　注意观察质地、断面情况。

（8）钩藤　注意观察表面颜色及其钩。

（9）厚朴　观察内表面划之显油痕。断面颗粒性，有时可见多数小亮晶（厚朴酚结晶）。

（10）肉桂　观察内表面红棕色，划之显油痕，断面颜色、气味。

（11）桑白皮　观察性状、外表面颜色、质韧，纤维性强，难折断，易纵向撕裂，撕裂时有白色粉尘飞扬。

（12）牡丹皮　观察外表面颜色及内表面常见发亮的结晶。质地易折断，断面粉性。

（13）杜仲　观察质地及断面有细密、银白色、富弹性的胶丝相连。嚼之有胶状感。

（14）白鲜皮　注意观察折断时有粉尘飞扬，断面略呈层片状。剥去外层，迎光检视有闪烁小亮点。有羊膻气。

（15）香加皮　观察栓皮松软常呈鳞片状，易剥落。有浓厚的香气，味苦，稍有麻舌感。

（16）地骨皮　外表面灰黄色至棕黄色，粗糙，易成鳞片状剥落。

2. 易混药材的性状鉴别

（1）木通与川木通：注意观察比较二者的形态、表面、质地、横切面（导管和射线的多少与排列方式）、气味等。

（2）大血藤与鸡血藤：注意观察比较二者的表面、皮部、木质部排列方式、断面等。

（3）黄柏与川黄柏：注意观察比较二者的内外表面颜色和表面特征。

（4）香加皮与地骨皮：注意观察二者的表面特征及气味。

【实训报告】

1. 记录桑寄生、槲寄生、海风藤、青风藤、木通、川木通、大血藤、苏木、鸡血藤、降香、沉香、通草、小通草、灯心草、钩藤、竹茹、石斛、桑白皮、牡丹皮、白鲜皮、厚朴、肉桂、杜仲、黄柏、关黄柏、苦楝皮、秦皮、香加皮、五加皮、地骨皮、合欢皮的主要性状特征。

性状识别记录表

药名	来源	鉴别要点	品质情况 （优、合格、较差）	功效

2. 区别相似药材的性状特征。

大血藤与鸡血藤的区别

药 名	大 血 藤	鸡 血 藤
形状		
表面		
质地		
断面		
气味		

黄柏与川黄柏的区别

药 名	黄 柏	川 黄 柏
形状		
表面		
质地		
断面		
气味		

香加皮与地骨皮的区别

药 名	香 加 皮	地 骨 皮
形状		
表面		
质地		
断面		
气味		

实训21　叶类、花类中药的性状识别

【实训目的】掌握常用叶类、花类中药药材与饮片性状鉴定的基本方法及其鉴别要点、品质要求。

【实训材料】侧柏叶、石韦、淫羊藿、大青叶、枇杷叶、番泻叶、枸骨叶、罗布麻叶、艾叶、辛夷、玫瑰花、槐花、丁香、洋金花、金银花、山银花、款冬花、菊花、野菊花、红花、西红花、蒲黄、谷精草药材与饮片，均要求药材完整，特征明显。

【实训内容】

1. 常用根及根茎类药材性状鉴别要点归纳

（1）番泻叶　注意观察基部及表面情况。

（2）石韦　观察形状及表面情况。

（3）侧柏叶　观察性状及口试气味。

（4）枇杷叶　观察表面绒毛及质地。

（5）紫苏叶　表面颜色及气味。

（6）金银花　观察表面绒毛。

（7）红花　注意观察表面颜色及质地。

（8）辛夷　“望春花”——似毛笔头。苞片外表面密被灰白色或灰绿色有光泽的长茸毛。“玉兰”——苞片外密被灰白色或灰绿色茸毛。“武当玉兰”——苞片外密被淡黄色或淡黄绿色茸毛。

（9）丁香　观察表面性状、颜色、口试气味。

（10）蒲黄　感觉其质地及水试。

（11）款冬花　常2~3个花序连在一起，习称“连三朵”。表面苞片颜色及内表面密被白色絮状茸毛。撕开后可见白色丝状绵毛。

2. 易混药材的性状鉴别

（1）番泻叶与罗布麻叶：注意观察比较二者的形态、表面、质地、气味等。

（2）金银花与山银花：注意观察比较二者的表面、绒毛等。

【实训报告】

1. 记录侧柏叶、石韦、淫羊藿、大青叶、枇杷叶、番泻叶、枸骨叶、罗布麻叶、艾叶、辛夷、玫瑰花、槐花、丁香、洋金花、金银花、山银花、款冬花、菊花、野菊花、红花、西红花、蒲黄、谷精草的主要性状特征。

性状识别记录表

药名	来源	鉴别要点	品质情况 （优、合格、较差）	功效

2. 区别相似药材的性状特征。

番泻叶与罗布麻叶的区别

药　名	番泻叶	罗布麻叶
形状		
表面		
质地		
断面		
气味		

金银花与山银花的区别

药　名	金银花	山银花
形状		
表面		
质地		
断面		
气味		

实训22　果实和种子类中药的性状识别

【实训目标】 掌握常用果实种子类中药药材与饮片性状鉴定的基本方法及其鉴别要点、品质要求。

【实训材料】 五味子（附南五味子）、覆盆子、木瓜、山楂、乌梅、金樱子、补骨脂、蒺藜、花椒、枳壳、枳实、陈皮（附橘核、橘红）、化橘红、佛手、吴茱萸、鸦胆子、川楝子、巴豆、使君子、小茴香、蛇床子、山茱萸、连翘、女贞子、蔓荆子、夏枯草、紫苏子、枸杞子、栀子、罗汉果、瓜蒌（附：瓜蒌皮、瓜蒌子）、鹤虱（附：南鹤虱）、苍耳子、牛蒡子、砂仁、草果、豆蔻、红豆蔻、益智、火麻仁、白果、王不留行、莲子、芡实、肉豆蔻、芥子、苦杏仁、桃仁、郁李仁、沙苑子、决明子、白扁豆、淡豆豉、酸枣仁、胖大海、马钱子、菟丝子、牵牛子、木蝴蝶、薏苡仁、葶苈子、槟榔（附大腹皮）、车前子、韭菜子、草豆蔻药材与饮片。均要求药材完整，特征明显。

【实训内容】

1. 常用果实和种子类药材性状鉴别要点归纳。

（1）小茴香：注意外形特征（纵棱5条）、果实类型（双悬果）、气味（特异香气）。

（2）蛇床子：注意外形特征（突起5条纵棱）、果实类型（双悬果）、气味（麻舌感）。

（3）连翘：注意外形种子特征（2面各有1纵沟，老翘开裂2瓣）。

（4）马钱子：注意外形特征（纽扣状，表面有绢状茸毛，呈辐射状排列）、子叶（心形）、气味（味极苦），有毒！

（5）火麻仁：注意外形特征（网状纹理）。

（6）决明子：注意外形特征（棱状方形，两端平行，形似马蹄）、子叶（S形折曲）。

（7）王不留行：注意外形特征（颗粒状突起）。

（8）五味子：注意外形特征（有的出现“白霜”）、种子（肾形），注意与南五味子区别。

（9）葶苈子：注意外形特征（细密网纹，二条纵棱），黏性。

（10）覆盆子：注意果实类型（聚合核果）、外形特征（灰白色茸毛、绢丝样光泽）、小果（三棱、网纹）。

（11）苦杏仁：注意外形特征（扁心脏形，左右不对称），注意与桃仁区别。

（12）乌梅：注意外形特征（皱缩不平）及气味（味极酸）。

（13）补骨脂：注意外形特征（肾形）。

（14）枳壳：注意外形特征（半圆球形，盆状）及气味（味苦后微酸）。

（15）陈皮：注意外形特征（不规则的片状）及气味（气香）。

（16）吴茱萸：注意外形特征（五角状扁球形）及气味（气芳香浓郁，味辛辣而苦）。

（17）川楝子：注意外形特征（微有光泽）及气味（气特异）。

（18）酸枣仁：注意外形特征（一端凹陷）。

（19）山茱萸：注意外形特征（片状、囊状无核），查劣品。

2. 易混药材的性状鉴别。

（1）苦杏仁与桃仁：注意观察比较二者的形态、表面、质地、气味等。

（2）女贞子与鸦胆子：注意观察比较二者的表面、质地、气味、种子特征等。

【实训报告】

1. 记录小茴香、蛇床子、连翘、马钱子、火麻仁、决明子、王不留行、五味子、葶苈子、覆盆子、苦杏仁、桃仁、乌梅、补骨脂、枳壳、陈皮、吴茱萸、川楝子、酸枣仁、山茱萸。

性状识别记录表

药名	来源	鉴别要点	品质情况（优、合格、较差）	功效

2. 区别相似药材的性状特征。

苦杏仁与桃仁的区别

药 名	苦杏仁	桃 仁
形状		
表面		
质地		
气味		

女贞子与鸦胆子的区别

药 名	女贞子	鸦胆子
形状		
表面		
质地		
气味		

实训 23　全草类中药的性状识别

【实训目标】掌握常用全草类中药药材与饮片性状鉴定的基本方法及其鉴别要点、品质要求。

【实训材料】麻黄（附麻黄根）、鱼腥草、瞿麦、萹蓄、仙鹤草、紫花地丁、金钱草、广金钱草、马鞭草、广藿香、半枝莲、荆芥、益母草、薄荷、泽兰、香薷、白花蛇舌草、肉苁蓉、锁阳、穿心莲、车前草、半边莲、佩兰、豨莶草、茵陈、青蒿、蒲公英、淡竹叶药材与饮片。均要求药材完整，特征明显。

【实训内容】

1. 常用全草类药材性状鉴别要点归纳

（1）穿心莲：注意外形特征（茎呈方柱形）、花序（圆锥花序）。

（2）肉苁蓉：注意外形特征（密被肉质鳞片）。

（3）金钱草：注意外形特征（茎扭曲，断面实心）。

（4）青蒿：气味（气香特异）。

（5）石斛：注意外形特征（有纵纹）。

（6）广藿香：注意外形特征（方柱形）及气味（气香特异）。

（7）益母草：注意外形特征（方柱形）、花序（轮伞花序腋生）。

（8）荆芥：注意外形特征（方柱形）、花序特征（穗状轮伞花序顶生）、气味（气芳香，味微涩而辛凉）。

（9）茵陈：注意外形特征（多卷曲成团，白色绒毛）及气味（气清香）。

2. 易混药材的性状鉴别

（1）金钱草与广金钱草：注意观察比较二者的形态、茎表面、叶表面等。

（2）肉苁蓉与锁阳：注意观察比较二者的断面、质地、气味等。

【实训报告】

1. 记录穿心莲、肉苁蓉、金钱草、青蒿、石斛、广藿香、益母草、荆芥、茵陈。

性状识别记录表

药名	来源	鉴别要点	品质情况 （优、合格、较差）	功效

2. 区别相似药材的性状特征。

金钱草与广金钱草

药　名	金 钱 草	广金钱草
形状		
表面		
质地		
断面		
气味		

肉苁蓉与锁阳

药　名	肉 苁 蓉	锁　阳
形状		
表面		
质地		
断面		
气味		

实训24　藻菌类、树脂类、其他类中药的性状识别

【实训目标】掌握藻菌类、树脂类、其他类中药药材性状鉴定的基本方法及其鉴别要点、品质要求。

【实训材料】海藻、冬虫夏草、灵芝、茯苓、猪苓、乳香、没药、安息香、血竭、海金沙药材。均要求药材完整，特征明显。

【实训内容】

1. 藻菌类药材性状鉴别要点归纳

(1) 海藻：注意形状、颜色、气味。

(2) 冬虫夏草：注意外部形态（分为虫体和子座两部分形态）、颜色、质地、气味等。

(3) 灵芝：注意药材形态、表面颜色及特征。

(4) 茯苓：注意个茯苓形状、表面颜色；茯苓片注意断面颜色及是否抱有松根。

(5) 猪苓：注意形状、表面颜色（有的表面皱缩或有瘤状突起）、质地等。

2. 树脂类、其他类药材性状鉴别要点归纳

(1) 乳香：注意形状、颜色、水试等。

(2) 没药：注意形状、颜色、水试等。

(3) 安息香：注意形状、颜色、质地、气味等特征。

(4) 血竭：注意形状、颜色、质地、断面等。

(5) 海金沙：注意形状、颜色、质地（体轻，手捻有光滑感，置手中易由指缝滑落）。气味、火试（有爆鸣声）等。

3. 易混药材的性状鉴别

(1) 茯苓与猪苓：注意观察比较二者的形状、表面特征、质地等。

(2) 乳香与没药：注意观察比较二者的形状、表面颜色、质地、气味、水试等。

【实训报告】

1. 记录海藻、冬虫夏草、灵芝、茯苓、猪苓、马勃、松萝、乳香、没药、安息香、血竭、海金沙的主要性状特征。

性状识别记录表

药名	来源	鉴别要点	品质情况（优、合格、较差）	功效

2. 区别相似药材的性状特征。

茯苓与猪苓的区别

药　名	茯　苓	猪　苓
形状		
表面		
质地		
断面		
气味		

乳香与没药的区别

药　名	乳　香	没　药
形状		
表面		
质地		
断面		
气味		
水试		

实训25　动物类、矿物类中药的性状鉴别

【实训目标】 掌握动物类、矿物类中药药材性状鉴定的基本方法及其鉴别要点、品质要求。

【实训材料】 地龙、龟甲、鳖甲、蛤蚧、金钱白花蛇、蕲蛇、乌梢蛇、鹿茸、牛黄、羚羊角、朱砂、雄黄、石膏、硫黄等药材。均要求药材完整，特征明显。

【实训内容】

1. 动物类药材性状鉴定要点

（1）地龙：注意形态、颜色（生殖带，习称“白颈”，较光亮）、气味等。

（2）龟甲：注意形态、颜色、质地等。

（3）鳖甲：注意形态、颜色、质地等。

（4）蛤蚧：注意形态、颜色、表面特征等。

（5）金钱白花蛇：注意形态、颜色、表面特征等。

（6）蕲蛇：注意形态、颜色、表面特征等（找出“翘鼻头”、“方胜纹”、“连珠斑”、“佛指甲”）。

（7）乌梢蛇：注意形态、颜色、表面特征等。

（8）鹿茸：注意形态、颜色、表面特征、质地、气味等。

（9）牛黄：注意形态（胆黄、管黄形态区分）、颜色、断面、质地、气味、水试（挂甲、透甲）等。

（10）羚羊角：注意形态、颜色、质地、气味等。

2. 矿物类药材性状鉴定要点

（1）朱砂 Cinnabaris：注意形状、颜色、质地、气味等。

（2）雄黄 Realgar：注意形状、颜色、质地、断面（树脂样光泽）、气味等。

（3）石膏 Gypsum Fibrosum：注意形状、颜色、质地、断面（绢丝样光泽）、气味等。

【实训报告】

1. 记录地龙、龟甲、鳖甲、蛤蚧、金钱白花蛇、蕲蛇、乌梢蛇、鹿茸、牛黄、羚羊角、朱砂、雄黄、石膏、硫黄等药材的主要性状特征。

性状识别记录表

药名	来源	鉴别要点	品质情况（优、合格、较差）	功效

（陈育青）

参考答案

第一篇

第一章

一、A 型选择题

1. D　2. C　3. C　4. E　5. E　6. B　7. A　8. C　9. B　10. E　11. D　12. C　13. A　14. B　15. A　16. D　17. D　18. B　19. C　20. D　21. B　22. C　23. B

二、B 型选择题

1. B　2. E　3. E　4. C　5. A　6. B　7. D　8. C　9. B　10. D　11. B　12. A　13. E　14. C　15. B　16. D　17. A　18. B

三、X 型选择题

1. ABCDE　2. ABCD　3. ACD　4. ABCDE　5. CE　6. ABCD　7. BCDE　8. ABCD　9. ACDE　10. ABCDE　11. ABCDE　12. ABCD

第二章

一、A 型选择题

1. A　2. E　3. A　4. B　5. E　6. D　7. A　8. B　9. E　10. C　11. C　12. B　13. C　14. B　15. A　16. D　17. D　18. C　19. D　20. A　21. A　22. A　23. C　24. C　25. B

二、B 型选择题

1. B　2. D　3. E　4. D　5. A　6. B　7. A　8. E　9. C　10. C　11. B　12. A　13. C　14. A　15. B　16. C　17. D　18. B　19. D　20. B　21. A

三、X 型选择题

1. BCD　2. ABC　3. AB　4. AB　5. ABC　6. ABCDE　7. BCDE　8. CDE　9. ABC　10. ABCDE　11. ACD　12. ABCD　13. ABCD

第二篇

第一章

一、A 型选择题

1. A 2. C 3. A 4. A 5. D 6. D 7. E 8. B 9. A 10. D 11. B 12. C 13. C 14. A 15. D 16. A 17. C 18. B 19. C 20. A 21. C 22. B 23. B 24. A 25. D 26. C 27. A 28. C 29. B

二、B 型选择题

1. D 2. C 3. A 4. B 5. A 6. E 7. C 8. B 9. D 10. E 11. B 12. A 13. B 14. C 15. A 16. D 17. A 18. E 19. B 20. D 21. C 22. A 23. C 24. B 25. D 26. D 27. E 28. B 29. E 30. D 31. A 32. C

三、X 型选择题

1. ABCDE 2. ABCD 3. BD 4. ABCDE 5. AD 6. BC 7. ACDE 8. ACDE 9. BCE 10. ABCDE 11. CDE 12. AB 13. ABCD

第二章

一、A 型选择题

1. B 2. B 3. B 4. D 5. A 6. B 7. C 8. B 9. E 10. B

二、B 型选择题

1. D 2. C 3. D 4. E 5. A 6. D 7. B 8. C 9. A 10. E

三、X 型选择题

1. DE 2. ABDE 3. ABCDE 4. ABDE

第三章

一、A 型选择题

1. C 2. B 3. A 4. A 5. D 6. E 7. D 8. B 9. B 10. B 11. A 12. C

二、B 型选择题

1. E 2. D 3. A 4. B 5. C 6. E 7. C 8. A 9. D 10. B 11. D 12. C 13. A 14. B 15. E

三、X 型选择题

1. CDE 2. ABC 3. ABCDE 4. ABE 5. BCDE 6. ABCDE

第四章

一、A 型选择题

1. A 2. C 3. C 4. B 5. A 6. A 7. C 8. C

二、B 型选择题

1. D 2. C 3. A 4. D 5. C 6. E 7. B 8. A 9. D 10. C

三、X 型选择题

1. ADE 2. ABC 3. ACDE 4. ABCD 5. CD 6. ABCDE

第五章

一、A 型选择题

1. D 2. C 3. C 4. E 5. B 6. C 7. D 8. B 9. A 10. E 11. E 12. C 13. E 14. D 15. A

二、B 型选择题

1. A 2. B 3. C 4. D 5. E 6. E 7. B 8. A 9. D 10. C 11. E 12. B 13. C 14. A 15. D 16. E 17. A 18. B 19. D 20. C 21. E 22. A 23. B 24. C 25. D

三、X 型选择题

1. ADE 2. ABCDE 3. ABCE 4. BC 5. ABCD 6. ABCDE 7. ACE

第六章

一、A 型选择题

1. A 2. C 3. E 4. B 5. C 6. A 7. E 8. B 9. C 10. A 11. C 12. A 13. E 14. B 15. D 16. D 17. D 18. A 19. A 20. B

二、B 型选择题

1. E 2. C 3. B 4. D 5. A 6. B 7. C 8. D

三、X 型选择题

1. ACDE 2. ABCE 3. ABCD 4. ABCE 5. ACD 6. ACD

第七章

一、A 型选择题

1. C 2. B 3. C 4. E 5. C 6. E 7. D 8. A

二、B 型选择题

1. D 2. B 3. A 4. C 5. E

三、**X** 型选择题

1. BCD　2. CDE　3. ADE　4. ABD

第八章

一、**A** 型选择题

1. B　2. D　3. C　4. C　5. A

二、**B** 型选择题

1. A　2. A　3. C　4. D　5. D　6. E

第九章

一、**A** 型选择题

1. B　2. B　3. C

二、**B** 型选择题

1. A　2. D　3. E　4. D　5. B　6. A　7. B　8. A　9. E

第十章

一、**A** 型选择题

1. C　2. C　3. B　4. B　5. A　6. B　7. D　8. B

二、**B** 型选择题

1. A　2. B　3. D

第十一章

一、**A** 型选择题

1. A　2. E　3. C　4. A　5. D　6. A　7. D　8. B　9. B　10. D　11. A　12. B　13. A

二、**B** 型选择题

1. E　2. B　3. D　4. B　5. C　6. D　7. A　8. B

三、**X** 型选择题

1. CD　2. ABE　3. BCDE　4. ACDE　5. ABCE　6. ABCDE

第十二章

一、**A** 型选择题

1. B　2. C　3. D　4. A　5. A　6. B　7. C

二、B 型选择题

1. D　2. C　3. A　4. E　5. B

三、X 型选择题

1. ABD　2. ACD

参考文献

[1] 国家药典委员会．中华人民共和国药典（一部）．北京：中国医药科技出版社，2015

[2] 张钦德．中药鉴定技术．北京：人民卫生出版社，2014

[3] 堐榜琴，包淑英．中药鉴定技术．北京．中国医药科技出版社，2013

[4] 李建民．天然药物学．北京：化学工业出版社，2014

[5] 赵冰清．中药鉴定学．北京：中国医药科技出版社，2007

[6] 罗集鹏．中药学．北京：中国医药科技出版社，2003

[7] 闫永红．中药鉴定学．北京：中国医药科技出版社，2013

[8] 国家食品药品监督管理局，执业药师资格认证中心．国家执业药师考试指南．北京：中国医药科技出版社，2015